不安腿综合征

第 2 版

主编 乐卫东

科学出版社

北京

内 容 简 介

　　不安腿综合征是因肢体深部出现感觉障碍，为缓解不适感而产生移动肢体的强烈冲动的一种综合征。该综合征多见于中老年患者，常伴有睡眠障碍，严重影响患者的身心健康。本书详细阐述了不安腿综合征流行病学特点、临床表现、病因机制、病理基础、遗传背景、诊断、该病及其共病的治疗方案，在突出临床实践的同时，更加关注该综合征国内外研究现状和未来科研方向。

　　本书是面向医疗工作者的专业书籍，涉及神经病学、精神病学、医学心理学等学科，旨在帮助临床医师加深对不安腿综合征的认识，指导疾病诊治，服务于临床工作；同时希望为科研工作者拓宽思路，为该病未来进一步研究贡献绵薄之力。

图书在版编目（CIP）数据

不安腿综合征 / 乐卫东主编. —2 版. —北京：科学出版社，2020.8
ISBN 978-7-03-065740-4

Ⅰ. ①不… Ⅱ. ①乐… Ⅲ. ①运动障碍–诊疗 Ⅳ. ①R745.1

中国版本图书馆 CIP 数据核字（2020）第 134268 号

责任编辑：戚东桂 ／ 责任校对：杨 赛
责任印制：肖 兴 ／ 封面设计：龙 岩

科学出版社 出版
北京东黄城根北街 16 号
邮政编码：100717
http://www.sciencep.com

中国科学院印刷厂 印刷
科学出版社发行 各地新华书店经销
*
2013 年 9 月第 一 版　　开本：787×1092　1/16
2020 年 8 月第 二 版　　印张：22 1/2
2020 年 8 月第二次印刷　字数：519 000

定价：128.00 元
（如有印装质量问题，我社负责调换）

《不安腿综合征》编写人员

主　　编　乐卫东

副 主 编　王玉平　脱厚珍

编　　委　（按姓氏笔画排序）

马建芳（上海交通大学医学院附属瑞金医院）

王　涛（华中科技大学同济医学院附属协和医院）

王　赞（吉林大学白求恩第一医院）

王玉平（首都医科大学宣武医院）

乐卫东（四川省医学科学院·四川省人民医院）

刘春风（苏州大学附属第二医院）

吴云成（上海交通大学附属第一人民医院）

张　丽（南京医科大学附属脑科医院）

张晓洁（上海市第六人民医院）

陈　晟（上海交通大学医学院附属瑞金医院）

林永忠（大连医科大学附属第二医院）

罗永杰（四川省医学科学院·四川省人民医院）

赵忠新（海军军医大学附属长征医院）

顾　平（河北医科大学第一医院）

郭纪锋（中南大学湘雅医院）

脱厚珍（首都医科大学附属北京友谊医院）

宿长军（空军军医大学唐都医院）

参 编 者　（按姓氏笔画排序）

王　黎　王传蕾　车晶晶　毛成洁　朱　骏

朱潇颖　刘春燕　孙玉冰　孙雅迪　李天白

杨兆菲　吴惠涓　邱　健　沈　赟　倪　优

黄豫萌　崔艺浓　薛　云

学术秘书　杨兆菲（大连医科大学附属第一医院）

前　言

　　不安腿综合征是一种常见的神经系统疾病，以主观感觉障碍和睡眠行为异常为主。

　　我在 1989～2013 年赴美国贝勒医学院神经病学系进行临床和科研工作期间，曾遇到过许多不安腿综合征的患者。在国外，我也参编了多部关于不安腿综合征的学术著作，包括 William G. Ondo 教授主编的 *Restless Legs Syndrome-Diagnosis and Treatment*。回国后，我发现在中国有相当数量的不安腿综合征患者正饱受疾病的痛苦；与此同时，我也注意到了不安腿综合征诊疗的不规范现象及基层医院对此病认知的缺乏。因而，我萌生了在国内编写一部不安腿综合征著作的想法，向国内的神经病学学者提供前沿、准确的有关不安腿综合征的临床和科研知识，也算为我国不安腿综合征事业的发展尽一份绵薄之力。在我国诸多专家、学者的共同努力下，6 年前我主编了国内第一部有关不安腿综合征的著作，由科学出版社出版，受到广大神经内科医师和神经病学研究生的欢迎。近年来，随着神经病学、电生理、分子生物学、影像学、基因组学的迅猛发展，我们已经能够游刃有余地探究疾病发生和发展的规律，寻求治疗的方法。撰写和出版第 2 版《不安腿综合征》，为广大读者提供最新的临床诊断与治疗及机制研究进展是当务之急。因此，我们又组织了一批国内专家对第 1 版内容进行了大幅度修改，并增加了多篇新的章节。

　　第 2 版《不安腿综合征》的诞生凝聚了我国诸多致力于不安腿综合征领域研究的专家和学者的心血。他们夜以继日地工作在神经病学临床和科研的第一线，并用笔墨传承了国人对于不安腿综合征的理解和诠释。我在此对他们的辛勤工作表示衷心的感谢。我也要感谢科学出版社同仁的辛勤劳动，能够使本书顺利付梓。

　　最后，本书是国内第一部有关不安腿综合征的著作，这也是新的尝试，书中难免存在不足之处，希望广大读者不吝指正。

乐卫东

2019 年 12 月

目　录

第一章

不安腿综合征概述与研究展望

不安腿综合征（restless legs syndrome，RLS）又称为
Ekbom 综合征，也常称为不宁腿综合征，是常见的神经
系统感觉运动障碍性疾病。其主要特征是在静息状态下
尤其在睡眠状态下出现难以名状的腿部不适感，迫使肢
体发生不自主的运动,而持续活动可使症状部分或全部缓
解（图 1-1）。其夜间反复出现的睡眠周期性肢体运动
（periodic limb movements in sleep，PLMS）症状可对睡眠
质量产生严重影响。不安腿综合征作为一种常见的睡眠障
碍性疾病，患病率为 0.1%～11.5%,在任何年龄均可发病，
但以成年人多发，女性的发病率是男性的 2 倍以上，并随
着年龄的增长，其发病率增加。该病的不同种族患病率存
在差异，亚洲国家患病率较西方国家低。

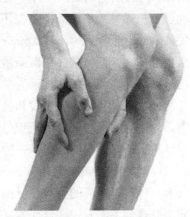

图 1-1　不安腿综合征主要表现为静
息状态下双下肢感觉异常，有强烈活
动双腿的愿望

　　根据疾病病因,不安腿综合征可分为原发性不安腿综
合征和继发性不安腿综合征两种类型。在原发性不安腿综合征中，有 60%以上的患者具有
家族遗传性。研究者先后对不同的不安腿综合征家系进行了连锁分析，目前已经确定了
5 个遗传易感位点：12q13—q23（RLS1）、14q13—q21（RLS2）、9p24—p22（RLS3）、
2q33（RLS4）和 20p13（RLS5）。对于没有阳性家族史的患者，如果同时患有可导致不安
腿综合征的疾病，则归类为继发性不安腿综合征。最常见的导致继发性不安腿综合征的疾
病或因素包括小脑性共济失调、尿毒症、缺铁性贫血、叶酸和维生素 B_{12} 缺乏、妊娠、干
燥综合征、帕金森病、小纤维神经病、多灶性神经病、腓骨肌萎缩症、代谢病、药源性（如
三环类抗抑郁剂、H_2 受体阻滞剂、镇静药）等。由于引起不安腿综合征的病因众多，涉及
的神经科、内科疾病谱非常广泛，因此容易造成误诊和漏诊，这也成为不安腿综合征诊断
和治疗过程中的一大难题。

第一节　不安腿综合征研究历史

　　不安腿综合征的研究历史最早可以追溯到 1685 年英国的 Willis 医师对于一个家族疾病

的描述，在静息状态下，下肢由异常感觉而导致的不可抑制的活动，有部分患者可以同时伴有瘙痒和荨麻疹。这是关于这种疾病最早的记载。在此之后，两位法国神经病学家 Boissier de Sauvages 和 Gilles de la Tourette 分别在 1763 年和 1898 年描述了失眠的患者伴有下肢难以言表的异样感觉，使之产生不可抗拒的运动。在 1945 年，瑞典学者 Ekbom 首次对不安腿综合征进行了全面描述和系统性总结，因此又称为 Ekbom 综合征。而后不安腿综合征的定义逐渐出现在《神经病学》教科书中。与此同时，不安腿综合征也渐渐不再被认为是心因性疾病或精神性疾病，而是存在潜在的神经系统器质性改变的疾病，尽管在当时的科研和医疗水平下无法明确疾病原因。1950 年 Ekbom 报道了 50% 的不安腿综合征患者可能存在铁缺乏，而 Norlander 则在 1953 年明确提出铁缺乏可能是不安腿综合征发生的病因，并首次利用铁剂治疗不安腿综合征并取得了明显的疗效。直到在 20 世纪末期，一系列研究报道称血清铁的下降与不安腿综合征的发生发展密切相关，这引起了科学界的广泛关注。同时于 1982 年，Akpinar 医师偶然发现应用左旋多巴可以明显逆转不安腿综合征患者的症状，从此有关多巴胺系统在不安腿综合征中作用的研究日益增多。如今铁缺乏和多巴胺系统功能障碍仍然被认为是不安腿综合征的最可能的发病机制。

随着神经病学研究手段和技术的迅猛发展，在最早报道不安腿综合征后的这 300 多年中，对于不安腿综合征的认识已处于崭新的高度。目前认为不安腿综合征更多的不再是中枢性神经退行性疾病，而是一种器质性脑疾病。在诊治策略方面，2003 年国际不安腿综合征研究组（International Restless Legs Syndrome Study Group，IRLSSG）将不安腿综合征定义为一种难以言表的下肢感觉的异样，并于活动下肢后症状得以缓解的感觉运动障碍性疾病，并修订了不安腿综合征的 4 个最低诊断标准。在我国，中华医学会神经病学分会帕金森病及运动障碍学组已于 2009 年颁布了《不安腿综合征的诊断标准和治疗指南》（参见附录 1）。依据指南中不安腿综合征的四大临床特点，如因腿部不适引发的腿部活动；静息后（坐和躺）可使症状出现或加重；持续活动可使症状部分或全部缓解；夜间症状加重即症状的昼夜节律变化基本可以"锁定"不安腿综合征。如有阳性家族史、快速眼动睡眠相周期性肢体运动及对多巴胺能药物有效则更支持不安腿综合征的诊断。

第二节　不安腿综合征研究展望

不安腿综合征可引起严重的睡眠障碍，严重影响患者的生活质量，因此其越来越受到广泛的关注。近些年，关于不安腿综合征的流行病学、遗传学及分子生物学等方面的研究已经取得了一定的进展，提高了人们对这一疾病的认识。有关不安腿综合征的家族史和双生子等研究证明，遗传因素在该病的病因中占有较大比重，遗传力约为 50%，因此对不安腿综合征进行遗传学研究有着非常重要的意义。目前通过连锁分析和全基因组关联分析等方法，已经确定了 RLS1-5 等遗传易感位点及 *MAOA*、*MEIS1*、*BTBD9*、*MAP2K5/LBXCOR1*、*PTPRD*、*NOS1* 等不安腿综合征相关基因。今后还需要更大的样本、不同地区种族的研究来确认这些遗传变异及寻找其他可能的易感基因。虽然目前我国关于不安腿综合征遗传方面的研究尚少，但由于我国人口基数大，随着疾病受重视程度的增加和临床诊疗的逐步规范化，会为不安腿综合征的遗传学研究提供广阔的土壤。

在致病机制的研究方面，目前学术界普遍认为不安腿综合征与中枢神经系统多巴胺系统功能障碍及铁缺乏有关。多巴胺系统功能障碍主要累及非黑质纹状体系统的多巴胺能神经元，如间脑、视上核、视交叉及脊髓的多巴胺能神经元等。经过多巴胺或多巴胺受体激动剂治疗的不安腿综合征患者的症状显著好转，而在应用多巴胺阻滞剂后症状出现恶化，进一步证明了多巴胺功能障碍在不安腿综合征发病机制中的重要作用。同时，许多研究表明系统性及脑内铁缺乏对不安腿综合征具有重要影响，缺铁可导致不安腿综合征症状明显加重，而补充铁剂后症状则显著减轻；尿毒症患者、孕妇不安腿综合征发病率增加也与缺铁有关。铁缺乏也与中枢神经系统多巴胺传递异常存在非常密切的联系。另外，一种病理生理假说提出内源性阿片系统中脑啡肽及内啡肽在不安腿综合征发病过程中也具有一定作用，并且阿片受体可以通过多巴胺系统之间的交互作用对症状产生影响。在不安腿综合征的诸多不同的临床特征中，除了基于感觉性和运动性症状的典型表现以外，其他一些主要的症状产生的原因依然不明确，如为何症状在休息时发生，而在活动后得以改善。关于不安腿综合征的发病机制仍然是一个复杂的谜，无论是多巴胺系统及非多巴胺系统的功能障碍，铁缺乏和最新发现的谷氨酰胺能和腺苷等神经递质的异常，其在不安腿综合征中发生发展的具体作用机制仍有待进一步探究。未来关于不安腿综合征的研究方向，在寻找其他可能参与到不安腿综合征的发病机制的同时，会着重挖掘目前已知的神经递质传递通路、多巴胺能和非多巴胺能系统之间的相互作用机制，进一步阐明它们的内在联系，从而对不安腿综合征形成更加系统和深入的认识。

尽管通过多种实验室检测、电生理及影像学等检查手段发现了不安腿综合征患者存在一系列的生化、脑电肌电及影像学等变化，目前对于不安腿综合征的诊断主要根据临床症状。一旦诊断明确，多巴胺能药物的治疗通常可以显著改善症状。但是作为不安腿综合征的一线治疗方案，多巴胺能药物在长期使用后可能会出现一系列严重的并发症。因此，治疗方面也是不安腿综合征研究中的一项巨大挑战。关于普加巴林、加巴喷丁、纳洛酮和铁剂等临床研究已经提供了治疗方案的新思路。近些年，越来越多的研究表明了谷氨酰胺能和腺苷神经递质在不安腿综合征发病中的重要作用，这些发现也可能成为新的疾病治疗靶点。在不久的将来，应该综合考虑不同的遗传背景和病理生理学机制，以及目前已知的药物副作用的临床研究结果对常用的治疗方法进行联合评估。随着对不安腿综合征遗传和分子机制的更加深入的了解，开发应用新的工具和方法，必将有助于发现新的治疗方法，甚至在不久的将来可以进行预防。

（乐卫东　李天白）

参 考 文 献

中华医学会神经病学分会帕金森病及运动障碍学组, 2009. 不安腿综合征的诊断标准和治疗指南. 中华神经科杂志, 42: 709-711.

Allen RP, Picchietti D, Hening WA, et al, 2003. Restless legs syndrome: diagnostic criteria, special considerations, and epidemiology. A report from the restless legs syndrome diagnosis and epidemiology workshop at the National Institutes of Health. Sleep Med, 4: 101-119.

Allen RP, Picchietti DL, Garcia-Borreguero D, et al, 2014. Restless legs syndrome/Willis-Ekbom disease diagnostic criteria: updated

International Restless Legs Syndrome Study Group(IRLSSG)consensus criteria-history,rationale,description,and significance Sleep Med,（8）: 860-873.

Bertisch S, 2015. In the clinic. Restless legs syndrome. Ann Intern Med,（9）: ITC1-ITC11.

Chavda V, Snehal SP, 2017. Restless legs syndrome, the pitfall: hardly diagnosed and rarely treated neurological disease. Aust J Clin Neurol, 4: 2-13.

Garcia-Borreguero D, Williams AM, 2014. An update on restless legs syndrome(Willis-Ekbom disease): clinical features, pathogenesis and treatment. Curr Opin Neurol.（4）: 493-501.

Hening WA, Walters AS, Allen RP, et al, 2004. Impact, diagnosis and treatment of restless legs syndrome（RLS）in a primary care population: the REST（RLS epidemiology, symptoms, and treatment）primary care study. Sleep Med, 5: 237-246.

Khan FH, Ahlberg CD, Chow CA, et al, 2017. Iron, dopamine, genetics, and hormones in the pathophysiology of restless legs syndrome. J Neurol,（8）: 1634-1641.

Marco Z, Andrea G, Fabrizio R, et al, 2018. An update on the treatment of restless legs syndrome/Willis-Ekbom disease: prospects and challenges. Expert Rev Neurother,（9）: 705-713.

Merlino G, Valente M, Serafini A, et al, 2007. Restless legs syndrome: diagnosis, epidemiology, classification and consequences. Neurol Sci, 28: 37-46.

Picchietti DL, Bruni O, De Weerd A, et al, 2013. Pediatric restless legs syndrome diagnostic criteria: an update by the International Restless Legs Syndrome Study Group. Sleep Med,（12）: 1253-1259.

Satija P, Ondo DWG, 2008. Restless legs syndrome. CNS Drugs,（6）: 497-518.

Trenkwalder C, Allen R, Winkelmann J, et al, 2018. Comorbidities, treatment, and pathophysiology in restless legs syndrome. Lancet Neurol, 17: 994-1005.

Wijemanne S, Ondo W, 2017. Restless legs syndrome: clinical features, diagnosis and a practical approach to management. Pract Neurol,（6）: 444-452.

Winkelmann J, Polo O, Provini F, et al, 2007. Genetics of restless legs syndrome（RLS）: State-of-the-art and future directions. Mov Disord, 22（Suppl 18）: S499-458.

Young JE, Vilarino-Güell C, Lin SC, et al, 2009. Clinical and genetic description of a family with a high prevalence of autosomal dominant restless legs syndrome. Mayo Clin Proc, 84: 134-138.

第二章

不安腿综合征流行病学

不安腿综合征可引起严重的主观感觉障碍、主观运动障碍及睡眠障碍，会严重影响患者的生活质量，因此近年来该病越来越受到关注。国内外学者对这种疾病的研究也越来越多。多数流行病学研究显示，该病并非一种少见疾病，患病率为 10%左右，与目前人们对其认识程度很不相称。不同地域、种族差异较大，欧洲白种人患病率较高，亚洲人及非裔美国人患病率相对较低，差异如此之大可能与遗传因素和环境因素有关。越来越多的研究显示，在女性（尤其妊娠期女性）、铁缺乏者、终末期肾衰竭患者、帕金森病患者中，不安腿综合征的患病率相对较高。由于多数研究采用问卷调查的形式进行，没有经过临床医师进行面对面采访予以确认，这些调查问卷多没有考虑到不安腿综合征的排除诊断和疑似不安腿综合征情况，通过这些问卷进行最终诊断的敏感性、特异性与阳性预测值均未被验证，可能会导致诊断的假阳性，故近年来有学者对以往不安腿综合征流行病学研究的真实性和可靠性提出质疑。

由于缺乏客观的诊断指标，关于不安腿综合征的流行病学调查主要采取调查问卷的形式。1995 年，IRLSSG 发表了不安腿综合征的四项基本临床诊断标准。2002 年，不安腿综合征基金会和美国老年研究所联合美国国家睡眠障碍研究中心、美国国家卫生研究所神经系统疾病与卒中研究所、美国国立精神卫生研究所、美国国立护理医学研究所及美国国立儿童健康和人类发育研究所进一步共同修订了不安腿综合征的诊断标准。2003 年Allen 等再次修订，提出四项基本诊断标准、三项支持性临床特点和三项相关的临床特点（详见第十二章）。2014 年，IRLSSG 在 2003 年版的诊断标准基础上进行了再次修订，增加了第 5 条，即排除相关疾病，并提出了间歇性不安腿综合征的概念。中华医学会神经病学分会帕金森病及运动障碍学组也于 2009 年在《中华神经科杂志》上发表了中国的《不安腿综合征的诊断标准和治疗指南》。

第一节　基于普通人群的各国流行病学研究

早在 1945 年，瑞典神经病学家 Ekbom 即对不安腿综合征的患病率进行了调查。从"正常人群"中选取了 503 名作为研究对象，其中 280 人由其朋友、医学生、护士、医院护工组成，另有 223 人为来自瑞典首都斯德哥尔摩 Serafimer 医院的外科门诊患者。另外，选取了 503 名神经科门诊患者作为研究对象，排除以腿部无力、疼痛、感觉异常为主诉患者。结果显示，在"正常人群"中不安腿综合征患病率是 5.2%，其中女性占比略大。在神经科门诊患者中有 7.8% 存在腿部不适感。

一项研究通过书面问卷的形式调查了加拿大 18 岁以上普通人群中不安腿综合征和夜间磨牙症的发生率，共选取了 2019 名调查对象。结果显示，该人群中 15% 存在夜间腿部不安感。

Phillips 及其同事于 1996 年在美国肯塔基州行为危险因素监测调查中选取了 1803 名研究对象，通过电话采访形式调查了不安腿综合征的发生率。结果显示，在成年人中，不安腿综合征的患病率为 10%，且随着年龄的增长而逐渐增加，但未发现不安腿综合征患病率在该人群中存在性别差异。

Rothdach 等采用 IRLSSG 的诊断标准，于 2000 年对德国奥格斯堡市 369 名 65 岁以上老年人进行上门采访调查，得出该人群不安腿综合征患病率为 9.8%。与男性相比，女性患病率更高（男性、女性的患病率分别为 6.1% 和 13.9%）。另外，该研究还发现，与正常对照组相比，不安腿综合征患者中抑郁症发生率较高，但患者对其精神状态的自知程度较低。

瑞典流行病学者通过书面问卷形式进行不安腿综合征的流行病学研究，问卷由 4 个问题组成，基本涵盖了不安腿综合征的最低诊断标准。结果显示，18～64 岁男性中不安腿综合征的患病率为 5.8%；而同年龄组中女性不安腿综合征的患病率为 11.4%，男性不安腿综合征患病率随着年龄的增长而增加。

2002 年，Ohayon 和 Roth 针对英国、德国、意大利、葡萄牙和西班牙进行了一项大规模横断面研究，从中随机抽取了 18 980 名研究对象，对其进行电话采访。依据国际睡眠障碍分类小组提出的最低标准进行诊断，得出不安腿综合征的患病率为 5.5%，不安腿综合征的患病率随着年龄的增长而明显增加。

2004 年，Berger 等对德国东北部人群进行了一项大规模的随机研究，选取 4310 名研究对象，年龄为 20～79 岁，采用 IRLSSG 的诊断标准，得出不安腿综合征的患病率为 10.6%，且随着年龄的增长，不安腿综合征的患病率呈增高趋势。男女患病率之比为 1∶2。女性妊娠次数越多，患病率越高，这可能在一定程度上解释了为什么女性较男性患病率高。

斯堪的纳维亚研究者从挪威和丹麦人群中随机选取 2005 名成年人（年龄＞18 岁），采用 IRLSSG 的诊断标准调查，结果显示，在挪威和丹麦分别有 14.3% 和 8.8% 的人符合不安腿综合征的诊断标准。根据 IRLSSG 制定的严重程度评估量表，其中一半患者的症状严重程度在中度及以上，症状平均持续时间为 10 年，女性患病率高于男性，分别为 13.4% 和 9.4%。青年组（18～29 岁）的患病率最低，30 岁以上则无年龄相关性。影响不安腿综合征预后的主要因素是失眠和睡眠中周期性腿部活动情况。

2005 年，Hogl 等从澳大利亚普通人群中随机抽取了 701 名研究对象，进行性别和年龄分层的横断面研究，采用面对面的形式确立诊断。研究发现不安腿综合征在人群中总的患病率为 10.6%，其中男性患病率为 6.6%，女性患病率为 14.2%。基于 IRLSSG 制定的严重程度评估量表，不安腿综合征患者轻度、中度和重度患者所占的比例分别为 33.8%、44.6% 和 21.6%。其中没有一人既往被诊断为不安腿综合征和接受过多巴胺药物治疗。血清铁含量、转铁蛋白和铁蛋白浓度在有或没有不安腿综合征人群之间无明显差异，但是可溶性转铁蛋白浓度在不安腿综合征患者中高于无不安腿综合征者。

2000 年发表的一项基于人群的全面研究，采用面对面的形式进行，随机选取 10 263 名法国成年人作为研究对象。采用 1995 年 IRLSSG 确定的诊断标准评估患者不安腿综合征相关症状的发生情况，共随访 12 个月。结果发现，在法国成人中，不安腿综合征的患病率在 8.5%左右，女性的患病率高于男性，分别为 10.8%和 5.8%。64 岁之前患病率随年龄增加，64 岁之后在男性和女性中均逐渐下降。不安腿综合征常被误诊，很少有患者接受指南推荐的药物治疗。

Nichols 等进行了一项以人群为基础的流行病学研究，2099 名研究对象均为美国较偏远的爱达荷州的一家初级保健中心的患者，采用书面问卷的形式进行。结果显示，24% 的患者同时存在不安腿综合征的四项基本症状，15.3%的患者每周至少出现一次症状。其中女性更常见。不安腿综合征的患病率在 60 岁之前随年龄的增长而逐渐增加，60 岁之后稳定下降。

在南美，调查者选取了 100 名成年人作为研究对象，采用 IRLSSG 制定的诊断标准确定诊断，结果显示该人群中不安腿综合征的患病率为 13%。

到目前为止，不安腿综合征最大的流行病学研究选取了 23 052 名研究对象，研究对象分别来自美国、英国、德国、法国和西班牙五个国家。与其他大部分研究结果相似，其中 9.6%满足不安腿综合征的诊断标准，且至少每周发作 1 次。其中，约 1/3 的患者每周至少发作 2 次，很可能需要进行规律的药物治疗。总体来说，北欧国家不安腿综合征的患病率高于地中海国家。在 551 名不安腿综合征患者中，357 名（64.8%）患者曾因腿部不适感就诊于内科，但仅有 46 名（12.9%）患者得到正确诊断。对初级医师的病历进行调查显示，有 209 名（37.9%）不安腿综合征患者就其不安腿综合征的症状咨询过初级医师，而只有 52 名（24.9%）被诊断为不安腿综合征。

针对亚洲人群的研究相对较少。根据已有研究结果，不安腿综合征在亚洲人群中的患病率相对较低。Tan 等在新加坡进行了一项不安腿综合征流行病学研究，一组是从普通人群中抽取 157 名作为研究对象，年龄≥55 岁；另一组是从初级保健中心抽取 1000 名作为研究对象，年龄≥21 岁。基于 IRLSSG 制定的诊断标准，采用面对面采访的形式确定诊断，结果显示两组的患病率分别为 0.6%和 0.1%。Chen 等对 4011 名 15 岁以上中国台湾地区人口进行的电话问卷调查结果显示，不安腿综合征的患病率在总的人群中为 1.57%。

最近，Lanhua Li 等从中国上海市某街道随机选取 2609 名 65 岁以上老年人，通过 2 次电话采访和一次面对面采访形式进行不安腿综合征患病率调查，结果显示该人群不安腿综合征的患病率为 0.69%，与新加坡 Tan 等的调查结果接近。但 JianFang Ma 等在山东青岛地区对 2101 名 16 岁以上人群所进行的面对面调查则得出不同的结论，他们发现在总的人群中，不安腿综合征的患病率为 7.2%，其中女性患病率（8.5%）高于男性（5.0%）。不安腿综合征的患病率随着年龄的增长而增加。该调查结果与在上海地区的调查结果有较大的出入，是否与人群不同有关还需要进行进一步的大规模调查研究。

在日本，Kageyama 等采用书面问卷的形式对 4612 名成年人的睡眠习惯及与睡眠相关的腿部不适感进行了调查，并进行了年龄分层，显示不安腿综合征的患病率在 5%～10%。与目前几乎所有的研究结果相反，该研究结果显示，不安腿综合征在男性中的患病率更高。Itoga 等调查了日本 Izumo 市 4003 名平均年龄为 75 岁的老年人，结果显示不安腿综合征的患病率为 3.7%。

Sevim 等在土耳其进行了一项不安腿综合征流行病学调查，共纳入了 3234 名土耳其成年人，结果显示，该人群中不安腿综合征的患病率为 3.2%，且女性、吸烟者及居住在海拔较高地区的人的患病率更高。

沙特阿拉伯一项包含 1303 名受访者的面对面研究显示不安腿综合征的患病率为 5.2%，45～60 岁的参与者患病率最高。男性和女性的总患病率大致相等，然而与同年龄组的男性相比，45 岁以上的女性患病率较高，8 名参与者（11.8%）报告轻度症状，29 名（42.65%）中度，29 名（42.65%）严重，2 名（2.9%）非常严重。伊朗 2017 年 2 月一项最新入户调查研究显示，30 岁以上人群的不安腿综合征患病率为 6.0%。

目前关于非洲人群的不安腿综合征的相关流行病学报道很少。有趣的是，非裔美国人很少出现不安腿综合征，但不能据此确定该人群患病率较低，因为研究结果可能受医疗水平和参照标准不同的影响。目前已经有两项研究显示在尿毒症患者中非裔美国人不安腿综合征的患病率较美国白种人低。近期，尼日利亚某机构采访了前往国立医院综合门诊例行体检的 633 名年龄在 65～105 岁的老年人，研究结果支持先前关于非洲不安腿综合征患病率低的结论。

在高海拔地区已发现不安腿综合征的患病率高于预期，印度、瑞典、美国共同完成了一项基于人口的入户调查，在印度喜马拉雅和次喜马拉雅地区采用随机分层抽样：分别在低海拔（海拔 400 米及以下）和高海拔地区（海拔 1900～2000 米和海拔 3200 米）进行，共纳入了 1689 名受试者，平均年龄为 35.2 岁，55.2% 是女性。与低海拔地区相比，不安腿综合征在高海拔地区更为普遍（在海拔 1900～2000 米处为 12.2%，在海拔 3200 米处为 11.8%）。低海拔地区患病率与之前印度不安腿综合征研究报道的相符。Logistic 回归分析表明，高海拔作为独立影响因素，显著增加了不安腿综合征的可能性。即使在排除与不安腿综合征风险增加相关的其他医疗条件的影响时，不安腿综合征在高海拔地区的患病率是低海拔地区的 5 倍。

目前不安腿综合征患病率的流行病学研究大多针对北美洲和欧洲人群。各项研究显示，该人群中不安腿综合征的患病率为 5%～15%，平均患病率为 10%。其中，每周发作 3～4 次，需接受药物治疗者占 3%～4%。各项研究普遍显示，女性不安腿综合征患病率较高，不安腿综合征患病率会随着年龄的增长而逐渐增加。来自世界其他国家和地区的不安腿综合征患病率的相关数据较少，但是不安腿综合征在亚洲和非洲地区的患病率可能较低（表 2-1，表 2-2）。

表 2-1　不安腿综合征的流行病学研究结果

研究者	文献	国家或地区	人数	人群	方法	患病率 所有	患病率 女性	患病率 男性
Civi S	Neurosciences. 2012, 17 (3): 230-235	土耳其	354	卫生保健人群	—	15%	14.4%	16.9%
Budhiraja P	J Clin Sleep Med. 2012, 8 (2): 119-124	美国	535	≥40 岁	—	2002 年: 4.1% 2006 年: 7.7%	—	—
Li LH	Sleep Med. 2012, 13 (4): 342-345	中国	2101	≥16 岁	面访	7.2%	—	—
Ma JF	Parkinsonism Relat Disord. 2012, 18 (3): 294-298	中国上海	2609	≥50 岁	面访	0.69%	—	—
Szentkiralyi A	Sleep Med. 2011, 12 (9): 815-820	德国	1312/4308	—	面访/问卷	47.4%/41.5%	—	—
Kagimura T	Sleep Med. 2011, 12 (9): 821-826	日本东京	1592	—	问卷	50%	—	—
Eckeli AL	Sleep Med. 2011, 12 (8): 762-767	巴西	1155	农村成人	面访	6.4%	—	—
Innes KE	Sleep Med. 2011, 12 (7): 623-634	北美、欧洲	≤300	—	—	4%~29%	—	—
Çurgunlu A	Arch Gerontol Geriatr. 2012, 55 (1): 73-76	土耳其	1012	—	面访	10.18%	—	—
BaHammam A	Gen Hosp Psychiatry. 2011, 33 (2): 102-106	沙特阿拉伯	1303	—	面访	5.2%	—	—
Turkdogan D	Sleep Med. 2011, 12 (4): 315-321	土耳其	4346	10~19 岁学生	面访+问卷	2.74%	3.42%	2.04%
Allen RP	Mov Disord. 2011, 26 (1): 114-120	美国	61 792	—	问卷	2.4%	—	—
Yilmaz K	Dev Med Child Neurol. 2011, 53 (1): 40-47	土耳其	3304	15~18 岁	面访+电话访问	3.6%	—	—
Chen NH	Psychiatry Clin Neurosci. 2010, 64 (2): 170-178	中国台湾	4011	≥15 岁	电话访问	1.57%	—	—
Park YM	Gen Hosp Psychiatry. 2010, 32 (2): 164-168	韩国	1000	40~69 岁女性	问卷	9.71%	6.5%	—
Erer S	Neurol India. 2009, 57 (6): 729-733	土耳其	1256	≥40 岁	—	—	—	—
Juuti AK	Acta Neurol Scand. 2010, 122 (1): 63-69	芬兰北部	995	57 岁城市人群	—	—	20%	15%
Celle S	J Gerontol A Biol Sci Med Sci. 2010, 65 (2): 167-173	法国	318	老年人	面访	24.2%	29.7%	12.1%
Cho SJ	Sleep. 2009, 32 (8): 1069-1076	韩国	6509	18~64 岁	面访	0.9%	1.3%	0.6%
Haggstram FM	Arq Neuropsiquiatr. 2009, 67 (3B): 822-826	巴西	78	医院职工	面访	10.25%	62.5%	—
Kim KW	J Sleep Res. 2010, 19 (1 Pt 1): 87-92	韩国	1118	成人	面访	8.3%	5.7%	10.2%

续表

研究者	文献	国家或地区	人数	人群	方法	患病率 所有	患病率 女性	患病率 男性
Allen RP	Sleep Med. 2010, 11 (1): 31-37	西欧	10 564	社区医疗成人	问卷	3.5%或4.4%	—	—
Taşdemir M	Sleep Med. 2010, 11 (1): 82-86	土耳其	2111	≥18	问卷	3.4%	—	—
Tsuboi Y	Parkinsonism Relat Disord. 2009, 15 (8): 598-601	日本	1251	≥65岁	问卷	0.96%	0.46%	1.23%
Persi GG	Parkinsonism Relat Disord. 2009, 15 (6): 461-465	阿根廷	471	—	问卷	20.2%	—	—
Nomura T	Mov Disord. 2008, 23 (16): 2363-2369	日本	2812	—	问卷+电话访问	1.8%	—	—
Wesstrom J.	Climacteric. 2008, 11 (5): 422-428	瑞典	5000	18~64岁女性	—	—	15.7%	—
Cho YW	Sleep. 2008, 31 (2): 219-223	韩国	373	20~69岁	电话访问	7.5%	—	—
Hadjigeorgiou GM	Eur J Neurol. 2007, 14: 1275-1280	希腊中心	3033	≥20岁人群	面访和体格检查	3.9%	2.8%	1%
Bjorvatn B	Sleep Med. 2005, 6: 307-312	挪威、丹麦	2005	18~99岁人群	电话访问	11.5%	13.4%	9.4%
Hogl B	Neurology. 2005, 64: 1920-1924	蒂罗尔南部	701	50~89岁人群	面访	10.6%	14.2%	6.6%
Allen RP	Arch Intern Med. 2005, 165: 1286-1292	美国、欧洲	15 391	—	面访	7.2%	9%	5.4%
Tison F	Neurology. 2005, 65: 239-246	法国	10 263	成人	面访	8.5%	10.8%	5.8%
Berger K	Arch Intern Med. 2004, 164: 196-202	德国	9310	20~79岁	面访和体格检查	10.6%	13.4%	7.6%
Heming W	Sleep Med. 2004, 5: 237-246	美国、欧洲（法国、德国、西班牙、英国）	23 052	社区医疗人群	相关患者和医师的调查	11.1%	—	—
Sevim S	Neurology. 2003, 61: 1562-1569	土耳其	3234	成人	面访	3.18%	3.9%	2.54%
Ulfberg J	Mor Disord. 2001, 16: 1159-1163	瑞典	4000	19~64岁男性	问卷	—	—	5.8%
Ulfberg J	Eur Neurol. 2001, 46: 17-19	瑞典	200	18~64岁女性	问卷	—	11.4%	—

表 2-2　各国家或地区不安腿综合征的患病率

国家或地区	研究对象	人数	患病率
瑞典	正常人群	503	5.2%
	神经科门诊患者	503	7.8%
加拿大	普通人群（＞18 岁）	2019	10%、15%
肯塔基州（美国）	成年人	1803	10%
奥格斯堡市（德国）	老年人（＞65 岁）	369	9.8%
瑞典	普通人群（18～64 岁）	—	男性 5.8%，女性 11.4%
英国、德国、意大利、葡萄牙、西班牙	普通人群	18980	5.5%
德国东北部	普通人群（20～79 岁）	4310	10.6%
挪威、丹麦	成年人	2005	挪威 14.3%，丹麦 8.8%
澳大利亚	普通人群	701	10.6%（男性 6.6%，女性 14.2%）
法国	成年人	10263	8.5%（男性 5.8%，女性 10.8%）
爱达荷州（美国）	初级保健中心患者	2099	24%
美国、英国、德国、法国、西班牙	普通人群	23052	9.6%
新加坡	普通人群（＞55 岁）	157	0.6%
	初级保健中心患者（＞21 岁）	1000	0.1%
日本	成年人	4612	5%～10%
Izumo 市（日本）	老年人（＞75 岁）	4003	3.7%
土耳其	成年人	3234	3.2%
南美洲	成年人	100	13%
台湾（中国）	15 岁以上	2011	1.57%
上海（中国）	老年人（＞65 岁）	2609	0.69%
青岛（中国）	16 岁以上	2101	7.2%
沙特阿拉伯	普通人群	1303	5.2%
伊朗	普通人群（＞30 岁）	—	6.0%
尼日利亚	65～105 岁	633	—
印度	普通人群（18～84 岁）	1689	2.5%低海拔人群，11.8%高海拔人群

第二节　某些特殊群体的流行病学研究

一、妊娠与不安腿综合征

越来越多的研究显示，在妊娠期女性中不安腿综合征是一种较为常见的疾病。研究发现，孕妇不安腿综合征的患病率为 10%～34%。通常，分娩后不久症状就会完全缓解；然而，在一些患者中，产后症状仍会持续存在。不安腿综合征已被证实与妊娠期间的许多并发症有关，包括先兆子痫和剖宫产率增加。虽然已经提出了多种假设来解释这种关联，但每种假设都不能完全解释整个发病机制。目前的理解表明,强烈的家族史,低血清铁和铁蛋白水平及妊娠期间的高雌激素水平可能起着重要作用。维生素 D 缺乏和钙代谢也可能发挥作用。考虑到母亲和胎儿的风险,在妊娠期间对不安腿综合征进行医学治疗是困难和具有挑战性的。

Ekbom 调查了瑞典斯德哥尔摩市健康人群和妊娠期女性中不安腿综合征的发生,结果显示,有 11.3% 妊娠期女性存在不安腿综合征,而在正常女性中,不安腿综合征的患病率是 5.7%。该项调查结果显示,妊娠期女性中不安腿综合征的患病率约为健康女性的 2 倍。据此,Ekbom 首次提出,在妊娠期女性中,不安腿综合征的患病率较高。此后,相继有多项关于妊娠期不安腿综合征患病率的报道。Ekbom 等又对 202 名妊娠期女性进行了调查后发现,不安腿综合征的发生率为 12%,该项研究结果进一步证实了 Ekbom 的上述结论。同时发现,伴有铁缺乏的妊娠期不安腿综合征患者口服或静脉应用铁剂后,症状通常会消失。Suzuki 等采用自填问卷的形式对日本 16 528 名孕妇进行了一项大规模的横断面研究,结果发现有 19.9% 妊娠期女性可能存在不安腿综合征,与日本普通人群相比,这一数据是非常高的。

Goodman 等对伦敦一家诊所的 500 名妊娠期女性进行调查后发现,有 90 名(18%)存在不安腿综合征的相关症状。产前 4 周,出现腿部不适感的妊娠期女性数量减少。产后 4 周,除了 3 名女性外,其余患者的不安腿综合征症状均消失。Lee 等对 30 名女性的妊娠前、妊娠期和产后不安腿综合征的患病率分别进行了调查,结果显示,30 名女性妊娠前无一患不安腿综合征,妊娠 9 个月时不安腿综合征的患病率为 23%,仅有 1 人在产后仍然持续存在不安腿综合征。与未患不安腿综合征女性相比,患有不安腿综合征的女性在妊娠前血清铁蛋白含量较低,并且其叶酸水平在妊娠前和妊娠期各个阶段都明显减低。Hedman 等调查了 325 名芬兰妊娠女性的睡眠情况,其中有 37% 的女性在妊娠晚期出现不安腿综合征症状,但是产后患病率恢复至妊娠前水平。Manconi 等对 642 名孕妇从妊娠初期开始进行临床追踪随访,以评估不安腿综合征的症状,结果显示,妊娠期间不安腿综合征的患病率为 26%,症状在产后逐渐消失。

北京大学第六医院与北京大学联合进行了一项荟萃分析,以全面介绍妊娠期间不安腿综合征的患病率。对 PubMed、Medline、EMBASE 和 Web of Science 数据库进行了系统检索,统计了截至 2017 年 4 月发表的研究结果,随后进行了随机效应荟萃分析,共收集了 196 篇文章,其中 27 篇纵向和横断面观察研究共纳入 51 717 名妊娠受试者。妊娠期不安腿综合征总体患病率为 21%。根据世界卫生组织(WHO)的区域分类,欧洲区域、西太平洋区域、东地中海区域和美洲区域的妊娠期不安腿综合征患病率分别为 22%、14%、30% 和 20%。由于数据不足,未评估非洲区域和东南亚区域的患病率。研究还分析了妊娠第一、第二和第三个月的不安腿综合征患病率分别为 8%、16% 和 22%,而不安腿综合征患病率在分娩后降至 4%。

意大利一项研究纳入了某医院产科住院治疗的 648 名女性(中位年龄:35 岁),其中 132 名女性(20.4%)符合诊断不安腿综合征的标准。

泰国进行了一项包括 214 名孕妇的横断面研究。结果显示,24 名孕妇(11.2%)确诊为不安腿综合征:早孕、中孕和晚孕分别为 4.2%、25.0% 和 70.8%。多元 Logistic 回归分析显示,血红蛋白水平小于 110g/L,在妊娠期间与不安腿综合征相关。研究证实了不安腿综合征的高患病率及其对孕妇睡眠的影响。与妊娠有关的不安腿综合征有良性病程，通常在分娩后 1 周内消失。

　　总之，与普通人群相比，妊娠期不安腿综合征患病率相对较高，妊娠期女性患不安腿综合征的风险至少是非妊娠女性的 2～3 倍，产后不安腿综合征风险即降至基线水平，但其具体的发病机制目前尚不清楚。

二、儿童及青少年不安腿综合征

　　虽然不安腿综合征多见于中老年人，但儿童期发病者也比较多见，尤其是有家族史的患者，多在 30 岁以前发病。甚至有报道 1～2 岁的婴幼儿发病者。其遗传学和病理生理学机制尚不十分明确。药物和非药物干预都可以有效地治疗儿童不安腿综合征。然而，与患有不安腿综合征的成年人相比，大多数患有不安腿综合征的儿童未接受药物治疗，因为其症状严重程度远不及成人。由于不安腿综合征的症状多于夜间发作，影响睡眠及情绪，对儿童及青少年的学习和生活会有一定的影响，应受到重视。

　　2007 年，Picchietti 等在 *Pediatrics* 杂志发表了一项大型的调查结果，他们对美国和英国的 10 523 个家庭进行了问卷调查，结果显示，在 4325 名 8～11 岁的儿童中，不安腿综合征的患病率为 1.9%，在 6198 名 12～17 岁的青少年中的患病率为 2.0%，男女间无性别差异。在被诊断为不安腿综合征的儿童和青少年中，超过 70% 的家庭中父母双方至少有 1 人有不安腿综合征病史，而父母双方都患有不安腿综合征的家庭占 16%。患有不安腿综合征的儿童中，睡眠障碍的发生较其他儿童更多见（69.4% vs 39.6%），曾被诊断为生长痛的比例也更高（80.6% vs 63.2%）。在确诊的儿童和青少年不安腿综合征患者中，其常见症状及发生率如图 2-1 和表 2-3 所示。

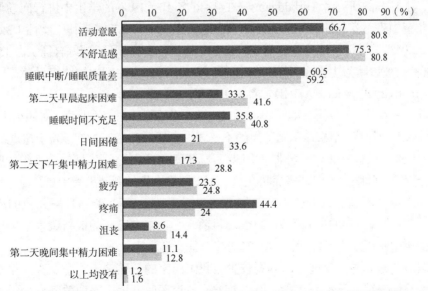

■ 8～11岁确诊不安腿综合征的患者（*n*=81）　▨ 12～17岁确诊不安腿综合征的患者（*n*=125）

图 2-1　确诊的儿童和青少年不安腿综合征患者的常见症状及发生率

摘译自 Picchietti D, et al. Pediatrics, 2007, 120（2）.

表 2-3　儿童与青少年不安腿综合征患者的常见症状和合并症发生率（%）

临床表现	英国（n=90）		美国（n=116）		英国和美国（n=206）	
	8～11 岁 (n=35)	12～17 岁 (n=55)	8～11 岁 (n=46)	12～17 岁 (n=70)	8～11 岁 (n=81)	12～17 岁 (n=125)
生长痛	22.9	29.1	34.8	42.9	29.6	36.8
注意缺陷多动障碍	2.9	3.6	23.9	28.6	14.8	17.6
抑郁	0.0	12.7	6.5	15.7	3.7	14.4
不安腿	2.9	10.9	15.2	12.9	9.9	12.0
焦虑	0.0	1.8	8.7	12.9	4.9	8.0
失眠	0.0	3.6	2.2	11.4	1.2	8.0
睡眠障碍	5.7	3.6	4.3	7.1	4.9	5.6
贫血/缺铁性	2.9	3.6	2.2	5.7	2.5	4.8
智能障碍	2.9	1.8	0.0	7.8	1.2	4.8
睡眠呼吸暂停综合征	0.0	3.6	2.2	5.7	1.2	4.8
抽搐/癫痫	0.0	5.5	0.0	2.9	0.0	4.0
夜间肌痉挛	2.9	3.6	2.2	2.9	2.5	3.2
脊髓损伤/椎间盘病变/坐骨神经痛	0.0	1.8	0.0	2.9	0.0	2.4
抽动症	0.0	0.0	0.0	2.9	0.0	1.6
风湿性关节炎	0.0	1.8	0.0	0.0	0.0	0.8
周期性肢体运动	0.0	0.0	0.0	0.0	0.0	0.0
糖尿病	0.0	0.0	0.0	0.0	0.0	0.0

资料来源：摘译自 Picchietti D, et al. Pediatrics, 2007, 120（2）。

　　此后，土耳其的研究者 Turkdogan 等在 4346 名 10～19 岁的学生中进行问卷调查，发现在这些儿童中患不安腿综合征的为 119 人，总的患病率为 2.74%，其中女性（3.42%）稍多于男性（2.04%）。在这 119 人中，有家族史者（其一级亲属患不安腿综合征）占 15.8%，有 54.5% 的患者曾被诊断为生长痛，伴有睡眠障碍者 28.6%，伴有注意力缺陷多动障碍(attention deficit hyperactivity disorder，ADHD）者为 15.3%。

　　土耳其另一项研究纳入了 144 名年龄在 10～16 岁的肥胖和超重儿童，对照组由 66 名年龄匹配的健康儿童组成。结果显示肥胖组的不安腿综合征患病率(21.7%)高于超重组（3.4%）和对照组（1.5%）（P<0.001）。与非不安腿综合征肥胖组相比，不安腿综合征组的肥胖者睡眠质量评分较差。睡眠中断的许多症状在患有不安腿综合征的肥胖患者中更常见。

　　英国、美国一项基于人群的不安腿综合征患病率调查显示 8～11 岁儿童的患病率为 1.9%，12～17 岁青少年的患病率为 2.0%。目前，一项来自巴西的最新调查结果显示，在儿童及青少年中每周至少发病两次的不安腿综合征患病率为 1.9%。

　　在我国对儿童和青少年进行的调查较少。我国河南的一项关于儿童及青少年不安腿综合征患病率的调查结果显示为 2.2%。2017 年北京友谊医院开展了一项关于青少年不安腿综合征患病率的调查，共纳入了 7395 名中学生，符合原发性不安腿综合征诊断的有 64 人（0.87%）。其中男性 27 人，女性 37 人，年龄 12～19 岁，平均 15.0 岁±1.69 岁。所有 64

人中不安腿综合征严重程度为轻至重度，平均严重程度评分 14.9 分±7.47 分。同时合并睡眠障碍及情绪异常。

三、铁缺乏与不安腿综合征

多项研究表明患不安腿综合征的个体的脑铁状态不足，并得到了脑脊液蛋白质组学研究及临床研究结果的支持。这些研究发现，饮食中添加或静脉注射铁剂可以改善不安腿综合征症状。此外，部分研究评估了大量遗传数据以确定基因是否直接参与铁调节途径，但结果是否定的。

Ekbom 于 1995 年报道了两例伴有恶性肿瘤的不安腿综合征患者，均为男性，分别患有膀胱癌和肠道肿瘤，均伴有严重的铁缺乏。该文章还报道了 34 例不安腿综合征患者（25 例女性，9 例男性），其中有 13 例（38.2%）存在血清铁指标低于正常值下限。O'Keeffe 选取了 18 名老年不安腿综合征患者和 18 名正常对照者，研究后发现，与对照组相比，不安腿综合征患者组血清铁蛋白水平较低，但血红蛋白水平两组间未发现有差异。以上数据显示，在不安腿综合征患者中缺铁发生率较高。

另外，越来越多的研究表明，在缺铁患者中，不安腿综合征的发生率相对较高。一项流行病学研究调查了 25 岁以上人群缺铁情况，并对可疑缺铁者调查其是否存在不安腿综合征。共发现 64 名女性和 16 名男性存在铁缺乏，其中有 30 名女性和 4 名男性患有不安腿综合征。Ekbom 对 317 名部分胃切除术后患者进行了长达 7~9 年的随访，有 40 名（12.6%）患者在术后出现不安腿综合征，其中 13 名患者存在血红蛋白和血清铁蛋白降低。有学者对瑞典 946 名献血者进行跟踪调查，其中有 14.7%男性和 24.7%女性献血者存在不安腿综合征，高于普通人群。另外，该研究还发现，仅仅在女性献血者中显示出缺铁与不安腿综合征发生之间存在相关性。与未患不安腿综合征者相比，不安腿综合征患者的红细胞生成受损发生率更高。低密度脂蛋白血浆分离法（LA）是用来治疗严重高脂血症的一种方法，多用于那些患有心脏病但低脂饮食和药物治疗无效的患者，但该种治疗方法可能会诱发机体缺铁。Ting 等对德国 25 名接受 LA 治疗的患者进行了不安腿综合征发生情况的调查。结果发现，共有 12 名患者患有不安腿综合征，其中有 11 名患者血清铁蛋白水平低于正常值下限，表明机体铁储备下降。

总之，以上数据显示，在不安腿综合征患者中，铁缺乏发生率较高；在缺铁患者中不安腿综合征的患病也较为常见。这提示，不安腿综合征的发生可能与铁代谢存在某种相关性，有待于进一步研究。

四、帕金森病与不安腿综合征

由于不安腿综合征和帕金森病（PD）均对多巴胺治疗有反应，提示这两者之间可能存在一定的相关性。

瑞典神经病学家 Strang 在 1967 年报道了 600 例 PD 患者，有 40 例（6.7%）同时患有不安腿综合征。Banno 等的研究也发现两者之间可能存在相关性，在其调查的 218 例不安腿综合征患者中，有 17%的男性和 23%的女性不安腿综合征患者同时存在锥体外系功能障碍；而对照组（非不安腿综合征者）中锥体外系症状出现率仅为 0.2%。最近有一项来自印度的研究支持上述观点。该研究中，Krishnan 等发现 PD 患者中不安腿综合征的发生率为 7.9%。与对照组的 0.8%相比，PD 患者中不安腿综合征的发生率显著升高。

但是也有研究显示，两者之间可能并无相关性。在 Ekbom 首次报道的大样本不安腿综合征患者中，没有发现 PD 病例。Lang 和 Johnson 调查了 100 例 PD 患者也没有发现其存在不安腿综合征症状。一项研究对新加坡 125 例 PD 门诊患者进行了调查后也发现，仅有 0.8%患者符合 IRLSSG 制定的不安腿综合征诊断标准，而新加坡普通人群中不安腿综合征的患病率为 0.6%，PD 患者中不安腿综合征的患病率与普通人群中不安腿综合征的患病率并不存在显著差异。

另外，也有学者对不安腿综合征与 PD 的因果关系进行了调查。Ondo 等发现，在 303 例 PD 患者中，不安腿综合征的发生率为 20.8%。在同时存在 PD 和不安腿综合征患者中，有 68%患者 PD 症状出现于不安腿综合征症状之前。因此，没有发现早发不安腿综合征会导致 PD 发生的证据。

总体而言，有一些研究提示了不安腿综合征与 PD 之间可能存在某种相关性。不安腿综合征和 PD 共享共同的风险因素。一项针对美国退伍军人的研究表明，不安腿综合征与 8 年随访期间 PD 事件的高风险相关，这表明不安腿综合征可能是 PD 的早期临床特征。但是，此类研究仍相对较少，尚需进行进一步的研究。至于两者是否存在因果关系则更需进一步深入研究。

五、不安腿综合征与终末期肾病

终末期肾病（end stage renal disease，ESRD）可能是众多不安腿综合征继发因素中被研究最多的因素。1966 年，Callaghan 报道称在 20 例肾功能障碍患者中有 5 例存在不安腿综合征，此后许多研究报道了 ESRD 患者中不安腿综合征的发生情况，不安腿综合征可以发生于透析前，也可以发生于透析之后。大多数 ESRD 患者在肾移植之后，不安腿综合征症状得到明显缓解，这也支持两者之间存在因果关系。

据报道 ESRD 患者中不安腿综合征的患病率为 6.6%～83%。但是，我们需要考虑到在这些研究中使用的排除标准是不同的。一些研究中研究对象来自几个透析中心，这造成了人群异质性，并且仅有几个研究采用了正常人群作为对照。另外，采用自评问卷进行不安腿综合征诊断本身可靠性较低，因为我们不清楚这些人群中是否存在引起腿部疼痛的其他原因。另外，有些导致 ESRD 的原因，如糖尿病，本身即可出现神经系统症状。这些研究都未能找出这些肾病患者中导致不安腿综合征发生的共同危险因素。

另外，有一项研究对 308 名正在进行血液透析的慢性肾衰竭患者进行了 6 个月的随访，以调查在不安腿综合征患病率方面是否存在种族差异。结果发现，白种人较非裔美国人更容易患不安腿综合征，患病率分别为 68%和 48%。

2016 年，首都医科大学附属北京友谊医院一项纳入了 354 名血液透析患者的研究显示，血液透析患者中不安腿综合征患病率为 40.68%，女性、透析时间长、高血磷与不安腿综合征的发生相关。

目前已有许多研究来探究 ESRD 与不安腿综合征之间存在相关性，强烈支持这两种疾病之间存在相关性的假说。

六、呼吸系统疾病与不安腿综合征

不安腿综合征在呼吸系统疾病患者中的患病率报道较少。Cavalcant 等在巴西对 104 例慢性阻塞性肺疾病（chronic obstructive pulmonary disease，COPD）患者进行调查。调查发现，符合不安腿综合征诊断标准的患者比例为 30.8%，高于普通人群，其中中重度不安腿综合征占 81.3%。土耳其的 Asas 等对 32 例 COPD 患者和 17 例健康对照者调查发现，在 COPD 患者中不安腿综合征的患病率为 54.5%，远高于健康对照者；研究者在 939 位冰岛人和 998 位瑞典人中进行的调查显示，两地域不安腿综合征的患病率分别为 18.3% 和 11.5%。在不安腿综合征患者中，吸烟者的比例明显高于无不安腿综合征者（$P<0.001$），而且患有呼吸道疾病的患者比例明显较高。意大利研究者对 87 例 COPD 患者和 114 例健康对照者进行的调查也得到了类似的结果，在 COPD 患者中，不安腿综合征的患病率为 36.8%，远高于对照者的 11.1%，而且 COPD 患者的不安腿综合征症状更严重。

七、心血管疾病与不安腿综合征

目前，来自多个队列的横断面研究已经证实了不安腿综合征与整体心血管疾病（CVD）的关联。一项来自瑞典的多变量分析（$n=2821$，平均年龄为 55 岁）发现了不安腿综合征和 CVD 的相关性（OR=2.6，95% CI 1.4～4.8）。另一项关于睡眠与心脏健康研究（$n=2546$，平均年龄为 68 岁）的类似多变量分析也发现了不安腿综合征和 CVD 的相关性（OR=2.4，95% CI 1.6～3.7）。一项来自芬兰（$n=995$，平均年龄为 57 岁）的研究使用多变量分析也发现了不安腿综合征和冠心病的相关性（OR=2.9，95% CI 1.2～7.2）。

然而，最近的两项研究（使用多变量分析）并没有证明不安腿综合征和 CVD 的相关性，在医师的健康研究中（$n=22\,786$ 名男性，平均年龄为 68 岁），显示心肌梗死（MI）与不安腿综合征呈负相关。在女性健康研究中（$n=30\,262$，平均年龄为 64 岁），显示不安腿综合征与总体 CVD 无关。不安腿综合征不是发生 CVD 事件的风险因素，也不是心肌梗死的风险因素。

美国退伍军人管理局最近的一项研究发现，超过 4000 名（主要是男性）个体新诊断为不安腿综合征。在 7 年的时间里，不安腿综合征与冠心病和卒中的诊断风险增加相关。

郑州大学第一附属医院的一项横断面研究纳入了 5324 名受试者，参与者与神经科医师进行面对面访谈，他们还完成了一份与心血管危险因素和其他健康相关的人口统计信息相关的调查问卷。结果显示，在 9.2% 的参与者中观察到不安腿综合征。女性性别、吸烟、高胆固醇、PSQI 评分＞5 分等因素与不安腿综合征显著相关。此外，在调整年龄、性别、体重指数、吸烟、高胆固醇血症、匹兹堡睡眠质量指数评分＞5 分、糖尿病、贫血和肾功能下降等因素后，不安腿综合征与高血压的患病率有关，但与 CVD 或冠状动脉疾病无关。

八、偏头痛与不安腿综合征

最近的研究表明偏头痛和不安腿综合征之间存在某些关联。然而，偏头痛患病高峰年龄为20～40岁，而不安腿综合征患病率在50岁后达到峰值，两者究竟是何关系？

一项韩国的研究选择了19～69岁的分层随机人口样本，将参与者分为5个年龄组（19～29岁、30～39岁、40～49岁、50～59岁和60～69岁）并逐组分析，结果显示，与40～49岁年龄组及非头痛对照组相比，19～29岁组中患偏头痛的受试者的不安腿综合征患病率更高，但在50～59岁和60～69岁年龄组中两者无明确相关性。

另一项横断面的病例对照研究对505名接受门诊头痛治疗的患者均进行了标准化问卷调查以收集有关偏头痛、不安腿综合征、睡眠质量、焦虑、抑郁和人口统计学经历的信息。参与者分为低频（1～8天/月）、高频（9～14天/月）和慢性（≥15天/月）头痛组。结果显示较高的偏头痛频率与较高的不安腿综合征患病率相关，尤其是患有视觉先兆的患者。

九、荨麻疹与不安腿综合征

土耳其某医院的皮肤性病门诊进行了一项共纳入130例荨麻疹患者和100例健康对照者的科学研究。荨麻疹患者发生不安腿综合征、睡眠障碍的概率和不安腿综合征平均得分在统计学上显著高于对照组。不安腿综合征患者的主观睡眠质量、睡眠潜伏期和习惯性睡眠效率评分在统计学上显著高于无不安腿综合征患者，研究认为荨麻疹的瘙痒可能会降低不安腿综合征患者的睡眠质量，并可能引发和加重不安腿综合征。此外，不安腿综合征和荨麻疹可能有共同的病因。

十、乙醇、阿片类药物戒断与不安腿综合征

哈佛医学院一项研究表明，大约一半接受住院的乙醇及阿片类药物戒断的患者表现出不安腿综合征的症状特征。该样本由124名患有原发性阿片类药物使用障碍的成人和180名患有原发性乙醇使用障碍的成人组成。在总样本中，33.6%符合可能的不安腿综合征诊断，包含50.8%的阿片类药物使用障碍患者和21.7%的乙醇使用障碍患者。在控制社会人口统计学和临床变量的逻辑回归分析中，相对于乙醇使用障碍的诊断，阿片类药物使用障碍患者罹患不安腿综合征的可能性是前者的两倍多。

十一、药物导致的不安腿综合征

到目前为止，药物导致的不安腿综合征报道较少，多为个案报道，到2010年为止，报道的药物所致的不安腿综合征仅为60例，药物主要为神经精神类药物，尤其是抗抑郁药和神经安定药物。其中报道较多的能够导致不安腿综合征的药物为米氮平，其他可能引起不

安腿综合征药物还有西酞普兰/艾司西酞普兰、喹硫平、帕罗西汀、氟西汀、舍曲林、文拉法辛、奋乃静、奥氮平、左甲状腺素、米安色林、曲马多、氯波比利等，多潘立酮有可能协同米氮平诱发不安腿综合征。值得注意的是，多巴胺类药物对治疗不安腿综合征有良好的疗效，但是应用一段时间或加大到较大剂量后反可加重不安腿症状，其中尤以左旋多巴制剂和培高利特更常见。

总之，虽然目前人们对不安腿综合征认识仍不十分充分，但是各项研究均显示，不安腿综合征并非一种少见疾病，且该病严重影响人们的日常生活，需引起广大临床医师的关注。由于各项研究所采用的流行病学研究方法不同，得出的不安腿综合征患病率存在较大差异，且多数研究未经过排除和鉴别诊断，尚需采用更为准确的流行病学方法进行大规模的随机对照研究。目前，已经出现了阳性预测值较高的诊断问卷，即剑桥-霍普金斯不安腿综合征调查问卷（Cambridge-Hopkins RLS questionnaire，CH-RLSq），在以后的问卷调查研究中应该推荐使用。笔者认为，在不安腿综合征流行病学研究中，不安腿综合征的诊断应该使用以下三种方法：①首先采用基于四项主要诊断标准的调查问卷，筛选出疑似不安腿综合征，然后采用盲法的形式，由经验丰富的内科医师予以最终确诊；②采用包含鉴别诊断的如改良的霍普金斯电话诊断访谈（Hopkins telephone diagnostic interview，HTDI）形式；③采用经过验证的，敏感性、特异性和阳性预测值均较高的调查问卷，如CH-RLSq。

另外，越来越多的流行病学研究显示，不安腿综合征的发生与妊娠、铁缺乏、帕金森病及终末期肾病之间可能存在某种相关性，这可能有助于我们进行发病机制研究，这将在后面章节中进行进一步讨论。

（脱厚珍　崔艺浓　车晶晶）

参 考 文 献

中华医学会神经病学分会帕金森病及运动障碍学组，2009. 不安腿综合征的诊断标准和治疗指南. 中华神经科杂志，42：709-711.

Allen RP，Picchietti D，Hening WA，et al，2003. Restless legs syndrome diagnosis and epidemiology workshop at the National Institutes of Health；International Restless Legs Syndrome Study Group. Restless legs syndrome：diagnostic criteria，special considerations，and epidemiology. A report from the restless legs syndrome diagnosis and epidemiology workshop at the National Institutes of Health. Sleep Med，4：101-119.

BaHammam A，Al-shahrani K，Al-zahrani S，et al，2011. The prevalence of restless legs syndrome in adult Saudis attending primary health care. Gen Hosp Psychiatry，33：102-106.

Berger K，Luedemann J，Trenkwalder C，et al，2004. Sex and the risk of restless legs syndrome in the general population. Arch Intern Med，164：196-202.

Bjorvatn B，Leissner L，Ulfberg J，et al，2005. Prevalence，severity and risk factors of restless legs syndrome in the general adult population in two Scandinavian countries. Sleep Med，6：307-312.

Chen SJ，Shi L，Bao YP，et al，2018. Prevalence of restless legs syndrome during pregnancy：a systematic review and meta-analysis. Sleep Med Rev，40：43-54.

Esposito G，Odelli V，Romiti L，et al，2019. Prevalence and risk factors for restless legs syndrome during pregnancy in a Northern Italian population. J Obstet Gynaecol，（4）：480-484.

Fawale MB，Ismail IA，Mustapha AF，et al，2016. Restless legs syndrome in a Nigerian elderly population. J Clin Sleep Med，12：965-972.

Gupta R，Ulfberg J，Allen RP，et al，2017. High prevalence of restless legs syndrome/Willis Ekbom Disease（RLS/WED）among people living at high altitude in the Indian Himalaya. Sleep Med，35：7-11.

Hening W, Walters AS, Allen RP, et al, 2004. Impact, diagnosis and treatment of restless legs syndrome (RLS) in a primary care population: the REST (RLS epidemiology, symptoms, and treatment) primary care study. Sleep Med, 5: 237-246.

Hogl B, Kiechl S, Willeit J, et al, 2005. Restless legs syndrome: a community-based study of prevalence, severity, and risk factors. Neurol, 64: 1920-1924.

Howard H, Kamat D, 2018. Restless legs syndrome in children. Pediatr Ann, 47 (12): e504-e506.

Kageyama T, Kabuto M, Nitta H, et al, 2000. Prevalences of periodic limb movement-like and restless legs-like symptoms among Japanese adults. Psychiatry Clin Neurosci, 54: 296-298.

Mackie SE, McHugh RK, McDermott K, et al, 2017. Prevalence of restless legs syndrome during detoxification from alcohol and opioids. J Subst Abuse Treat, 73: 35-39.

Miranda M, Araya F, Castillo JL, et al, 2001. Restless legs syndrome: a clinical study in adult general population and in uremic patients. Rev Med Chil, 129: 179-186.

Nichols DA, Allen RP, Grauke JH, et al, 2003. Restless legs syndrome symptoms in primary care: a prevalence study. Arch Intern Med, 163: 2323-2329.

Ohayon MM, Roth T, 2002. Prevalence of restless legs syndrome and periodic limb movement disorder in the general population. J Psychosom Res, 53: 547-554.

Panvatvanich S, Lolekha P, 2019. Restless legs syndrome in pregnant Thai women: prevalence, predictive factors, and natural course. J Clin Neurol, 15: 97-101.

Phillips B, Young T, Finn L, et al, 2000. Epidemiology of restless legs syndrome in adults. Arch Intern Med, 160: 2137-2141.

Rothdach AJ, Trenkwalder C, Haberstock J, et al, 2000. Prevalence and risk factors of RLS in an elderly population: the MEMO study. Neurol, 54: 1064-1068.

Sevim S, Dogu O, Camdeviren H, et al, 2003. Unexpectedly low prevalence and unusual characteristics of RLS in Mersin, Turkey. Neurol, 61: 1562-1569.

Tan EK, Seah A, See SJ, et al, 2001. Restless legs syndrome in an Asian population: a study in Singapore. Mov Disord, 16: 577-579.

Tison F, Crochard A, Leger D, et al, 2005. Epidemiology of restless legs syndrome in French adults: a nationwide survey: the INSTANT study. Neurol, 65: 239-246.

Ulfberg J, Nystrom B, Carter N, et al, 2001a. Prevalence of restless legs syndrome among men aged 18 to 64 years: an association with somatic disease and neuropsychiatric symptoms. Mov Disord, 16: 1159-1163.

Ulfberg J, Nystrom B, Carter N, et al, 2001b. Restless legs syndrome among working-aged women. Euro Neurol, 46: 17-19.

第三章

不安腿综合征遗传学研究

不安腿综合征主要表现为腿部不适引发的活动双腿的强烈愿望，多于静息后症状出现或加重，持续活动可使症状部分或完全缓解，夜间症状加重。该病的发病机制目前尚不明确，遗传因素及环境因素可能均与该病有关。基于高通量的单核苷酸多态性（single nucleotide polymorphism，SNP）分型平台开展的全基因组关联分析确立了多个主要的与不安腿综合征相关联的基因：*MAOA*、*MEIS1*、*BTBD9*、*MAP2K5/LBXCOR1*、*PTPRD*、*NOS1* 等。

第一节 不安腿综合征遗传学研究现状

虽然不安腿综合征这种感觉-运动障碍性疾病在 1945 年就已经作为一种独立的疾病由瑞典神经病学家 Ekbom 命名，并发现其具有家族聚集现象；但真正对其遗传学方面的研究是从近 10 年才开始的，并取得了较大成果，这很大程度上归功于基因组学、蛋白质组学等遗传学技术的飞速发展，特别是人类基因组计划的完成。但我国临床医师（包括神经科医师）对不安腿综合征的认识相对比较欠缺，误诊率和漏诊率较高，遗传方面的研究几乎是一片空白。与不安腿综合征遗传研究的匮乏及对其认识的严重欠缺相矛盾的是，该病不是一种少见或罕见疾病。多项流行病学研究显示白种人患病率为 5%～12%，亚洲人、非洲人患病率较白种人低，我国目前还没有系统的遗传学研究报道。该病可严重影响人们的日常生活，这种极度的不协调亟须我们加强疾病宣传，并对其进行相关研究，以提高对其发病机制、治疗等方面的认识。

一、家族性不安腿综合征

各种研究采用不同的方法来寻找不安腿综合征受遗传因素影响的证据，常通过家族史研究、家族聚集性分析和双胞胎研究来估算它的遗传力。

（一）家族史研究

对那些具有明确家族史的不安腿综合征病例进行分析是阐明这种疾病受环境因素或遗传因素影响的较为直接的方法，也是大多数研究所采用的方法。多数研究报道了不安腿综合征具有家族聚集现象，也有一些研究报道这种疾病是散发的。Walters 等研究者发现，家族中先证者（即第一名被诊断不安腿综合征的患者）发病年龄越小，至少有一名直系亲属患病的概率越大，两者之间具有正向相关性。将先证者分为大于 20 岁年龄组和小于等于 20 岁年龄组后进行分析，发现在大于 20 岁年龄组中，只有 58% 的人具有阳性家族史；原发性不安腿综合征在各年龄组均有发病，以老年人群多发，18 岁以上不安腿综合征人群中约 50% 的不安腿综合征患者有阳性家族史；Xiong 等纳入了加拿大 671 名不安腿综合征患者，发现约 77.1% 的具有家族聚集现象；Kuchukhidze 等在对格鲁吉亚人的研究中发现，高达 85% 的不安腿综合征患者有阳性家族史；在 2002 年，Allen 等对不安腿综合征患者及正常人群的直系亲属进行了对比发现，第一代不安腿综合征患者亲属有不安腿综合征症状的患病率为 19.9%，非不安腿综合征患者第一代亲属不安腿综合征的患病率为 3.5%，$P < 0.001$，第二代不安腿综合征患者亲属有不安腿综合征症状的患病率为 4.1%，非不安腿综合征患者第一代亲属不安腿综合征的患病率为 0.5%，$P = 0.003$，未发现性别与患病率有关，并且早发性不安腿综合征患者（小于 45 岁发病）的第一代亲属患病率为 23.6%，晚发型不安腿综合征患者（大于 45 岁发病）的第一代亲属患病率约为 10.1%，$P < 0.01$。分析以上研究可以得出，不安腿综合征患者发病年龄越小，阳性家族史的概率越高。Winkelmann 等在分析几项流行病学研究后指出，40%～90% 的不安腿综合征患者存在不安腿综合征阳性家族史，并认为患病率波动范围较大，可能与不同的调查研究采用不同的研究方法有关，因为不是所有的研究都是对患者亲属进行面对面的采访以确保家族史的可靠性。

（二）遗传早现现象

遗传早现（genetic anticipation）是指某种遗传病在连续世代中，发现其症状一代比一代严重，而发病时间一代早于一代的现象。通常为显性遗传病。不安腿综合征虽然并不是单纯的常染色体显性遗传方式，但很多研究报道不安腿综合征家系中出现遗传早现现象，Trenkwalder 等报道了德国的一个不安腿综合征家系，其中涉及四代人群，共 20 名不安腿综合征患者，其中从 II 代至 IV 代发病年龄逐渐减小；土耳其及巴西的两个不安腿综合征家系也表现出遗传早现现象。

（三）家族聚集性分析

家族聚集性分析是一种用来剖析不安腿综合征遗传学构成的常用方法。该方法比混合线性模型的方法更为细致，其实质上就是分别估算不同级别、不同类型亲属间发病的相关程度。Chen 等利用流行病学统计分析软件 SAGE 中的模块 "FCOR" 对来自北美洲的 15 个有多发病例的大家系进行了家族聚集性分析，得出不安腿综合征的遗传力为 0.60，说明不安腿综合征在所研究的群体中遗传性是很强的。值得注意的是，在这些亲属中，同胞间的相关程度要比父母-子女的相关程度高，尤其是同性别的同胞，且以同胞兄弟最高，表明不安腿综合征可能受性别及其他一些环境因素的影响。

（四）双胞胎研究

双胞胎研究（twin study）是将所有双胞胎分成同卵双胞胎或异卵双胞胎，并了解他们疾病的一致性或不一致性，更能证实遗传病因的作用。Ondo 等对双胞胎的研究发现，同卵双胞胎中同时患不安腿综合征的比率高达 83.3%（不安腿综合征的同病率），支持遗传因素在不安腿综合征发病中具有重要作用的观点；Desai 等研究纳入了 933 对同卵双胞胎及 1004 对异卵双胞胎，发现在不安腿综合征的症状表现中同卵双胞胎的一致率高于异卵双胞胎（61% vs 45%，$P < 0.01$）；Xiong 等对加拿大的 272 对双胞胎，包括 140 对同卵（monozygotic，MZ）双胞胎和 132 对异卵（dizygotic，DZ）双胞胎，进行了不安腿综合征的问卷调查，其中有 11 对 MZ 双胞胎同时患有不安腿综合征，而只有 2 对 DZ 双胞胎存在这种情况，从而估计其遗传力是 69.4%。因此，提示遗传因素在不安腿综合征发病中起着重要的作用。Champion 等研究双胞胎中腿部疼痛（下肢疼痛，夜间及睡眠中加重，此为不安腿综合征的一种表现）的一致率，并在 1843 名双胞胎中发现，同卵双胞胎的一致率高达 85%，而异卵双胞胎的一致率仅为 36%，在具有下肢疼痛症状的双胞胎中，有 23%符合不安腿综合征的诊断标准，这些资料均提示基因在不安腿综合征发病中的重要作用。

二、不安腿综合征的可能相关基因

目前，对不安腿综合征进行的遗传研究得益于遗传学技术的发展，主要包括利用微卫星标记方法进行家族连锁分析、全基因组关联分析及外显子测序分析技术等。

（一）家族连锁分析

家族连锁分析是基于家系研究的一种方法，研究某一基因（致病基因）与其他基因（遗传标记）的连锁关系，是单基因遗传病定位克隆方法的核心。它是利用遗传标记在家系中确定基因型（genotyping），再利用数学手段计算遗传标记在家系中是否与疾病产生共分离。对不安腿综合征进行连锁分析时，对疾病遗传模式、外显率及拟表型（phenocopy，指环境改变所引起的表型改变与由某基因引起的表型变化很相似的现象）的比率等遗传学参数的准确估计是十分关键的，通常需要借助于复合分离分析（complex segregation analysis）及其他的一些流行病学方法。一般认为，染色体上成对基因在减数分裂中分离，进入不同生殖细胞的规律性活动，称为分离定律，而通过家系调查根据分离定律对某些性状进行遗传学分析就称为分离分析。

Ondo 等对 12 对同卵双胞胎（其中至少有一个成员患有不安腿综合征）家系进行的家谱分析提示不安腿综合征属于常染色体显性遗传。Winkelmann 等对 238 名不安腿综合征患者及其直系亲属进行了复合分离分析，将所研究的家系按照平均发病年龄分成两组：小于 30 岁组（A 组）和大于 30 岁组（B 组），并用家系分析软件对比了 9 种遗传模式。对于 A 组，分离分析显示它是由一个主效基因与许多其他因素共同引起的疾病，遗传模式为常染色体显性遗传，分析时相关参数等位基因频率为 0.003，外显率为 1.0，拟表型比率为 0.005。对于 B 组，没有证据说明存在一个主效基因。该研究同时也提示不安腿综合征具有遗传异质性。Mathias 等研究也得出了上述类似的结果，但该研究也提示不安腿综合征的发病有非遗传因素在起作用，再次证实了不安腿综合征可能是一种由遗传因素和环境因素共同作用的复杂疾病。

为了定位不安腿综合征的易感基因，许多研究者先后对不同的不安腿综合征家系进行了连锁分析。迄今为止，已经发现了 8 个可能的遗传易感位点：12q13—q23（RLS1），14q13—q21（RLS2）、9p24—p22（RLS3）、2q33（RLS4）、20p13（RLS5）、19p13、16p12和 13q32.3—q32.2。其中，除 RLS1 为隐性遗传外，其余 7 个位点均为显性遗传。

1. RLS1　虽然大部分不安腿综合征家系表现出常染色体显性遗传的特征，但 RLS1 的发现却是基于不安腿综合征为隐性遗传模式假设的前提下。Desautels 等对一个加拿大籍法国裔的遗传孤立大家系（该人群与外界交流较少，不与其他群体通婚）进行了全基因组扫描后发现，不安腿综合征发病与 12 号染色体长臂相关。在重组率为 0.05 时，利用邻近的微卫星标记得到最大的两点奇数对数（LOD）值为 3.42（单点 $P=6\times10^{-4}$），多点 LOD 值为 3.59。进一步的单倍体数据分析将不安腿综合征易感位点定位于 D12S1044 和 D12S78之间的一段长 14.71cM 的区域内，即 12q13—q23。有几个可能的不安腿综合征候选基因位于该区域内，其中就包括 *TIM1* 基因（定位于 12q12—q13）和 *NTS* 基因（定位于 12q21）。

但是 Kock 等研究者分别按照常染色体隐性遗传模式和经典的常染色体显性遗传模式对两个南提洛尔大家系进行了连锁分析，均未发现不安腿综合征与染色体 12q 连锁的证据。他们认为可能与 Desautels 等研究的家系特点及所采用的常染色体隐性遗传模式的某些参数有关。Xiong 等对位于染色体 12q 的神经加压素基因（MIM162650，基因编号 4922，认为其与多巴胺递质传导有关）分别通过病例–对照试验及家族关联进行分析，均未发现该基因与不安腿综合征具有关联性。Winkelmann 等认为 Desautels 等的隐性遗传模型具有非常高的等位基因频率，可能仅是不安腿综合征遗传方式的一种。

Desautels 等随后又对 6 个加拿大籍法国裔家系（包括 Desautels 等以前报道的一个家系和另外的 5 个家系）进行连锁分析，利用邻近的微卫星标记（常用的遗传多态性标记，为 2～4 个核苷酸的重复序列，在不同的个体中其长度有显著的差异），在 D12S1636 标记处得到最大的两点 LOD 值为 3.42，最大的多点 LOD 值为 3.59，位于 D12S326 和 D12S304 之间。据此进一步证实了在染色体 12q 存在不安腿综合征的易感位点。Desautels 等认为，虽然临床研究提示不安腿综合征更加符合常染色体显性遗传模型，但是经研究发现，按照常染色体隐性遗传模型所得到的 LOD 值更高一些。出现这种情况的原因有拟显性遗传或者在加拿大籍法国裔人群中存在始祖效应及测量偏倚等。有趣的是，临床研究发现，存在连锁的家系中的先证者更容易出现夜间周期性肢体运动。Winkelmann 等研究者后来对 12 个不安腿综合征家系进行连锁分析，结果支持 RLS1 位点的存在，并且提示不安腿综合征可能存在遗传异质性。Winkelmann 等又对高加索地区 367 例不安腿综合征及 367 名正常对照人群进行染色体 12q 上 366 个基因共 1536 个 SNP 的筛选，发现 *NOS1* 基因上 rs7977109 位点与不安腿综合征有关，这意味着一氧化氮–精氨酸通路可能在不安腿综合征的发病机制中具有重要作用；但 Jiménez-Jiménez 等在 2015 年对西班牙白种人进行了类似的病例-对照实验，对相关的基因位点进行筛查，并未验证上述发现，并且发现位于 *NOS1* 基因的 rs693534 基因位点与不安腿综合征可能无关。

2. RLS2　Bonati 等纳入了一个意大利大家系，该家系包括 3 代共 30 名家族成员，研究人员获得了 24 名家系成员（包括所有在世的家系成员及 4 名配偶）的血样标本，确定了第二个连锁位点（14q13—q21），它是位于 D14S70 和 D14S1068 之间的一段长 9.1cM 的区域。最大的两点 LOD 值（D14S288 的 LOD 值）为 3.23，同时研究者们证实该家系为常染色体显性遗传的模式，中间临床表型的出现也符合常染色体遗传规律，即疾病的表现多样性与不同的外显率有关。Levchenko 等在所调查的 14 个加拿大籍法国裔大家系中的一个家系中验证了上述结论。Kemlink 等纳入 159 组家系（每组家系包括不安腿综合征患者及其父母），也发现了位于 D14S1014 和 D14S1017 之间（14q13—q21）的连锁位点。然而，Lohmann 等的研究并未发现 RLS2 和不安腿综合征之间的关联。

3. RLS3 位于 9p24—p22。最初 Chen 等对 15 个不安腿综合征多发大家系进行了家族聚集分析和连锁分析，发现 RLS3 与 9p24—p22 连锁，并指出该连锁位点位于 D9S1779 和 D9S162 之间。利用不依赖模型的非参数方法得到多点非参数连锁（nonparametric linkage，NPL）值为 3.22；基于常染色体显性遗传模型得到了两点 LOD 值为 3.77，多点 LOD 值为 3.91；两种方法均支持了 RLS3 与 9p24—p22 连锁。在该区域的三个不安腿综合征相关的候选基因（*MPDZ*、*SLC1A1* 和 *KCNV2*）中没有发现基因突变。Liebetanz 等对一个来源于巴伐利亚的大家系进行了传递不平衡检验（transmission disequilibrium test，TDT）和限于受累个体的连锁分析，进一步将连锁位点缩小到 D9S256 和 D9S157 之间的一段长 11.1cM 的区域内。Schormair 等通过病例-对照研究证实了 9p24—p22 的 *PTPRD* 基因是不安腿综合征的易感基因，两个相关的单核苷酸多态性是 rs4626664 和 rs1975197 基因位点；国际上也有一些关联分析为阴性的研究。2006 年，Vogl 等对 12q、14q、9p 与不安腿综合征疾病的关联性进行研究，他们发现阿尔卑斯山的一个独立的群体，共 530 名成年人参加了此次研究，共 47 名诊断为原发性不安腿综合征，其中 28 名患者（59.6%）家系个体中有相关不安腿综合征临床表现，将该部分纳入遗传病例组，在一个谱系中，将已知的不安腿综合征位点（如前）分别建立常染色体显性遗传和隐性遗传模型并进行分析，计算参数和非参数多点连锁得分，得分显示不安腿综合征与三个调查位点之间存在关联，即该研究并未发现 RLS1 的 12q 染色体、RLS2 的 14q 染色体及 RLS3 的 9p 染色体遗传位点与不安腿综合征疾病存在关联。2007 年，Kemlink 等对 159 组欧洲核心家系（包括父母及子女三人组）进行分析，并没有发现样本之间存在重要的关联依据，但是却发现了两个关联性微小的单体型，在一个南欧核心家系中，位于 D9S1846 及 D9S171 之间，在另一个中欧核心家系中，位于 D9S156 及 D9S157 之间。

2008 年，Lohmann-Hedrich 等研究者对一个德国不安腿综合征家系进行了基于常染色体显性遗传假设的连锁分析，这个家系的特点是不安腿综合征患者均是在儿童和青少年时期发病，研究并未发现 RLS1 的 12q 染色体、RLS2 的 14q 染色体与不安腿综合征疾病的关联性，但研究证实了 9 号染色体上的一个新的不安腿综合征连锁位点，位于 D9S976 和 D9S2183 之间，最大 LOD 值为 3.6，该位点不同于前面所述，故将其命名为 RLS3。在对 RLS3 位点相关基因的筛查过程中，Schormair 等通过全基因组关联分析方法，对来自德国、奥地利等国家的 2458 名不安腿综合征患者及 4749 名正常对照人群进行了分析，发现 9p 染色体位点的 *PTPRD* 基因（基因 ID 为 5789）的 2 个单核苷酸多态性与该病有关，分别是 rs4626664 及 rs1975197 基因位点。该基因表达的信号分子影响细胞生长、分化及有丝分裂等细胞进程；在 2001 年，Yang 等通过家系分析试验及病例-对照试验验证了上述成果，其中家系组纳入 15 个家系，共 144 名成员，病例对照组纳入 189 名不安腿综合征患者及 560 名正常对照人群，研究显示 *PTPRD* 基因与不安腿综合征疾病相关。

4. RLS4   第四个位点位于 2q33 染色体上。Pichler 等对来源于意大利一个小镇的不安腿综合征患者进行了全基因组连锁扫描及随后的基因分型分析，使用非参数分析得到 LOD 值为 5.5，$P \leqslant 0.33 \times 10^{-5}$；遗传异质性 LOD 值为 5.1，连锁位点位于 D2S311 和 D2S317 之间。单体型传递模式研究发现，来源于同一祖先的 3 个家系拥有共同的由 7 个微卫星标记组成的单体型，而在其他的家系中没有发现共同的单体型。同时，他们还发现，对于某些既携带 RLS4 单体型又携带 *PARKIN* 基因杂合体的个体来说，*PARKIN* 基因修饰 RLS4 的表达，影响不安腿综合征疾病的发病年龄，但是 Lohmann 等对多代德国不安腿综合征家系进行了研究，并未发现 RLS4 位点与不安腿综合征存在连锁关系。

5. RLS5   该位点位于 20p13 染色体上，Levchenko 等对由 17 个不安腿综合征患者组成的加拿大籍法国裔家系进行了连锁分析，遗传模式分析显示该家系遵循常染色体显性遗传模型。全基因组连锁分析将连锁位点定位于 20p13，位于 D20S849，是一段长 5.2cM 的区域，其两点 LOD 值为 3.34，多点间 LOD 值为 3.86。Sas 等在 2010 年纳入一个荷兰不安腿综合征家系，该家系共 31 名成员及 7 名配偶，共 38 名家族成员参加了该研究，其中 36 名成员提供了血样标本，25 名成员符合不安腿综合征诊断标准，研究者选取 10 名不安腿综合征评分为中重度的家系成员进行了全基因组连锁分析，再次证实了 20p13 染色体与不安腿综合征相关。

6. 19p13   在 2008 年，Kemlink 等对来自意大利的一个不安腿综合征疾病家系（三代，遗传模式为常染色体显性遗传）的 12 名成员进行了基因组关联分析，发现在 19p13 染色体的区域存在关联，其中单核苷酸多态性 rs754292 和 rs273265 之间的多点 LOD 值最高为 2.61。2012 年，Skehan 等对来自爱尔兰的不安腿综合征家系的 11 名不安腿综合征成员进行了多点微卫星标记研究发现，两点最高 LOD 值为 3.59，通过单倍体分型研究发现，19p13.3 染色体上定义了一个 6.57cM 的遗传区域，其间隔为 2.5Mb。

7. 16p12   在 2009 年，Levchenko 等对来自加拿大籍的法国裔不安腿综合征家系（常染色体显性遗传）进行了分析发现，该家系与 16p12.1 染色体区域相关联，其中多点最大 LOD 值为 3.5，但是对该区域的基因进行了突变分析，并没有发现异常。因此，16 号染色体短臂与不安腿综合征的关系仍需进行进一步的家系研究。

8. 13q32.3—q33.2   在 2012 年，Balaban 等对土耳其东部的不安腿综合征家系中的 9 名不安腿综合征患者及 2 名正常成员进行了全基因组连锁分析发现，13q32.3—q33.2 染色体与该家系不安腿综合征发病有遗传联系。

以上为被多个独立的连锁分析研究所证实的、比较肯定的 5 个易感位点（RLS1～RLS5）及 3 个可能相关的易感位点，但我们仍然有许多问题需要解决。一方面，要在上述易感位点上找到特异性的致病基因，同时对基因下游的表达通路进行深入的机制研究，这将是更加困难的事情，尚需更深层次的研究；另一方面，几乎各个研究均提示了不安腿综合征是一种复杂的遗传异质性疾病，各个连锁位点大多是在不同的群体中发现的，而且并不是所有的家系中均能观察到不安腿综合征与这些已知的易感位点中的某一个连锁。Lijing 等对一个汉族不安腿综合征家系进行了已知 16 个候选基因的连锁分析（对候选基因两侧的微卫星标记进行基因扫描，连锁分析基于常染色体显性遗传模型），结果显示所有的 LOD 值均小于–2.00，提示这些位点均与不安腿综合征不连锁。Adel 等研究了两个不安腿综合征家系是否与 RLS1～RLS3 连锁时，也得出了阴性结果。因此，原发性不安腿综合征的基因表型很可能存在种族差异性，而其临床表现则不然，二者之间关联是十分复杂的。鉴于此，很有必要针对国内原发性不安腿综合征家系进行基因学筛查并做出准确的基因学诊断。这不仅能够拓宽不安腿综合征的基因谱，究其深层意义在于寻找不安腿综合征基因组学的种族差异性，为最终揭开不安腿综合征发病机制的神秘面纱奠定基础。

（二）全基因组关联分析

关联分析（association study）是研究人群中某基因的遗传变异与表型多态性间关系的方法。全基因组关联分析（genome-wide association study，GWAS）是指在人类全基因组范围内找出存在的序列变异，即单核苷酸多态性（SNP），从中筛选出与疾病相关的 SNP。如上所述，对不安腿综合征患者进行的连锁分析，大都是基于某一个或几个家系进行的，不适用于散发病例的遗传研究，而关联分析两种情况均适合。另外，不安腿综合征的遗传异质性的存在使得不安腿综合征的连锁分析极为困难，但是有助于进行关联分析。全基因组 SNP 关联分析是近年来逐渐发展成熟的高通量遗传分析技术，也是目前各种不安腿综合征关联分析研究最常采用的技术。

1. BTB/POZ 蛋白-9（BTB/POZ domain containing protein 9，BTBD9）　一种与不安腿综合征相关的基因。BTBD9 在大脑中的某些部位（如杏仁核、小脑、海马、尾状核和下丘脑核）广泛表达，也表达于心脏、肾脏、胰腺、肝脏等其他一些器官。BTBD9 包括 BTB/POZ 区、BACK 区和凝血因子区三个区域。目前，对 BTBD9 的功能知之甚少，只知道它是属于 BTB（POZ）蛋白的一种。对果蝇的研究发现，*BTB*（*POZ*）基因与肢体发育等有关。BTB（POZ）蛋白不仅与泛素化蛋白降解有关，还与转录抑制、细胞骨架调节、离子门控通道有关。

在一项全基因组关联性研究中，Winkelmann 等纳入 401 名不安腿综合征患者及 1644 名正常对照人群，发现了 *BTBD9* 基因（6p21）中存在 2 个与不安腿综合征发病相关的 SNP 点：rs9296249 和 rs9357271，对另外两个独立样本（分别包含 903/891 及 255/287 名患者及正常对照人群）进行的复制研究验证了上述结论。同时还发现位于 2p 的 MEIS1 及位于 15q 的 MAP2K5 和 LBXCOR1 可能与不安腿综合征相关。

Stefansson 等对 306 名来自冰岛的不安腿综合征患者进行了全基因组的关联性研究，结果发现伴有 PLMS 的不安腿综合征与位于染色体 6p21.2 的 *BTBD9* 基因的一个内含子的变异（rs3923809A 等位基因）有关（OR=1.8；$P=2 \times 10^{-9}$）。并在另一个独立的冰岛样本和美国样本中得到了证实（OR 值分别为 1.8 和 1.5，P 值分别为 4×10^{-4} 和 4×10^{-3}）。拥有该变异的人群患伴有 PLMS 的不安腿综合征者归因危险度约为 50%。对 PLMS 患者（伴或不伴不安腿综合征）进行分析得出较上述等位基因更高的关联性（OR=1.9，$P=10$）。而对不伴有 PLMS 的不安腿综合征患者进行关联分析后未发现与该等位基因存在关联性。上述结果表明，*BTBD9* 基因上的 rs3923809A 等位基因是 PLMS 的一个决定基因位点，而与不安腿综合征的关联性尚需进一步研究。另外，多项独立的研究证实，*BTBD9* 基因上的 rs3923809 与周期性肢体运动存在关联性，包括 2014 年的 Moore 研究、2015 年的 Winkelman 研究及

2016 年的 Haba-Rubio 研究。同时，Winkelman 等研究中还发现了位于 *BTBD9* 基因的 rs9357271T 等位基因与周期性肢体运动有相关性。

Vilariño-Güell 等纳入 244 名不安腿综合征患者及 497 名正常对照人群，其中 121 名为散发性不安腿综合征患者，另外 123 名为家族性不安腿综合征患者，证实 rs9296249 及 rs3923809 与不安腿综合征发病有关，其中 rs3923809 仅在家族性不安腿综合征患者中发现与不安腿综合征相关，同时发现 rs4714156 及 rs9357271 与不安腿综合征发病有关；在 2009 年，Kimlink 等纳入了来自欧洲不同国家的 649 名不安腿综合征患者和 1230 正常对照人群，在家系组及散发组中均发现 *BTBD9* 基因的 rs3923809 与不安腿综合征有关；Schormair 等也发现，rs3923809 与肾病晚期不安腿综合征的发病有关；而 Kim 等对韩国人的研究发现，rs3923809 或 rs9296249 与不安腿综合征的发病无关；在 2011 年，Yang 等在散发病例-对照研究中进一步验证了 *BTBD9* 基因的位点 rs9357271 与不安腿综合征有关（$P=0.0036$），而在不安腿综合征患者家系组试验中未发现两者的相关性（$P=0.764$）。这可能意味着散发性不安腿综合征与家族性不安腿综合征存在一定的遗传异质性，仍需进一步的研究证实以上推测。

有趣的是，在 2012 年，Freeman 等发现 *BTBD9* 基因功能障碍（果蝇同源基因 *CG1826* 即 *BTBD9* 的丢失）可引起睡眠中断，增加运动活动量及清醒时间；DeAndrade 等制作了 *BTBD9* 基因突变小鼠模型，其临床表型类似于不安腿综合征患者，包括坐立不安、静态时的感觉变化，同时给予罗匹尼罗后，症状得以改善，同时引起血清铁含量和单胺神经递质系统改变。

我国的 Gen Li 等纳入 116 名不安腿综合征患者及 200 名正常对照人群，筛选了 19 个 SNP，其位于 MEIS1、BTBD9、PTPRD、MAP2K5/SKOR1、TOX3 及 2p14 区域，分别研究病例组及对照组 SNP 的等位基因频率和基因型频率，没有发现 rs3923809、rs9296249 及 rs9357271 与不安腿综合征相关。由于研究对象数量偏少，研究者进一步对韩国一篇不安腿综合征的文献进行了 Meta 分析研究，发现 rs9296249 及 rs9357271 与不安腿综合征相关，虽然 Meta 分析研究增加了样本数量，为 433 名不安腿综合征患者及 518 名正常对照人群，但数量仍不够多，仍需更大样本的研究以进一步证实该基因与不安腿综合征的关系。亚洲韩国学者 Chul-Hyun Cho 等纳入 325 名不安腿综合征患者及 2603 名非不安腿综合征正常对照人群，并对参与者进行了全基因组关联分析研究，为了进一步证实全基因组关联分析的结果，研究者对 227 名不安腿综合征患者及 229 名非不安腿综合征正常对照人群进行了重复验证试验，其选择 16q23.3 染色体中的 *MPHOSPH6* 基因位点 rs11645604、染色体 6q24 上的 *UTRN* 基因位点 rs9390170 及既往研究显示与不安腿综合征相关的基因位点，如位于 *MEIS1* 基因的 rs6710341 及 rs2300478，位于 *BTBD9* 基因的 rs9357271、rs3923809 及 rs929624 位点，位于 *PTPRD* 基因的 rs4626664 和 rs1975197 位点，结果再次验证了位于 *BTBD9* 基因的 rs3923809 及 rs929624 基因位点与不安腿综合征发病相关。

2. *MEIS1*（ myeloid ecotropic viral integration site homeobox 1 ） 该基因位于 2p14—p13。*MEIS1* 属于高度保守的 *TALE* 同源基因家族的成员之一。研究发现急性粒细胞白血病患者 *MEIS1* 基因过度表达。对平滑非洲爪蟾蜍的研究提示其与神经嵴的发育有关。另外，也发现 *MEIS1* 与不安腿综合征存在潜在的关联性：在胚胎发育时期，*MEIS1* 与末端肢体的形成有关，不安腿综合征儿童患者经常描述有肢体疼痛。*MEIS1* 是 HOX 转录调节网络的一部分，该网络使脊髓运动神经元柱具有特异性和连贯性。脊髓过度兴奋可能是不安腿综合征患者周期性肢体活动的原因之一。*MEIS1* 在胚胎后期组织中的特定功能仍然是未知的。但成年鼠的研究已经发现该蛋白在小脑颗粒细胞及端脑，尤其是黑质多巴胺能神经元中表达。Catoire 等 2011 年发现在铁缺乏环境中，人体细胞的 *MEIS1* 表达下降，这意味着 *MEIS1* 基因可能与铁代谢相关；而 Jiménez-Jiménez 等认为脑组织铁代谢功能及多巴胺功能异常是不安腿综合征的主要发病机制之一。

Winkelmann 等进行的全基因组关联性研究中，证实了该基因上 rs2300478 与不安腿综合征相关，并发现"AG"单体型（rs6710341 为 A，rs12469063 为 G）与不安腿综合征具有更大关联性，这是最早关于 *MEIS1* 基因与不安腿综合征风险之间的研究。Vilarino-Guell 等纳入了 244 名不安腿综合征患者与 497 名正常对照人群，其中患者组包括 121 名散发者及 123 名家系先证者，发现在该基因上有 2 个与不安腿综合征相关的 SNP 点，并在家族遗传病例中发现 rs12469063 上 G 等位基因与不安腿综合征的关联性最大，基因位点 rs6710341 与不安腿综合征的风险相关性略小一些。Kemlink 等纳入了 649 名不安腿综合征患者及 1230 名正常对照人群，研究人群分别来自 3 个欧洲国家，也验证了 Winkelmann 等的关于 *MEIS1* 与不安腿综合征关联性的结论，其中 rs2300478 SNP 位点与不安腿综合征发病相关。Yang 等选取 *MEIS1* 基因的 rs2300478 位点、*BTBD9* 基因的 rs9357271 及 *MAP2K5/SKOR1* 基因的 rs1026732 位点作为实验对象，在病例对照研究中再次验证了 *MEIS1* 基因的 SNP 位点 rs2300478 与不安腿综合征的相关性（$P=0.0001$），但是在不安腿综合征家系组中未发现两者相关（$P=0.2$）。Maryam El Gewely 等纳入了 646 例慢性失眠患者（部分患者合并不安腿综合征），对 *MEIS1* 基因的三个位点进行研究，结果证实 *MEIS1* 基因与不安腿综合征有关。但是在韩国的一项病例对照研究中纳入了 320 名不安腿综合征患者及 320 名正常对照人群，遗憾的是并未发现两者相关，这可能与不同人种的遗传异质性有关。

关于 *MEIS1* 基因与睡眠中周期性肢体运动的研究也有很多，Moore 等对威斯康星州睡眠组 1090 名志愿者的研究发现，rs12469063G 及 rs2300478G 与睡眠周期性肢体运动有关，而 rs6710341G 位点与周期性肢体运动无关。Winklemann 及 Haba-Rubio 等验证了 rs2300478G 与周期性肢体运动的相关性。Schormair 等则发现 *MEIS1* 基因的 SNP 位点 rs12469063 和 rs2300478 增加了肾病晚期患者的不安腿综合征发病风险。而 Lin 等未重复得出上述结论。Xiong 等在一项病例对照研究中分析了两个已确认的 SNP 位点（rs12469063 和 rs2300478），发现 GG/GG 单体型比 AA/TT 单体型更容易患不安腿综合征，并通过 RT-PCR 发现与 AA/TT 单体型病例和对照相比，GG/GG 单体型患者的淋巴细胞和脑组织中 *MEIS1* 表达水平下降。他们认为 *MEIS1* 表达下降可能容易患不安腿综合征，并对 *MEIS1* 基因上 13 个外显子及其外显子-内含子交界区进行了关联性研究，在该区域内没有发现任何相关的突变位点。

为进一步研究 *MEIS1* 与不安腿综合征的相关性，Spieler 等在 2014 年对斑马鱼及小鼠 *MEIS1* 基因的高度保守序列 HCNR（对基因起到顺式调控的作用）分析发现，在小鼠模型的胚胎神经节干细胞中，rs12469063 等位基因位点降低了 *MEIS1* 基因表达部位的正向调节活性，*MEIS1* 基因功能缺陷的小鼠表现出活动过多的症状。Salminen 等制作的 *MEIS1* 基因敲除小鼠模型表现出昼夜多动的症状，同时他们还发现 *MEIS1* 基因可能与多巴胺代谢系统相关。我国 Gen Li 等对 *MEIS1* 基因的研究没有发现 SNPrs2300478、rs4544423、rs12469063 及 rs6710341 与不安腿综合征相关，进一步的 Meta 分析研究也没有发现上述 SNP 位点增加不安腿综合征的发病风险；韩国 Chul-Hyun Cho 等纳入了 325 名不安腿综合征患者及 2603 名非不安腿综合征正常对照人群，对参与者进行了全基因组关联分析研究，并对 227 名不安腿综合征患者及 229 名非不安腿综合征正常对照人群进行了重复验证试验，结果没有发现 *MEIS1* 基因的 rs6710341 及 rs2300478 与不安腿综合征发病相关。

3. *MAP2K5* 及 *LBXCOR1*   该基因位于 15q23，其基因表达产物属于丝裂原活化蛋白家族，其介导参与生长因子刺激细胞增殖和肌肉细胞分化的过程。

Winkelmann 等纳入 401 名家族性不安腿综合征患者及 1644 名非不安腿综合征正常对照人群，进行了 3 个阶段的研究。首先，他们对 500 568 个单核苷酸多态性进行了基因型测定，总共有 236 758 个单核苷酸多态性通过了质量测试，其发现共有 13 个可能与不安腿综合征相关的 SNP；然后研究者进行了基于阶段 1 实验的复制实验，分为两部分，其中一部分实验纳入 903 名不安腿综合征患者及 891 名正常对照人群，参与者均为德国人；另一部分试验纳入 255 名不安腿综合征患者及 287 名正常对照人群，结果发现 *MAP2K5/LBXCOR1* 可能和不安腿综合征相关，包括基因位点 rs12593813、rs11635424、rs469954、rs3784709、rs1026732 及 rs6494696。Yang 等设计了家系实验及普通病例-对照实验，家系实验纳入了 38 个不安腿综合征家系，共 611 名受试者，其中包括 186 名不安腿综合征患者，他们收集到 150 名不安腿综合征患者及 84 名正常家系成员的血样标本，进行了多态性分析，普通病例-对照试验纳入了 189 名不安腿综合征患者（其中包括 38 名家系先证者）及 560 名正常对照人群，其选取 *MEIS1* 基因的 rs2300478 位点、*BTBD9* 基因的 rs9357271 位点及 *MAP2K5/SKOR1* 基因的 rs1026732 位点作为验证对象，通过卡方检验方法对基因型数据进行哈迪-温伯格平衡检验，对家系中的基因型数据进行遗传不平衡检验。结果发现，家系分析中 *MAP2K5/SKOR1* 基因的 rs1026732 位点与不安腿综合征相关，$P=0.01$。病例-对照分析中 *MAP2K5/SKOR1* 基因的 rs1026732 位点及 *BTBD9* 及 *MEIS1* 基因的位点均与不安腿综合征发病相关，其中 rs1026732 位点的 $P=0.001\,1$；我国 Gen Li 等对 *MAP2K5* 及 *LBXCOR1* 基因的 7 个 SNP 位点进行了统计分析，包括 rs1026732、rs2241420、rs6494696、rs3784709、rs4489954、rs11635424 及 rs12593813，病例对照组研究发现在隐性模型中 SNP rs6494696 与不安腿综合征相关（$P<0.000\,1$，$OR=0.09$），但进一步的 Meta 分析研究没有发现该 SNP 位点与不安腿综合征的发病风险相关。

Moore 等对睡眠周期性肢体运动的研究中发现 rs6494696G 等位基因与周期性肢体运动相关，而 Winkelmann 等研究发现 rs1026732 位点可增加睡眠周期性肢体运动的风险。而关于肾病晚期患者，不安腿综合征的研究并未发现 *MAP2K5/SCOR1* 基因与之相关。

4. *PTPRD*   该基因位于 9p23—p24，属于 RLS3 区域的基因。PTPRD 属于 II 型受体样蛋白酪氨酸磷酸酶家族。*PTPRD* 在不安腿综合征中的作用目前尚不清楚。*PTPRD* 和 *PTPRS* 敲除小鼠的研究显示这些蛋白在胚胎发育时期轴索导向和运动神经元发育终止有关。对神经母细胞瘤组织和细胞系的研究显示在 *PTPRD* 基因 5′ 端切除和剪接变异，这可能会影响 mRNA 的稳定性和由此所导致的基因表达。

Kim 等纳入了 320 名不安腿综合征患者及 320 名正常对照人群，参与者均为韩国裔，实验发现 *PTPRD* 基因的 SNP rs4626664 位点与 *BTBD9* 基因的 rs3923809 位点存在明显的相关性，用显性遗传模型分析，OR=1.8（*P*=0.002）；用隐性模型分析，OR=2.47（*P*=0.004）；用共显性模型分析，OR=2.05（*P*<0.000 1）。然而其并未发现 rs4626664 位点及 rs1975197 位点与不安腿综合征相关；Moore 等对来自威斯康星州的睡眠组 1090 名参与者进行研究发现，*PTPRD* 基因的 SNP rs1975197 位点与周期性肢体运动有关，这意味着该位点可能与不安腿综合征有关。Schormair 等对来自德国、澳大利亚、捷克和加拿大的一个大的病例对照样本进行了关联性研究，两个 SNP 点（rs4626664 和 rs1975197）表现出与不安腿综合征的关联性，但是关联程度较弱（OR 值分别为 1.44 和 1.31），它们均位于 *PTPRD* 基因剪切变异体 5′ 端非编码区，提示 PTPRD 可能也是不安腿综合征的易感基因。但我国 Gen Li 等对 *PTPRD* 基因的病例对照研究及 Meta 分析研究均没有发现 rs4626664 与不安腿综合征相关。韩国 Chul-Hyun Cho 等进行的全基因组关联分析研究及重复验证试验，也没有发现位于 *PTPRD* 基因的 rs4626664 和 rs1975197 位点与不安腿综合征发病相关。

5. *TOX* 及 *BC034767* Winkelman 等纳入了 922 名不安腿综合征患者及 1526 名正常对照人群，对其进行了多个 SNP 的分析发现，除上述 4 个基因与不安腿综合征有关外，还发现 2 个新的基因可能与不安腿综合征相关，分别是 *TOX3* 基因的 rs6747972 及相邻区域非编码区 *BC034767* 基因的 rs3104767。*TOX3* 基因位于 16q12.1，其编码的蛋白质与 DNA 折叠、解螺旋及染色质结构的改变有关，其可能与神经系统的发育有关。Moore 等发现位于 *TOX3* 及 *BC034767* 基因的 SNP rs3104767G 位点、rs3104774G 位点及 rs3104788T 位点与周期性肢体运动相关，OR 值为 1.27~1.32。Haba-Rubio 等证实了 SNP rs3104788 位点与周期性肢体运动的关联性。Sadaf Mohtashami 等纳入了 457 名散发的原发性不安腿综合征患者及 945 名正常对照人群，通过检测等位基因频率等进行统计分析，结果显示，*TOX3* 基因的 SNP rs3104767 位点在不安腿综合征患者和对照组的等位基因频率分别为 0.35 和 0.43（*P*=0.000 7），这证实 *TOX3* 基因的 rs3104767 位点与不安腿综合征发病具有一定的关联；而我国 Gen Li 等对该基因 SNP rs3104767 及 rs3104788 的病例对照研究未发现上述位点与不安腿综合征相关，进一步的 Meta 分析研究也没有发现上述 SNP 位点与不安腿综合征的发病风险相关。

6. 多巴胺相关基因 临床和颅脑影像学研究均证明，多巴胺能系统可能在不安腿综合征的发病机制中扮演着重要角色。参与其中的基因有很多，包括多巴胺转运、羟化等相关基因；基于以上观点，Desautel 等进行了一项病例对照研究，其中包括 92 个不安腿综合征患者和 182 个正常对照个体，分析了 8 个与多巴胺能传递和代谢有关的候选基因与不安腿综合征的关联性，没有发现这些候选基因（*DRD1*、*DRD2*、*DRD3*、*DRD4*、*DRD5*、*DAT*、*TH* 及 *DBH* 基因）与不安腿综合征相关。然而，Desautel 等认为，由于还有很多候选基因未被排查，不能据此排除多巴胺能系统在不安腿综合征发病机制中的作用，尚需进一步研究。单胺氧化酶（monoamine oxidase，MAO）能催化多种作用于神经系统的胺（包括多巴胺在内）通过氧化脱氨基作用降解，根据酶解底物和其生物化学性质的不同，将单胺氧化酶分为 MAO-A 和 MAO-B 两种同工酶。MAO-A 选择性地对 5-羟色胺、去甲肾上腺素和多巴胺进行脱氨基作用，而 MAO-B 对苯基乙胺有更高的亲和力。多巴胺是两种酶共同的作用底物。两者的编码基因位于 X 染色体上相邻的区域内。Desautel 等的一项研究提示 MAO-A 基因与女性不安腿综合征之间可能存在关联性。研究对象均来自加拿大籍法国裔的普通人群，由 92 名病例和 182 名对照人群组成，对 MAO-A 和 MAO-B 基因进行基因多态性分析。他们研究了 MAO-B 基因第二个内含子内的双核苷酸重复位点和 MAO-A 基因启动子区域功能多态性串联重复数目，结果显示，具有高活性 MAO-A 等位基因的女性比具有低活性等位基因的女性具有更高的患病风险（OR=2.0，95% CI 1.06～3.77）；而在男性研究对象中，没有发现这种关联性。而两组间的 MAO-B 基因差异均无统计学意义。该研究支持多巴胺能系统在不安腿综合征发病机制中具有重要作用的观点。Li 等对 16 个多巴胺相关基因及铁代谢相关基因的研究未发现其与不安腿综合征发病相关。Mylius 等纳入了 298 名不安腿综合征患者及 135 名正常对照人群，研究发现 COMT（儿茶酚氧位甲基转移酶）基因的 rs4680 位点与不安腿综合征发病无关。

7. iNOS1　NOS 酶能在钙离子存在的条件下，以 L-精氨酸和分子氧为底物催化合成 L-瓜氨酸和一氧化氮。在中枢神经系统中，一氧化氮作为一种细胞内信号分子或非典型的神经递质发挥作用。已知，在中枢神经系统内，一氧化氮不仅能够对睡眠-觉醒进行调节，而且与痛觉有关。另外，一氧化氮-精氨酸通路还与多巴胺能信号传递密切相关。左旋多巴/苄丝肼及多巴胺受体激动剂能够显著改善不安腿综合征患者的运动和感觉症状，提示不安腿综合征与中枢神经系统中多巴胺能神经损害有关。

Winkelmann 等对来自高加索的病例-对照样本进行了三个阶段的关联性研究（包括探索性研究、重复验证及定位研究），共纳入了 918 名不安腿综合征患者及相应正常对照人群，在探索性研究中（分别为 367 例不安腿综合征患者和正常对照组），研究者筛选出了 12 号染色体 RLS1 关键区域的 366 个基因中的 1536 个 SNP。Armitage 趋势检验显示三个基因组区域显著（P＜0.05）。在复制研究中（分别为 551 例不安腿综合征患者和正常对照组），研究者对探索性研究阶段最显著的 SNP 进行了基因分型研究分析。经多次校正后，发现 SNP rs7977109（P=0.001 75）与神经元一氧化氮合酶（iNOS1）基因相关。在定位分析研究中，共 34 个 iNOS1 基因的标记和编码 SNP 进行高密度映射，这提示 iNOS1 基因变异与不安腿综合征的关联性，表明一氧化氮-精氨酸通路可能在不安腿综合征的发病机制中具有重要作用。在 2015 年，为进一步验证 iNOS1 基因与西班牙裔不安腿综合征的相关性，Jiménez-Jiménez 等纳入了 205 名不安腿综合征患者及 328 名正常对照人群，通过 TaqMan 探针技术对基因位点 rs7977109 及 rs693534 进行基因分型研究，结果发现上述两个基因位点并未增加不安腿综合征的发病风险。

8. VDR　该基因位于 12q13.11 染色体上，其表达物与维生素 D 代谢、矿物质代谢及免疫反应等相关。因近年来不安腿综合征的发病机制被发现可能与维生素 D 缺乏相关，因此其相关代谢基因也可能参与不安腿综合征的发病。在 2015 年，Jiménez-Jiménez 等在一项病例对照试验中共纳入了 205 名不安腿综合征患者及 445 名正常对照人群，发现 VDR 基因的 rs731236GG 等位基因与不安腿综合征的严重程度有关，而 VDR 基因的 rs731236G 等位基因与不安腿综合征的发病时间有关；基因型为 rs731236A 及 rs731236AA，与不安腿综合征发病呈负相关；VDR 基因的 rs2228570 位点与不安腿综合征无关。

9. FMR1　又称为家族性智力低下基因，该基因位于染色体 Xq27.3 上。在 2014 年，

Summers 等纳入了 213 名参与者，其中 127 名为前突变携带者，86 名为年龄匹配的对照组，通过对参与者四项不安腿综合征诊断标准的询查，其发现两组参与者在性别上无明显差异，$P=0.162\,3$，*FMR1* 基因前突变携带者组不安腿综合征的患病率是 33.1%，非携带组（对照组）不安腿综合征的患病率是 16.3%，携带组患病率是非携带组患病率的 1.9 倍（$P=0.007$），携带 *FMR1* 基因前突变的不安腿综合征患者的临床表现严重程度平均得分为 15.1，非携带组（对照组）不安腿综合征的临床表现严重程度平均得分为 7.9，二者存在显著差异，$P=0.006\,1$。并且，*FMR1* 基因前突变携带者患有更严重的失眠表现，$P=0.009$；这均提示该基因前突变者患有不安腿综合征的可能性更高（$OR=1.9$，$P=0.025$）。

10. *SNCA* 又称为 α-突触核蛋白基因启动子基因，被认为与帕金森病有关，其基因变异可导致多巴胺功能减退。Lahut 等纳入了 258 名不安腿综合征患者（其中男性患者 77 名，女性患者 181 名）和 235 名健康对照人群（其中男性 102 名，女性 133 名），参与者均为德国人，他们对 4 个已知的基因变异（包括 allele −1、allele 0、allele 1 及 allele 2）进行基因分型研究，经过 Fisher 精确检验，最终发现其基因启动子区 Rep1 allele 2 变异在不安腿综合征患者中的出现频率明显下降（$P=0.016$），而在帕金森患者中，该基因位点变异频率较正常患者是增加的，这提示 α-突触核蛋白基因启动子基因 allele 2 位点与不安腿综合征发病可能相关，研究者又进一步对性别因素进行了统计分析发现，allele 2 变异在不安腿综合征患者中的出现频率为 6%，在正常对照人群中的出现频率为 9.8%（$P=0.006$），上述研究结果可能会引起对不安腿综合征纹状体多巴胺功能相关的遗传因素的探索及研究。

11. *MAPT* 微管相关蛋白 tau 基因（*MAPT*）的突变与额颞叶痴呆、进行性核上麻痹、帕金森病、皮质基底变性和多系统萎缩的风险相关。为了确定 *MAPT* H1 SNP rs1052553 是否与不安腿综合征的风险有关，RocoA 等纳入了 205 例不安腿综合征患者和 324 例健康对照人群，并通过 TaqMan 探针技术对两组 SNP rs1052553 的等位基因频率和基因型频率进行了研究统计。研究者发现，rs1052553 基因型和等位基因频率在不安腿综合征患者和对照人群之间无显著差异，与不安腿综合征发病年龄、性别、不安腿综合征家族史、不安腿综合征严重程度无关。这提示 SNP rs1052553 与不安腿综合征风险无关。

12. *SLC1A2* 病理生理学研究发现，谷氨酸浓度在不安腿综合征患者的丘脑中增加，因此推测谷氨酸系统障碍可能与不安腿综合征发病有关，*SLC1A2* 基因位于 11 号染色体短臂上，其编码溶质转运蛋白，后者参与谷氨酸的代谢。为进一步验证该推测，在 2014 年，Jiménez-Jiménez 等纳入了 205 例不安腿综合征患者和 328 例健康对照人群，参与者均为西班牙裔，其中不安腿综合征患者临床表现的严重程度通过国际通用的 IRLS-RS 量表进行评分，通过 TaqMan 探针技术，对该基因的 SNP rs3794087 的等位基因频率和基因型频率进行了统计分析，结果表明 rs3794087 的等位基因频率和基因型频率在不安腿综合征患者及对照人群中无明显差异，并且该基因位点与不安腿综合征的发病年龄、性别及有无不安腿综合征家族史无关；但是该研究存在一定的缺陷，如研究者只对 *SLC1A2* 基因的其中一个单核苷酸多态性进行了基因型及等位基因频率的分析，其次入组数量仍偏少。因此，该研究表明 rs3794087 基因位点与不安腿综合征发病无关，但 *SLC1A2* 基因与不安腿综合征的关系仍需进一步的研究及探索。

13. *HNMT* 为组胺-甲基转移酶基因，在 2016 年，Jiménez-Jiménez 等发现 *HNMT* 基

因的 SNP rs11558538 等位基因可能降低帕金森病的发病风险。为进一步研究其与不安腿综合征的关系，Jiménez-Jiménez 等纳入了 205 例不安腿综合征患者和 410 例健康对照人群，对该基因 SNP rs11558538 的等位基因频率和基因型频率进行了统计分析，结果发现 HNMT rs11558538 基因型等位基因变异在不安腿综合征患者和对照组人群中的频率相似，不受性别、不安腿综合征家族史或不安腿综合征严重程度的影响。携带 rs11558538TT 基因型的不安腿综合征患者发病年龄较早，但这一发现仅基于 3 个受试者，上述结果提示 rs11558538 与不安腿综合征的发病无相关性。

14. *ADH1B* 为乙醇脱氢酶 1B 基因，其参与乙醇与多巴胺的代谢。为进一步研究其与不安腿综合征的关系，Jiménez-Jiménez 等纳入了 205 名不安腿综合征患者及 505 名正常对照人群，参与者均为高加索西班牙人，通过 TaqMAN 探针技术，他们选取 *ADH1B* 基因的 2 个 SNP 位点（rs1229984 及 rs6413413）进行了分析，位点的选取原因如下：①被认为与 *ADH1B* 基因表达物活性有关联（均为非同义突变）；②基于高加索人等位基因频率分析基础。然后研究者通过使用 TaqMan 探针技术进行患者及正常对照进行基因型分析，结果发现 *ADH1B* 基因的 rs1229984 及 rs6413413 位点基因型频率及其等位基因频率均符合哈迪-温伯格平衡，该基因的 rs1229984CT 基因型和 rs1229984TT 基因型频率及 rs1229984T 等位基因变异的频率在不安腿综合征患者中显著高于对照组，无论是在整个组还是在女性组。同时，在显性遗传模式下，该基因的 rs1229984CT 基因型和 rs1229984TT 的基因型频率显著高于对照组，无论是在整个组（$P=0.000\ 29$），还是在女性组（$P=0.001\ 1$），而两组间 SNP rs6413413 基因型和等位基因变异频率无显著差异；上述研究提示 *ADH1B* 基因的 rs1229984 可能会增加不安腿综合征的发病风险。

15. *UTRN* 为抗肌萎缩蛋白相关蛋白基因，表达于神经肌肉突触和肌腱交界处，推测其与神经肌肉相关。亚洲韩国学者 Chul-Hyun Cho 等纳入了 325 名不安腿综合征患者及 2603 名非不安腿综合征正常对照人群，并对参与者进行全基因组关联分析研究发现 96 个可能相关的 SNP 基因位点，其中 SNP 基因位点 rs11645604（$P=1.18\times10^{-6}$）、基因位点 rs1918752（$P=1.93\times10^{-6}$）及基因位点 rs 9390170（$P=7.67\times10^{-6}$）相关性最强；SNP 基因位点 rs11645604 位于 16 号染色体长臂上，编码有丝分裂磷蛋白相关基因，SNP 基因位点 rs1918752 及基因位点 rs9390170 均位于染色体 6q24 抗肌萎缩蛋白相关蛋白基因上；其次研究者对相关基因位点进行了功能富集分析，结果显示其影响不安腿综合征；为了进一步证实全基因组关联分析的结果，研究者对 227 名不安腿综合征患者及 229 名非不安腿综合征正常对照人群进行了重复验证试验，其选择了 16q23.3 染色体上的 *MPHOSPH6* 基因位点 rs11645604、6q24 染色体上的 *UTRN* 基因位点 rs9390170 及既往研究显示与不安腿综合征相关的基因位点，如位于 *MEIS1* 基因的 rs6710341 及 rs2300478 位点，位于 *BTBD9* 基因的 rs9357271、rs3923809 及 rs929624 位点，位于 *PTPRD* 基因的 rs4626664 和 rs1975197 位点，结果发现染色体 6q24 上的 *UTRN* 中的 rs9390170 基因位点可能与不安腿综合征发病相关，同时再次验证位于 *BTBD9* 基因的 rs3923809 及 rs929624 基因位点与不安腿综合征发病相关。

16. *GABA* 为 γ-氨基丁酸受体基因。γ-氨基丁酸是中枢神经系统里的一种主要的递质，在神经递质的释放过程中产生的是抑制性效应；在 2015 年，Jiménez-Jiménez 等研究发现中枢神经系统中的递质 γ-氨基丁酸可能与不安腿综合征相关，因为对不安腿综合征患者

应用 γ-氨基丁酸药物如加巴喷丁、普瑞巴林后，疾病的表现得以改善。Winkelman 等纳入了 18 例不安腿综合征患者及对照组人群，通过质子磁共振波谱技术，检测不安腿综合征患者及正常对照人群中丘脑、扣带回及小脑中 γ-氨基丁酸递质和氮-乙酰天门冬氨酸复合物水平，结果发现不安腿综合征患者组和对照组的 GABA、乙酰天门冬氨酸复合物水平没有差异性，但是 GABA 水平与不安腿综合征疾病临床表现的严重程度有关；为进一步明确 GABA 受体基因 rs12200969 位点、rs1186902 位点、rs282129 位点、rs832032 位点、rs2229940 位点、rs1139916 位点及 rs3810651 位点与不安腿综合征发病的关系，Jiménez-Jiménez 等纳入了 205 名不安腿综合征患者及 230 名性别相匹配的正常对照人群，参与者均为西班牙裔人，同时选取的位点基因型频率通过哈迪-温伯格平衡，研究发现，不安腿综合征患者中基因位点 rs832032TT 基因型与基因位点 rs832032T 基因型的频率显著高于对照组，但是经过多重比较分析，只有基因位点 rs832032T 基因型与对照组相比仍存在显著差异，其余基因位点在不安腿综合征及正常对照组人群中的基因型频率等无显著差异。

（三）外显子测序分析技术

外显子组测序（exome sequencing）是一种高效且成本较低（相比 GWAS）的技术，对基因组中所有表达基因的选择性测序。在 2012 年，Weissbach 等报道了德国的不安腿综合征家系，该家系为常染色体显性遗传，有 7 名不安腿综合征患者和 2 名可疑不安腿综合征患者，研究者首先对 3 名不安腿综合征患者、2 名可疑不安腿综合征患者及 1 名正常家系成员进行了全基因组分析，然后对 2 名不安腿综合征表兄弟进行了外显子测序，研究者通过以下条件选取了相关位点：①位于不安腿综合征相关基因区域；②相同的基因位点在 2 个表兄弟中均存在；③会引起蛋白序列的改变；将筛选出的可疑基因位点在所有家系成员中进行了 Sanger 测序及共分离分析发现，最可能的候选基因为 PCDHA3 基因，并纳入了 64 名散发不安腿综合征患者及 250 名正常对照人群对该基因的 4 个外显子及外显子-内含子交界区再次进行测序验证。通过上述分析，最终发现该家系中 3 个新的错义突变及 1 个剪切位点突变，分别位于 PCDHA3（5q31）、WWC2（4q35.1）、ATRN（20p13）及 FAT2（5q33.1），该研究也存在问题，首先外显子测序的覆盖面不够广，这样可能会遗漏真正导致不安腿综合征发病的基因突变位点；其次，编码序列外的非编码基因突变可能通过影响目标区域的表达水平而增加不安腿综合征发病风险；Gan-Or 等对 7 个不安腿综合征家系针对已知的基因（MEIS1、BTBD9、PTPRD 及 MAP2K5/SKOR1）位点进行外显子组测序发现，4 个家族 BTBD9 基因的 GLO1 突变与不安腿综合征存在共分离现象，在后来的病例-对照研究也验证其与不安腿综合征相关。

（四）风险基因之间的关系

为进一步探索不安腿综合征发病的分子机制，研究者对不安腿综合征不同基因之间的相互作用进行了试验研究，Helene Catoire 等首先对位于 BTBD9 基因的内含子区域的 SNP rs3923809（A 为风险基因位点）进行分析，其检测类淋巴母细胞系中 mRNA 的量，在不同基因型中（基因型 G/G、基因型 A/G 及基因型 A/A）无明显差异，然后又对不安腿综合征患者脑桥及中脑部位的 mRNA 水平进行检测，结果显示基因型 A/G 患者可能有更高的

BTBD9 基因 mRNA 表达水平。而后又对位于 *MAP2K5* 基因及 *SCOR1* 基因间区的 SNP rs3784709 进行 mRNA 水平检测，未发现显著差异；应用类淋巴母细胞系，研究者发现携带 *MEIS1* 风险基因型的（单核苷酸多态性 rs12469063、单核苷酸多态性 rs2300478GG/GG）不安腿综合征患者 *SKOR1* 基因的 mRNA 水平显著下降。由于 *MEIS1* 基因为同源异型盒基因（又称为同源异型基因，这类基因都具有保守基序），其编码 DNA 结合转录因子，因此研究者推测其表达产物可能与 *SKOR1* 基因启动子区域结合，从而影响 *SKOR1* 基因的 mRNA 表达水平。研究显示，*MEIS1* 和 *SKOR1* 启动子区域之间的确有相互影响，这两个不安腿综合征风险基因之间存在直接联系，提示 *MEIS1* 是 *SKOR1* 的调节器。

（五）继发性不安腿综合征相关的疾病

继发性不安腿综合征与多种疾病可能相关。

1. 铁缺乏与不安腿综合征　研究基本分为 3 个部分，即病理生理方面、铁剂治疗方面及流行病学方面。11 项对脑组织活检解剖研究显示，不安腿综合征患者的黑质及脑脊液中铁减低，Mehmood 等通过补充右旋糖酐铁治疗伴铁缺乏的不安腿综合征发现，铁剂应用后，76% 的不安腿综合征患者症状得到改善，而 34% 未改善的不安腿综合征患者仍存在缺铁性贫血。此项研究表明，铁剂补充可改善不安腿综合征伴铁缺乏患者的症状；流行病学调查显示，铁缺乏患者不安腿综合征的患病率为 25%～35%，是普通人群患病率的 5 倍左右（5%～7%）；同时铁是多巴胺合成的重要因素，可调节脑内多巴胺水平，可以推断铁缺乏与不安腿综合征症状息息相关；为进一步探究两者有无相同的遗传位点，在 2001 年，Catoire 等应用 HeLa 和 SKNSHF 两种细胞系，人为改变其生长基质中的铁含量发现，*MEIS1* 与丘脑铁蛋白表达有关。含铁量增加时，*MEIS1* 的表达量无变化，但含铁量降低时，两种细胞系中 *MEIS1* 的表达量明显下降（$P < 0.001$），从而证实铁缺乏影响不安腿综合征基因 *MEIS1* 的表达。*HFE* C282Y（rs1800652）基因与铁蛋白表达有关，该基因与不安腿综合征相关吗？在 2001 年，Barton 等报道 1 例 *HFE* C282Y 突变纯合子的男性患者，其血清铁蛋白浓度为 658ng/ml，约为正常值的 3 倍，同时该患者不安腿综合征的诊断已明确，这意味着 rs1800652 可能与不安腿综合征有关。而 Shaughnessy 在 61 例血色病患者（主要是 C282Y 纯合子）中诊断 10 例不安腿综合征患者，通过接受放血治疗，有 3 例不安腿综合征患者病情恶化，有 1 例症状好转，治疗效果出现矛盾，这可能与放血量、放血时间及纯合或杂合相关；Haba-Rubio 等报道了 2 例并不相关的血色病患者，其中女性患者在放血治疗之前已有不安腿综合征，男性患者则是在放血治疗过程中诊断为不安腿综合征，2 例患者的头颅磁共振成像（MRI）显示黑质、红核及苍白球的铁沉积减少，然而血清铁蛋白值升高或在正常范围之内，这提示 *HFE* C282Y 基因不是预测脑高铁的指标；Stefansson 等和 Sørensen 等认为 *BTBD9* 与血清铁蛋白水平有关，但是 DeAndrade 等发现，*BTBD9* 纯合子小鼠有与不安腿综合征患者相似的症状，如感觉改变、不停地运动，但其体内血清铁反而有所升高，盐酸罗匹尼罗缓释片治疗有效，这引发进一步对 *BTBD9* 和不安腿综合征之间关系的探讨。这些研究均提示在基因层面，不安腿综合征与铁缺乏似乎存在相同的位点。但是，在 2011 年一项大型的研究中，111 个和铁代谢有关的基因位点在 922 例不安腿综合征患者和 1526 例性别及年龄相当的正常对照人群中进行检测，同时 6 个不安腿综合征基因也在 3447 例人群中

检测是否与血清铁水平相关，均未发现阳性结果，这其中包括 *MEIS1*、*BTBD9* 及 *HFE*；综上所述，*BTBD9* 及 *HFE* 都与铁蛋白表达有关，上述实验并没有将两者联合起来验证，或许两者在表达上相互影响，从而影响到研究结果，也有可能是因为目前发现与不安腿综合征或贫血相关的基因不够全面，有其他未知的基因存在，或是不安腿综合征和贫血本身没有关系，这仍需要在不安腿综合征及贫血方面进行更多的基因学研究。

2. 多发性硬化（multiple sclerosis，MS） 与遗传因素有关，约 15% 的 MS 患者有一个患病的家属，对多国 MS 患者进行全基因组扫描发现一些显著连锁的区域，包括 6p21（加拿大、美国）、3q21—q24（加拿大、澳大利亚）等。在关联研究中，人类白细胞抗原（HLA）基因、MBP 基因及肿瘤坏死因子-α 基因等与 MS 相关。随着基因技术的发展，与 MS 相关的位点逐渐增多，包括 Fok-I、Taq-I 及 EVI5（rs10735781）等。在 2005 年，Auger 等研究发现，在 MS 患者中，不安腿综合征的患病率为 37.5%，而正常人的患病率为 16%，是正常人的 2 倍；Rovazdi MČ、Minár M 等的研究中也证明在多发性硬化患者中不安腿综合征的患病率高于正常人群，并且 Rovazdi MČ 等发现，在 MS 合并不安腿综合征患者中，有 37.5% 的患者对其不安腿综合征症状一无所知；然而 Gómez-Choco 等对西班牙人群的研究发现了不同的结果，MS 患者不安腿综合征的患病率与正常人群相似（13.3% vs 9.3%），这可能与样本量、不同的方法学及频率判据有关。有学者推测，引起不安腿综合征的基因如 *MEIS1*、*BTBD9* 等或许在 MS 合并不安腿综合征的患者中起一定作用。在 2012 年，为了研究两者关系，Vávrová 等纳入了 765 例 MS 患者，针对患病率的研究发现 245 例患者合并有不安腿综合征（患病率为 32%），相比单纯 MS 患者，合并不安腿综合征的 MS 患者组年龄更大一些（38.6 岁 vs 35.6 岁，$P<0.001$），MS 症状持续的时间更长（1.0 年 vs 8.2 年，$P<0.001$），并且合并不安腿综合征患者组女性更多见（78% vs 69%，$P=0.007\,2$）；遗传相关性研究共纳入了 203 例 MS 合并不安腿综合征患者及 438 例 MS 患者，*MEIS1*、*BTBD9*、*PTPRD* 及 *MAP2K5/SCOR1* 的相关 SNP 位点检验发现，除可疑原发性不安腿综合征患者外，*MEIS1* 和 *BTBD* 基因的遗传力很高，分别是 89.6% 和 85.2%，*MAP2K5/SCOR1* 的遗传力低于 70%，而 *PTPRD* 的遗传力低于 50%；在 203 例合并不安腿综合征患者中，没有发现 *MEIS1*、*BTBD9* 和 *PTPRD* 与其相关，但 15q 的 *MAP2K5/SCOR1*（rs6494696）可能是 MS 与不安腿综合征相关的遗传位点。该项研究样本量较多，具有较高的统计学意义，但仍需要进一步的验证。随着新的位点及研究手段的发现，MS 和不安腿综合征在遗传学的联系可能会更加清晰。

3. 帕金森病（Parkinson disease，PD） 是一种与遗传相关的变性疾病，目前至少发现 17 个单基因是家族性帕金森病连锁的基因位点，包括 *SNCA*、*LRRK2*、*ATP13* 等，其中 *LRRK2* 基因突变见于少数散发性帕金森病；功能影像磁共振检查显示存在多巴胺通路异常，多巴胺能药物治疗有效。对于 PD 患者不安腿综合征患病率研究大致分为 2 种，即新诊断未治疗的 PD 及治疗过程中的 PD，在不同国家 PD 合并不安腿综合征的患病率不尽相同，但多个研究显示，新诊断未治疗的 PD 患者中不安腿综合征的患病率与正常人群对照组不安腿综合征的患病率相差不大，挪威为 15.3%～9.6%，意大利为 5.5%～4.3%。Krishnan 等曾在印度人群调查治疗过程中发现 PD 合并不安腿综合征的患病率为 10/126（7.9%），而正常人对照组中不安腿综合征的患病率仅为 1/128（0.8%，$P=0.01$）。在中国的一项研究纳入了 99 例 PD 患者及 89 例正常对照者发现，18.2% 的 PD 患者合并不安腿综合征，且这部分患者运动症状更突出；在 2016 年，Marcello Moccia 等纳入了 109 例新诊断 PD 患者，对其进行为期 4 年的随访发现，不安腿综合征患病率随着 PD 时间的延长，从 4.6%（诊断初期）上升到 6.5%（2 年后），4 年后上升至 16.3%（P=0.007）；患病率的差异提示其与不安腿综合征可能在遗传水平上存在共同性。Vilariño-Güell 等在 2008 年对 369 例 PD 患者及正常对照人群的不安腿综合征风险基因（*MEIS1*、*BTBD9* 及 *MAP2K5-LBXCOR1*）的相关 SNP 位点（共 11 个）进行了检测，并针对每个位点进行了卡方检验，结果显示，PD 患者与正常对照人群没有差异；这可能与检测位点数量过少，或是某些位点与特定的 PD 分型有关，如震颤型、势不稳/步态障碍型。为了进一步证实不安腿综合征位点是否与 PD 及 PD 亚型相关，Gan-Or 等分别从两个中心（特拉维夫及纽约）纳入了 1133 例 PD 患者及 867 例正常对照者，并选取了 4 个已知与不安腿综合征有关的基因靶点：rs2300478（位于 *MEIS1*）、rs9357271（位于 *BTBD9*）、rs1975197（位于 *PTPRD*）和 rs12593813（位于 *MAP2K5/SKOR1*），经 Bonferroni 校正后，发现没有证据支持这 4 个位点会增加 PD 的风险；同时，特拉维夫组中，rs12593813 位点阳性意味着出现震颤的概率更大（61.0% vs 46.5%，P=0.001）；然而，在纽约组中，并没有得到这样的结果，并且经过 UPDRS 评分将 PD 分成不同亚型，仍旧没有阳性的发现；与 α-突触核蛋白相关的 *REP1* 等位基因，在 PD 和不安腿综合征患者与正常人的对照中，发生频率相反；Sadaf Mohtashami 等对 644 名 PD 患者、457 名不安腿综合征患者及 945 名正常对照人群进行研究，结果显示，*TOX3* 基因的 SNP rs3104767 位点在 PD 患者和对照组中进行统计分析后，P=0.034，在不安腿综合征患者和对照组的等位基因频率分别为 0.35 和 0.43（P=0.000 7），这证实 *TOX3* 基因的 rs3104767 位点与不安腿综合征及 PD 发病具有一定的关联；同时，在神经解剖方面，Pittock 等对特发性不安腿综合征患者进行研究发现，不安腿综合征患者大脑中没有出现特异性的 PD 标志，如路易小体或 α-突触核蛋白的堆积。虽然 PD 及不安腿综合征疾病均与多巴胺系统有关，但上述研究意味着 PD 与不安腿综合征可能是独立的两种疾病，而患者同时患有 PD 及不安腿综合征可能与多巴胺治疗的不良反应有关，也可能是 PD 引起的类似不安腿综合征的表现。

4. 威尔逊病（Wilson's disease，WD） 是一种遗传性铜代谢障碍所致的肝硬化和以基底节为主的脑部变性疾病。1985 年，WD 基因被精确定位于 13q14.3，目前已证实 *ATP7B* 基因突变是主要的病因。在 55 例 WD 患者中，Nevsimalova 发现 27.3% 的患者有不安腿综合征相关的症状，为进一步揭示 WD 与不安腿综合征的关系，在 2017 年，Trindade 等纳入了 42 例 WD 患者，根据不安腿综合征诊断标准，13 例 WD 患者（31.0%）符合不安腿综合征的诊断标准，其中 10 例患者不安腿综合征的表现是大于 2 次/周，主要表现在夜间及入睡之前，通过对 WD 合并不安腿综合征及 WD 不合并不安腿综合征患者在年龄、性别等方面分析发现，WD 合并不安腿综合征组发病年龄较大[（38.9±10.0）岁，P=0.023]，症状持续时间更长，对于合并不安腿综合征的 WD 患者，多巴胺治疗是有效的。因此，毋庸置疑的是，WD 患者中不安腿综合征的患病率更高，在遗传学层面，两者有无相关的位点目前尚没有研究报道。

5. 原发性震颤（essential tremor，ET） 是以震颤为唯一表现的常见运动障碍性疾病，呈常染色体显性遗传，目前确定 3 个基因位点与之相关，包括 ETM1、ETM2、ETM3。各国学者对 ET 基因学研究不少，较大规格的一项研究，如 Müller 等对 2807 例 ET 患者及 6441

例正常对照者进行全基因组关联分析发现，位于丝氨酸/苏氨酸激酶 STK32B 的位点 rs10937625 和转录辅酶激活 PPARGC1A 的位点 rs17590046 与原发性震颤有关，没有发现 *SLC1A2* 基因的 rs3794087 和 *LINGO1* 基因的 rs9652490 位点与原发性震颤相关；可见，原发性震颤与不安腿综合征都是与遗传相关的疾病，为了进一步研究两者的关系，Ondo 等在 19 周的时间里入组了 100 例原发性震颤患者（75%有 ET 家族史）及 68 例不安腿综合征患者（54.4%有家族史）。其中，原发性震颤患者群中有 33 例符合不安腿综合征的诊断标准，33 例患者中 57.6%的有不安腿综合征家族史（$P < 0.001$），且大部分为女性（$P = 0.09$），这提示两者之间可能存在遗传相似性；但是，在不安腿综合征患者群中，没有一个患者能够诊断原发性震颤，目前尚不能明确原因。关于两者是否存在相关的遗传位点仍需进一步行大样本的研究。

6. 多巴胺反应肌张力障碍（dopa-responsive dystonia，DRD） 是一种遗传性运动障碍疾病，使用少量左旋多巴治疗后症状迅速缓解为其重要特点，其病因为缺乏神经递质多巴胺，目前发现 *GCH1*（编码 GTP 环化水解酶Ⅰ，位于 14q22.1—q22.2）、*TH*（编码酪氨酸羟化酶）及 *SPR* 基因与之有关，RLS2 与 DRD 的 *GCH1* 基因位于同一染色体上，多巴胺治疗对 DRD 及不安腿综合征均较好，两者在基因层面有无相关的突变仍需进一步的研究。

7. 慢性失眠障碍 其与心脏代谢疾病、精神障碍等死亡相关，影响全世界 25%～30% 的成年人。虽然环境因素对睡眠持续时间和入睡时间等有很大的影响，但这些特征是可遗传的，对相关基因的识别及将睡眠与疾病联系起来的机制应该会提高对睡眠的理解。Lane 等入组了 112 586 名参与者，报道了一组睡眠时间、失眠症状和日间极度嗜睡的单特征与多特征的全基因组关联分析。他们发现失眠症状相关的位点（女性靠近 *MEIS1* 基因、*TMEM132E* 基因、*CYCL1* 基因和 *TGFBI* 基因，男性靠近 *WDR27* 基因）及日间极度嗜睡的位点（靠近 *AR-OPHN1* 基因）。Hammerschlag 等纳入了 113 006 名个体，并对之进行了全基因组关联分析（GWAS），结果发现 *MEIS1* 基因与慢性失眠高度相关；既往多项研究表明，*MEIS1* 基因与不安腿综合征的发病有关，这引起学者对不安腿综合征及慢性失眠在基因层面的疑问。为进一步探索 *MEIS1* 基因在不安腿综合征与慢性失眠的关系，Maryam El Gewely 等纳入了 646 例慢性失眠患者，其中约 26%的患者诊断为慢性失眠合并不安腿综合征，研究者对 3 个 *MEIS1* 基因单核苷酸多态性位点（rs113851554、rs2300478 及 rs12469063）进行了基因分型，发现 3 个 *MEIS1* 位点基因型频率在不安腿综合征合并慢性失眠患者组及不安腿综合征患者组中无显著差异，$P > 0.05$，表明 3 个 *MEIS1* 基因位点仅与不安腿综合征有关。Maryam El Gewely 等研究强调了将慢性失眠障碍与其他可能导致睡眠障碍的疾病（尤其是不安腿综合征）隔离开来的重要性，这对于未来的基因研究至关重要。

（六）亚洲地区不安腿综合征的研究

通过检索，我们发现来自韩国、中国的 5 个研究证实亚洲不安腿综合征患者与 *BTBD9*、*MEIS1*、*MP2K5* 及 *PTPRD* 相关。然而其中台湾的 2 个研究入组特定的不安腿综合征患者，如贫血患者合并不安腿综合征、肾脏疾病终末期患者合并不安腿综合征，研究人群并非原发性不安腿综合征患者；来自上海交通大学医学院附属瑞金医院的研究针对原发性不安腿综合征，该研究纳入了 116 名不安腿综合征患者及 200 名健康正常对照人群，从已知可能与不安腿综合征相关的基因及单核苷酸多态性中筛选了 19 个 SNP，采用病例-对照方法进行基因型频率层面的统计分析，为进一步增加该研究的可信度，研究者进一步采取了 Meta 分析，结果发现 *MAP2K5/SCOR1* 的 rs6494696、*BTBD9* 的 rs9296249 及 rs9357271 SNP 位点可增加不安腿综合征风险，但未对不安腿综合征家系进行特定分析；来自韩国的一项研究纳入了 320 名不安腿综合征患者及 320 名年龄、性别相符的正常对照人群，分别检测其基因型频率，结果发现 *BTBD9* 基因的 SNP rs3923809（$P<0.0001$）和 *BTBD9* 基因的 SNP rs9296249（$P=0.001$）与不安腿综合征发病相关；另外，一项韩国的研究由学者 Chul-Hyun Cho 等发起，其纳入了 325 名不安腿综合征患者及 2603 名非不安腿综合征正常对照人群，并对参与者进行了全基因组关联分析研究，为了进一步证实全基因组关联分析的结果，研究者对 227 名不安腿综合征患者及 229 名非不安腿综合征正常对照人群进行了重复验证试验，结果发现染色体 6q24 上 *UTRN* 中的 rs9390170 基因位点可能与不安腿综合征发病相关，同时再次验证位于 *BTBD9* 基因的 rs3923809 及 rs929624 基因位点与不安腿综合征发病相关。从以上研究中，我们可以发现亚洲地区关于不安腿综合征的研究相对较少，可能存在血样样本采集困难等难题，同时入组患者及对照组数量不够庞大，由于不同地区不安腿综合征可能存在遗传基因异质性，因此仍需要更多的学者进行亚洲地区不安腿综合征领域的探索。随着基因组学及蛋白质组学技术的发展，我们坚信不安腿综合征的神秘面纱会被揭开。

第二节　不安腿综合征遗传学研究进展

不安腿综合征是一种常见的神经感觉运动障碍性疾病，该病在任何年龄均可发病，但以成年人多发，并随着年龄的增长，患病率增加；普通人群患病率为 5%～10%，女性高于男性。根据病因可分为两类，原发性不安腿综合征与继发性不安腿综合征。原发性不安腿综合征多与遗传相关，50% 以上的患者有家族史，其遗传方式多样，多呈常染色体显性遗传，常染色体隐性遗传少见。继发性不安腿综合征最常见原因为铁缺乏，此外还见于周围神经病变、肾衰竭、糖尿病、孕妇和帕金森病等。随着基因组学和蛋白质组学研究技术的发展，遗传因素在不安腿综合征发病机制中的作用越来越受到重视，不安腿综合征的致病基因位点相继被定位，原发性不安腿综合征的发病机制逐渐明确。

一、流行病学研究

根据国外流行病学调查研究结果，不安腿综合征的患病率在不同国家、不同人种中相差较大。据欧美国家报道，普通人群中不安腿综合征的患病率一般较高，不安腿综合征的总患病率为 10.6%，女性患病率为 14.2%，男性患病率为 6.6%，轻、中、重度不安腿综合征所占比分别为 33.8%、44.6% 和 21.6%。亚洲国家普通人群中不安腿综合征的患病率相对较低，新加坡报道的不安腿综合征患病率为 0.6%，日本的患病率为 1.06%，均为女性患病率明显高于男性，而且随着年龄的增长有增高趋势。目前我国还没有关于不安腿综合征的较大样本的流行病学研究报道，但上海的患病率为 0.69%，这与其他亚洲国家的低患病率是一致的。

二、家族聚集性与双生子研究

相对于继发性患者来说，原发性患者发病年龄一般小，一级亲属中不安腿综合征的患病率明显高于继发性，而且病情进展较慢。多项研究发现，遗传因素在原发性不安腿综合征的发病中起着重要的作用，60%以上的原发性不安腿综合征患者存在阳性家族史，而且多呈显性遗传方式，有的家族还呈现遗传早现现象。有研究发现，不安腿综合征患者中有63%的患者至少有一名直系亲属也患有不安腿综合征，患者直系亲属中有 39%的人患有不安腿综合征。排除继发性因素后，随访的不安腿综合征患者一级亲属不安腿综合征患病率由 64%上升到 92%。不安腿综合征的这种家族聚集性可能与发病年龄存在较大的相关性，即家族中先证者发病年龄越小，这个家族越有可能具有家族史（至少一名直系亲属也患病），两者之间具有正向相关的关系。如果家族中先证者的发病年龄小于 45 岁时，有 23.6%的人有家族史，而如果先证者的发病年龄小于 45 岁，有家族史的比例只有 10%。当家族中先证者的发病年龄大于 20 岁，有 58%的人有家族史，而如果先证者的发病年龄小于 20 岁，有家族史的比例高达 81%，提示不安腿综合征发病年龄小者受遗传因素的影响更大。与此一致的是，有家族史的不安腿综合征病例先证者发病年龄可能更年轻。一项研究分析了 300 名不安腿综合征患者的临床资料，其中 232 人为原发性不安腿综合征，68 人继发于尿毒症；这些人中 42.3%的原发性患者和 11.7%的继发性患者具有家族史，并且有家族史的患者比无家族史的患者的发病年龄更小（33.45 岁 vs 47.17 岁，$P<0.05$），病情进展更慢。

双生子病例研究可为判定一种疾病是否受遗传因素影响提供有力的证据。同卵双生子间具有相同的遗传学背景，通过这些资料我们可以非常方便地分析和比较遗传因素与环境因素在不安腿综合征中的作用。Ondo 等通过对 12 对双生子进行分析，发现他们之间的发病一致率达到了 83.3%，虽然这些双生子不安腿综合征临床症状的严重程度及患病年龄存在一定的差异，但该研究在一定程度上提示了遗传因素在不安腿综合征发病中占有很大的作用。此外，一项关于睡眠呼吸障碍和不安腿综合征的大型流行病学研究亦发现，不管是睡眠呼吸障碍还是不安腿综合征，同卵双生子发病一致率均高于异卵双生子。这些双生子研究的结果再一次说明遗传因素在不安腿综合征中的重要作用。

三、家系连锁定位分析

对大家系进行全基因组连锁分析是寻找不安腿综合征致病基因连锁位点的常用手段之一。迄今为止，通过该方法已经发现了 7 个不安腿综合征的遗传易感位点，其位点分别为12q13—q23、14q13—q21、9p24—p22、2q33、20p13、19p13 和 16p12.1（RLS1~RLS7），见表 3-1。其中 12q13—q23 为常染色体隐性遗传，其余 6 个位点为常染色体显性遗传。

表 3-1   不安腿综合征遗传家系连锁分析结果

亚型	位点	家系来源	遗传方式	研究者
RLS1	12q13—q23	加拿大籍法国裔	AR	Desautels, 2001
RLS2	14q13—q21	意大利	AD	Bonati, 2003
RLS3	9p24—p22	美国	AD	Chen, 2004
RLS4	2q33	意大利	AD	Pichler, 2006
RLS5	20p13	加拿大籍法国裔	AD	Levchenko, 2006
RLS6	19p13	意大利	AD	Kemlink, 2008
RLS7	16p12.1	法国籍加拿大裔	AD	Levchenko, 2009
				Winkelmann, 2011

注：AR，常染色体隐性遗传；AD，常染色体显性遗传。

2001 年 Desautels 等对一个加拿大籍法国裔的不安腿综合征大家系进行全基因组扫描发现 12q13—q23 位点（RLS1）与该家系存在连锁。在重组率为 0.05 时，利用邻近的微卫星标记得到的两点 LOD 值为 3.42，多点 LOD 值为 3.59。进一步的单倍体数据分析将致病基因定位在 D12S1044 和 D12S78 之间的一段 14.71cM 的区域内。

2003 年 Bonati 等对一个意大利大家系进行了全基因连锁分析，发现该 14q13—q21 位点（RLS2）与该家系存在疾病共分离，单倍体分析将该位点定位于 D14S70 和 D14S1068 之间的一段 9.1cM 区域内（D14S288 的 LOD 值为 3.23）。该位点在加拿大籍法国裔大家系中得到了验证。

2004 年 Chen 等对 15 个美国不安腿综合征大家系进行了分析，定位了第三个位点，位于 9p24—p22 上（RLS3）。利用不依赖于模型的非参方法得到多点 NPL 值为 3.22。假设遗传模式为常染色体显性遗传，在其中的两个家系中证实了 RLS3 与 9p24—p22 连锁（两点 LOD 值为 3.77，多点 LOD 值为 3.91）。

第四个位点位于常染色体 2q33 上（RLS4）。2006 年 Pichler 等对意大利一个大家系进行连锁分析，发现存在不安腿综合征的一个新位点，进一步精细定位分析该位点，定位于 D2S311 与 D2S317 之间，用非参方法得到最大的 LOD 值为 5.5。

2006 年 Levchenko 等通过对一个加拿大籍法国裔家系进行分析，定位了不安腿综合征第 5 个位点，它位于常染色体 20p13 上（RLS5），采用常染色体显性遗传模型，得到其两点间的 LOD 值为 3.34，在 D20S849 得到最大 LOD 值为 3.86。

2008 年 Kemlink 等通过对一个意大利不安腿综合征大家系进行分析，将该家系致病基因定位于常染色体 19p13（RLS6）上，采用常染色体显性遗传模型，得到 rs754292 和 rs273265 两点间最大 LOD 值为 2.61。

2009 年 Levchenko 等对一个法国籍加拿大裔不安腿综合征大家系进行分析，将该家系致病基因定位于常染色体 16p12.1（RLS7）上，采用常染色体显性遗传模型，得到两点间最大 LOD 值为 3.5。

四、关联分析

2007 年 Winkelmann 等对 401 名不安腿综合征患者和 1644 名欧洲正常人群进行了全基因组关联分析，结果筛选出 13 个 SNP 与不安腿综合征显著相关，进一步在德国和加拿大人群中对这 13 个 SNP 进行了验证，发现仍有 9 个 SNP 与不安腿综合征显著相关。这 9 个 SNP 分别位于 2p14 的 *MEIS1* 基因、6p21.2 的 *BTBD9* 基因及 15q23 的 *MAP2K5/SKOR1* 基因的内含子内。同期，在一个美国群体（244 个患者和 497 个对照）中对上述三个位点进行了 SNP 的分析，发现 *MEIS1* 和 *BTBD9* 在该群体中与不安腿综合征相关，而 *MAP2K5/SKOR1* 与不安腿综合征只有相关的趋势，但是达不到显著的水平。在一个混合的欧洲人群（649 名患者和 1230 名对照者，包含捷克、奥地利和芬兰人群）的关联分析中，发现以上 3 个位点均与不安腿综合征显著相关。此外，对 Winkelmann 等的研究中存在的可疑相关位点 9p24—p23 区域上的相关 SNP 位点进行进一步关联分析发现，*PTPRD* 基因上的 2 个 SNP（rs1975197 和 rs4626664）与不安腿综合征相关，该结果在德国、捷克和加拿大人群中的分析中得到了验证。

2007 年 Stefansson 等对一组冰岛人群（306 名患者，15 664 名对照者）进行了睡眠中周期性肢体运动（PLMS）的全基因组关联分析，结果发现位于 6p21.2 的 *BTBD9* 基因上一个内含子的 SNP rs3923809 与 PLMS 显著相关（OR 值为 1.8；$P=2 \times 10^{-9}$）。该位点在冰岛（OR 值为 1.8；$P=4 \times 10^{-4}$）和美国人群（OR 值为 1.5；$P=4 \times 10^{-3}$）中得到验证，该研究进一步发现携带该 SNP 危险等位基因的患者血清铁蛋白水平减低了 13%。由于 PLMS 是不安腿综合征常见的症状，Stefansson 等研究进一步支持 Winkelmann 等发现的 *BTBD9* 基因与不安腿综合征发病相关的推测。

Jiménez-Jiménez 等纳入了 205 名不安腿综合征患者及 505 名正常对照人群，参与者均为高加索西班牙人，通过 TaqMAN 探针技术发现 *ADH1B* 基因的 rs1229984 可能会增加不安腿综合征的发病风险。

亚洲韩国学者 Chul-Hyun Cho 等纳入了 325 名不安腿综合征患者及 2603 名非不安腿综合征正常对照人群，并对参与者进行了全基因组关联分析研究，结果发现染色体 6q24 上的 *UTRN* 中的 rs9390170 基因位点可能与不安腿综合征发病相关。同时，再次验证位于 *BTBD9* 基因的 rs3923809 及 rs929624 基因位点与不安腿综合征发病相关。

在 2018 年，Sadaf Mohtashami 等纳入了 457 名散发的原发性不安腿综合征患者及 945 名正常对照人群，通过等位基因频率等检测进行统计分析，结果显示 *TOX3* 基因的 SNP rs3104767 位点在不安腿综合征患者和对照组的等位基因频率中分别为 0.35 和 0.43（$P=0.000\ 7$），这证实 *TOX3* 基因的 rs3104767 位点与不安腿综合征发病具有一定的关联。

目前关于不安腿综合征的关联分析研究数量众多，由于不同人种、地区等因素影响，不同学者的不同研究结果可能并不相同，这可能与不安腿综合征的遗传异质性有关，仍需大样本、多中心甚至多地区的研究，需要更多学者的努力及多学科的合作。

五、致病突变分析

目前虽然定位了多个与不安腿综合征发病相关的致病基因位点，但至今仍没有克隆相关的致病基因。有少数研究者对相关致病基因位点区间的候选基因及 GWAS 发现的易感基因进行相关的测序分析，以克隆可能的致病突变，但均未达到肯定的结果。Xiong 等对 285 例不安腿综合征患者进行 *MEIS1* 基因的 13 个外显子测序，没有发现 *MEIS1* 基因编码序列或剪切接头序列的变化，但是在 *MEIS1* 的内含子 8 和 9 中发现一个新 SNP 与不安腿综合征显著相关，进一步分析发现与不带该位点的患者比较，纯合型不安腿综合征患者脑中 *MEIS1* mRNA 水平降低，*MEIS1* 蛋白的表达量也下降。Vilariño-Güell 等在 71 个不安腿综合征家系的先证者中对 *MEIS1* 和 *BTBD9* 进行测序，发现其中一名先证者存在 *MEIS1* 基因的 pR272H 变异，并在该家系中存在共分离，但在一对照中发现存在改变，因此不能肯定这一突变为不安腿综合征的致病突变。此外，单胺氧化酶 A 基因等位基因的长度、*Parkin* 基因的杂合突变等也发现可能与不安腿综合征发病有关，但均未在其他人群中得到重复验证。

六、外显子测序分析

Weissbach 等报道了德国的不安腿综合征家系，该家系为常染色体显性遗传，有 7 个不安腿综合征患者和 2 个可疑不安腿综合征患者，通过外显子测序技术，研究者筛选出可疑基因位点在所有家系成员中进行 Sanger 测序及共分离分析发现，最可能的候选基因为 *PCDHA3* 基因，并纳入了 64 名散发不安腿综合征患者及 250 名正常对照人群对该基因的 4 个外显子及外显子-内含子交界区再次进行测序验证。通过上述分析，最终发现该家系中 3 个新的错义突变及 1 个剪切位点突变，分别位于 *PCDHA3*（5q31）、*WWC2*（4q35.1）、*ATRN*（20p13）及 *FAT2*（5q33.1）。Gan-Or 等对 7 个不安腿综合征家系针对已知的基因位点（*MEIS1*、*BTBD9*、*PTPRD* 及 *MAP2K5/SKOR1*）进行外显子组测序发现，4 个家族 *BTBD9* 基因的 *GLO1* 突变与不安腿综合征存在共分离现象。目前家系外显子测序分析的相关研究数量不够多，可能外显子测序包含的位点数量相对全基因组分析偏少，可能造成结果欠准确，仍需要较大家系的相关分析来进一步说明不安腿综合征基因遗传学的特征。

七、继发性不安腿综合征基因学分析

引起继发性不安腿综合征的疾病很多，包括缺铁性贫血、多发性硬化、帕金森病、多巴反应性肌张力障碍（DRD）、威尔逊病（WD）等，还有尿毒症、妊娠、慢性失眠等；在遗传学层面，很多疾病都已发现与自身发病相关的风险基因位点，但目前研究证实的一点为 *MAP2K5/SCOR1*（rs6494696）可能是多发性硬化与不安腿综合征相关的遗传位点；目前的研究支持帕金森病与不安腿综合征在基因上可能无相关性，分别是两种独立的疾病；对于不安腿综合征与铁缺乏、WD、ET 及 DRD 等疾病在基因上有无相关，目前尚不能定论。

随着分子研究手段的进展，我们将进一步发现各个疾病的新基因及新位点，在大样本散发病例及家系研究的基础上，各疾病在遗传上的相关性面纱将逐步揭开。

八、不安腿综合征基因的作用机制研究

Helene Catoire 等首先对位于 *BTBD9* 基因的内含子区域的 SNP rs3923809 进行分析，检测类淋巴母细胞系中 mRNA 的量，在不同基因型中（基因型 G/G、基因型 A/G 及基因型 A/A）无明显差别，然后又对不安腿综合征患者的脑桥及中脑部位的 mRNA 水平进行检测，结果显示基因型 A/G 患者可能有更高的 *BTBD9* 基因 mRNA 表达水平。然后又对位于 *MAP2K5* 基因及 *SCOR1* 基因间区的 SNP rs3784709 进行 mRNA 水平检测，未发现显著差异；应用类淋巴母细胞系，研究者发现携带 *MEIS1* 风险基因型的（单核苷酸多态性 rs12469063、单核苷酸多态性 rs2300478GG/GG）不安腿综合征患者 *SKOR1* 基因的 mRNA 水平显著下降。由于 *MEIS1* 基因为同源异形盒基因（又称为同源异形基因，这类基因都具有保守基序），其编码 DNA 结合转录因子，因此研究者推测其表达产物可能与 *SKOR1* 基因启动子区域结合，从而影响 *SKOR1* 基因的 mRNA 表达水平。研究显示，*MEIS1* 和 *SKOR1* 启动子区域之间的确相互影响，这两个不安腿综合征风险基因之间存在直接联系，提示 *MEIS1* 是 *SKOR1* 的调节器。对于与不安腿综合征相关的其他风险基因，其基因表达产物对于下游通路的影响及各基因之间是否相互影响与关联，仍需进一步的研究。

作为一种复杂病种，不安腿综合征的发病可能受遗传因素和环境因素的共同影响。经典的遗传模式为常染色体显性遗传（RLS1 的提出建立在常染色体隐性遗传的基础上），目前，连锁分析定位了 5 个易感位点：RLS1~RLS5；关联性分析定位了 7 个主要的易感基因：*MAOA*、*MEIS1*、*BTBD9*、*MAP2K5/LBXCOR1*、*NOS1*、*PTPRD*。虽然还需要大样本、不同种族的研究来进一步确认这些变异，但不管怎样，这些研究为进一步寻找不安腿综合征的遗传基因提供了基本蓝图。同时，随着蛋白质组学技术的发展，将突变基因转染质粒，进一步进行蛋白质表达和功能学研究，目的基因对传导通路的影响会逐渐清晰，不安腿综合征的分子机制水平的探究会逐渐增多，建立 *MEIS1* 基因风险单倍型与 *SKOR1* 启动子序列之间的联系为今后的调控功能研究开辟了道路，有助于研究各基因在不安腿综合征发病机制中的相互作用，并强调了其他候选基因的重要性。目前，欧洲不安腿综合征研究小组已经启动了一个名为"欧洲不安腿综合征基因工程（EU-RLS-GENE）"的课题，试图通过调查不安腿综合征家系和同胞对来寻找不安腿综合征的易感基因。从目前研究结果看，不同人群及家族型病例与散发病例呈现出一定的遗传异质性，而目前我国对不安腿综合征遗传方面的研究极少，亟须这方面的研究，同时也给予我们很大的研究空间。

（脱厚珍　车晶晶　薛　云）

参 考 文 献

中华医学会神经病学分会帕金森病及运动障碍学组, 2009. 不宁腿综合征的诊断标准和治疗指南. 中华神经科杂志, 42: 709-711.
Allen RP, Picchietti D, Hening WA, et al, 2003. Restless legs syndrome: diagnostic criteria, special considerations, and epidemiology.

A report from the restless legs syndrome diagnosis and epidemiology workshop at the National Institutes of Health. Sleep Med，4：101-119.

Cho CH，Choi JH，Kang SG，et al，2017. A Genome-Wide association study identifies UTRN gene polymorphism for Restless Legs Syndrome in a Korean population. Psychiatry Investig，14：830-838.

Desautels A，Turecki G，Montplaisir J，et al，2005. Restless legs syndrome：confirmation of linkage to chromosome 12q，genetic heterogeneity，and evidence of complexity. Arch Neurol，62：591-596.

El Gewely M，Welman M，Xiong L，et al，2018. Reassessing GWAS findings for the shared genetic basis of insomnia and restless legs syndrome. Sleep，41：1-6.

Fuh JL，Chung MY，Yao SC，et al，2015. Susceptible genes of restless legs syndrome in migraine. Cephalalgia，36：1028-1037.

Hammerschlag AR，Stringer S，de Leeuw CA，et al，2017. Genome-wide association analysis of insomnia complaints identifies risk genes and genetic overlap with psychiatric and metabolic traits. Nat Genet，49：1584-1592.

Jiménez-Jiménez FJ，Alonso-Navarro H，García-Martín E，et al，2018. Genetics of restless legs syndrome：an update. Sleep Med Rev，39：108-121.

Jiménez-Jiménez FJ，Esguevillas G，Alonso-Navarro H，et al，2018. Gamma-aminobutyric acid（GABA）receptors genes polymorphisms and risk for restless legs syndrome. Pharmacogenomics J，18：565-577.

Khan FH，Ahlberg CD，Chow CA，et al，2017. Iron，dopamine，genetics，and hormones in the pathophysiology of restless legs syndrome. J Neurol，264：1634-1641.

Levchenko A，Provost S，Montplaisir JY，et al，2006. A novel autosomal dominant restless legs syndrome locus maps to chromosome 20p13. Neurol，67：900-901.

Li G，Tang H，Wang C，et al，2017. Association of BTBD9 and MAP2K5/SKOR1 with Restless Legs Syndrome in Chinese population. Sleep，40：1-6.

Lin CH，Chen ML，Wu VC，et al，2014. Association of candidate genetic variants with restless legs syndrome in end stage renal disease：a multicenter case-control study in Taiwan. Eur J Neurol，21：492-498.

Mathias RA，Hening W，Washburn M，et al，2006. Segregation analysis of restless legs syndrome：possible evidence for a major gene in a family study using blinded diagnosis. Hum Hered，62：157-164.

Moccia M，Erro R，Picillo M，et al，2016. A four-year longitudinal study on Restless Legs Syndrome in Parkinson Disease. Sleep，39：405-412.

Mohtashami S，He Q，Ruskey JA，et al，2018. TOX3 variants are involved in Restless Legs Syndrome and Parkinson's Disease with opposite effects. J Mol Neurosci，64：341-345.

Pichler I，Marroni F，Volpato CB，et al，2006. Linkage analysis identifies a novel locus for restless legs syndrome on chromosome 2q in a South Tyrolean population isolate. Am J Hum Genet，79：716-723.

Sas AM，Di Fonzo A，Bakker SL，et al，2010. Autosomal dominant restless legs syndrome maps to chromosome 20p13（RLS-5）in a Dutch kindred. Mov Disord，25：1715-1722.

Schormair B，Kemlink D，Roeske D，et al，2008. PTPRD（protein tyrosine phosphatase receptor type delta）is associated with restless legs syndrome. Nat Genet，40：946-948.

Stefansson H，Rye DB，Hicks A，et al，2007. A genetic risk factor for periodic limb movements in sleep. N Engl J Med，357：639-647.

Trenkwalder C，Allen R，Högl B，et al，2016. Restless legs syndrome associated with major diseases：a systematic review and new concept. Neurol，86：1336-1343.

Vilarino-Guell C，Farrer MJ，Lin SC，2008. A genetic risk factor for periodic limb movements in sleep. New Eng J Med，358：425-427.

Winkelmann J，Ferini-Strambi L，2006. Genetics of restless legs syndrome. Sleep Med Rev，10：179-183.

Winkelmann J，Lichtner P，Pütz B，et al，2006. Evidence for further genetic locus heterogeneity and confirmation of RLS-1 in restless legs syndrome. Mov Disord，21：28-33.

Winkelmann J，Lichtner P，Schormair B，et al，2008. Variants in the neuronal nitric oxide synthase（nNOS，NOS1）gene are associated with restless legs syndrome. Mov Disord，23：350-358.

Winkelmann J，Schormair B，Lichtner P，et al，2007. Genome-wide association study of restless legs syndrome identifies common variants in three genomic regions. Nat Genet，39：1000-1006.

Xiong L，Catoire H，Dion P，et al，2009. MEIS1 intronic risk haplotype associated with restless legs syndrome affects its mRNA and protein expression levels. Hum Mol Genet，18：1065-1074.

第四章

不安腿综合征病因与发病机制

目前，不安腿综合征的具体病因尚不明确。通常与以下因素相关，如遗传、糖尿病、慢性肾衰竭、缺铁性贫血、叶酸、维生素 B_{12} 缺乏、周围神经病、帕金森病、妊娠、长期受凉或服用药物，如三环类抗抑郁药、咖啡、酒精等。其确切的发病机制不清，有多巴胺能神经元损害、铁缺乏、内源性阿片释放、肢体血液循环障碍等多种假说，下面将分别阐述。

第一节 不安腿综合征的病因

不安腿综合征可以是原发性的，也可以是继发性的。虽然家族性不安腿综合征和散发性及症状性不安腿综合征较难鉴别，但是其发病年龄较早，而且这类患者妊娠期间症状会显著加重。临床研究显示，至少 60%的特发性不安腿综合征患者有阳性家族史，这种明显的家族聚集性提示不安腿综合征具有高度遗传特性。一项包括 12 例纯合子双胞胎的家族性不安腿综合征患者的研究显示了高度的一致性和外显率。家族性不安腿综合征患者显示常染色体显性遗传和单个大基因有关，且平均发病年龄在 30 岁之前。

在美国、加拿大、德国及意大利的不安腿综合征大的家系中的分子基因研究提示至少有 3 个主要的易感位点与不安腿综合征相关。不安腿综合征的基因对照研究发现在一个法国-加拿大家系中，不安腿综合征和染色体 12q13—q23（RLS1）相关，并且和一系列附近的常染色体隐性遗传的小随体标记有关。这个基因位点在加拿大超过 5 个家系中得到证实，但是在意大利北方的家系中未发现类似结果。Desautels 等发现和多巴胺神经传递调节相关的神经降压素基因位于该位点，但是可能和不安腿综合征不相关。和不安腿综合征相关的另一个基因位点 14q13—q21（RLS2）在意大利北方的一个同时具有不安腿综合征和 PLMS 的家系中得到证实。这个位点也在加拿大的一个家系中得到证实，是常染色体显性遗传模式。在美国的 2 个不安腿综合征的大家系中发现，不安腿综合征也和另一个常染色体显性遗传的基因位点 9p24—p22（RLS3）有关。和其他疾病一样，不安腿综合征可能最终会被证实是多基因遗传，且是基因和环境复杂相互作用的结果。因为不安腿综合征的一般体格检查及神经系统检查通常是正常的，以下检查能鉴别继发性的原因并且能排除其他疾病。铁缺乏，包括妊娠、肾衰竭及贫血与可逆性不安腿综合征有关。19%的妊娠期女性会出现不安腿综合征，分娩后数周症状会消失。遗传性不安腿综合征患者在妊娠期症状会加重。

50%的肾衰竭患者在终末期会出现不安腿综合征症状，而且在肝移植后不安腿综合征症状会得到改善。

　　不安腿综合征具体的病因并没有明确，因此采用"综合征"这个概念来解释存在多种病因，多种机制的药物治疗均有可能改善铁调节和多种基因位点的疾病。

第二节　不安腿综合征的发病机制

　　近年来，不少研究均表明不安腿综合征与中枢神经系统多巴胺能神经元损害有关，且多巴胺类药物对本病有明显疗效。中枢神经系统非黑质纹状体系统多巴胺能神经元损害，如间脑、视上核和视交叉多巴胺能神经元及脊髓多巴胺能神经元的损伤与不安腿综合征发病有关，故补充多巴胺或多巴胺受体激动剂可明显缓解不安腿综合征的症状。许多文献报道铁缺乏对不安腿综合征具有重要影响，缺铁时不安腿综合征症状明显加重，且服铁剂后症状则明显减轻，而且孕妇、尿毒症患者不安腿综合征发病率增加也与缺铁有关。另外，不安腿综合征患者的内源性阿片功能低下。尽管许多教科书提到了脊髓及外周神经损伤是继发性不安腿综合征的原因，但是两者之间的关系还是不确定。帕金森病和不安腿综合征之间有一定的联系可能和 *Parkin* 基因有关。影响神经递质系统的药物如抗抑郁药、抗精神病药、抗癫痫药、组胺受体拮抗剂等也会影响不安腿综合征的症状表达。另外，吸烟及饮酒、摄入咖啡因也和不安腿综合征的发生相关。

一、多巴胺和不安腿综合征

　　目前，不安腿综合征较公认的机制之一是与中枢神经系统多巴胺能神经元损害有关。从病理生理学观点来看，不愉快感觉异常症状主要发生在下肢或四肢，故借此可推测此感觉异常症状可能与脊髓中枢感觉系统神经投射纤维密切相关，而睡眠生理节奏紊乱则牵涉与脑干多巴胺能神经元有关的睡眠控制中枢。另外，长期的临床观察显示患者不出现帕金森病样症状，而且长期服用多巴胺类药物也未出现运动症状波动，提示多巴胺能神经元损害可能不发生在黑质纹状体系统，而可能在其他中枢多巴胺能神经系统中。而且，患者口服小剂量多巴胺受体激动剂即可取得明显疗效，可以推测本病主要发生在多巴胺能神经元细胞内而非突触多巴胺能神经元后受体。

（一）多巴胺的合成和代谢

　　儿茶酚胺类家族包括去甲肾上腺素、肾上腺素和多巴胺；而多巴胺在中枢神经系统中含量最多。直到 20 世纪 50 年代才发现多巴胺是一种重要的神经递质，也是去甲肾上腺素和肾上腺素的简单中间产物。L-酪氨酸通过酪氨酸羟化酶的催化形成 L-DOPA。通过多巴胺脱羧酶催化 L-DOPA 形成多巴胺。接下来，通过多巴胺 β-羟化酶及苯乙醇胺氮位甲基移位酶转化为去甲肾上腺素及肾上腺素（图 4-1）。

酪氨酸羟化酶的激活是多巴胺合成过程中的限速步骤，由很多因素严格调节控制，包括儿茶酚胺产物的反馈抑制（如多巴胺）。为了将酪氨酸转化成 L-DOPA，酪氨酸羟化酶需要将铁结合到 C 端的催化区。酪氨酸羟化酶的催化激活也需要四氢生物蝶呤还原铁到亚铁（Fe^{2+}）形式。这样就能使底物（如 L-酪氨酸及分子氧）结合到 C 端。催化性循环 1 周后，分子氧能将部分铁氧化成三价铁形式，因此能增加多巴胺和 L-DOPA 的结合亲和力。当 L-DOPA 或多巴胺结合到 N 端的调节区域时，通过阻止四氢生物蝶呤的结合使复合物失活。L-DOPA 及多巴胺通过 cAMP 依赖性蛋白激酶（PKA）酪氨酸蛋白激酶的磷酸化来恢复生物合成，因此能降低结合多巴胺亲和力的 300 倍，增加蝶呤协同因子的亲和力。同时，内源性四氢生物蝶呤的水平由 GTP 环水解酶活性来调节，因为它是在 GTP 限速酶的下游合成。GTP 环水解酶 I 的突变和遗传性 L-DOPA 反应性肌张力障碍有关，能表现出多巴胺反应性昼夜节律症状，尤其在女性中更明显，在不安腿综合征中这两个特点也很常见。

多巴胺释放后，通过多巴胺转运体（dopamine transporter，DAT）将突触间的多巴胺再摄取到突触前膜。DAT 依赖于 Na^+/K^+ 泵产生的能量，是 Na^+/Cl^- 依赖血浆膜转运体家族中的一个成员，也是去甲肾上腺素及 GABA 的转运体。影像学利用 DAT 高亲和力复合物研究能使多巴胺系统完整显影。

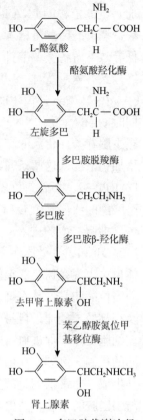

图 4-1 多巴胺代谢途径

一旦回到突触前末梢，通过囊泡转运体-2（vesicular monoamine transporter-2，VMAT-2）多巴胺就被再次打包入突触囊泡，或者通过单胺氧化酶（MAO）代谢成二羟苯乙酸（DOPAC）。在突触，多巴胺可选择这两条通路进行代谢，取决于其第一步被谁催化，是 MAO 还是儿茶酚 O-甲基转移酶（catechol-O-methyltransferase，COMT）。因此，多巴胺可以脱氨基形成 3，4-DOPAC，或者甲基化为 3-甲氧酪胺（3-MT），3-MT 脱氨及 DOPAC 甲基化能形成高香草酸（homovanillic acid，HVA）。人类脑脊液的 HVA 水平被用来评估脑内的多巴胺活性水平。但这种方法作为评价多巴胺功能的精确度还不清楚。

（二）多巴胺的生理效应

多巴胺是中枢神经系统最好的"调质"。不像谷氨酸及 GABA 以引出兴奋性及抑制性电位的方式发挥作用，多巴胺通过改变膜的特性及特异性离子传导允许门控输入。和环境及体内平衡要求一起，对其他输入的提高及降低的反应影响输出的强度、持续时间及时间点。多巴胺能的多因素控制以和 G 蛋白偶联的 7 个跨膜区的 5 种亚型为条件（D1~D5），根据药理学、生物化学及氨基酸的同源性分为两类：D1 样（D1 和 D5）及 D2 样（D2、D3 和 D4）。D3 和内源性多巴胺亲和力最高，接下来依次是 D4、D2、D5 和 D1。而且，每种受体的亚型在脑内都有单一的定位模式，能增加多巴胺能行为效应的阵势。

D1 样受体激活 Gs 转导通路，刺激腺苷酸环化酶的产生，增加 cAMP 的形成，最终增加 cAMP 依赖的 PKA 的活性。PKA 通过磷酸化激活 DARPP-32（多巴胺及环腺苷 3，5-磷酸盐调节的磷酸蛋白），允许磷酸化的 DARPP-32 抑制蛋白磷酸酶-1（PP-1）。PP-1 活性降低导致下游各类调节神经递质受体及电压门控离子通道的效应蛋白的磷酸化状态升高。最终导致谷氨酸受体 N-甲基-L-天冬氨酸（NMDA）、α-氨基酸-5-羟基-3-甲基-4-异噁唑丙酸（AMPA）、Ca^{2+} 通道（L-型、N-型及 P-型）、cAMP 效应元件结合蛋白（CREB）活性增加，同时 $GABA_A$ 受体、Na^+ 通道、Na^+/K^+-ATP 酶活性降低。D2 样受体刺激 Gi 转导通路，同时减少腺苷酸环化酶的产生。D2 样受体激活也能导致胞内钙浓度的增加。通过降低 PKA 及增加钙浓度，这两条通路能各自独立发挥作用，使磷酸化的 DARPP-32 恢复到失活状态的 DARPP-32。另外，可以通过谷氨酸激活 NMDA 受体，增加胞内钙浓度来刺激钙调磷蛋白磷酸酶的活性。由 D2 样受体介导的其他机制的激活包括通过电压门控 Ca^{2+} 通道增加 K^+ 的传导抑制 Ca^{2+} 的进入。

D1 和 D2 受体在突触后通过多巴胺能投射定向到非多巴胺能细胞发挥作用。D2 样受体也可出现在树突的突触前膜、胞体及多巴胺能细胞的突触前末梢。这些自身受体的突触前定位能使它们具有抑制反馈机制。胞体树突区域的调节包括多巴胺能细胞的点火率，以及在神经末梢通过自身受体控制多巴胺的合成与释放。另外，多巴胺可作用于脑微血管内皮细胞受体，促进血管收缩。而多巴胺合成与释放的确切机制还不清楚，有证据表明是不同的机制。例如，在前额及扣带回皮质，自身受体的激活能调节多巴胺的释放，不能调节其生成。非常低剂量的多巴胺类似物效应由自身受体激活，与之相反的是突触后受体，其与多巴胺的亲和力高出 10 倍。

（三）昼夜节律和内环境稳定对中枢多巴胺信号的影响

脑内多巴胺系统在含量、循环、释放及行为反应上具有昼夜节律。在我们还没有彻底理解之前，我们可以认为多巴胺信号通路受昼夜节律的影响，表现为在活动时有峰值，在非活动状态下有谷值（如睡眠时）。昼夜节律影响多巴胺系统部分是通过褪黑素起作用的，因为松果体切除术后纹状体多巴胺含量的昼夜节律受到影响。越来越多的证据表明多巴胺能传递受到昼夜节律的影响。昼夜节律相关蛋白失活的小鼠出现酪氨酸表达及磷酸化和相关行为增加。Carlsson 及其同事首次以尸检形式在下丘脑进行了有关脑内单胺含量昼夜节律变化的研究。下丘脑多巴胺含量的峰值可能出现在中午，然后逐渐下降，在凌晨到达它的谷值。在人类 4：00～6：00 后显著增加。夜间活动的小鼠下丘脑多巴胺含量变化很大，峰值在午夜，到 4：00 时显著下降。这种现象至少部分是由于酪氨酸表达受白天的调节，在觉醒前的数小时前达谷值，在一天活动的中间达到峰值，和胞外多巴胺、DOPAC 及 HVA 的水平和运动活性相一致。DAT 的表达也表现出昼夜节律性，还不是很清楚这些节律是否能反映纹状体受体浓度的变化，是否在边缘系统及运动环路分支中较显著。

脑内的一些多巴胺系统也受到内环境稳定的影响，在黑质纹状体通路中研究得最多。在脑内多巴胺系统中，黑质纹状体通路可塑性是唯一一种参与增加睡眠驱动力的机制。和其他单胺类不同，在睡眠剥夺大鼠中，纹状体多巴胺及其代谢产物在快速眼动（REM）睡眠期是增加的。另外，关于发生的受体及区域改变的确切机制还存在争议。一些研究者并不认为在受体的绝对数目上没有变化，而另一些研究者则认为 D2 样受体的结合是增加的。

因此，对于多巴胺能系统紊乱（DSD）的评估需要明确几个常见的标记，包括多巴胺、多巴胺转运体（DAT）、多巴胺受体（DR1、DR2、DR3）、酪氨酸羟化酶（TH）。

（四）多巴胺和不安腿综合征的关系

药理学上能改变神经元多巴胺能信号的一些物质常被用作有效治疗睡眠及睡眠障碍的药物。而这种临床经验对多巴胺信号是调节觉醒状态不可或缺的说法提出了质疑，从近期的科学调查才开始完全理解这些概念。各种多巴胺受体亚型的不同结合力及定位可能解释多巴胺类似物对行为状态的双相作用。小剂量促进睡眠，包括能被非镇静剂量的神经安定药所拮抗的 REM 睡眠，提示在末梢或体内多巴胺能 VTA 或黑质纹状体致密部神经元存在 D2 样抑制机制。高剂量非特异性多巴胺受体激动剂通过 D1 样突触后受体增加自发活动、促进觉醒、抑制漫波睡眠及 REM 睡眠。

不安腿综合征涉及的大多数基因与多巴胺存有关系，包括多巴胺受体 D2 的基因，多巴胺受体 D4 的基因，多巴胺转运蛋白 DAT1 的基因，以及最近的功能性神经影像学研究发现的在前纹状体回路水平上存在的多巴胺能功能障碍。

不安腿综合征中枢多巴胺能假设（功能减退）源于大部分不安腿综合征患者对小剂量多巴胺能类似物具有神奇的敏感性（表 4-1）。这种假设持续存在，尽管缺乏强有力的生物学证据表明不安腿综合征患者存在多巴胺能的异常。基因相关性研究并没有显示不安腿综合征易感位点涉及多巴胺能假设或其信号通路的蛋白。脑脊液多巴胺及其代谢产物的分析还不是很清楚。脑内最显著的多巴胺通路即黑质纹状体系统的影像学研究，还不能鉴别是突触后还是突触前功能异常，或是突触多巴胺利用度相对过多还是相对缺乏。有些研究者发现，在 DAT 结合正常的情况下，fluoro-dopa 摄取下降，D2 受体结合力下降，虽然这种改变是微小的，在另一个研究中也没有被证实。不安腿综合征（同样对 PLMS）在中脑多巴胺能神经元丢失超过 80% 的帕金森病患者中的发生率并不低，说明不安腿综合征并不是由黑质纹状体末梢突触前功能显著异常引起的。这些发现提示不安腿综合征可能存在突触后多巴胺信号的异常，而不是突触前信号异常，也可能是突触本身功能异常所致。或者，这些数据表明基本病理生理是由目前研究较少的 A11 区多巴胺能脑脊髓通路功能低下引起，尽管该部位面积较小，但是能主要通过 D2 样受体（包括 D3 受体亚型）对脊髓网络发挥有力的调节作用。之前的一项关于这条通路损害后的研究提示脊髓多巴胺唯一来源被打断后，可能会诱导不安腿综合征样的表型。相关的一些行为分析及所涉及的突触、细胞、网络机制的详情相继出现，如多巴胺及 D2 样受体激动剂能抑制体外小鼠脊髓的单突触反射波幅，而且在多巴胺的生理低水平条件下，这种调节通过 D3 受体介导（如在 D3 受体敲除动物中这种功能缺失）。缺乏 D3 受体功能的小鼠同时表现出脊髓交感神经元昼夜节律反转，行为上表现为运动亢进，休息-活动周期中觉醒时间增加。考虑到上述提到的多巴胺昼夜节律的谷值，任何固有的或与疾病相关（如不安腿综合征）的多巴胺环路中行为效应的降低有助于增加脊髓对伤害性疼痛输入、反射、交感驱动及类似不安腿综合征表型的出现。大多数的不安腿综合征患者并不存在多巴胺能神经元变性，也提示多巴胺的合成机制并没有受损。一些其他的研究发现，不安腿综合征患者壳核中 D2 样受体显著降低与不安腿综合征的严重程度相关；当与对照组相比，不安腿综合征患者的黑质，而非壳核中酪氨酸羟化酶显著增高。酪氨酸羟化酶和磷酸化（活性）酪氨酸羟化酶在黑质和壳核中均显著增加；壳核或黑质上 D1 样受体均无显著差异。这些结论支持多巴胺能系统的紊乱是不安腿综合征发病的重要因素之一，导致了感觉和运动的异常。

表 4-1　用于治疗不安腿综合征的多巴胺能药物的受体类型亲和力

药物	受体类型亲和力
多巴胺	高度，D3，D4 ≫ D1，D2，D5
培高利特	高度，D3 > D2 > D4 ≫ D1，D5
普拉克索	高度，D3 > D4 > D2 ≫ D1，D5
卡麦角林	高度，D3 ~ D2 > D5 > D4 > D1
罗平尼咯	非常高，D3 ≫ D2，D4 ≫ D1，D5
罗替戈汀	高度，D3 > D2 ≫ D1

二、铁和不安腿综合征

缺铁无疑是全世界最常见的营养障碍，影响超过 20 亿人。近年来的研究发现，约 43% 的不安腿综合征与系统的铁缺乏相关。铁在人体不同区域和脑细胞内呈现出多种不同的形态。

铁对不安腿综合征的影响主要是作用于大脑多巴胺能神经元的代谢，特别是其线粒体中的氧化代谢，因为铁是酪氨酸羟化酶的辅助因子，该酶控制酪氨酸代谢，从而影响多巴胺的合成。目前已有一些证据可以证明铁与多巴胺能功能障碍相关，如所涉及的大多数基因与多巴胺代谢有关（D2 受体的基因、D4 受体的基因、多巴胺转运蛋白的基因），以及最近的功能神经影像发现在前纹状体环路水平上多巴胺能功能障碍。动物缺铁实验也证明，铁含量减少可使小鼠脑细胞中多巴胺的合成减少，其 D2 受体减少，多巴胺转运体功能和密度下降而细胞外多巴胺浓度升高，但 D2 受体及多巴胺转运体合成及功能与铁的关系尚未完全明了。

（一）体内铁

铁是体内最重要的过渡型金属元素，因为它参与了体内很多代谢过程，主要与它具有电子受体和供体功能相关。众所周知，铁缺乏会引起贫血，铁过量会引起血色病。因为过量游离铁离子会引起氧化损伤，体内铁的水平主要和消化吸收密切相关，因为目前还没有发现铁的清除机制。一小部分游离铁离子以转铁蛋白的形式执行转运功能，以铁蛋白的形式执行存储功能。中枢神经系统铁缺乏会导致运动损害及认知损害，近年来发现，中枢神经系统铁缺乏还和不安腿综合征的发生有关。

（二）脑内铁

就像在肝脏一样，脑内铁的浓度较其他金属元素要高。脑内的铁主要以非血红素铁的形式存在。脑内的内皮细胞（组成血脑屏障）表达转铁蛋白受体。二价铁转铁蛋白在毛细血管管腔膜上被吸收，解离到内涵体，再与膜上转铁蛋白结合释放到脑内细胞间隙，传递到神经元及神经胶质。大多数细胞间隙内的转铁蛋白可能在少突胶质细胞内合成，但是血浆中的转铁蛋白也能到达脑内。

铁在脑内不是平均分布的，苍白球、红核、黑质网状致密部、壳核及齿状核内铁的浓度最高。铁主要存在于神经元、小胶质细胞、少突胶质细胞及星形胶质细胞中。

脑内大部分铁和转铁蛋白结合在一起。脑内的铁蛋白和其他器官中的铁蛋白类似（如脑内铁蛋白也是由 H 链和 L 链两种亚基复合而成，只是脑内铁蛋白 H/L 的比例高于体内 H/L 比例）。脑内铁严重缺乏可导致脑内各区域铁蛋白 H 链水平下降，而 L 链受累区域仅局限于纹状体、黑质，提示铁蛋白的受体相关性作用。

脑内同样存在转铁蛋白，主要存在于少突胶质细胞。毛细血管内膜、皮质纹状体神经元及少突胶质细胞均存在转铁蛋白受体。只有当脑内铁维持一个稳态才能保证正常的生理功能。

（三）脑内铁缺乏和血浆铁蛋白水平下降

脑内铁缺乏能导致疲劳、易激惹、嗜睡、倦怠、注意力下降、活动减退、智能下降及儿童多动。然而，到目前才有系统性的研究证实脑内铁缺乏能导致认知及注意力缺陷。

铁缺乏对静坐不能起了一定作用，对儿童多动也有一定的作用。在人类，采用神经镇静剂治疗后，大部分会出现铁剥夺性（低铁蛋白）静坐不能，尽管有些研究并未证实铁缺乏和静坐不能之间的关系。

铁在脱髓鞘疾病中也起了重要的作用，可能是通过细胞色素 P450 起作用，涉及脂肪酸及脂质代谢。

很早之前的研究显示，缺铁性贫血患者出现不安腿综合征的频率较高，而且通过补充铁剂后症状能得到改善。值得注意的是，不安腿综合征在妊娠女性中出现的频率也较高（12%～20%），这种情况的出现也和铁缺乏有关，其他如叶酸缺乏也可能参与其中。

不安腿综合征严重程度和血浆铁蛋白水平之间的关系如图 4-2 所示。目前同一个小组的研究显示，不安腿综合征患者血浆铁蛋白和对照组相比并没有差异，但是脑脊液铁蛋白和对照组相比有显著差异（图 4-3）。这项研究提示不安腿综合征是一种血脑屏障铁转运障碍性疾病。铁代谢和不安腿综合征之间的因果关系能解释不安腿综合征症状的昼夜节律性，因为夜间铁利用度会出现下降（血浆铁浓度下降 30%～50%）。

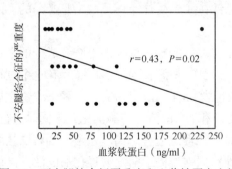

图 4-2　不安腿综合征严重度和血浆铁蛋白之间的关系

（引自 Sun ER, Chen CA, Ho G, et al. Iron and restless leg syndrome. Sleep, 1998, 21: 371-377.）

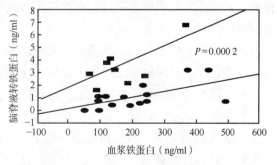

图 4-3　脑脊液转铁蛋白和血浆铁蛋白之间的关系

（■: 对照组; ●: 不安腿综合征组）

（引自 Earley CJ, Connor JR, Beard JL, et al. Abnormalities in CSF concentrations of ferritin and transferrin in restless leg syndrome. Neurology, 2000, 54: 1698-1700.）

和对照组相比，5 例不安腿综合征头颅 MRI 显示脑内黑质铁含量相对下降，壳核下降程度相对较轻，提示中枢神经系统铁利用度在不安腿综合征的病理生理中可能发挥着一定作用。然而，铁缺乏不是全部原因。另一项近期研究显示，老年人不安腿综合征发生率的增加与血浆铁水平低有关，与血浆铁水平高也有关。可能是复杂的铁代谢改变，而不是单纯铁缺乏导致细胞铁利用度下降在不安腿综合征的发生中起了更重要的作用。

值得关注的是，尽管几个非对照研究显示不安腿综合征补充铁剂后症状能改善，但是唯一一例对照研究对 28 例（共 125 例不安腿综合征患者）无贫血患者补充硫酸亚铁 325mg，并继续维持已开始了 14 周的初始治疗，并没有发现补充铁剂后能改善不安腿综合征症状。安慰剂和铁治疗组间睡眠质量、夜间不安腿综合征比例及不安腿综合征对生活质量的影响方面无差异。但是这项研究在方法学上还存在较多问题：125 例患者中只有 28 例被纳入研究组，可能存在偏倚，入选了一些对治疗无反应的患者。另外，超过 50% 的患者已经接受了左旋多巴/卡比多巴作为先前治疗，而且研究期间没有停药；如果铁剂通过恢复正常的多巴胺能传递发挥作用，那么先前的多巴胺能治疗可能就会掩盖补充铁剂后的这种作用。最后，补充铁剂后并没有报道铁蛋白所达到的水平；根据临床经验，一般来说铁蛋白达到 50～100ng/ml 时才开始发挥临床作用，而且脑脊液铁蛋白水平在本研究中未被检测。因此，阴性结果并不能说明铁剂治疗在未入选的不安腿综合征患者中没有作用，遑论铁代谢是否在不安腿综合征的病理生理中具有重要作用了。

因为药理学研究及正电子发射断层扫描（PET）研究清楚地显示不安腿综合征和多巴胺能传递受损有关，这些结果就提出了这样一个问题，铁和多巴胺能传递之间有怎样的联系呢？铁和多巴胺 D2 结合位点的生理调节有关：在大鼠中，营养性缺铁能导致脑内非血红素铁含量下降，多巴胺 D2 受体结合能力下降 40%～60%，而其亲和力未变，同时对直接多巴胺受体激动剂阿扑吗啡的行为反应下降。补充铁剂后，减少的 D2 结合位点的回复也是一个缓慢的过程，需要 1～3 周的时间。铁缺乏的直接效应是 D2 受体，并不改变 α、β 肾上腺素能，毒蕈碱能，血清素能或是 D1 受体的结合能力，但是确切的机制还不清楚。可能铁只是部分受体位点，因为很多多巴胺受体激动剂或拮抗剂都是铁螯合剂。铁也可能在多巴胺受体结合膜形态中具有重要作用，或者是铁在 D2 受体蛋白形成中是必需的，因为氯化铁注射会导致受体超敏。

铁也是酪氨酸羟化酶及色氨酸羟化酶的辅因子。酪氨酸羟化酶是多巴胺合成中的限速酶；它催化酪氨酸脱氢成二羟苯丙氨酸（DOPA，多巴），最终转换成多巴胺。在这个过程中显示酪氨酸羟化酶表达大肠杆菌，每个酶亚单位包含 0.04～0.1 个铁原子，经 Fe^{2+} 孵化后酶能快速激活（13～40 倍）。Fe^{2+} 和酶结合具有高度亲和力，铁结合和酶活化几乎同时进行。在缺乏 Fe^{2+} 的情况下，酶能释放金属离子，铁螯合剂能促进这种解离。铁螯合剂将铁从酶移除的效能和其抑制酶活性的能力有关。这个体外数据强烈提示酪氨酸羟化酶的活性高度依赖 Fe^{2+} 的存在，但是仍需在体内试验进行证实。

此外，缺铁可能导致多巴胺转运蛋白活性降低。有两项独立研究发现多巴胺转运蛋白显著下降，这些研究都是在出现不安腿综合征之前观察多巴胺转运蛋白的。利用单光子发射计算机断层成像术和尸检观察多巴胺转运蛋白，细胞培养研究对铁缺乏和多巴胺转运蛋白进行了观察，这些结果都表明不安腿综合征是降低膜结合的纹状体多巴胺转运蛋白，而不是降低总细胞多巴胺转运蛋白。

所有这些数据说明脑内铁利用度的缺乏在不安腿综合征的病理生理学中起了重要的作用。在一些病例中，全身性铁缺乏会导致脑内铁缺乏，表现为贫血和（或）体内铁储存下降。在其他一些病例中，脑水平铁利用度会受损，表现为脑脊液中铁及铁蛋白下降，而外周血中铁含量正常，可能由血脑铁转运异常引起。对全身型铁缺乏的患者，补充铁剂来支持外周铁正常是有效的；对于脑铁利用度下降的患者，过量的铁是否能提升脑内铁水平有待进一步证实。

三、内源性阿片受体和不安腿综合征

内源性阿片系统及多巴胺系统不足参与了不安腿综合征的发病，但这并不提示不安腿综合征的主要缺陷是这两个系统其中之一。有研究显示，内源性阿片系统中的脑啡肽及内啡肽在不安腿综合征的发病机制中具有一定作用，且阿片受体通过与多巴胺系统之间的交互作用对不安腿综合征症状有影响作用。

（一）给予经阿片治疗的不安腿综合征患者纳洛酮

盲态下对两名经阿片治疗的不安腿综合征患者给予了阿片受体阻滞剂纳洛酮。未治疗患者，一夜间觉醒状态下能记录到 992 次周期性肢体运动（PLMS）。几乎没法记录睡眠相关的 PLMS。当用 20mg 美沙酮治疗后，不安腿综合征的主要症状包括感觉异常、夜间需要走动及相关的 PLMS，在睡眠及觉醒状态下几乎能全部被抑制。对于经过治疗的患者，觉醒状态下只记录到 4 次 PLMS，夜间没有记录到睡眠相关的 PLMS。当该名患者处于觉醒状态并给予美沙酮时，静脉滴注 0.16mg 纳洛酮能使该患者在觉醒状态下再次出现 PLMS。当纳洛酮停用后，这种运动强度每 15 分钟逐渐增加，直至出现泛发性运动不安，持续约 30 分钟。在第一个 15 分钟时，患者在觉醒状态下出现 96 次 PLMS。另一天，患者在使用美沙酮的状态下，接受安慰剂生理盐水，而患者自认为是纳洛酮，患者在觉醒状态下并没有出现 PLMS。

第二名患者在未治疗状态下，在一夜间的觉醒及睡眠时共记录到 458 次 PLMS。当睡觉时给予 195～260mg 丙氧酚时，该患者的 PLMS 被抑制，不安感减轻。阿片治疗状态下，经过纳洛酮的再激发症状和第一位患者中见到的类似。治疗状态下经安慰剂生理盐水对照后的反应也和第一位患者中见到的类似。Winkelmann 等在一些不明原因的无对照患者中报道了类似的结果，患者经过阿片预治疗，没有显示撤药征象，当给予纳洛酮后，迅速出现显著的不安腿综合征激发症状。这些结果提示阿片作用对阿片受体具有特异性，提示内源性阿片系统中的脑啡肽及内啡肽在不安腿综合征发病机制中具有一定作用。因为所有能有效治疗不安腿综合征的阿片均为 μ 阿片受体激动剂，故推测可能该受体亚型参与了不安腿综合征的发病。

（二）多巴胺受体阻滞

神经镇静剂诱导的静坐不能（neuroleptic induced akathisia，NIA）是由多巴胺阻滞剂诱导的一种运动不安。以内心渴望移动全身为特征，而不安腿综合征表现的运动不安是需要缓解腿部的不适感。NIA 患者也会出现 PLMS 及睡眠障碍，但是和不安腿综合征的程度不同。因为 NIA 和不安腿综合征都具有运动不安及其他症状，所以内源性多巴胺系统涉及两者的发病机制。这些结果在以下观察中得到进一步的验证，在 3 例使用多巴胺受体激动剂成功治疗不安腿综合征的患者中，采用多巴胺拮抗剂治疗后会出现症状加重（未发表的数据）。然而，在未使用药物治疗的不安腿综合征患者中，给予多巴胺受体阻滞剂并不会总是加重不安腿综合征的运动及感觉症状。Akpinar 对一例从未使用过药物治疗的不安腿综合征患者给予多巴胺受体阻滞剂匹莫齐特 10～30mg，持续 2 周，发现不安腿综合征症状加重。Winkelmann 等对未使用药物治疗的 8 例不安腿综合征患者给予 10mg 甲氧氯普胺，与上述研究结果相反的是，使用甲氧氯普胺后只观察到不安腿综合征有加剧的趋势，但和基线相比没有统计学意义。

（三）纳洛酮给予经多巴胺治疗的不安腿综合征患者，多巴胺受体拮抗剂给予经阿片治疗的不安腿综合征患者

经多巴胺治疗的不安腿综合征患者，当给予纳洛酮时未出现症状再激活。Akpinar 报道了一例经多巴胺药物治疗的不安腿综合征患者，使用纳洛酮进行激发试验的结果。该患者在 21：15 时给予溴隐亭 2.5mg，在 22：15 时给予 L-DOPA 及多巴胺脱羧酶抑制剂 250mg，在 23：25 时静脉给予纳洛酮，并没有发现主观不安腿综合征症状再激活。相反，当使用阿片受体治疗的不安腿综合征患者给予多巴胺受体阻滞剂匹莫齐特时，发现至少不安腿综合征的其中一些症状有再激活现象。Montplaisir 等观察了一例不安腿综合征患者，观察内容包括未治疗状态、使用硫酸可待因 120mg 治疗状态、联合使用硫酸可待因 120mg 及多巴胺受体阻滞剂匹莫齐特 20mg 的临床结果。在加用匹莫齐特后，在觉醒状态数小时间硫酸可待因对 PLMS 的治疗作用出现了反转（患者基线不安腿综合征指数为 100，可待因治疗后为 28，可待因+匹莫齐特治疗后为 78）。这些综合结果提示阿片受体通过与多巴胺系统之间的交互作用对不安腿综合征症状产生影响，而反过来的结果并不一致。

（四）纳洛酮给予未经治疗的不安腿综合征患者

当给予未经阿片治疗的不安腿综合征患者纳洛酮时，有些研究报道并没有显示具有症状的加重现象，而另一些研究报道具有再激活作用。这些研究的第一次结果，在两篇独立的出版物中报道了一名未经治疗的不安腿综合征患者使用纳洛酮，没有出现不安腿综合征任何感觉运动症状，包括觉醒及睡眠状态时 PLMS 的加重。近期更详细的第二次研究，在盲态下将 20mg 纳洛酮给予未经治疗的不安腿综合征患者，再次确认了这些研究结果。在推荐进行的"制动试验"中发现，患者觉醒时具有 PLMS 激活现象，在安慰剂及纳洛酮之间，并没有发现具有显著差异。由 Akpinar 进行的第三次研究，在一名不安腿综合征患者中得到了相反的结果。他报道，一周后，在 12：25，静脉给予患者 0.8mg 纳洛酮前不给予溴隐亭、L-DOPA 及苄丝肼。和使用 L-DOPA 的前一夜相比，症状明显加重。尽管后来在 1：15 时患者开始接受多巴胺能药物治疗，直到 5：40 时患者才最终入睡。但是，对最后一个实验提出了质疑，认为不安腿综合征症状的再激活可能是由于多巴胺能药物撤药后的

反弹作用，而不是由纳洛酮导致的症状加重。

（五）受体阻滞研究的提示

对纳洛酮激发未治疗不安腿综合征患者进行研究，大量的证据支持 Winkelmann 获得的结果（相对较小的作用），因为这个研究控制最严，入组的患者最多。但问题是，谁能解释这样一个现象，在纳洛酮激发的阿片治疗及未经治疗的不安腿综合征患者中出现了矛盾的结果。出现这种结果可能是，和外源性阿片类似物不同，内源性阿片类（脑啡肽和内啡肽）和阿片受体具有不同的结合位点。与将可待因、丙氧酚、羟考酮或美沙酮从阿片受体移除相比，纳洛酮可能很难将内源性阿片类从阿片受体移除。Winkelmann 及其同事提出了一种解释，他们推测，阿片类在神经环路中涉及不安腿综合征的作用相当低。涉及不安腿综合征的阿片环路不能被充分激活。他们用同样的理由解释了为什么在未经治疗的不安腿综合征患者中，多巴胺受体阻滞剂甲氧氯普胺效果甚微。

尽管许多研究规模都很小，而且出现了一些矛盾的结果，但是总而言之，这些结果倾向于以下假设：

（1）内源性阿片系统及多巴胺系统不足参与了不安腿综合征的发病，但这并不提示不安腿综合征的主要缺陷是这两个系统其中之一。

（2）外源性或内源性阿片类可能通过其对多巴胺能系统的作用而对不安腿综合征症状起间接缓解作用。在阿片及多巴胺之间可能不存在媒介生化步骤。

图 4-4 显示突触后阿片受体阻滞剂，如纳洛酮，能阻滞阿片类的治疗作用，但不能阻滞多巴胺能药物的治疗作用。突触后多巴胺能受体阻滞剂，如匹莫齐特，能同时阻滞阿片类及多巴胺能药物的治疗作用。因为许多关于这些阻滞剂在不安腿综合征中的研究样本均较小，所以还需要被进一步重复。同时，还需要其他一些方法来确定阿片系统在不安腿综合征发病中所起的作用。

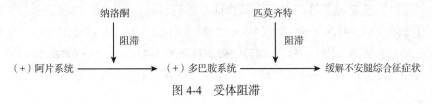

图 4-4 受体阻滞

（六）其他一些证据支持内源性阿片系统在不安腿综合征中的发病机制

采用 PET 研究，观察了 15 例原发性不安腿综合征患者及 12 例对照组的阿片受体，发现突触后放射性配体和阿片受体结合与不安腿综合征严重度及疼痛严重度呈区域负相关。需要指出的是，不安腿综合征患者和对照组的实际结合并没有差异。不安腿综合征患者中，这种结合和症状强度相关，区域涉及内侧疼痛系统，包括内侧丘脑、杏仁核、尾状核、前扣带回、岛叶皮质及眶额皮质。作者对这些结果的解释是内源性阿片（如脑啡肽及内啡肽无放射性）和突触后受体结合更多，这样可以代偿由不安腿综合征引起的不适。另一种解释是无论是内源性阿片或是其受体，在某种程度上是有缺陷的，他们结合的增加是为了代偿这种缺陷。内源性阿片系统的缺陷可能是导致不安腿综合征症状出现的原因。使用外源性阿片治疗可能会部分克服这种缺陷。

使用单光子发射计算机断层扫描（SPECT）观察了不安腿综合征患者的局部脑血流。研究者观察了 22 例继发性及 20 例原发性不安腿综合征患者，两组的温度感知觉出现异常，尽管继发性不安腿综合征患者存在周围神经病，而原发性不安腿综合征患者不存在周围神经病。推测继发性不安腿综合征患者中体温感知觉的异常可能由周围神经病变引起，而原发性不安腿综合征患者体温感知觉异常可能由中枢处理故障引起。辨别温度感知觉的和辨别痛觉的中枢神经系统处于同一水平，导致不安腿综合征患者疼痛辨别觉也出现了异常。

因为之前的研究提示铁水平、多巴胺水平及内源性阿片水平低下参与了不安腿综合征的发病，有研究显示通过螯合物降低铁水平会导致多巴胺细胞死亡，而使用阿片预处理多巴胺细胞能阻止这种细胞死亡。这就进一步支持了这样一种想法，内源性阿片系统功能低下参与了不安腿综合征的发病。该研究提示铁、多巴胺及内源性阿片功能低下可能共同参与了不安腿综合征的发病。也进一步提示阿片治疗能对抗不安腿综合征症状，起到神经保护作用。当然这个模型有必要延伸到体内状态，来观察动物是否在铁、多巴胺及内源性阿片水平低下时会出现不安现象。

有关阿片在不安腿综合征的病理生理中的作用还需要进行一些前瞻性的研究以确定该系统在不安腿综合征发病机制中的作用。如对不安腿综合征患者及对照组人群进行脑脊液内啡肽及脑啡肽研究就有助于理解阿片系统在不安腿综合征发病机制中的作用。有关阿片异常的知识也有助于将来优化治疗策略。

四、基因与不安腿综合征

据统计，目前 5%～92% 的原发性不安腿综合征患者有阳性家族史，呈常染色体显性遗传，主要可疑基因位点有 12q、14q、19q 等。一些继发性不安腿综合征也部分具有遗传史。在遗传学上，目前已发现多种与不安腿综合征相关的易感位点，如 12q13—q23（RLS1）、14q13—q21（RLS2）、9p24—p22（RLS3）、2q33（RLS4）和 20p13（RLS5），全基因组关联分析也发现 6 个易感基因（*MEIS1*、*BTBD9*、*PTPRD*、*MAP2K5*、*LBxCORl/SKORl*、*TOX3*），其中 *MEIS1* 及 *BTBD9* 在不安腿综合征发病机制中的作用在动物模型中已有阐述，但存在种族差异性。

可靠的研究表明，50% 的不安腿综合征患者具有阳性家族史，并表现出明显的家族聚集，因此有学者认为不安腿综合征是一种具有高度遗传性特征的疾病。对家族性不安腿综合征进行的一些研究已经发现可能涉及常染色体显性或隐性不安腿综合征的遗传位点。这些家系基因中的一些相关的基因包括 *PTPRD*、*BTBD9* 和 *MEIS1*，但目前尚不能确定这些基因是否真的代表了不安腿综合征的遗传性，因为这些基因最多复制了几次或者根本不复制。当将这些基因与已知的帕金森病基因进行比较时，几乎没有证据表明这些不安腿综合征与帕金森病的相关基因之间有任何潜在的重叠。

（一）不安腿综合征铁缺乏的基因相关性

为探究不安腿综合征与铁缺乏有无相同的遗传位点，在 2001 年，Catoire 等应用 HeLa

和 SKNsHF 两种细胞系，人为改变其生长基质中的铁含量发现 *MEIS1* 与丘脑铁蛋白表达有关，含铁量增加时，*MEIS1* 的表达量无变化，但含铁量降低时，两种细胞系中 *MEIS1* 的表达量明显下降（*P*<0.001），从而证实铁缺乏影响不安腿综合征基因 *MEIS1* 的表达。在 2001 年，Barton 等报道 1 例 *HFE* C282Y 突变纯合子的男性患者，其血清铁蛋白浓度约为正常值的 3 倍，同时该患者不安腿综合征诊断明确，这意味着 rs1800652 可能与不安腿综合征有关。而 Shaughnessy 等在 61 例血色病患者（主要是 C282Y 纯合子）中诊断 10 例不安腿综合征患者，通过接受放血治疗，有 3 例不安腿综合征患者症状恶化，有 1 例症状好转，治疗效果出现矛盾，这可能与放血量、放血时间及纯合或杂合相关。Haba-Rubio 等报道了 2 例并不相关的血色病患者，其中女性患者在放血治疗之前已有不安腿综合征，男性患者则是在放血治疗过程中诊断不安腿综合征，2 例患者的头颅 MRI 显示黑质、红核及苍白球的铁沉积减少，然而血清铁蛋白值升高或在正常范围之内，这提示 *HFE* C282Y 基因不是预测脑高铁的指标。Stesson 等和 Smnsen 等认为 *BTBD9* 与血清铁蛋白水平有关，但是 de Andrade 等发现 *BTBD9* 纯合子小鼠有和不安腿综合征患者相似的症状，如感觉改变，但其体内血清铁反而有所升高，盐酸罗匹尼罗缓释片治疗有效，这引发进一步对 *BTBD9* 和不安腿综合征之间关系的探讨。这些研究均提示在基因层面，不安腿综合征与铁缺乏似乎存在相同的位点，但是在 2011 年的一项大型研究中，111 个和铁代谢有关的基因位点在 922 例不安腿综合征患者和 15 267 例性别及年龄相当的正常对照人群中进行检测，同时也在 3447 例人群中检测 6 个不安腿综合征基因是否与血清铁水平相关，均未发现阳性结果，这其中包括 *MEIS1*、*BTBD9*。综上所述，*BTBD9* 与铁蛋白表达有关，上述实验并没有将两者联合起来验证，或许两者在表达上相互影响，从而影响到研究结果，也有可能是因为目前发现的与不安腿综合征或贫血相关的基因不够全面，有其他未知的基因存在，或是不安腿综合征与贫血本身没有关系，这仍需要在不安腿综合征及贫血方面进行更多的基因学研究。

（二）不安腿综合征与帕金森病基因相关性

帕金森病是一种与遗传相关的变性疾病，目前至少发现 17 个单基因是家族性帕金森病连锁的基因位点，包括 *SNCA*、*LRRK2* 等。在不同国家帕金森病合并不安腿综合征的发病率不尽相同，但多个研究显示，新诊断未治疗的帕金森病患者中不安腿综合征的发病率与正常对照组人群中不安腿综合征的发病率相差不大。在 2005 年，Susanna Adel 等报道了一个不安腿综合征/帕金森病大家系，在 17 名不安腿综合征患者中有 8 名发现了 *Parkin* 基因 9 号外显子或 7 号外显子的杂合突变。随后作者在一个不安腿综合征/帕金森病小家系中进行验证，发现 3 名不安腿综合征患者中有 2 名同样存在 *Parkin* 基因 7 号外显子的缺失突变。这提示该 *Parkin* 突变并不是不安腿综合征的直接致病基因，但是这并不能排除 *Parkin* 突变可能是不安腿综合征发病的危险因素。2009 年 Irene Pichler 等在 9 名原发性不安腿综合征患者中检测出 *Parkin* 基因 7 号外显子的杂合缺失突变，9 名不安腿综合征患者来自 3 个意大利家系。在此前的研究中，作者已确定上述 3 个不安腿综合征家系均与 RLS4 连锁。由于 *Parkin* 基因与 RLS4 邻近，且同时出现不安腿综合征症状及 *Parkin* 突变的患者其发病年龄明显早于单纯不安腿综合征患者。因此，作者推断 *Parkin* 基因对 RLS4 起修饰作用，并最终影响不安腿综合征患者的发病年龄。在中国的一项研究中纳入了 99 例帕金森病患者及 89 例正常对照者，发现 18.2% 的帕金森病患者合并不安腿综合征，且这部分患者运动症状更突出。在 2016 年，Moccia 等纳入了 109 例新诊断帕金森病患者，对其进行为期 4 年的随访发现，不安腿综合征发病率随着帕金森病时间的延长，从 4.6%（诊断初期）上升到 6.5%（2 年后），4 年后上升至 16.3%（P=0.007）；发病率的差异提示其与不安腿综合征可能在遗传水平上存在共同性。2008 年有研究对 369 例帕金森病患者及正常对照人群的不安腿综合征风险基因（*MEIS1*、*BTBD9*、*MAP2K5* 及 *LBXCOR1*）的相关 SNP 位点（共 11 个）进行检测，并针对每个位点进行 χ^2 检验，结果显示，帕金森病患者与正常对照人群无显著差异。这可能与检测位点数量过少或是某些位点与特定的帕金森病分型有关，如震颤型、势不稳/步态障碍型。为了进一步证实不安腿综合征位点是否与帕金森病及帕金森病亚型相关，有研究分别从两个中心（特拉维夫及纽约）入组 1133 例帕金森病患者及 867 例正常对照者，并选取了 4 个已知与不安腿综合征有关的基因靶点：rs300478（位于 *MEIS1*）、rs357271（位于 *BTBD9*）、rs1975197（位于 *mD*）和 rs2593813（位于 *MAP2K5/SKOR1*），经校正后，依旧发现没有证据支持这 4 个位点会增加帕金森病的风险。同时，特拉维夫组中，rs12593813 位点阳性意味着出现震颤的概率更大（61.0% vs 46.5%，P=0.001）。然而，在纽约组中，并没有得到这样的结果；并且，经过 UPDRS 评分将帕金森病分为不同亚型，仍没有阳性发现。与 α-synuclein 蛋白相关的 *REP1* 等位基因，在帕金森病和不安腿综合征患者与正常对照者中，发生率相反。同时，在神经解剖方面，Pittock 等对特发性不安腿综合征患者进行研究发现，不安腿综合征大脑中没有出现特异性的帕金森病标志，如路易小体或 α-synuclein 的堆积。虽然帕金森病及不安腿综合征疾病均与多巴胺系统有关，但上述研究意味着帕金森病与不安腿综合征可能是独立的两种疾病，而患者同时患有帕金森病及不安腿综合征可能与多巴胺治疗的不良反应有关，也可能是帕金森病引起的类似不安腿综合征的表现。

五、免疫与不安腿综合征

不安腿综合征的发病机制较多，如何从一个中心组织概念来解释，从而明确不安腿综合征的大量病症，以及各种药物制剂的合理治疗及在不安腿综合征人群中选择性地进行铁调节和发现基因位点。最近的对照研究表明，不安腿综合征的发病机制涉及的多种途径是合理的。与不安腿综合征高度相关的大多数病症也被报道与全身性炎症和（或）免疫紊乱有关，如小肠细菌过度生长（SIBO）、人类免疫缺陷病毒（HIV）感染、系统性红斑狼疮、丙型肝炎病毒感染、链球菌感染、支原体和疏螺旋体感染相关的不安腿综合征患病率增加，表明不安腿综合征发病机制中炎症或免疫紊乱的潜在角色。也有研究表明在不安腿综合征发病机制中，缺氧诱导因子-1a（HIF-1a）和一氧化氮合酶（NOS）的作用也同时支持不安腿综合征中免疫和炎症机制的潜在作用。此外，已知一氧化氮可以发挥与缺氧诱导因子-1a 相关的作用。有三种常见的胃肠道疾病与不安腿综合征存在相关性，包括肠易激综合征（IBS）、克罗恩病和乳糜泻。上述三种疾病都与全身性炎症、免疫改变和小肠细菌过度生长有关。所有这些观察结果都使我们考虑炎症和免疫功能障碍是否可能在不安腿综合征发病机制中发挥广泛的作用。

与不安腿综合征高度相关的大多数病症也被报道与全身性炎症和（或）免疫紊乱有关。例如，在一些观察研究中发现一些病症常合并不安腿综合征：腰骶神经根病（在 243 例腰骶神经根病患者合并连续睡眠紊乱患者中约 21%的患有不安腿综合征），抽动秽语综合征（144 例抽动秽语综合征患者中约 10%的患有不安腿综合征），慢性肝脏疾病（141 例慢性肝脏疾病患者中 88 例出现不安腿综合征症状，而其中 23 例无法用肝病以外的因素解释，占比 16%），肺动脉高压（55 例肺动脉高压患者中约 44%的患有不安腿综合征），肺移植（42 例肺移植患者中约 48%的患有不安腿综合征），硬皮病（27 例硬皮病患者中约 22%的患有不安腿综合征），冷球蛋白血症（88 例冷球蛋白神经病变患者中，有 78 例丙型肝炎病毒阳性患者，其中 37 例患有不安腿综合征；剩下 10 名丙型肝炎病毒阴性的患者中有 2 例患不安腿综合征），共济失调（16 名患者中约 50%的患有不安腿综合征）。此外，还有一些胃切除的患者也会出现不安腿综合征。

炎症最常见于促炎性白介素水平增加，最常见的是 IL-6，但也有 IL-1、IL-2、IL-4、IL-12、IL-17 和 IL-18。肿瘤坏死因子-α（TNF-α）是一种常见升高的细胞因子。而小肠细菌过度生长综合征的诊断无论是使用肠道培养的直接测试，还是使用气相色谱碳水化合物发酵呼吸测试进行间接测试，都可以得到。小肠细菌过度生长综合征定义为当有超过 10^5 个集落功能单位高于回肠末端时可能导致维生素吸收不良、营养不良和（或）体重减轻。一些数据表明过敏性肠综合征与小肠细菌过度生长综合征直接相关，并且两者都与全身性炎性细胞因子水平升高和可能无法显示出营养缺乏或显著的胃肠道症状的肠外疾病相关。所有这些数据都提高了一些所谓的特发性不安腿综合征，也可能是由炎症和（或）免疫机制介导的可能性。由对照研究显示，与对照组相比，不安腿综合征患者的小肠细菌过度生长综合征患病率增高，主要见于链球菌、支原体感染和肝炎诱导的不安腿综合征病例报道，以及不安腿综合征患者的缺氧诱导因子-1a 和一氧化氮合酶上调，这些观察结果进一步表明这些机制的潜在作用。

（一）不安腿综合征的早期炎症和免疫学研究

一项对特发性不安腿综合征患者的早期研究发现，患者血清细胞因子的结果为阴性。此外，另一项小型研究显示，不安腿综合征患者的血清补体变化仍为阴性。然而，这两项研究中，样本量均较小，且收集的血样为日间血样，并未考虑不安腿综合征的昼夜变化的规律。因此，在一项对 167 位不安腿综合征和（或）夜间睡眠周期性肢体运动患者的研究中发现，炎症指标 C 反应蛋白的增加与夜间每小时周期性肢体运动指数呈正相关，且存在统计学意义。但并没有发现夜间每小时周期性肢体运动指数与细胞因子 IL-6 和 TNF-α 的关系。该研究表明周期性肢体运动指数的严重程度与炎症的关系，但并不能排除不安腿综合征是由炎症引发的可能性。

炎症和改变的免疫力可能导致和（或）恶化不安腿综合征的原因主要包括三个重要理论：①炎症通过调节铁调素的改变引起中枢神经系统缺铁；②体液或细胞免疫机制直接攻击中枢或外周神经系统；③不安腿综合征相关基因突变与炎性疾病、免疫改变和（或）慢性感染如小肠细菌过度生长等之间的相互作用。

（二）不安腿综合征的炎症与中枢神经系统铁缺乏

炎症机制和相关介质包括白细胞、细胞因子（包括促炎性白介素和 TNF-α）、一氧化氮、前列腺素和 P 物质。如前所述，在原发性和家族性不安腿综合征患者的脑脊液、磁共振成像和尸检中充分证实了中枢神经系统的铁缺乏，铁缺乏也导致不安腿综合征的症状。炎症可以导致系统性铁缺乏，因此炎症可能引发中枢神经系统缺铁和随后的不安腿综合征的症状似乎也是合理的。

铁调素可能是解释这一现象的主要环节。铁调素是参与调节铁水平的主要激素，已被证明可由人类的肝脏和动物的大脑产生。炎症可导致细胞因子 IL-6 的产生，革兰氏阴性杆菌感染导致分解产物脂多糖增多，两者均可刺激铁调素产生。此外，缺氧是铁调素增加的另一个常见原因。铁调素水平的增加可导致血清铁水平下降及脑对铁的利用降低。具体而言，已知铁转运蛋白通常与铁结合以将铁从细胞输出到循环中。铁调素与脉络丛细胞上的铁转运蛋白结合，减少了十二指肠和网织红细胞内皮系统中铁的运输，从而降低铁的利用率。当铁调素产生增加，铁转运蛋白不能与铁结合，导致机体铁缺乏。由于身体可利用的铁均来自食物，如果铁没有从胃肠道吸收到血液循环中，加之随后铁的利用率降低，就可观察到机体系统的铁缺乏与脑脊液中铁水平的下降。

小鼠模型上，全身炎症和脂多糖可直接上调脉络丛中铁调素的产生，一定程度上有助于解释中枢神经系统的铁缺乏。此外，早发性不安腿综合征患者的脑组织（包括神经黑色素细胞、黑质和壳核）中铁调素前体水平增加，而在脑脊液中其水平下降。这都表明铁调素在原发性不安腿综合征患者中的潜在作用。其他继发性不安腿综合征的患者，包括类风湿关节炎、终末期肾病、妊娠、肥胖和缺铁性贫血，也发现有铁调素水平增加。

（三）免疫性疾病与不安腿综合征

免疫机制主要包括体液免疫或细胞免疫，包括抗体、细胞免疫紊乱、巨噬细胞、杀伤细胞、一氧化氮和补体的研究。分子模拟是最广泛持有的概念，即细菌或病毒如何引发自身免疫疾病，并且这在各种疾病中起作用。神经系统疾病中最好的例子是吉兰-巴雷综合征，这种综合征可能发生在弯曲杆菌肠炎后，特别是在具有特定基因型的个体中。因此据推测，其他胃肠道细菌或其他抗原的抗原刺激可能导致中枢神经系统、脊髓或周围神经系统的自身免疫性神经损伤，并导致不安腿综合征。与不安腿综合征相关的几种疾病突出了这种可能的假设。

支持通过体液或细胞免疫机制直接攻击中枢神经系统和外周神经系统的数据来源于感染后的不安腿综合征的研究。据报道，有 6 种生物会引起感染后的不安腿综合征：链球菌、支原体、疏螺旋体（莱姆病）、巨细胞病毒、艾滋病病毒和丙型肝炎病毒。有研究发现在患有链球菌和支原体感染的不安腿综合征患者中鉴定了针对人尾状核和壳核的抗体。链球菌感染还可以引发与不安腿综合征相关的注意缺陷障碍。丙型肝炎与不安腿综合征高度相关，可能由冷球蛋白血症（一种免疫性血管炎）引起的神经病变所致。

支持免疫疾病的数据可能在不安腿综合征中发挥作用，包括系统性红斑狼疮、多发性硬化、硬皮病、乳糜泻和克罗恩病。系统性红斑狼疮是一种经典的自身免疫疾病，有发现其不安腿综合征的患病率高于对照组。多发性硬化被认为与不安腿综合征相关，其不安腿综合征的患病率增加，高达多发性硬化病例的 1/3。不安腿综合征可能有不明原因的复发和缓解，这与多发性硬化相似，并且通常是其他自身免疫性疾病中出现的模式。证据表明多发性硬化可能由各种感染引发，可能通过分子模拟来实现。有趣的是，在没有多发性硬化的不安腿综合征患者的双盲研究中，氢化可的松不仅是一种治疗多发性硬化和其他自身免疫性疾病的疗法，也发现其对不安腿综合征的症状有效，这表明在一些不安腿综合征病例中可能存在自身免疫功能。

胃肠道疾病可能可以揭示一些潜在的免疫学改变和不安腿综合征发病机制之间的关系。在对 272 例克罗恩病患者的研究中发现，不安腿综合征的患病率为 30%，而其配偶的患病率只有 9%（$P<0.001$），从而证实克罗恩病患者的不安腿综合征的患病率明显增高。克罗恩病的肠外表现是自身抗体与炎症的并发症。对细菌、自身免疫抗体、免疫力改变、表观遗传的循环抗体和肠道细菌的侵袭力是克罗恩病的重要发病机制。肠道细菌引起机体 T 细胞、IgA 和炎症性肠病相关基因 TL1A 在抗原呈递细胞的诱导。这些表明克罗恩病中的不安腿综合征可能由免疫紊乱引起。最近的一项研究报道，肠易激综合征和小肠细菌过度生长与不安腿综合征高度相关。约 28%的不安腿综合征患者存在肠易激综合征，远高于对照组的 4%（$P=0.031\ 7$）。通过异常乳果糖呼气试验诊断的小肠细菌过度生长，也在 69%不安腿综合征患者中被发现，远高于存在未选择性胃肠道症状的对照组[28%（$P=0.003\ 3$）]和完全无症状的对照组（10%）。对患有小肠细菌过度生长和不安腿综合征的肠易激综合征患者的临床研究发现，疾病之前常存在胃肠炎病史。感染后肠易激综合征是一种众所周知的常见现象，与小肠细菌过度生长和许多炎症、免疫改变有关，具有遗传风险，这些关联进一步突显了其感染后症状的潜在假说，如不安腿综合征。小肠细菌过度生长的情况下，增加的厌氧菌产生一氧化氮，损害肠黏膜，从而进入体循环引起炎症或免疫改变，这均有可能加剧不安腿综合征的症状。

炎症、免疫改变和不安腿综合征之间关系的另一个可能的解释是促炎细胞因子 IL-17 的潜在作用。已发现该细胞因子涉及神经系统炎症和自身免疫疾病炎症反应增加及继发性不安腿综合征，包括多发性硬化、类风湿关节炎、克罗恩病和横贯性脊髓炎。

（四）炎症、免疫、感染及神经系统

周围神经病变是不安腿综合征常见的一个临床特征。一些不安腿综合征患者与中枢神经系统铁缺乏并不相关，而是通过脑、脊髓和（或）外周神经中的免疫和（或）炎症机制的直接作用来实现。在胃肠道疾病的患者中，肠道细菌形成的抗体可能通过自身免疫模拟损害神经并产生不安腿综合征。有病例报道，丙型肝炎诱导的冷球蛋白血症通过发生免疫相关的血管炎而出现不安腿综合征的神经病变。

一氧化氮合酶在炎症和免疫中的作用已得到广泛研究。一氧化氮合酶产生的一氧化氮是一种自由基信号分子，在炎症的发病机制中起关键作用。在正常生理情况下，一氧化氮合酶具有抗炎作用；然而，在各种导致其水平增长的异常情况下，一氧化氮也被认为是一种的促炎介质。此外，一氧化氮也可以作为神经元突触间的强效神经递质而发挥作用，并能够调节凋亡，这两者都可能导致不安腿综合征发生。最后，一氧化氮参与了关节、肠道和肺部炎症性疾病的发病机制，并可能参与了多发性硬化等自身免疫性神经系统疾病的发生过程。因此，一氧化氮合酶的免疫学特性与不安腿综合征症状的产生之间可能存在联系。更能直接证明一氧化氮合酶与不安腿综合征之间关系的是尸检研究，与对照组及遗传等位基因关联研究相比，不安腿综合征患者的黑质中一氧化氮合酶水平上调，其中某些一氧化氮合酶基因变异在不安腿综合征中的表达比对照组更频繁。

由小肠细菌过度生长诱导的炎症反应在周围神经病变诱导的不安腿综合征中有一定作用，这一机制包括 P 物质和循环硫化氢的作用。这些毒性产物可以使神经或肌肉组织敏感。现已证明 P 物质和硫化氢会影响神经传递，两者均可作为神经末梢的伤害感受剂。作为该理论的延伸，如果当天最大的一餐发生在夜间，那么夜间肠道发酵产物或其他炎症性紊乱将会增加，便由此形成了不安腿综合征的昼夜性。

（五）炎症、免疫、铁与不安腿综合征相关基因

最近的研究指出了遗传因素在不安腿综合征中的作用。目前，关于大多数遗传因素是如何直接影响不安腿综合征的这一点尚不能明确。家族性不安腿综合征的连锁研究指出了几个在统计学上与不安腿综合征有关的染色体区域，但到目前为止尚未鉴定出不安腿综合征基因。通过运用不同的遗传学方法，如全基因组关联研究，表明位于染色体 9p23—p24、2p、6p、15q 上的 *PTPRD*、*MEIS1*、*BTBD9*、*MAP2K5/LBXCOR1* 基因，以及位于 12 号染色体上的一氧化氮合酶基因的变异与不安腿综合征有关。

我们需要去思考，全身性炎症或免疫紊乱是否与基因变异相互作用并影响着中枢神经系统或周围神经系统。一种可能是这些基因中有一些是易感因子，为了增加罹患不安腿综合征的可能性，需要基因和免疫妥协或炎症反应的环境触发因素的共同作用。我们可以做出如下假设，即不安腿综合征的遗传素质可以使个体在直接或间接的感染后有更大风险并发不安腿综合征，这种基因和环境之间的相互作用存在于许多疾病中（如克罗恩病和感染后的肠易激综合征）。目前尚不清楚除一氧化氮合酶之外的其他候选基因变异是否能促进炎症和感染的发生。尽管 PTPRD 在感染后的 Tourette 综合征的发展中似乎很重要，后者反过来又与不安腿综合征有关，目前尚无证据表明其可以增加不安腿综合征中主动免疫攻击的风险。此外，链球菌感染也可引发 ADHD，而 ADHD 也与不安腿综合征相关联。

最近的一项研究表明，正如 6 名不安腿综合征患者和 6 名对照的尸检研究所示，在不安腿综合征的黑质神经元中存在缺氧诱导因子-1a 途径的上调。由于该途径与炎症的密切关系，就可以推论出不安腿综合征相对的免疫素质。然而，Patten 及其同事提出的另一种解释是，该途径的激活可能是由细胞缺铁引起的，或者说它导致了细胞缺铁。

值得注意的是，五种不安腿综合征相关基因或基因产物中的三种与缺铁相关，如 *BTBD9*、*MEIS1* 和 *NOS*（通过增加一氧化氮水平）。在不安腿综合征中，与铁缺乏相关的最著名的等位基因是 *BTBD9*，每个等位基因的血清铁蛋白水平降低 13%（95%CI 5%～20%；$P=0.002$）。例如，Silver 等所述，*MEIS1* 也可能与铁有关。当铁与去铁胺螯合后，MEIS1 蛋白增加 37%。抑制 MEIS1 产生 48 小时后，转铁蛋白受体（TfR）mRNA 增加 35%，TfR2 mRNA 增加 146%，SLC40A1（铁转运蛋白）mRNA 增加 173%，铁调素 mRNA 减少 68%。因此，MEIS1 蛋白似乎部分地受细胞铁的调节，而 *MEIS1* 本身也可以反过来调节细胞铁的

某些组分。在不安腿综合征中，铁缺乏可以直接通过遗传学手段，即通过上调编码铁调素的基因来应对炎症反应。在小鼠模型中，脂多糖（LPS）触发脉络丛产生铁调素，这一途径是通过编码铁调素的基因的瞬时转录和脉络丛细胞中几种其他铁相关基因的表达而实现的。通过文献检索，尚未找到不安腿综合征基因变异与其他参与铁代谢的已知基因（*DMT1*、*TF*、*TFRC*、*ZIRTL*、*HAMP*、*HJV* 和 *TMPRSS6*）之间的共性。

现已证实，在许多与不安腿综合征高度相关的疾病中，一些通过 GWAS 研究得到的且与不安腿综合征更高度相关的基因已通过各种方式发生了变异。在对特定的继发性不安腿综合征的研究中，我们观察到以下联系：*PTPRD* 及 *ADHD* 与 2 型糖尿病（2 个种族）有关；*BTBD9* 及 *ADHD* 与 Tourette 综合征有关；*NOS* 和 *MAP2K5* 与 *ADHD* 有关。

（六）不安腿综合征治疗药物在炎症和免疫机制中的潜在作用

鉴于目前针对中枢神经系统的不安腿综合征药物疗法是有效的，因此简单地认为免疫机制是引起不安腿综合征的原因是有悖常理的。各种直接和特定的不安腿综合征治疗药物涉及多种特定的神经递质系统，如多巴胺能药物，抗惊厥药加巴喷丁和普瑞巴林，阿片类药物和苯二氮䓬类药物。我们并不能排除这些药物的主要机制与本文提出的免疫和炎症机制相互作用的可能性。此外，有证据表明，所有这些治疗药物，它们所影响的神经递质系统或它们的受体也会调节免疫系统，改变体内的炎症反应，反过来又受到炎症的影响。此外，不安腿综合征可以由多种机制触发，包括炎症和免疫学改变，这些机制可以影响到除了已知受药物所影响的神经递质和受体之外的递质与受体。虽然多巴胺受体激动剂的快速作用可能会起到对抗炎症反应的作用，但不安腿综合征的复杂性使得其他潜在因素也发挥了作用。

首先我们必须承认，在不安腿综合征中是否存在广泛增强的炎症/免疫反应的客观证据尚不足。随后，在未来的工作中需要着重验证，如果不安腿综合征的炎症/免疫学假设是正确的，那么在不安腿综合征患者中，如多巴胺受体激动剂之类的药物是否能够平息任何可以预期的炎症反应。而另外，即使在应对增强的炎症/免疫反应时，多巴胺能及其他类型的药物也有可能会通过其独立机制来调节不安腿综合征的症状。

（七）铁和炎症在合并有不安腿综合征的终末期肾病患者中的作用

肾脏疾病与不安腿综合征密切相关。尽管在大多数情况下，肾衰竭并非主要由炎症引起，但终末期肾病与铁缺乏、小肠细菌过度生长、周围神经病变、炎症和免疫疾病息息相关。尽管终末期肾病时炎症反应通常会增强，但其最常见的原因还是高血压和糖尿病。现已观察到肾脏移植后不安腿综合征症状会得到改善。两种理论可以解释这种现象，一是移植后铁的可用性得到改善；二是移植后的全身性炎症得以减轻。血液透析引起的铁缺乏：一是由于患者每次透析时有血液从导管中流失；二是肾病使得促红细胞生成素生成减少，从而导致缺铁。慢性炎症也可能通过铁调素的作用引起慢性病性贫血。在终末期肾病患者中，口服补铁通常不能改善贫血症状，这可能是由于铁调素抑制了网状内皮系统的吸收或释放。移植后周围神经病变的变化及移植后小肠细菌过度生长的研究尚无人开展。终末期肾病相关的铁缺乏似乎是由网状内皮细胞铁停滞（即高铁蛋白和低铁饱和度）引起的，这可能是与终末期肾病相关的铁调素增加所致，这种铁调素的增加常继发于全身炎症反应。移植后，对铁的反应得到改善这一点也支持了炎症能调解不安腿综合征的理论。

（八）炎症对不安腿综合征患者心血管疾病和卒中的作用

值得关注的是，越来越多的文献提到了不安腿综合征和睡眠时周期性肢体运动与高血压、心脏病和卒中的关系。现在的人们开始意识到，炎症在心血管疾病易感性中发挥的作用比我们以前所认为的还要大，以及卒中也可能是由炎症机制介导的，因此我们可以提出以下假设，即不安腿综合征中血管疾病患病率的增加可能是由炎症易感性改变和免疫妥协所调节的。例如，在一般人群中，由血管炎或抗磷脂抗体引起的卒中代表少数卒中，而如果这一炎症/免疫学假设成立，也许他们在不安腿综合征中的代表性会过高。这种易感性的调节可能是由缺氧诱导因子-1a 和一氧化氮合酶的改变所调节的。缺氧诱导因子-1a 和一氧化氮合酶的作用是复杂的，有时是相互矛盾的，但目前是卒中和缺氧动物模型研究的重点研究对象。

不安腿综合征的病因学和病理生理学机制尚不明确虽然清楚特定的遗传联系是普遍存在的，且中枢神经系统缺铁在不安腿综合征的病理生理过程中起着重要作用，但我们仍然不知道是什么引起了铁缺乏，以及大多数基因联系是如何直接参与到这些病理生理过程中的。在这独特的综合征中，有许多潜在的原因可以引发不安腿综合征症状，包括如周围神经病变等。炎症和免疫改变普遍存在于 95% 的与不安腿综合征高度相关的疾病中，这表明不安腿综合征可能是通过这些机制介导的。以下三种假设解释了这种机制：①炎症可以引起铁缺乏，而铁缺乏又是不安腿综合征公认的触发因素之一；②对细菌或其他未知抗原的免疫反应可能通过直接攻击中枢或外周神经系统引发不安腿综合征；③宿主防御改变可能由遗传变异介导，这种改变使个体更易发生炎症反应，或更易导致不安腿综合征免疫反应的改变。

为了证实炎症/免疫理论，需要对原发性或继发性不安腿综合征患者进行小肠细菌过度生长、炎症和（或）免疫学变化特异性的测试，并通过治疗这些因素来减少不安腿综合征的症状。以下两项调查验证了这一点：①在双盲、安慰剂对照研究中，用氢化可的松治疗不安腿综合征患者可减轻不安腿综合征的症状。②两项开放性研究和一项双盲、安慰剂对照研究表明，单独使用不被吸收的抗生素治疗小肠细菌过度生长或抗生素联合直接改善肠道免疫功能和渗透性的治疗均可改善不安腿综合征的症状。有趣的是，在治疗另一种肠外疾病方面也有先例。在一项大型双盲、安慰剂对照研究中，根治小肠细菌过度生长并假定全身炎症反应和（或）免疫改变减少，可缓解红斑痤疮。

六、其　他

除了公认的内源性阿片系统及多巴胺系统不足，以及铁的缺乏参与了不安腿综合征的发病外，一些其他因素也参与了不安腿综合征的发病。如尿毒症患者发生不安腿综合征的概率较正常人高，可能与尿毒症患者存在内环境铁异常有关。周围神经病变（PNP）也和不安腿综合征有关，但其确切机制还不清楚。妊娠和不安腿综合征的相关主要原因也是缺铁。帕金森病和不安腿综合征之间有一定的联系可能和 *Parkin* 基因有关。还有一些医源性的因素如抗抑郁药、抗精神病药及抗癫痫药的使用也和不安腿综合征有关。另外有研究也发现，吸烟、饮酒及咖啡因的使用也和不安腿综合征有关。

（一）肾衰竭和不安腿综合征

不安腿综合征的发病机制复杂且还不完全清楚。一般来说，目前的研究结果认为中枢神经系统起了主要作用，联合与脊髓水平之间的交互作用，而不是纯外周来源。

贫血尤其是铁缺乏在一般人群及透析患者的不安腿综合征的发病中起了主要作用。有报道称在 55 例透析患者中，不安腿综合征的发生与贫血有关。与无不安腿综合征的患者相比，出现不安腿综合征的患者血红蛋白水平较低，为 82g/L vs 95g/L（P=0.03）。作者进一步显示了重组人红细胞生成素在 27 例出现不安腿综合征症状的血透患者中的疗效。但是要指出的是，症状和最初的铁蛋白浓度之间无相关性。

Molnar 等在 176 例等待肾移植的血透患者和 816 例肾移植术后患者中寻找危险因素。他们发现低血红蛋白和铁缺乏之间存在相关性。肾小球滤过率估计值（eGFR）也是不安腿综合征的一个危险因素：eGFR＞60ml/（min·1.73m^2）时 RLS 患病率为 1.8%，eGFR 30～59ml/（min·1.73m^2）是 5.1%，eGFR 15～29ml/（min·1.73m^2）是 6.5%，eGFR＜15ml/（min·1.73m^2）是 23.5%（P＜0.001）。使用类固醇治疗的患者不安腿综合征发生率较未使用类固醇治疗的患者低（4% vs 9%，P＜0.05）。透析治疗也和不安腿综合征的发生率增加相关（OD=2.2；95%CI 1.11～4.35；P＜0.05），即使经过血浆血红蛋白水平及病种调整以后，结果也一样。

相反，在另外 2 个研究中未发现尿毒症性不安腿综合征和血浆铁、铁蛋白及总铁结合力无相关性。第一个研究包括 32 例有不安腿综合征（不安腿综合征的诊断符合国际不安腿综合征研究小组制定的诊断标准）的血透患者，88 例无不安腿综合征的血透患者，两组间血浆铁蛋白、血浆转铁蛋白及铁浓度未见明显差异。结果发现不安腿综合征与低甲状旁腺激素相关，与钙无关。在其他研究中并未得到同样的结果。第二个研究包括 48 例血液透析及腹膜透析的患者；不安腿综合征患者与无不安腿综合征患者之间血浆铁、铁蛋白及总铁结合力相似。近期有关日本透析患者的一项研究，多因素分析显示血浆高磷能提示不安腿综合征的发生。

总之，所有研究并没有明确肾衰竭患者不安腿综合征和基线血浆铁缺乏之间的相关性。他们之间的关系复杂，因为血浆铁蛋白是急性期反应物，而且能通过人工方法提升其水平，所以不能精确地反映铁储存的实际情况。

事实上，唯一一项随机安慰剂对照研究入组了 25 例生化标准符合无铁缺乏的透析患者，静脉给予铁葡聚糖后获得较好效果。未观察到重组人红细胞生成素对不安腿综合征的效果。即使重组人红细胞生成素对不安腿综合征有效，也不能单一从贫血来推断潜在的发病因素。但是值得注意的是，目前的数据显示重组人红细胞生成素对脑、脊髓及周围神经系统具有神经保护作用，所有这些都涉及不安腿综合征的发病。

铁在尿毒症性不安腿综合征患者发病机制中的潜在作用还不清楚，尿毒症患者存在铁内环境异常，推断可能导致特发性不安腿综合征。这两个研究都没有评估脑内铁及脑脊液铁水平；我们还不清楚脑内低铁水平在这些患者的不安腿综合征中发挥着重要作用。

（二）周围神经病变及脊髓病变与不安腿综合征

继发性不安腿综合征和许多周围神经病变（PNP）有关，但其确切机制还不清楚。不安腿综合征和 PNP 可能作为无关的两种疾病共存，但是有时它们之间可能具有相关性。它们之间的关系可能涉及各种不同程度及不同方向，如不安腿综合征可能是 PNP 的前驱症状或是 PNP 的一般结果；PNP 能诱发不安腿综合征或增加不安腿综合征的发生率。而且，PNP 也是不安腿综合征的一个重要鉴别诊断，可能导致一些诊断的混乱。

在一些文献中，不安腿综合征不作为一个独立疾病或鉴别诊断疾病，但是可能是 PNP 的其中一个症状。而且，不安腿综合征和 PNP 不仅相关，而且处理很棘手。一项初级护理实践研究表明，患者符合不安腿综合征诊断标准，且和他们的慢性多发性关节炎医师谈论过他们的症状，只有 25% 的患者被诊断为不安腿综合征。而且，这些患者中，只有 7.7% 的患者被诊断出也有 PNP，11% 被诊断为背/脊髓损伤或疼痛。必须谨记这些研究很多是基于观察，缺乏强有力的证据。而且，得出的一些研究结果在不安腿综合征诊断标准建立之前（有的忽视了诊断标准）。其他一些研究仅报道了周期性肢体运动（period leg movement，PLM），不安腿综合征是否被严格排除还不清楚。另外，不安腿综合征的发生和 PNP 或脊髓之间的关系还不明确。许多不能具体说出不安腿综合征的发生时间和损害之间的关系。

因此，这里所列举的文献并没有确定 PNP 单独能引起不安腿综合征，更可能只是一个危险因素，需要另外的病理学证据。

关于脊髓的一些研究显示不安腿综合征和 PLM 在脊髓水平产生，或者是至少在脊髓水平进行调节。是否脊髓机制是不安腿综合征/PLM 真正的发生器或只是起调节作用还不是很确定。不安腿综合征患者脊髓水平出现兴奋性增强及多种机制在脊髓水平参与调节 PLM。人类几乎没有多巴胺能神经元存在于脊髓水平，但是据大部分报道称，脊髓损害看起来促成了 PLMS 及不安腿综合征，且对多巴胺能药物有效。

是否感觉运动整合缺陷是脊髓或外周诱导不安腿综合征的共同的病理机制呢？一些作者提示感觉输入异常可能参与了不安腿综合征的发病。一些研究者认为小纤维损害可能触发背角再放电，在神经病变的不安腿综合征病理生理中起了一定作用，或由脊髓兴奋性疼痛调节的增加引起。不安腿综合征感觉症状功能研究的异常结果不是反映不安腿综合征主要特征所必需的，但可能是疾病长期的一种结果。

从临床观点来看，在脊髓麻醉期间或麻醉结束后出现的不安腿综合征或 PLM 更像是由感觉运动整合异常或感觉输入到脑的异常引起，而不是由外周水平本身缺陷引起。

这些结果支持这样一个理论，脊髓损伤可能导致脊髓神经元兴奋性的改变。是否这些损伤在任何个体足够引起不安腿综合征或只能在易感个体或高危个体加重或导致"亚临床不安腿综合征"还不清楚。

因此，尽管许多教科书提到了脊髓及外周神经损伤是继发性不安腿综合征的原因，但是两者之间的关系还不确定。

（三）妊娠和不安腿综合征

不安腿综合征的患病率和特征在女性中的表现比在男性中更为常见。不安腿综合征在妊娠期间发病比非孕妇更常见，可能是在妊娠期间首次出现，也经常是病情加重。

不安腿综合征症状和妊娠末 3 个月之间的关系提示在这个时期，一些妊娠相关的因素能诱发不安腿综合征或导致症状加重。哪些因素及如何影响妊娠相关性不安腿综合征还不是完全清楚。可能有一些因素在不安腿综合征妊娠期女性中会出现（约 25%），但是在无不安腿综合征的患者中不存在，或是这些因素可能存在于所有的女性中，和妊娠本身的一般状态有关，但是只在一些易感女性中出现不安腿综合征。第一种假设较难站住脚，因为如果这种病理生理只涉及 1/4 妊娠女性的话，在妊娠之前的女性中不安腿综合征出现的概率也应该是接近 1/4，只是在妊娠期间症状会加重。事实上，相当大一部分女性会在妊娠前出现不安腿综合征，不仅是 25%，在妊娠晚期出现症状加重。因此，更合理的假说应该是和妊娠相关的一个或更多的未知因素降低了所有晚期妊娠女性不安腿综合征的症状阈值，而在一些具有低症状阈值的患者中促发了不安腿综合征。换句话说，不安腿综合征的出现及持续时间主要取决于个体的症状阈值。无不安腿综合征易感性的女性在妊娠期间接近症状阈值，但还没达到阈值，因此在妊娠期间不会出现不安腿综合征。

对这些危险因素假设的真实本质还不明确。妊娠妇女血红蛋白水平降低、铁和维生素补充缺乏均是妊娠期不安腿综合征可能存在的危险因素。一些研究认为，妊娠期间铁或叶酸缺乏可能导致妊娠女性不安腿综合征的发生。众所周知，铁和叶酸的缺乏与不安腿综合征的发生相关。女性妊娠期间很容易出现铁和叶酸的缺乏，尤其是在妊娠的后半期。目前的一项研究评估了补充铁剂和叶酸的剂量与时间，在有不安腿综合征女性和无不安腿综合征女性之间无差异。而同一个研究报道了在妊娠期间正常和受累女性间血浆铁储存有显著差异，提示铁缺乏可能在不安腿综合征的发病中起了一定作用。值得一提的是，妊娠期间用血浆铁蛋白评估铁储存的准确性还不是很清楚，因为补充铁剂并不能阻止不安腿综合征症状，可能的假设是：①妊娠期间出现不安腿综合征的女性可能在妊娠前就处于低铁储存状态，补充铁剂治疗不足以阻止症状的出现；②口服铁剂吸收较差可能是之前补充铁剂治疗后不安腿综合征症状无改善的原因；③有证据表明，不安腿综合征患者血浆铁储存是正常的，但是脑脊液铁蛋白及转铁蛋白浓度低。和铁理论相反的是，大部分不安腿综合征女性在血液及铁最大量丢失时（至少 3 个月能恢复）和在分娩前后症状能缓解。

妊娠期间不安腿综合征的出现及症状的严重度和主要性激素非常相似。事实上，雌激素、黄体酮、催乳素在妊娠期间是升高的，而在妊娠末 3 个月达到高峰，除了催乳素继续保持脉冲样分泌外，其余激素分娩后快速下降。这种现象提示激素可能对不安腿综合征的出现具有一定的影响。因为多巴胺能强烈抑制下丘脑催乳素释放因子的分泌，在妊娠期间催乳素的增加可能和多巴胺水平的下降有关，因此降低了不安腿综合征的症状阈值。另外，雌激素在基底节水平具有抗多巴胺能的作用，能增加动物的行为运动活性。一项研究显示，和无不安腿综合征的妊娠女性相比，有不安腿综合征的妊娠女性雌激素水平较高，这种现象在分娩后短期内消失。而且，黄体酮能使一些神经中枢的兴奋性提高：增加呼吸中枢对 CO_2 的敏感性，妊娠晚期出现反射亢进。

　　一些数据推测但是可能性较小的机制包括逐渐增大的胎儿体积使母亲神经根受损，在分娩后恢复，母亲坐的时间减少，妊娠晚期一般的应激增加。妊娠期间不安腿综合征的病因学可能也是多因素的。

　　（四）帕金森病和不安腿综合征

　　不安腿综合征或睡眠相关性周期性肢体运动确切机制还不清楚，可能和脑内多巴胺能、阿片及铁调节系统有关。不安腿综合征患者中枢多巴胺能系统功能异常与中脑皮质边缘多巴胺能系统细胞丢失有关，间接说明各种多巴胺药物能治疗不安腿综合征。然而，在一些研究中，帕金森病中由黑质多巴胺能细胞丢失导致的纹状体去传入作用并没有在不安腿综合征中出现。事实上，和正常对照组相比，不安腿综合征患者黑质多巴胺能细胞相对更多。帕金森病患者多巴胺能及非多巴胺能细胞丢失和睡眠中断有关，也是不安腿综合征的主要症状。目前的证据倾向于这样的假设，帕金森病中脑皮质边缘通路涉及睡眠觉醒周期的某些方面，当双侧脑脊髓多巴胺能系统功能异常时能导致感觉运动症状，表现为不安腿综合征。

　　功能成像研究有助于理解不安腿综合征和帕金森病之间多巴胺及其他受体状态的作用，但是有关不安腿综合征的报道还没有确切结果。Eisensehr 等报道不安腿综合征患者突触前多巴胺转运体和突触后多巴胺 D2 受体结合物出现变化。但是，不能排除在滑膜腔多巴胺水平相对正常情况下多巴胺循环间断下降或选择性多巴胺依赖通路如双侧脑脊髓通路或 Orexin 神经肽相关神经功能的异常引起了不安腿综合征。Orexin 通路投射到黑质纹状体，同时也投射到脑桥核。Linke 等观察了 28 例不安腿综合征患者、29 例早期帕金森病患者及 23 例年龄匹配的对照组人群，采用 SPECT 方法使用 IIPT（一种托品烷配体）观察了纹状体多巴胺转运体。结果显示，不安腿综合征患者及对照组间 IIPT 的结合率无显著差异。这项研究进一步对不安腿综合征和帕金森病之间基于黑质纹状体突触前多巴胺能功能异常之间的联系提出了质疑。Mrowka 等近期的一项研究表明，采用三维超声运动分析观察了不安腿综合征患者及对照组使用左旋多巴试验剂量和 2β-carbomethoxy-3β-（4-iodophenyl）三苯乙醇（β-CIT）SPECT。运动分析未发现对左旋多巴有反应，也没有发现尾状核或壳核信号有变化。然而，不安腿综合征患者尾状核及壳核 ^{123}I-β-CIT SPECT 出现了轻微但具有显著差异的变化，系数比相对较低。这种现象的临床意义还不清楚。Schmidaeur 及其同事采用超声多普勒显示和对照组及帕金森病组相比，不安腿综合征组中脑超声显示铁降低。因此，没有很好的证据提示帕金森病和不安腿综合征具有相似的病理基础。

　　帕金森病和不安腿综合征之间有一定的联系可能和 *Parkin* 基因有关。对家族性不安腿综合征患者进行 *Parkin* 基因突变检测时，发现 17 位患者中有 8 位存在 *Parkin* 基因突变，其中一些表现出了帕金森病的症状。由不稳定突变引起的三核苷酸串联重复序列扩增引起的脊髓小脑共济失调（SCA）在一些病例中会出现帕金森综合征。Schols 等报道 45% 的 SCA 患者会出现不安腿综合征，但在其他类型的常染色体显性遗传的小脑共济失调患者中非常罕见；SCA 患者中不安腿综合征很常见而且治疗效果较好。这个研究提示 *SCA3* 基因中扩增的胞嘧啶-腺嘌呤-鸟嘌呤（CAG）是引起不安腿综合征和帕金森病的一种分子因素。此有待于进一步研究其他介导形式的不安腿综合征在帕金森综合征中的发生率。帕金森病和不安腿综合征对治疗反应的相似性提示两者可能具有共同的多巴胺能状态。然而，帕金森病中不安腿综合征的探查十分复杂，因为方法学的原因，临床有时将"不安腿综合征"认为是与帕金森病"剂末现象"有关的远端肢体的不适及不安感，有时会和静坐不能重叠。

（五）医源性不安腿综合征

不安腿综合征最常见的原因是原发性的，有时会继发于某些药物及神经疾病。一些公开发表的文献有报道药物能引起不安腿综合征或导致不安腿综合征症状加重，这些药物包括影响神经递质的药物，如抗抑郁药。但是还不清楚为什么有的人服药后会出现不安腿综合征，而有的人则不会。

不安腿综合征的病理生理机制仍不明。目前的不安腿综合征病理生理模型集中在中枢多巴胺能系统、中枢铁通路及内源性阿片系统的功能异常。另外，5-羟色胺能、去甲肾上腺素能及 γ-氨基丁酸能系统也能参与其中，至少部分参与了不安腿综合征。因此，影响神经递质系统的药物也会影响不安腿综合征的表达。

事实上，药物诱导的不安腿综合征很少被关注，可能由于对不安腿综合征知识的缺乏，以及缺乏有效的方法将不安腿综合征和其他运动障碍区别开来。其中主要的一个问题是有关医源性不安腿综合征的文献可能会将不安腿综合征误认为静坐不能。

一些诱导运动障碍及不安腿综合征的药物具有共同的药理学特性：抗多巴胺能，抗5-羟色胺能，抗肾上腺素能、抗胆碱能及抗组胺能的作用。尽管药物诱导不安腿综合征的报道不常见，临床医师应用相关药物时应关注发生的可能性，因为不安腿综合征症状可能导致治疗依从性差，从而引起显著心理社会及职业损害。

1. 抗抑郁药　有证据表明抗抑郁药能诱发或导致不安腿综合征症状加重。例如，Leutgeb 和 Martus 等报道使用三环类（TCA）或选择性 5-羟色胺再摄取抑制剂（SSRI）治疗的患者，不安腿综合征的出现率是 27%。使用 5-羟色胺能抗抑郁药如 SSRI 类及文拉法辛的患者，PLMS 的出现率较高。和其他方面相比，PLMS 和不安腿综合征的关系密切，不安腿综合征和药物诱导的静坐不能可能具有共同的病理生理学基础。

（1）TCA：TCA 诱导的运动障碍包括静坐不能，文献报道很常见，但是很少报道有 TCA 诱导的不安腿综合征。但是考虑到 TCA 的药理学方面，其诱导不安腿综合征的可能性是存在的。Morgan 报道了去甲普林及阿米替林诱导的不安腿综合征。

（2）SSRI：SSRI 不仅高度选择性阻滞神经元再摄取 5-羟色胺，也具有一些较弱的神经递质受体作用，包括去甲肾上腺素和多巴胺。一些流行病学研究显示 SSRI 和不安腿综合征之间具有一定的联系。欧洲五国对普通人群的调查研究发现 SSRI 使用者更容易出现不安腿综合征（OD=3.11）。从帕罗西汀治疗（20mg/d）第 2 周开始不安腿综合征症状再现。停药后数天不安腿综合征症状消失，但是帕罗西汀治疗重新开始后，不安腿综合征症状再现甚至程度更高。另外，使用 SSRI 治疗的大部分患者，发现既有的不安腿综合征症状得到改善，尽管有些患者会出现不安腿综合征症状的加重。然而，作者没有详述使用了哪种 SSRI 药物。

了解到 SSRI 会在一些患者中如何诱导不安腿综合征而在另一些患者中症状能得到改善，有助于理解不安腿综合征的病理生理学。然而，所有这些潜在机制还不清楚。中枢神经系统 5-羟色胺及多巴胺能之间具有弥漫性交互作用。5-羟色胺抑制多巴胺通路多巴胺能轴突终末释放多巴胺，导致多巴胺缺失。SSRI 通过增加 5-羟色胺能利用度继而降低多巴胺能效应来引起或导致不安腿综合征加剧。5-羟色胺也能从中缝背核下行投射到脊髓，并能刺激中间外侧核。但是，大部分 5-羟色胺能抗抑郁药单体或其活性代谢产物都有一些去甲肾上腺素能活性。因此，很难排除 SSRI 诱导的不安腿综合征是由于去甲肾上腺素系统的作用。

2. 抗精神病药　典型的抗精神病药都是多巴胺受体拮抗剂，能加剧不安腿综合征。考虑到多巴胺受体激动剂对不安腿综合征有强效的治疗作用，这些都不足为奇。Blom 和 Ekbom 报道了使用不同吩噻嗪类衍生物的 3 例患者出现了不安腿综合征和静坐不能。Ekbom 报道了异丙嗪和氯丙嗪能引起不安腿综合征。匹莫齐特能导致不安腿综合征症状，使用匹莫齐特预处理能阻止可待因对不安腿综合征的缓解作用。左旋甲丙嗪能以剂量依赖方式诱导不安腿综合征。以上说明典型抗精神病药能诱发易感个体出现不安腿综合征或导致其症状加重。一些新型抗精神病药如奥氮平、利培酮、喹硫平会诱发 PLMS。奥氮平、利培酮会诱发不安腿综合征。

3. 组胺受体拮抗药　这类药物不仅能对抗组胺受体，还具有多巴胺阻滞活性。因此，H1 受体拮抗剂可作为抗组胺药、止吐药及止痒剂。抗组胺药是和医源性不安腿综合征相关的最常见药物。最常见的是苯海拉明。很多非处方药如感冒药、退烧药、鼻窦感染药、睡眠障碍药都含有苯海拉明。这类药有助于人的睡眠，但是发现其会诱发不安腿综合征。许多止吐药如甲氧氯普胺及氯丙嗪，以及止痒剂羟嗪（安泰乐）也能通过抗组胺作用诱发不安腿综合征症状。但是有一项对照研究显示，甲氧氯普胺的使用对既有不安腿综合征的患者并没有促发不安腿综合征的出现。

（1）锂剂：能加剧不安腿综合征。Heiman 和 Christie 报道一位 48 岁双相情感障碍的女性使用锂剂 1800mg/d 时，原有微弱的不安腿综合征症状出现了加重。这个病例提示血浆锂浓度可能与不安腿综合征症状的严重度之间具有一定的关联。

（2）抗癫痫药：癫痫药如卡马西平及加巴喷丁能有效治疗不安腿综合征。然而，有病例报道抗癫痫药能诱发不安腿综合征。Drake 报道两例患者分别使用甲琥胺及苯妥英钠出现了不安腿综合征，分别换用丙戊酸钠及卡马西平后症状消失。

（六）心脑血管疾病

一些横断面队列研究中，不安腿综合征与冠状动脉疾病、心脑血管疾病有关。心脑血管疾病的不安腿综合征的发病率也会明显增高。

此外，在一些长期的前瞻性流行病学研究中，不安腿综合征患者发生脑血管疾病死亡的风险较普通人群更高。排除一些常见的不安腿综合征相关合并症的影响风险，不安腿综合征的存在及持续时间与脑血管疾病死亡风险的紧密程度越发明显。这种紧密的联系并没有在癌症等疾病中发现。此外，有研究调整了睡眠周期性肢体运动指数和其他潜在混杂因素后，医师诊断出的不安腿综合征与老年男性心肌梗死事件显著相关，而另一个观察性研究表明，不安腿综合征会增加心血管疾病和高血压的发病风险。在区分原发性和继发性不安腿综合征以后，发现原发性不安腿综合征与心脑血管疾病风险增加无关，但会增加高血压风险约 20%。然而，继发性不安腿综合征与心脑血管疾病、冠状动脉疾病和高血压的风险增加显著相关。与原发性和继发性不安腿综合征一致的唯一相关是高血压。

不安腿综合征可能导致心脑血管疾病及相关特异性死亡的机制目前尚不明确。不安腿综合征导致的不良睡眠质量和长期的持续时间可能会增加炎症细胞因子的活化，如血清 C 反应蛋白，这有助于心脑血管疾病的发展。此外，冠状动脉血流量减少相关的内皮功能障碍及多巴胺缺乏是另外提出的两种机制。多巴胺缺乏与不安腿综合征中发现的 A11 脑脊髓通路功能减退相关，可能导致脊髓中躯体感觉和交感神经通路的去抑制，导致交感神经激活增加，从而导致高血压心脑血管疾病，或者动脉压力反射损伤和外周血管阻力增加可能是交感神经活动增加的结果。

（七）注意缺陷多动障碍

有研究表明在 87 名注意缺陷多动障碍的儿童和青少年中，发现 29 名（33%）合并有不安腿综合征，学者认为铁储备的耗尽是增加注意缺陷多动障碍患者患不安腿综合征的原因，这表明不安腿综合征与注意缺陷多动障碍之间存在相关性。

（八）缺铁性贫血

许多与铁代谢并不相关的疾病都会导致铁蛋白增加，这就容易导致真正存在铁储存缺乏的个体出现错误的正常值。因此，如果出现铁蛋白减少，意味着出现真正的铁储存缺乏。在一项对社区 251 位缺血性贫血并需要治疗的患者进行评估，发现临床有意义不安腿综合征的患病率明显增高，约 23.9%，是普通人群的 9 倍。此外，缺铁性贫血合并不安腿综合征的患者与不合并不安腿综合征相比存在更多的睡眠问题，包括睡眠质量较差、睡眠时间减少、疲劳感增加和精力缺乏，因此可能导致日间警觉程度降低、认知功能下降、健康水平下降，尤其是免疫系统、神经内分泌系统及心血管问题。缺铁性贫血合并不安腿综合征的患者可能是缺血性贫血中一个独特的亚组，在治疗上值得注意。

（九）吸烟

目前的流行病学研究显示吸烟和不安腿综合征显著相关。肯塔基州行为危险因素监护调查（KBRFSS）发现每天至少吸烟一包和不安腿综合征显著相关，OR=2.06，但是对轻微吸烟者则不然。土耳其人群调查研究显示，与非吸烟者相比，吸烟者更容易出现不安腿综合征。另外，加拿大人群调查并没有发现吸烟和不安腿综合征显著相关。这项研究的缺陷是并没有考虑吸烟量或程度。尼古丁直接刺激烟碱胆碱能受体，反过来导致多巴胺释放。尼古丁也促进多巴胺急剧释放。但是，尼古丁摄入的慢性作用还混杂不清，研究显示由于多巴胺能的过度刺激会出现多巴胺功能的持续增加或下降。

（十）咖啡因

咖啡因能加剧不安腿综合征症状，但是没有很好的设计研究能显示该结果。基于 11 年的对 62 例患者的治疗经验，Lutz 发现在有些患者中不安腿综合征的出现和咖啡因的摄入或摄入量的增加有关，因此推断咖啡因是出现不安腿综合征的主要因素。但是，有项流行病学调查显示咖啡因摄入是不安腿综合征的保护因素，是 PLMD 的危险因素。咖啡因具有多巴胺受体激动剂样作用，同时对 5-羟色胺能、肾上腺素能、GABA、腺苷及胆碱能受体均有作用。

（十一）乙醇

欧洲五国普通人群调查研究显示每天至少摄入 3 种酒精饮料的患者更易出现不安腿综合征（OR=1.48）。普通睡眠障碍门诊发现，每天摄入 2 种或 2 种以上的女性更容易出现不安腿综合征，而出现 PLMS 的危险性增加了 3 倍，在男性中发现了同样的结果。另外，一项流行病学调查研究发现不安腿综合征和酒精戒断有关。酒精的作用机制是非特异性的，因为酒精对众多神经递质系统具有作用，包括 GABA、NMDA、多巴胺及阿片。

（刘春风　沈　赟　毛成洁）

参 考 文 献

Chen S，Ondo WG，Rao S，et al，2004. Genomewide linkage scan identifies a novel susceptibility locus for restless legs syndrome on chromosome 9p. Am J Hum Genet，74：876-885.

Daubian-Nose P，Frank MK，Esteves AM，2014. Sleep disorders：a review of the interface between restless legs syndrome and iron metabolism. Sleep Sci，7：234-237.

Desautels AD，Turecki G，Montplaisir J，et al，2001. Dopaminergic neurotransmission and restless legs syndrome：a genetic association analysis. Neurol，57：1304-1306.

Earley CJ，Connor JR，Beard JL，et al，2000. Abnormalities in CSF concentrations of ferritin and transferrin in restless legs syndrome. Neurol，54：1698-1700.

Gan-Or Z，Alcalay R N，Rouleau G A，et al，2018. Sleep disorders and Parkinson disease；lessons from genetics. Sleep Med Rev，41：101-112.

Hening W，Walters AS，Allen RP，et al，2004. Impact，diagnosis and treatment of restless legs syndrome（RLS）in a primary care population：the REST（RLS epidemiology，symptoms，and treatment）primary care study. Sleep Med，5：237-246.

Leutgeb U，Martus P，2002. Regular intake of non-opioid analgesics is associated with an increased risk of restless leg syndrome in patients maintained on antidepressants. Eur J Med Res，7：368-378.

Li Y，Li Y，Winkelman JW，et al，2018. Prospective study of restless legs syndrome and total and cardiovascular mortality among women. Neurol，90：135-141.

Linke R，Eisensehr I，Wetter TC，et al，2004. Presynaptic dopaminergic function in patients with restless legs syndrome：are there common features with early Parkinson's disease? Mov Disord，19：1158-1162.

Molnar MZ，Novak M，Ambrus C，et al，2005. Restless legs syndrome in patients after renal transplantation. Am J Kidney Dis，45：388-396.

Ohayon MM，Roth T，2002. Prevalence of restless legs syndrome and periodic limb movement disorder in the general population. J Psychosom Res，53：547-554.

Schmidauer C，Sojer M，Seppi K，et al，2005. Transcranial ultrasound shows nigral hypoechogenicity in restless legs syndrome. Ann Neurol，58：630-634.

Sun ER，Chen CA，Ho G，et al，1998. Iron and the restless legs syndrome. Sleep，21：371-377.

Weinstock LB，Walters AS，Paueksakon P，2012. Restless legs syndrome—theoretical roles of inflammatory and immune mechanisms. Sleep Med Rev，16：341-354.

第五章

中枢多巴胺系统与不安腿综合征

不安腿综合征的病理生理学机制目前尚不清楚，多巴胺系统异常是研究最多的机制之一。尽管目前尚未得到关于多巴胺系统异常的直接证据，但小剂量的多巴胺制剂能明显改善不安腿综合征患者的症状，提示多巴胺系统参与了不安腿综合征的病理生理学过程。本章主要介绍中枢多巴胺系统的功能解剖、多巴胺神经递质的合成代谢途径、多巴胺受体的种类、分布和信号转导，并在此基础上简要介绍多巴胺系统在不安腿综合征中的相关研究。

第一节　中枢多巴胺系统的功能解剖

目前研究者已经通过免疫荧光和免疫组化的方法确定了 16 个独特的单胺能细胞群，分别命名为 A1~A16 细胞群。其中在 A2 细胞群的背侧运动迷走复合体部分及 A8~A16 细胞群中，多巴胺已被确定作为主要的神经递质发挥作用。这些细胞群根据其起作用的方式可以分为长投射神经元和局部环路神经元两大类（表 5-1）。

表 5-1　多巴胺调节系统

起源	投射脑区	功能
长投射系统		
A8 中脑-后红网状核	前脑	尚不清楚
A9 中脑-黑质	尾状核-壳核	运动行为
A10 中脑-腹侧被盖区	伏隔核	奖赏
	边缘皮质和皮质下结构	激励
		觉醒
		食欲
A11 丘脑束旁下核	脊髓	感知运动
		自主神经系统调节
局部环路		
A12 弓状核/旁弓状核室周下丘脑	正中隆起/漏斗柄垂体中叶	调节激素释放
A13 未定带内侧区	局部，下丘脑前区和内侧视前区	尚不清楚
A14 室周下丘脑	局部，下丘脑前区和内侧视前区	尚不清楚
A15 嗅结节	局部	增加嗅觉感知范围
A16 嗅球球旁细胞	局部	调节嗅觉功能
A17 视网膜内网状层	局部	调节视网膜功能

　　黑质纹状体通路起始于中脑的 A8 和 A9 细胞群，经前脑内侧束（medial forebrain bundle，MFB）和内囊投射到尾状核与壳核（统称为背侧纹状体）。该通路可以调控锥体外系运动，它的损害或退行性改变可使人出现随意运动计划、起始和实施的障碍，导致多种锥体外系疾病。

　　中脑皮质边缘系统通路起始于腹侧被盖区的 A10 细胞群，作用于腹侧纹状体（伏隔核）、皮质下边缘核（如隔区和杏仁核）、海马和前额皮质。该通路的激活能调节多种认知/情感功能，包括与药物滥用相关的精神运动症状、工作记忆、奖赏机制等。该通路紊乱能导致精神分裂症、注意力缺陷多动障碍（ADHD）、Tourette 综合征和抑郁障碍等。黑质纹状体环路和中脑皮质边缘系统环路是脑内最主要的两条多巴胺通路，占脑内多巴胺容量的近 80%。

　　结节漏斗部/结节垂体（tuberoinfundibular/tuberohypophyseal）通路是脑内第三条主要的多巴胺通路，起始于下丘脑弓状/旁弓状核（arcuate/periarcuate nuclei）的 A12 细胞群和室周下丘脑的 A14 细胞群。A12 细胞群的激活能调节多种激素的释放，包括抑制催乳素、黄体生成素和促甲状腺激素的释放，促进生长激素的释放。A14 的激活能调节抗利尿激素的释放及促进催产素的释放。

　　位于丘脑束旁下核（subparafascicular thalamus）的 A11 细胞群是脊髓多巴胺的最大来源。此外，A14 细胞群也能投射少量的多巴胺到脊髓。在脊髓中，A11 细胞群投射作用于脊髓中间外侧柱的交感神经节前神经元、脊髓灰质后角神经元、中间神经元（Renshaw 细胞）和运动神经元，抑制脊髓对疼痛的处理和交感活动，增加运动神经元输出。

　　脑内的多巴胺能神经元并不只支配单一的区域，而是倾向于投射支配多个解剖和功能相对独立的区域，如 A8-A9-A10 神经元除支配纹状体和额叶皮质外还能支配蓝斑、中缝核和丘脑（主要是中央中核、板内核和网状核）。A11 细胞群除投射到脊髓外，还能投射到前额叶皮质、杏仁核和孤束核。这种现象出现的机制主要是为了协调由不同区域参与的行为，如对外界环境刺激的反应、心脏呼吸稳态调节和睡眠/觉醒调节等（图 5-1）。

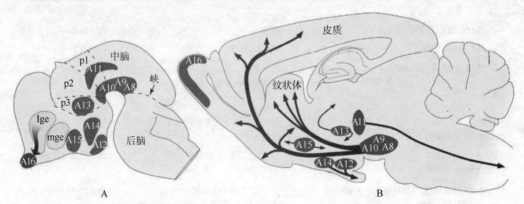

图 5-1　多巴胺能神经元细胞群在发育中的大鼠（A）和成年大鼠（B）脑组织的分布。图 B 所示箭头为其投射方向

（引译自 Björklund A，Dunnett SB. Dopamine neuron systems in the brain：an update. Trends Neurosci，2007，30（5）：194-202.）

第二节　多巴胺神经递质的生成和代谢

多巴胺、去甲肾上腺素和肾上腺素等单胺类神经递质有共同的生物合成途径，其底物为左旋酪氨酸。左旋酪氨酸经酪氨酸羟化酶（tyrosine hydroxylase，TH）催化形成左旋多巴（L-DOPA），左旋多巴再在多巴脱羧酶作用下形成多巴胺。在去甲肾上腺素能神经元中多巴胺可进一步被多巴胺 β 羟化酶（dopamine β-hydroxylase，DβH）在 β 位羟基化生成去甲肾上腺素；在肾上腺素能神经元和肾上腺髓质中，多巴胺可在苯乙醇胺氮位甲基转移酶（phenylethanolamine-N-methyltransferase，PNMT）催化下生成肾上腺素。TH 是多巴胺产生过程中的限速酶，多种因素可调控 TH 的反应活性，包括儿茶酚胺产物的负反馈抑制。TH 的催化活性需要铁离子结合到 C 端的催化域，这一过程需要四氢生物蝶呤（tetrahydrobiopterin，BH4）的参与，BH4 可减少铁向亚铁离子的转换，有利于底物（包括左旋酪氨酸和分子氧）与 C 端的结合。分子氧能氧化部分的铁为三价铁离子，增加多巴胺、左旋多巴与 TH 的亲和力。左旋多巴或多巴胺与 TH N 端的调节区域结合后可阻止 TH 复合体与 BH4 的结合，导致 TH 失活。cAMP 依赖的蛋白激酶 A（protein kinase A，PKA）可在 serine 40 位磷酸化 TH，使多巴胺与 TH 的结合力减少为 1/300，从而恢复左旋多巴的生物合成。内源性的 BH4 水平受鸟苷三磷酸（guanosine triphosphate，GTP）环化水解酶调控，GTP 环化水解酶 I 基因的突变能导致遗传性多巴反应性肌张力障碍。

多巴胺释放到突触间隙后大部分（约占 80%）可通过多巴胺转运体（DAT）再摄取到突触前神经元。DAT 依赖于钠-钾 ATP 酶产生的能量，和去甲肾上腺素、GABA 转运体一样属于 Na^+/Cl^- 依赖的细胞膜转运体家族成员。应用与 DAT 有高亲和力的化合物如 3β-（4-碘苯基）托烷-2β-羧酸酯（B-CIT）可对多巴胺系统进行功能显像。

被重摄取回突触前末梢的多巴胺可被囊泡转运体-2（VMAT-2）重新整合进入突触囊泡，或直接被单胺氧化酶（MAO）代谢为双羟苯乙酸（dihydroxyphenylacetic acid，DOPAC）。突触内的多巴胺在儿茶酚氧位甲基转移酶（catechol-O-methyltransferase，COMT）作用下甲基化生成 3-甲氧酪胺（3-methoxytyramine，3-MT），再在 MAO 作用下脱氨生成高香草酸（HVA）。人类脑脊液 HVA 的水平可被用于间接反映脑内多巴胺系统活性，但这种评估方法的精确度目前尚不清楚。

第三节　多巴胺受体及其信号转导

多巴胺可与 5 种 G 蛋白偶联受体（D1～D5 受体）结合，这 5 种受体根据药理学、生物化学和氨基酸同源性的分析可分为两类受体：D1 类受体（包括 D1 和 D5）和 D2 类受体（包括 D2、D3 和 D4）。D3 受体和多巴胺的亲和力最高，此后依次为 D4、D2、D5 和 D1 受体。D1 类受体和 D2 类受体的作用途径不同，所产生的生理学效应也不相同。D1 类受体能激活 Gs 传导通路，刺激腺苷酸环化酶的生成，进而导致 cAMP 增加和 cAMP 依赖的蛋白激酶 A（protein kinase A，PKA）的激活。PKA 再进一步磷酸化激活多巴胺环磷腺苷调节蛋白 DARPP-32（dopamine and cyclic adenosine 3,5-monophosphate-regulated phosphoprotein），磷酸化的 DARPP-32 再抑制磷脂酶-1（protein phosphatase-1，PP-1），导致下游调节神经递质受体和电压门控离子通道的效应器蛋白磷酸化水平增高，最终导致谷氨酸受体（包括 NMDA 受体和 AMPA 受体）、钙通道（L-钙通道、N-钙通道、P-钙通道）、cAMP 反应元件结合蛋白（cAMP response element binding protein，CREB）活性增加，GABA$_A$ 受体、钠通道和钠-钾 ATP 酶活性降低。D2 类受体激活 Gi 传导通路，抑制腺苷酸环化酶的生成；D2 类受体的激活还能导致胞内钙离子浓度的升高。这两种独立的作用途径均可减少 PKA 的激活，增加钙调磷酸酶水平，使磷酸化的 DARPP-32 恢复到未激活的状态。

D1 类和 D2 类受体都可存在于突触后膜上，通过多巴胺能投射作用于其他非多巴胺能细胞上。D2 类受体也见于突触前，包括神经元的树突、胞体和突触前末梢。这些自身受体在突触前的定位是抑制性反馈调节机制的结构基础。在树突-胞体区域的自身受体能调节多巴胺能神经元的放电频率，在轴突末梢的自身受体能调节多巴胺的合成和释放。由于 D2 类受体与多巴胺的亲和力明显高于 D1 类受体，因此同一种多巴胺激动剂也存在着双相效应，低剂量的多巴胺激动剂能激活 D2 受体产生负性调节作用，而高剂量的多巴胺激动剂可激活 D1 受体产生正性调节作用（图 5-2）。

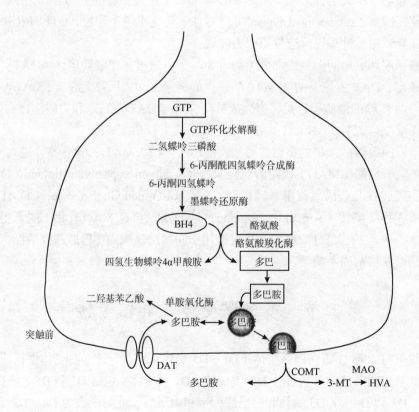

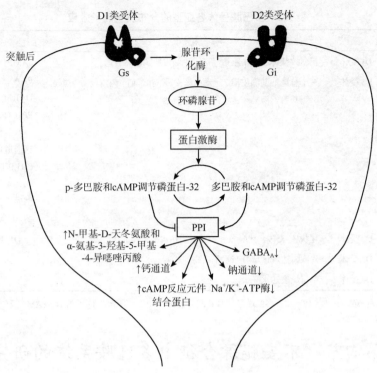

图 5-2 多巴胺的合成、降解、再摄取途径，以及多巴胺与 D1 类受体和 D2 类受体结合后的信号转导通路
及生物学效应

引译自 William G. Ondo. Restless Legs Syndrome-Diagnosis and Treatment. New York：Informa Heathcare，2008

不同亚型的多巴胺受体在中枢神经系统中有不同的分布。D1 受体在黑质纹状体区、中脑边缘区、中脑皮质区如尾状核-壳核（背侧纹状体）、伏隔核（腹侧纹状体）、黑质、杏仁核、嗅球和额叶皮质呈高密度分布，在海马、小脑、丘脑区和下丘脑区呈相对低密度分布；D5 受体在多个脑区如前额皮质、运动前区皮质、扣带回、内嗅皮质、黑质、下丘脑、海马和齿状回等均呈低密度分布，在尾状核和伏隔核的中等多棘神经元（medium spiny neuron，MSN）中也有极低量的表达。

D2 受体在尾状核-壳核、伏隔核和嗅球中表达水平最高，在黑质、腹侧被盖区、下丘脑、隔区、杏仁核、海马和皮质呈较多量表达。通过表达特异报道基因的转基因小鼠的研究，研究者发现尾状核-壳核和伏隔核中的 MSN 根据其投射区域和表达蛋白的不同可分为两个亚群，投射到中间苍白球和黑质网状结构构成直接的纹状体黑质通路的 MSN 表达 D1 受体；投射到外侧苍白球构成间接黑质苍白球通路的 MSN 表达 D2 受体。除了这些主要的细胞亚群外，还有一小部分的 MSN 同时表达 D1 和 D2 受体，在背侧纹状体中其占比例为 5%～15%。D3 受体的分布较为局限，在边缘区域分布水平最高，如伏隔核壳部、嗅结节和 Calleja 岛。D3 受体在纹状体、黑质致密部、腹侧被盖区、丘脑、隔区和多个脑皮质区也可以检测到，但表达水平较低。D4 受体在脑组织中表达水平最低，据报道在额叶皮质、杏仁核、海马、下丘脑、苍白球、黑质网状部和丘脑均有表达（表 5-2）。

表 5-2 多巴胺受体各亚型的分布及生理学效应

受体	亚型	分布	生理学效应
D1 类受体	D1 受体	黑质纹状体区、中脑边缘区、中脑皮质区呈高表达	cAMP↑
	D5 受体	多个脑区如前额皮质、运动前区皮质、扣带回、内嗅皮质、黑质、下丘脑、海马和齿状回等呈低表达	PKA 激活
			DARPP-32 磷酸化
			PP-1 抑制
			谷氨酸受体↑
			钙通道↑
			CREB 活性↑
			GABA_A 受体↓
			钠通道↓
			钠-钾 ATP 酶活性降低↓
D2 类受体	D2 受体	尾状核-壳核、伏隔核和嗅球中表达水平呈高表达	与 D1 类受体效应相反
	D3 受体	局限，边缘区域分布水平最高	
	D4 受体	脑组织表达水平最低	

注：PKA，蛋白激酶 A；DARPP-32，多巴胺环磷腺苷调节蛋白；PP-1，磷脂酶-1；CREB，cAMP 反应元件结合蛋白。

第四节　不安腿综合征中多巴胺系统的研究

目前对于不安腿综合征中多巴胺系统的研究主要集中在三个方面：①功能影像学研究，部分功能影像学的研究提示不安腿综合征患者中多巴摄取及中脑边缘的 D2 和 D3 受体水平有所下降，但下降程度小，且多项研究结果并未得出一致的结论。此外，功能性 MRI 和 PET 研究发现丘脑内侧核在不安腿综合征病理生理学中发挥着重要作用。丘脑内侧核是边缘系统的一部分，受到多巴胺能传入调节。②神经内分泌研究，研究者可通过测定多巴胺受体激动剂或多巴胺受体拮抗剂干预对神经内分泌反应的影响，对不安腿综合征患者的多巴胺系统进行间接研究。研究结果显示，不安腿综合征患者和对照者用左旋多巴干预后的神经内分泌反应在晚上要比早上明显，相比对照组，晚上不安腿综合征患者的神经内分泌反应要更明显，提示不安腿综合征患者突触后的多巴胺受体在晚上敏感性可能更高。③脑脊液中的多巴胺相关代谢产物研究，多巴胺能药物治疗不安腿综合征患者后的戏剧性反应意味着大脑多巴胺的缺乏。然而，动物和人类多巴胺系统研究发现不安腿综合征病理条件下多巴胺系统呈亢进状态，如脑脊液中 3-O-甲基多巴和多巴胺代谢物高香草酸含量增高。研究者在一例早发性家族性的不安腿综合征严重病例的清晨脑脊液中发现高水平的多巴胺、高香草酸、去甲肾上腺素和 3-甲基-4-羟基衍生物。但后续的研究结果显示，不安腿综合征患者清晨脑脊液高香草酸水平与对照组并无明显差别。下丘脑的多巴胺只占脑内多巴胺的很少部分，因此选择性累及下丘脑的多巴胺能神经元可能不会导致脑脊液中多巴胺代谢产物的明显减低。

在多巴胺系统的研究中，A11 通路受到了最多的关注，因为 A11 目前被认为是脊髓多巴胺的主要来源，且 A11 细胞群在脑内的位置接近调控生物钟的下丘脑视上核，也能解释不安腿综合征患者夜间症状更明显这一临床现象。A11 通路主要通过 D2 类受体（包括 D3

受体亚型）对脊髓功能进行调控。A11 区损害的大鼠和 D3 受体敲除的小鼠行为上呈现高度兴奋性，清醒时间延长。A11 区损害的大鼠还表现出感觉阈值持续的降低。这些表现与不安腿综合征患者的临床表现是完全吻合的。然而，不安腿综合征患者尸检结果显示下丘脑 A11 区域并没有出现严重的细胞缺失。多巴胺和 D2 类受体激动剂能在体外抑制小鼠脊髓的单突触反射幅度，但 D3 受体敲除小鼠的这一反应是缺失的，提示不安腿综合征中脊髓反射幅度的升高是通过 D3 受体起作用的。在 D3 受体敲除的动物模型中，多巴胺依赖的脊髓反射调节从抑制状态转为易化状态，多巴胺合成途径中的重要限速酶 TH 的昼夜变化规律也出现逆转。目前，美国食品药品监督管理局和欧洲药品管理局批准用于治疗不安腿综合征患者的一线药物主要为小剂量的 D3 高亲和力受体激动剂，包括普拉克索、罗替戈汀和罗匹尼罗。然而，长时间服用多巴胺受体激动剂会出现症状恶化，故疾病初期推荐使用非多巴胺类药物。

多巴胺系统由多种多巴胺能神经元细胞群组成，脑内的多巴胺通路主要有黑质纹状体通路、中脑皮质边缘系统通路和结节漏斗部/结节垂体通路，分别参与不同的生理过程，如行为协调、认知/情感、激素释放、视觉和嗅觉调节等。多巴胺系统的结构和功能异常可导致包括帕金森病、精神分裂症、注意力缺陷多动障碍、抑郁障碍等在内的多种疾病。位于丘脑束旁下核的 A11 细胞群是脊髓多巴胺的主要来源，主要通过 D3 受体对脊髓功能进行调控。A11 通路的紊乱可导致类似不安腿综合征的症状。目前关于不安腿综合征的多巴胺机制主要集中在 A11 细胞群和 D3 受体上，其涉及的病理生理学机制仍不清楚，需要进一步研究。

（乐卫东　杨兆菲）

参 考 文 献

Allen RP，2015. Restless leg syndrome/Willis-Ekbom disease pathophysiology. Sleep Med Clin，10：207-214.

Bandmann O，Valente EM，Holmans P，et al，1998. Dopa-responsive dystonia：a clinical and molecular genetic study. Ann Neurol，44：649-656.

Björklund A，Dunnett SB，2007. Dopamine neuron systems in the brain：an update. Trends Neurosci，30：194-202.

Clemens S，Rye D，Hochman S，2006. Restless legs syndrome：revisiting the dopamine hypothesis from the spinal cord perspective. Neurol，67：125-130.

Desautels A，Turecki G，Montplaisir J，et al，2001. Dopaminergic neurotransmission and restless legs syndrome：a genetic association analysis. Neurol，57：1304-1306.

Earley CJ，Allen RP，Connor JR，et al，2009. The dopaminergic neurons of the A11 system in RLS autopsy brains appear normal. Sleep Med，10：1155-1157.

Earley CJ，Hyland K，Allen RP，2006. Circadian changes in CSF dopaminergic measures in restless legs syndrome. Sleep Med，7：263-268.

Eisensehr I，Wetter TC，Linke R，et al，2001. Normal IPT and IBZM SPECT in drug-naive and levodopa-treated idiopathic restless legs syndrome. Neurol，57：1307-1309.

Garcia-Borreguero D，Larrosa O，Llave YDL，2002. Circadian aspects in the pathophysiology of the restless legs syndrome. Sleep Med，3：S17-S21.

Greengard P，Allen PB，Nairn AC，1999. Beyond the dopamine receptor：the DARPP-32/protein phosphatase-1 cascade. Neuron，23：435-447.

Grillner S，Hellgren J，Menard A，et al，2005. Mechanisms for selection of basic motor programs-roles for the striatum and pallidum.

Trends Neurosci, 28: 364-370.

Khan FH, Ahlberg CD, Chow CA, et al, 2017. Iron, dopamine, genetics, and hormones in the pathophysiology of restless legs syndrome. J Neurol, 264: 1634-1641.

Krimer LS, Muly EC, Williams GV, et al, 1998. Dopaminergic regulation of cerebral cortical microcirculation. Nat Neurosci, 1: 286-289.

Lindvall O, Bjorklund A, 1982. Neuroanatomy of central dopamine pathways: review of recent progress. Advances in Dopamine Research, 297-311.

Missale C, Nash SR, Robinson SW, et al, 1998. Dopamine receptors: from structure to function. Physiol Rev, 78: 189-225.

Montplaisir J, Godbout R, Boghen D, et al, 1985. Familial restless legs syndrome with periodic movements in sleep: electrophysiologic, biochemical, and pharmacologic study. Neurol, 35: 130-134.

Ondo WG, 2006. Restless legs syndrome. New York: Informa Heathcare.

Ondo WG, He Y, Rajasekaran S, et al, 2000. Clinical correlates of 6-hydroxydopamine injections into A11 dopaminergic neurons in rats: a possible model for restless legs syndrome. Mov Disord, 15: 154-158.

Oboshi Y, Ouchi Y, Yagi S, et al, 2012. In vivo mesolimbic D2/3 receptor binding predicts posttherapeutic clinical responses in restless legs syndrome: a positron emission tomography study. J Cereb Blood Flow Metab, 32: 654-662.

Ruottinen HM, Partinen M, Hublin C, et al, 2000. An FDOPA PET study in patients with periodic limb movement disorders and restless legs syndrome. Neurol, 54: 502-504.

Turjanski N, Lees AJ, Brooks DJ, 1999. Striatal dopaminergic function in restless legs syndrome: 18F-dopa and 11C-raclopride PET studies. Neurol, 52: 932-937.

Wetter TC, Collado-Seidel V, Oertel H, et al, 2002. Endocrine rhythms in patients with restless legs syndrome. J Neurol, 249: 146-151.

Wijemanne S, Ondo W, 2017. Restless legs syndrome: clinical features, diagnosis and a practical approach to management. Pract Neurol, 17: 444-452.

Zhao H, Zhu W, Pan T, et al, 2007. Spinal cord dopamine receptor expression and function in mice with 6-OHDA lesion of the A11 nucleus and dietary iron deprivation. J Neurosci Res, 85: 1065-1076.

第六章

铁代谢障碍与不安腿综合征

铁是生物体内重要的微量元素，在细胞生长、发育和功能维持中都发挥着重要的作用。但与其他水溶性的维生素易于排出体外不同，铁能够在体内长时间聚集从而导致毒性作用的发生。体内器官尤其是中枢神经系统能够灵敏地感受到铁的增多，反应性地通过减少铁的吸收来达到体内铁平衡。临床实验数据表明与正常人群相比，不安腿综合征患者体内血清铁蛋白水平明显降低。而铁代谢障碍与不安腿综合征之间的因果关系及其发生机制虽一直为研究者所关注，但至今仍无确切的理论证据。本章将根据现有的实验数据和发现，就体内铁代谢的基本过程、铁缺乏与不安腿综合征及铁缺乏与继发不安腿综合征的相关疾病之间的关系进行阐述。

第一节 体内铁代谢的基本过程

在水溶液中，铁主要以两种形式存在：二价铁（Fe^{2+}）和三价铁（Fe^{3+}）。两者因为体内氧化和还原状态的改变而不断地进行变换。许多还原性的物质（如维生素 C）会促使三价铁向二价铁转化；反之，一些氧化性的物质则促进反向反应的发生。因为游离铁易于参与氧化还原反应，其在体内存在量非常少。著名的 Haber-Weiss-Fenton 反应解释了铁在体内的变化过程：

$$Fe^{2+} + O_2 \rightarrow Fe^{3+} + O_2^-$$
$$2\ O_2^- + 2H^+ \rightarrow H_2O_2 + O_2$$
$$Fe^{2+} + H_2O_2 \rightarrow OH \cdot + OH^- + Fe^{3+}$$

从 Fenton 反应中可见，二价铁能够作为电子供体催化自由基的生成，其中羟自由基易于攻击多数蛋白质、核蛋白及碳水化合物，并能够起始脂质过氧化反应的发生，使线粒体电子传递系统受损、胞内钙平衡紊乱、膜脂质过氧化反应增强，促进细胞的死亡。

一、铁摄取、转运和储存

饮食中的铁分为血基质铁和非血基质铁两种。血基质铁是指那些以紧密结合在卟啉环结构的铁如肌红蛋白或者血红蛋白上结合的铁；非血基质铁主要来源于土壤，相对而言不易于被人体吸收。食物中的非血基质铁主要是三价铁，在小肠内被还原为二价铁，因为小肠内碱性胰液的存在，铁溶解度降低，所以吸收少。

食物中的血红蛋白和肌红蛋白在小肠内分解释放出血基质铁，由原血红素携带蛋白作用进入小肠上皮细胞，血基质铁在血红素加氧酶1（heme oxygenase 1，HOX1）的作用下分解成为无机铁离子进入血液。饮食中血基质铁水平不能影响 HOX1 的表达，但体内铁缺乏则能够直接上调 HOX1 的水平，从而促进铁离子的摄取。根据研究正常美国人饮食中血基质铁的吸收率为40%，而非血基质铁仅为 5%～10%。DMT-1（divalent metal transporter 1）即二价金属离子转运蛋白 1，位于小肠的肠上皮细胞膜上，特异性结合二价金属离子将其转运入肠上皮细胞内。十二指肠细胞色素 B（Dcytb）是小肠肠上皮细胞膜上一种三价铁还原酶。非血基质铁（Fe^{3+}）在 Dcytb 作用下被还原为 Fe^{2+}，然后被 DMT-1 转运到肠上皮细胞内，吸收入血循环（图 6-1 左侧）。科学家猜想，血液中存在一种信号分子能够反馈调控肠上皮细胞对铁的摄取，经研究最终发现了名为 hepcidin 的蛋白，其能够根据体内铁的水平反向调控肠上皮细胞对铁的吸收，同时改变铁蛋白对铁的结合能力，从而维持体内铁的平衡。

因为铁离子不稳定，体内大部分的铁和铁蛋白或转铁蛋白结合以稳定铁离子。只有很少以游离铁离子的形式存在。铁在体内的运输依靠转铁蛋白完成，但首先要将二价铁转化为三价铁才能与转铁蛋白结合。小肠内有两种蛋白，如亚铁氧化酶蛋白及铜蓝蛋白能够完成二价铁向三价铁的转化（图 6-1 右侧）。三价铁在转铁蛋白转运下由血液流向身体各处组织器官，而细胞对铁的吸收主要是由细胞膜上的转铁蛋白受体（TfR）决定的。转铁蛋白受体是细胞在转铁蛋白摄取铁这一过程中的重要蛋白。目前已知的有两种 TfR：TfR1 和 TfR2。TfR2 的功能研究还不彻底，但两种受体都可以 pH 依赖的方式结合带有两个铁的转铁蛋白并把铁传递到细胞内。铁进入细胞后，其中有一部分不是马上被细胞利用，而是与铁蛋白结

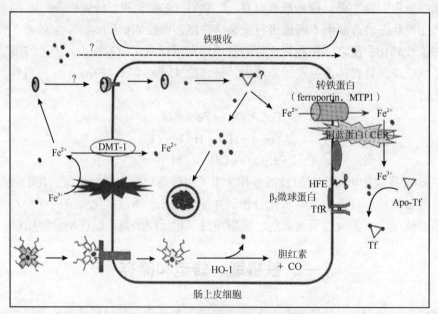

图 6-1　体内铁吸收和转运示意图

摘自 William G. Ondo. Restless Legs Syndrome-Diagnosis and Treatment. New York：Informa Healthcare，2008

合。铁蛋白的结构如同一个空心球，一个铁蛋白能够同时容纳 2000～4000 个铁原子。储存的铁作为一个备用的铁库，当外源可利用的铁不足时可释放出被细胞利用。当然另一方面与铁蛋白的结合可以保护细胞不受铁过量引起的氧化破坏。

体内铁主要储存于肝脏、脾脏及骨髓的网状内皮细胞内。临床上铁蛋白水平是体内铁储量的最好指标，因为血清铁受多种因素尤其是生物钟的影响，一直处于波动之中，某一时间点的数值很难反映体内铁的真实水平，而铁蛋白波动相对较小，能够较好地反映体内储铁的真实水平。

二、铁稳态调控

一般来说，微量元素在体内的量维持在一个相对恒定的水平，其机制是调节经由尿液排出体外的量。不同于其他微量元素，铁稳态维持的方法是通过改变（增加/减少）机体对铁的吸收。铁的吸收由一系列铁传递相关蛋白控制，而这些蛋白的表达则处于严密的基因调控下，包括转录调控、mRNA 的稳定性、转录修饰和翻译后修饰等。铁反应蛋白（iron response protein，RP）和铁反应元件（iron response element，IRE）是参与铁吸收调控的主要物质。IRE 是编码铁相关蛋白 mRNA 上 5′端和 3′端的非翻译区（UTR）的颈环结构。当 IRE 存在 5′-UTR 时，IRP 与 IRE 结合终止 mRNA 的翻译；反之，IRE 存在 3′-UTR 时，IRP-IRE 的结合能够稳定 mRNA，使翻译更顺利地进行。铁蛋白 mRNA 5′-UTR 及 TfR1 mRNA 3′-UTR 都有 IRE 的存在。IRP-IRE 的结合作用受体内铁水平的控制，当体内铁处于较高水平时，铁能够与 IRP 结合阻止 IRP-IRE 的结合，从而造成铁蛋白水平升高及 TfR1 水平的降低，减少机体对铁的吸收，增加铁的储存；而当体内铁缺乏时，IRP-IRE 结合增高 TfR1 水平及降低铁蛋白水平，促进机体对铁的吸收，同时促进铁蛋白对铁的释放。两者共同作用，使体内铁维持在一个相对平稳的水平。表 6-1 列举了 IRE 调控的蛋白，这些蛋白都参与铁的传递、储存、血红蛋白合成等过程。

表 6-1　IRE 调控的主要蛋白及其功能

基因	IRE 位点部位	功能
铁蛋白 L 链	5′-UTR	铁储存
铁蛋白 H 链	5′-UTR	铁储存
线粒体顺乌头酸酶	5′-UTR	三羧酸循环
红细胞 5-ALA	5′-UTR	血红蛋白合成
铁转运蛋白（IREG1）	5′-UTR	铁排泄
DMT1	5′-UTR	铁转运
Nramp2	5′-UTR	铁转入
琥珀酸脱氢酶	5′-UTR	三羧酸循环
TfR1	3′-UTR	结合转铁蛋白

三、铁流失与铁超载

成人会因细胞脱落流失铁，分别经尿液、消化液、汗液排出。在疾病状态下，铁的流失会异于正常。铁流失的量与性别密切相关，男性每天流失的铁量约为 1mg，绝经前女性每天流失的铁量要超过 1mg，月经期女性每天流失的铁量则高达 2.2mg。妊娠会导致女性铁流失的增加，因此女性在妊娠期铁缺乏发生的概率很高，部分会表现出缺铁性贫血的症状。一系列的疾病或生理状态的改变会导致铁的流失增多，包括外伤出血、钩虫感染、消化性溃疡出血、溃疡性结肠炎、肿瘤、牛奶喂养、服用阿司匹林及非甾体类药物等。

铁超载一般多见于遗传性血色病，这是一种由 *HFE* 基因突变引起的常染色体隐性遗传病。其发病机制是由于突变的 HFE 蛋白不能正常与转铁蛋白受体 1（TfR1）及 β_2 微球蛋白结合，影响铁的转运和排泄（图 6-1 右侧）。长期过量的铁摄入也可以引发铁超载，但这种情况下铁摄入要达到 200～1200mg/d 才会出现，日常很难达到这个摄入量。非洲的班图人因为习惯用铁器烹调和酿酒，故食物和酒中铁含量很高，可达 100mg/d，因此在班图人中患血色病的比率较高。此外，因为每个单位血液中含有 225mg 铁，长期反复输血的患者因大量铁的输入而造成铁超载。

四、中枢神经系统铁的调控

中枢神经系统尤其是脑组织对铁的需求量较大，因为铁不仅能够参与三磷酸腺苷形成和核苷酸合成，还是细胞代谢必需的物质。脑内铁还在髓鞘形成、突触功能调控、神经递质传递能过程中发挥不可替代的作用。铁在脑内空间分布具有特异性，仅存在于小脑和中脑，尤其是中脑黑质致密部。在时间分布方面，新生儿脑内并不存在铁，铁的浓度随着年龄的增长而增加。

现在研究发现中枢铁水平的变化会导致神经元的损伤，从而引起多种疾病的发生。铁的过度沉积与神经铁蛋白病、无血浆铜蓝蛋白症、Freidreich 共济失调和 Hallervorden-Spatz 综合征等的发生密切相关。在这些疾病中铁的过度沉积导致直接的神经毒性作用。在其他一些疾病如帕金森病、老年痴呆及多发性硬化中，也发现了铁的沉积，但现在还没有明确的证据表明铁沉积与疾病发生之间的直接关系。而在不安腿综合征中，研究发现中枢铁水平明显降低（具体内容将在本章第二节详细阐述）。

铁如何进入中枢神经系统现在还不清楚，但同其他物质一样，铁也要通过血脑屏障。脑脊液中铁蛋白的水平是血清中的 1/10，转铁蛋白水平也比血清中低，而且多处于饱和状态。同时研究发现，脑内脉络丛及少突胶质细胞能分泌少量的内源性转铁蛋白，而血脑屏障内皮细胞上则分布大量的转铁蛋白受体。大鼠中，内皮细胞同时含有高水平的铁蛋白，提示其可能是脑内铁的储存池。脑内铁相关蛋白表达的调控机制现在还未明确，但有意思的是，血清铁缺乏大都不能引起血脑屏障内皮细胞上转铁蛋白与铁蛋白量的变化，说明中枢内铁的调控有其自身的特异性。

第二节 铁缺乏与不安腿综合征

不安腿综合征是一种遗传倾向很强的疾病，60%患者为家族遗传性，目前已有多个与之相关的基因和基因位点被报道，全基因组的连锁分析已经定位了 5 个不安腿综合征易感基因位点：RLS 1 至 RLS 5，而全基因组 SNP 关联分析定位了 3 个显著关联的染色体位点：6P21.1、2p14 和 15q23。除遗传性不安腿综合征外，还有 2%～6%的患者没有明显的基因遗传模式，如果没有其他可解释的病因，这部分患者归类为原发性不安腿综合征。其余的患者，发病可能由其他疾病导致，归类为继发性不安腿综合征。

不同类型的不安腿综合征具有不同的发病机制和表现形式，但无论是何种类型的不安腿综合征患者均表现出中枢神经系统内铁代谢的异常。研究发现，所有不安腿综合征患者脑脊液内铁蛋白的水平均低于正常人群。磁共振成像和经颅超声显像结果也提示不安腿综合征患者脑内纹状体和红核铁储量的减少。对不安腿综合征患者的脑组织进行病理分析，结果进一步显示其脑内不仅存在铁蛋白减少、铁储量降低，还存在转铁蛋白水平增加及转铁蛋白受体水平降低。在正常情况下，铁储量降低会反射性地引起转铁蛋白受体水平的增高，通过降低转铁蛋白水平，增加体内铁储量，体内铁维持在一个稳定的水平上。不安腿综合征患者的病理表现则提示了疾病发生时患者体内铁调节机制紊乱，细胞内铁的流入和（或）流出水平受到影响，从而打破铁稳态。不安腿综合征中铁代谢紊乱带来的具体病理表现将在第七章中具体阐述。

一、铁缺乏与多巴胺系统

更有意思的发现则是在不安腿综合征中铁水平的降低与多巴胺系统功能异常密切相关，两者可能共同作用于疾病的发生发展。其具体机制还不是十分明确，根据现有的研究资料可以总结为以下几点。首先，酪氨酸羟化酶是多巴胺合成过程中的限速酶，而铁是酪氨酸羟化酶发挥作用的辅酶，因此铁缺乏严重影响了多巴胺的生成。其次，铁是多巴胺二型受体（D2）的组分之一，铁剥夺大鼠模型中 D2 受体水平下降 40%～60%，但D1 受体或其他神经递质并不受影响，说明铁的这种作用是 D2 受体特异的（图 6-2）。最后，胸腺细胞表面糖蛋白（Thy-1）是多巴胺能神经元中一类细胞黏附因子，参与调控多巴胺的释放，同时还能够稳定突触及抑制树突的过度生长。铁则参与调控了 Thy-1 蛋白水平，在铁剥夺的小鼠脑组织内 Thy-1 蛋白明显降低，从而引起多巴胺释放的减少（图 6-2）。虽然现在多数的研究结果提示铁缺乏导致了多巴胺系统功能障碍，但研究者也发现切除多巴胺能神经元的小鼠模型表现出铁储存能力的降低，结果表明铁与多巴胺系统之间可能存在双向的调节模式，其共同作用于不安腿综合征的发生发展。以上的研究结果均表明减少体内铁储量可导致中枢神经系统内铁水平降低，进一步引起不安腿综合征的各种临床表现。

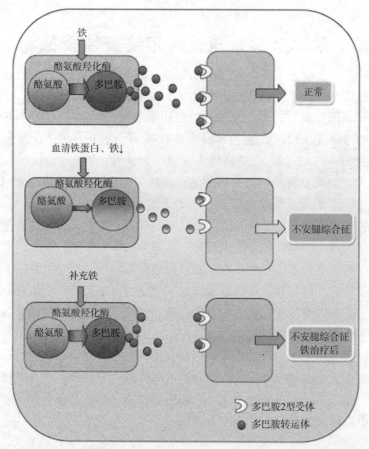

图 6-2　铁缺乏通过影响多巴胺系统促进不安腿综合征的发生，包括影响酪氨酸羟化酶功能、多巴胺生成、多巴胺转运体的数量及多巴胺 2 型受体的数目。补充铁治疗则能够在一定程度上缓解不安腿综合征的临床表现

二、不安腿综合征铁缺乏的临床证据

（一）血清铁代谢异常与不安腿综合征

科学家很久之前就已经关注铁缺乏与不安腿综合征之间的关系。早在 1950 年，Ekbom 就已经报道 50% 的不安腿综合征患者中铁缺乏，而 Norlander 则在 1953 年明确提出铁缺乏可能是不安腿综合征发生的病因，并首次利用铁剂治疗不安腿综合征取得明显的疗效。可惜的是，自 20 世纪 50 年代后，铁缺乏与不安腿综合征的研究被忽视，在很长一段时间内没有取得显著的进展。20 世纪末，21 世纪初，一系列的研究报道称血清铁的下降与不安腿综合征的发生发展密切相关，科学家又重新重视这一研究方向。1994 年，O'Keeffe 等首次应用血清铁蛋白水平作为检测指标，发现相比于同年龄正常对照人群，青年不安腿综合征患者体内血清铁蛋白水平明显降低，降低的水平与症状的严重程度呈正比，而体内血清铁、血红蛋白、维生素 B_{12} 及叶酸的含量则没有显著的变化。进一步研究发现，两个月的口服铁剂治疗能够显著改善患者的临床症状。研究者提出所有血清铁蛋白水平低于 50μg/L 的不安腿综合征患者都应该口服铁剂治疗。

在 1998 年，Sun 等研究发现血清铁蛋白水平低于 50μg/L 的不安腿综合征患者与血清铁蛋白水平高于 50μg/L 的患者相比，其临床症状和周期性肢体运动的症状更为明显。更为有趣的是，献血之后可能会出现不安腿综合征的表现。Silber 等研究报道了 8 人在献血后不久出现了不安腿综合征的表现，同时伴有血清铁蛋白水平降低及贫血，这同时也提示了不安腿综合征患者不适合献血。

而铁缺乏与儿童不安腿综合征患者周期性肢体运动发生的关系，研究者也提供了大量的证据。Kryger 等研究发现 72% 的表现出周期性肢体运动症状的儿童不安腿综合征患者的平均年龄为 7.5 岁 ±3.1 岁，其血清铁蛋白水平远低于 50μg/L，部分患者对口服铁添加治疗效果良好。在德国进行的调研，即 MEMO 调研，是针对老年不安腿综合征患者的铁缺乏而设计的。这项研究涉及了 365 名年龄为 65~83 岁的德国人，其中不安腿综合征患者占 9.8%（共 36 人）。结果显示不安腿患者与正常人群相比，其血清铁蛋白的水平没有明显变化。但因为这次研究中不安腿综合征患者数量非常少，因此也存在结果分析过程中统计差异被忽略的可能性。此外，这次研究中无论不安腿综合征患者还是正常人群中血清铁蛋白的水平都远高于其他研究的结果，这也提示了德国饮食结构中高铁的食物占的比重较大。而在另一项涉及 701 名研究对象的对照试验中，不安腿综合征患者占 10.6%（其中女性为 14.2%，男性为 6.6%）。研究者发现与正常人群相比，不安腿综合征患者血清铁、转铁蛋白、铁蛋白的水平没有明显变化，而不安腿综合征患者可溶性 TfR 的浓度则明显高于正常人群（1.48mg/L vs 1.34mg/L；$P < 0.001$）。

当然，铁缺乏仅与部分不安腿综合征患者相关，其与家族性的不安腿综合征的关系更加密切。血清转铁蛋白降低在家族性不安腿综合征患者中出现的可能性为 96.4%（$n=64$），而在散发性不安腿综合征患者中这个比例为 61.5%（$n=26$）。Earley 等的研究也提供了相似的结果，其研究则进一步发现与年轻发病的不安腿综合征患者相比，老年发病的患者血清铁蛋白水平明显降低。因此，老年发病和散发性患者是血清铁蛋白降低的两大影响因素；反之，年轻发病和家族性不安腿综合征患者中血清铁蛋白的水平变化较少。但现在还缺少明确的临床统计数据，说明在铁缺乏人群中不安腿综合征发病的情况。仅 1976 年，Matthews 观察了 80 名铁缺乏患者，发现其中 43% 的表现出不安腿综合征的临床症状。要进一步分析铁缺乏与不安腿综合征发生之间的关系，还需要更多更新的大规模临床病例分析。

（二）脑脊液铁代谢异常与不安腿综合征

部分不安腿综合征患者血清铁、铁蛋白及转铁蛋白水平未见异常，但在脑脊液中铁和铁蛋白水平明显降低，转铁蛋白水平则明显升高。外周铁水平正常，脑内铁水平降低是不安腿综合征成熟的神经生物学异常。在 16 例原发性不安腿综合征患者和 8 例年龄匹配的对照组的脑脊液与血清学的研究中，发现不安腿综合征患者的脑脊液中铁蛋白水平明显降低，而转铁蛋白水平较高，但是两组间的血清铁蛋白和转铁蛋白水平无明显差异。另外一项研究则发现，原发性不安腿综合征患者的睡眠潜伏期更长，睡眠效率更低，而周期性肢体运动指数明显增高；同时不安腿综合征患者脑脊液中铁和铁蛋白水平较低，而转铁蛋白水平较高，但其与对照组相比，血清铁、铁蛋白及转铁蛋白水平无明显差异，研究提示血清铁向脑内转移功能障碍可能是原发性不安腿综合征发病的主要原因。近年来有研究表明，早发性症状性不安腿综合征患者与健康对照者相比，脑脊液中铁蛋白水平明显降低。一项一期临床研究发现，10 例不安腿综合征患者给予单次静脉滴注右旋糖酐铁 1000mg（滴速 3～5mg/min），并通过仪器监测腿部活动，采用整体等级量表（GRS）等评估临床症状严重程度。2 周后发现，其中 7 例患者的症状得到改善，睡眠中腿部不自主运动次数明显减少，睡眠时间延长。MRI 检查显示这 7 例患者黑质及额叶前皮质铁含量增加。这些研究结果均提示不安腿综合征发病与脑脊液中铁缺乏密切相关，而铁剂在治疗不安腿综合征的临床应用尚需要大规模的临床试验结果以证实。

（三）脑组织铁代谢异常与不安腿综合征

脑内绝大多数铁以铁蛋白的形式存在，脑内铁代谢和多巴胺系统之间存在许多潜在的病理生理联系。脑内铁的节律性变化是不安腿综合征患者发病的一个重要原因。研究发现多巴胺受体 D3 敲除小鼠脊髓内的酪氨酸羟化酶（TH）表达呈明显节律性变化。TH 是多巴胺合成的限速酶，铁是 TH 的辅酶，铁缺乏导致 TH 减少及多巴胺合成下降，从而引起脊髓兴奋性的增加，因而 D3 敲除小鼠表现为运动增加，与不安腿综合征患者夜间下肢活动增加的临床表现相似。Qu 等使用荧光示踪剂的动物进行实验研究发现，间脑部位的多巴胺能神经元轴突贯穿整个脊髓的多个节段；在给予实验小鼠缺铁饮食的同时定向注射 6-羟基多巴（6-OHDA）至间脑的 A11 区域，结果发现单纯缺铁饮食和 6-OHDA 定向损毁均可导致实验小鼠运动增加，同时发现缺铁饮食和 6-OHDA 损毁对小鼠运动增加具有明显的协同作用。对 7 例原发性不安腿综合征和 5 例年龄相当的对照组进行病理学研究发现，与对照组相比，不安腿综合征患者脑组织结构并无明显异常，但其脑组织对铁的摄取受损，脑内转铁蛋白受体明显减少，黑质内铁染色阳性神经元数目明显减少。研究提示，不安腿综合征患者脑内胼胝体、扣带回前部及中央前回的铁含量明显降低，转铁蛋白降低 26.7%，H 铁蛋白降低 25.4%。

（四）不安腿综合征铁代谢异常的神经影像学研究

不同类型的脑细胞摄取铁的能力不同，少突胶质细胞是对铁摄取能力最强的细胞类型，同时不同类型的细胞在脑区的分布密度不同，导致脑组织内铁的不均匀分布。脑内铁浓度在锥体外系最高，依次为黑质、红核、苍白球、壳核、齿状核、尾状核、丘脑，其次为大脑皮质，最后为白质结构。采用 MRI 研究结果提示，早发性不安腿综合征患者（<45 岁出现临床症状）黑质内铁含量较正常对照者明显降低，且黑质区铁含量与 John Hopkins 不安腿综合征（JH 不安腿综合征）严重程度量表评分呈负相关。SPECT/PET 研究提示，不安腿综合征存在中枢神经系统突触前后多巴胺能系统的功能障碍。ESWAN 序列是近年发展起来的一种新的 3D GRE 磁敏感加权序列，由多个长 TE 时间的回波加权平均而成，既有短回波时间，也有 T2 加权很大的回波，便于多种变量参数结果的比较，提高了图像的对比，在测量局部区域铁及其他物质的含量变化方面非常敏感。Rizzo 等采用 ESWAN 相位图研究发现，原发性不安腿综合征患者黑质、丘脑、壳核、苍白球的铁含量明显降低。上述研究为不安腿综合征患者脑内铁含量的降低提供了明确的临床依据。

（五）不安腿综合征铁代谢异常的遗传学研究

研究发现，缺铁性贫血的人群中不安腿综合征的发病率是对照人群的 5 倍，有约 30% 的缺铁性贫血患者会表现出不安腿综合征的症状，而这个比例在正常人群中仅为 5%～7%。但需要注意的是，相比于普通缺铁性贫血的患者，合并有不安腿综合征的缺铁性贫血患者，其外周血清铁水平及血红蛋白水平并没有明显差异。此外，一项大型的数据统计研究发现，人群中约有 33% 的在发生缺血性贫血时会有发生不安腿综合征的风险，在其他人群中即使有显著的低铁血症也不会有不安腿综合征的发生。提示不安腿综合征的发病不仅仅是外周血清铁单一因素的作用，有可能是在血清铁水平降低基础上，合并遗传因素等共同作用的结果。很多研究都致力于探讨铁代谢的哪些基因异常易于导致不安腿综合征，而哪些基因突变又会抵抗不安腿综合征的发生，但至今仍未有明确的结论。发表于 2011 年的一项研究表明，利用 922 例不安腿综合征患者和 1526 例对照人群的样本分析了 111 个和铁相关的基因与不安腿综合征发病之间的关系，遗憾的是并未发现基因与不安腿综合征疾病之间的相关性。另外一项研究则利用 3447 临床样本分析已知的 6 个不安腿综合征疾病相关基因与血清铁水平之间的相关性，其中包括 *MEIS1* 基因及 *BTBD9* 基因。*MEIS1* 基因与丘脑铁蛋白表达密切相关，而 *BTBD9* 基因则与血清铁蛋白水平相关。但研究结果并未提供相关基因与血清铁水平之间相关性的证据。

另外一项非常有意思的研究旨在探讨 *HFE* 基因突变是否能够减少不安腿综合征的发病。前面已经提及 *HFE* 基因突变引起遗传性血色病，造成患者体内铁超载。一项研究分析了 11 519 名携带 *HFE* 基因突变（最常见的 C282Y 突变）患者与 69 783 个对照，发现尽管 C282Y 位点突变是对血清铁水平影响最大的突变位点，但其与不安腿综合征的发病没有直接相关性。因此，关于不安腿综合征与铁代谢相关基因的关系还需要更进一步的遗传学研究或在表观遗传等其他方面的探索。

三、铁缺乏不安腿综合征动物模型的建立

基于对不安腿综合征临床症状和发病机制的发现，研究者相继建立了羟基多巴胺损毁大鼠模型、D3 受体敲除小鼠模型、周期性肢体运动模型等动物模型，用以探讨不安腿综合征的药物筛选和治疗。研究表明，铁缺乏与多巴胺系统功能失调相互作用，共同促进了不安腿综合征的发生发展。简单来说，起源于间脑、下丘脑背后侧和丘脑室旁核中的 A11 细胞群是脊髓唯一的多巴胺来源。A11 细胞轴突贯穿脊髓全长，终止于交感神经节前纤维、脊髓后角传入神经和躯体运动神经元。包含 A11 细胞群的下丘脑具有昼夜节律调节功能，下丘脑调节多巴胺释放的高峰时间出现在 15：00～18：00。在夜间，脊髓中对多巴胺高亲和力的 D2 受体占主导地位，抑制传入感觉的反应和运动神经元的兴奋。由于间脑脊髓束终止于脊髓后角、中间外侧柱和运动神经元，因此间脑脊髓束功能低下即可导致不安腿综合征的发生。

在此基础上，乐卫东教授带领的课题组在国际上首次建立了 6-OHDA 定向损毁伴缺铁饮食的小鼠模型。此模型小鼠在立体定向损毁脑内 A11 区域的基础上给予了缺铁饮食，行为学

和病理学分析表明此小鼠模型与单纯 6-OHDA 损毁相比其自主运动增加更为明显，攻击性强，易激惹。结果显示 6-OHDA 定向损毁伴缺铁饮食的小鼠行为改变更接近临床不安腿综合征患者的表现，是更为理想的模型动物。对此动物模型的具体阐释请参见第二十一章。

第三节 铁缺乏与继发不安腿综合征的相关疾病

一、帕金森病

研究发现不安腿综合征和帕金森病（PD）均伴有铁代谢异常。PD 继发性不安腿综合征患者中也发现了铁缺乏的现象。Ondo 等在针对 303 名 PD 患者的调查中发现，其中 20.8% 的有不安腿综合征的表现。不安腿综合征的发生与 PD 患者的下列因素均没有相关性，包括发病的时程、年龄、性别、认知情况、左旋多巴的服用、多巴胺受体激动剂的服用、脑深部电刺激。但是与不表现出不安腿综合征的 PD 患者相比，表现出不安腿综合征的患者体内血清铁蛋白的水平明显降低。通常 PD 的发病要先于不安腿综合征的出现，而且这些患者一般没有不安腿综合征的家族史。因此，可能多巴胺缺乏和铁缺乏共同导致了 PD 患者不安腿综合征症状的出现。PD 患者黑质总铁水平和铁蛋白水平均有所增加，异常铁代谢导致氧化应激增加和多巴胺能系统功能退化。但是不安腿综合征患者血清铁蛋白水平降低，转铁蛋白浓度增加，铁离子对不安腿综合征的影响主要是通过多巴胺代谢实现的。对于伴有不安腿综合征的 PD 患者其多巴胺能系统与血清铁离子水平的改变可能彼此干扰，促使病情恶化。

此外，一系列相关研究旨在发现不安腿综合征和 PD 之间遗传学方面的内在联系。Desautels 等于 2001 年在一项法国-加拿大患者的研究中发现 8 个编码与多巴胺递质相关的受体和酶的基因多态性均不会对不安腿综合征的患病率造成显著影响。在随后的研究中作者发现单胺氧化酶等位基因的长度与不安腿综合征的发病相关，但这一研究结果并未获得其他独立研究的证实。2003 年我国的李靖等选择了与脑铁-多巴胺系统相关的 16 个疾病候选基因，包括 MAO-A 在内的所有候选基因均与家族性不安腿综合征发病无明显相关。这些研究都不能充分证实多巴胺系统及铁代谢相关基因异常参与不安腿综合征的发病，这个问题还需要进一步的遗传学相关研究加以阐述。

二、肾衰竭

现在的研究表明铁缺乏与某些继发不安腿综合征的相关疾病，尤其是肾衰竭等肾脏疾病有关。肾衰竭等终末期肾病患者不安腿综合征较原发性不安腿综合征发病率及病死率更高、症状更重、生活质量也更差。此外，相较于未合并不安腿综合征的终末期肾病患者，合并有不安腿综合征的患者睡眠质量更差、心血管疾病恶化程度更快、生存时间更短。不安腿综合征在肾衰竭患者中非常常见，但长期未得到足够重视，临床诊断率和有效治疗率都较低，甚至容易被误诊为心理性或精神性疾病。2016 年，中山大学附属第一医院进行的流行病学调查结果显示，我国慢性肾病患者疾病早期不安腿综合征患病率为 9.9%，肾脏透析患者不安腿综合征患病率为 28.4%，肾脏移植患者为 6.7%，总之 25% 以上慢性肾病患者，尤其肾脏透析患者更易于发生不安腿综合征。

有文献报道，透析患者发生不安腿综合征与贫血相关，出现不安腿综合征的患者血红蛋白水平较低（82g/L），与不发生不安腿综合征的患者相比（95g/L），具有明显的统计学差异。在 177 例等待肾脏移植的血液透析患者中分析不安腿综合征相关危险因素发现，低血红蛋白与铁缺乏之间存在相关性，肾小球滤过率估计值（eGFR）也是不安腿综合征的危险因素。有研究提示肾衰竭患者不安腿综合征症状严重程度与血清铁蛋白水平呈负相关，而另一组对 48 例血液透析和腹膜透析伴或不伴不安腿综合征患者的血清铁、铁蛋白和总铁结合力的研究则提示不安腿综合征与分析因素间并无明显的统计学差异。Roger 等的研究表明，不安腿综合征的发生与透析肾衰竭患者血细胞比容降低有相关性，但遗憾的是其他研究则没有发现肾衰竭与铁缺乏的直接证据。虽然迄今尚无一项研究获得肾衰竭患者不安腿综合征发病与铁缺乏之间的有力证据，但对肾衰竭合并不安腿综合征的患者补充铁剂不仅可以改善其运动和感觉症状，还可以改善睡眠质量和抑郁状态，提高患者的生活质量。

有研究提示遗传因素在肾衰竭不安腿综合征发病中可能发挥一定作用。一项在德国和希腊尿毒症不安腿综合征患者中的研究发现，该病的发生可能与 *BTBD9* 基因变异密切相关，提示尿毒症不安腿综合征的发病可能存在遗传易感性。此外，多巴胺能神经系统功能紊乱学说也广泛被接受而用于解释肾衰竭相关不安腿综合征。多数肾衰竭尤其是尿毒症不安腿综合征患者在服用多巴胺受体激动剂后症状明显缓解，因此推断多巴胺能神经系统可能是疾病发生的重要机制。另外，肾衰竭患者体内某些大分子物质如血清甲状旁腺激素、β_2 微球蛋白也可能是促使出现不安腿综合征症状的原因。

三、妊　娠

妊娠与不安腿综合征发生的关系则一直为人们所重视。2004 年，Manconi 等报道 26% 的妊娠期女性发现有不安腿综合征，尤其在妊娠晚期。研究发现，与未发生不安腿综合征的妊娠女性相比，发生的女性其血红蛋白含量明显降低，同时伴有血清铁水平的降低。也有研究显示，23% 的妊娠晚期女性出现不安腿综合征的表现，也发现这部分妊娠期女性体内铁蛋白水平相对较低，但没有统计差异。2016 年，郑州大学第一附属医院在 3874 名 18～40 岁妊娠期女性中发现，约 12.29%（476/3874）的妊娠期女性每周至少出现一次不安腿综合征症状，且年龄越大越易发生不安腿综合征；每周均出现不安腿综合征症状的妊娠期女性更易发生白天过度嗜睡；存在高血压、心血管病和子痫的妊娠期女性不安腿综合征患病率显著增加。有研究提示妊娠期由于胎儿生长需求及妊娠期女性血液稀释等原因，妊娠期女性血液内叶酸和铁水平下降，铁水平与不安腿综合征的发病密切相关，而叶酸缺乏也是不安腿综合征发病的原因之一。根据统计，不补充叶酸的妊娠期女性的不安腿综合征发病率明显高于补充叶酸的妊娠期女性，分别为 80% 和 9%。

但是根据现有的研究结果很难说明铁缺乏与肾衰竭及妊娠患者不安腿综合征发生之间的因果关系。因为肾衰竭患者每天都服用铁剂及促红细胞生成素等药物，也很难准确测定患者体内铁的水平。而妊娠会促使体内铁进行再分布，而脑脊液中铁的变化现在还不是很清楚。

四、其 他 疾 病

Salih 等报道 25%的类风湿关节炎患者（n=46）有不安腿综合征的表现，而这一比例在骨性关节炎患者中仅为 4%（n=30）。表现出不安腿综合征的类风湿关节炎患者体内铁蛋白水平显著低于没有不安腿综合征表现的患者。但该研究对其中的关系并没有进行深入的讨论。

继发性不安腿综合征与周围神经病变或脊髓病变有关，但其确切机制尚不十分明确。有学者认为不安腿综合征可能是周围神经病变的前驱症状或周围神经病变的结果；而周围神经病变可以诱发不安腿综合征或增加不安腿综合征的发病率。在脊髓病变方面，虽然不安腿综合征的发病与脊髓密切相关，但脊髓是不安腿综合征疾病真正的发生器还是仅发挥调节作用，目前尚不明确。有研究提示多发性硬化患者发生不安腿综合征的概率更高，Schürks 和 Bussfeld 对 24 项研究进行了 Meta 分析，结果提示多发性硬化患者的不安腿综合征患病率为 12.12%～57.50%，而非多发性硬化患者的不安腿综合征患病率为 2.56%～18.33%，表明多发性硬化明显提高不安腿综合征的发病风险，但其具体机制及与铁代谢之间的关系至今缺乏相关研究。

第四节   铁添加治疗

自从发现不安腿综合征患者体内铁缺乏以来，补铁一直被认为是不安腿综合征治疗中非常重要的环节。同时也有研究结果表明补铁能够改善不安腿综合征患者的临床症状。口服硫酸亚铁是最为方便的补铁途径，但也存在本身的各种限制，如铁在体内吸收率低，耐受性差等问题。因此，常推荐硫酸亚铁和抗坏血酸一起服用以提高铁在体内的吸收。无论采取何种方法，口服铁剂只能轻度提高患者体内铁的水平，而静脉补铁则能够显著提高不安腿综合征患者血清铁的水平。但如果想要提高患者中枢神经系统内铁水平，则需要长时间的静脉补铁，这就存在患者会因此出现过敏反应这一潜在风险。国内相关的研究团队对不安腿综合征的补铁治疗方案也做出了探讨性的结果，2015 年江苏省徐州市中心医院共纳入了 37 例原发性不安腿综合征患者，随机分为低剂量铁剂治疗组（18 例）和高剂量铁剂治疗组（19 例），低剂量组患者静脉注射蔗糖铁每天 200mg，1 次/周，连续 5 周，总剂量为 1000mg；高剂量组静脉注射蔗糖铁每次 500mg，1 次/2 周，连续 4 周，总剂量仍为 1000mg，两组患者治疗后临床症状改善，血清铁蛋白均有所升高，且低剂量组疗效优于高剂量组。同时发现，低剂量组药物不良反应发生率低于高剂量组。

现在很多研究者认为铁缺乏是导致不安腿综合征发病的独立因素，但是铁缺乏如何导致或者加重不安腿综合征的机制现在还没有明确的解释。铁添加治疗能够改善部分患者的临床症状，但同时也有研究发现补充铁尤其是使用静脉滴注高剂量铁时，导致患者症状加重。对于如何针对不同患者选择何种最佳剂量进行治疗，这方面的研究结果还很缺乏。但根据现在的治疗指南，对于不安腿综合征患者来说，铁添加治疗是推荐治疗的方法之一。希望在科研和临床研究者的共同努力下，从代谢、遗传等不同方面阐明铁缺乏与不安腿综合征之间的因果关系，并能够深入分析发生机制，从而为临床治疗提供更为明确的指导。

（乐卫东　张晓洁）

参 考 文 献

Berger K, von Eckardstein A, Trenkwalder C, et al, 2002. Iron metabolism and the risk of restless legs syndrome in an elderly general population-the MEMO-Study. J Neurol, 249: 1195-1199.

Bothwell TH, MacPhail AP, 1998. Hereditary hemochromatosis: etiologic, pathologic, and clinical aspects. Semin Hematol, 35: 55-71.

Burdo JR, Connor JR, 2003. Brain iron uptake and homeostatic mechanisms: an overview. Biometals, 16: 63-75.

Catoire H, Dion PA, Xiong L, et al, 2011. Restless legs syndrome-associated MEIS1 risk variant influences iron homeostasis. Ann Neurol, 70: 170-175.

Connor JR, Boyer PJ, Menzies SL, et al, 2003. Neuropathological examination suggests impaired brain iron acquisition in restless legs syndrome. Neurol, 61: 304-309.

Dusek P, Jankovic J, Le W, 2012. Iron dysregulation in movement disorders. Neurol Dis, 46: 1-18.

Earley CJ, Allen RP, Beard JL, et al, 2000. Insight into the pathophysiology of restless legs syndrome. J Neurosci Res, 62: 623-628.

Earley CJ, Connor JR, Beard JL, et al, 2005a. Ferritin levels in the cerebrospinal fluid and restless legs syndrome: effects of different clinical phenotypes. Sleep, 28: 1069-1075.

Earley CJ, Heckler D, Allen RP, 2005b. Repeated Ⅳ doses of iron provides effective supplemental treatment of restless legs syndrome. Sleep Med, 6: 301-305.

Eisenstein RS, 2000. Iron regulatory proteins and the molecular control of mammalian iron metabolism. Annu Rev Nutr, 20: 627-662.

Gunshin H, Mackenzie B, Berger UV, et al, 1997. Cloning and characterization of a mammalian proton-coupled metal-iron transporter. Nature, 388: 482-488.

Hurrell RF, 1998. Improvement of trace element status through food fortification: technological, biological and health aspects. Bibl Nutr Dieta, (54): 40-57.

Jiménez-Jiménez FJ, Alonso-Navarro H, García-Martín E, et al, 2018. Genetics of restless legs syndrome: Au update. Sleep Med Rev, 39: 108-121.

Kryger MH, Shepertycky M, Foerster J, et al, 2003. Sleep disorders in repeat blood donors. Sleep, 26: 625-626.

Lee KA, Zaffke ME, Baratte-Beebe K, 2001. Restless legs syndrome and sleep disturbance during pregnancy: the role of folate and iron. J Womens Health Gend-Based Med, 10: 335-341.

Manconi M, Govoni V, de Vito A, et al, 2004. Restless legs syndrome and pregnancy. Neurol, 63: 1065-1069.

O'Keeffe ST, 2005. Iron deficiency with normal ferritin levels in restless legs syndrome. Sleep Med, 6: 281-282.

Oexle K, Schormair B, Ried JS, et al, 2013. Dilution of candidates: the case of iron-related genes in restless legs syndrome. Eur J Hum Genet, 21: 410-414.

Ondo WG, 2002a. Epidemiology of restless legs syndrome. Sleep Med, 3: S13-S15.

Ondo WG, Vuong KD, Jankovic J, 2002b. Exploring the relationship between Parkinson disease and restless legs syndrome. Arch Neurol, 59: 421-424.

Qu S, Le W, Zhang X, et al, 2007. Locomotion is increased in A11 lesioned mice with iron deprivation: a possible animal model for restless legs syndrome. J Neuropath Exp Neurol, 66: 383-388.

Raffin SB, Woo CH, Roost KT, et al, 1974. Intestinal absorption of hemoglobin iron-beme cleavage by mucosal heme oxygenase. J Clin Invest, 54: 1344-1352.

Roger SD, Harris DC, Stewart JH, 1991. Possible relation between restless legs and anaemia in renal dialysis patients. Lancet, 337: 1551.

Stefansson H, Rye DB, Hicks A, et al, 2007. A genetic risk factor for periodic limb movements in sleep. N Engl J Med, 357: 639-647.

Zhang X, Chen WW, Huang WJ, 2015. Efficacy of the low-dose saccharum iron treatment of idiopathic restless legs syndrome. Panminerva Med, 57: 109-113.

第七章

不安腿综合征病理与病理生理机制

不安腿综合征是一种以感觉异常为主的神经系统综合征，主要表现为夜间（严重时白天）在平卧或静坐时出现的难以忍受的下肢不适感觉，必须通过活动下肢或持续行走才能缓解。该综合征在 1685 年由 Willis 教授首次报道，1945 年 Ekbom 教授正式命名，为了纪念他们对不安腿综合征所做出的贡献不安腿综合征也被称为 Willis-Ekbom 病。不安腿综合征主要以特殊的感觉异常和昼夜节律异常为临床特征，可导致睡眠障碍、焦虑、抑郁等继发症状，严重地影响患者的生活质量。该病可独立发病，也存在共病现象，如贫血、肾衰竭、高血压、糖尿病等。临床按照病程将不安腿综合征分为慢性持续性不安腿综合征和间歇性不安腿综合征。前者是未治疗的患者在过去一年里至少每周发作两次；后者是未治疗患者每周发作频率小于两次，但至少有五次发作。

目前不安腿综合征具体的病理和病理生理机制尚不明确，大多数学者认为是基因和环境因素共同作用的结果。主要的病理和病理生理机制假说可分为中枢神经系统病变、周围神经病变和内分泌机制改变等，但这些大多只能解释不安腿综合征的部分症状，相互之间的联系还存在较大空白，有待于进一步阐明。本节将从不安腿综合征病理研究及病理生理机制分析入手，探讨不安腿综合征疾病发生、发展的可能危险因素，探究其可能的病理基础，进而为不安腿综合征新的治疗方向提供理论基础。

第一节 不安腿综合征的中枢神经系统病理与病理生理改变

一、多巴胺能神经元假说

多巴胺是一种单胺类的神经递质，在中枢神经系统中具有独特的分布和功能。多巴胺能神经元系统主要有 5 条途径：①黑质纹状体系统；②中脑边缘系统；③中脑皮质系统；④结节漏斗部系统；⑤其他。

众多研究表明[如第一例不安腿综合征动物表型模型 6-羟基多巴胺（6-OHDA）损伤 A11 核团的成功建立]，多巴胺神经元的间脑多巴胺能神经元通路（A11 通路）被认为与不安腿综合征的发病相关。有研究发现，A11 多巴胺神经核团可能在不安腿综合征/WED 致病过程中起到关键作用，其解剖部位位于下丘脑背后侧（图 7-1）。哺乳动物的神经系统活动大多受到下丘脑视上核（SCN）的节律控制，其中就包括间脑多巴胺 A11 核团。A11 核团为起源于丘脑的多巴胺能神经元，投射到新皮质及血清素能背侧缝核，此外，它作为唯一的脊髓多巴胺通路，主要从背后束、少量从侧束下行，投射至脊髓中间外侧核（intermediolateral nucleus，IML）的交感神经节前神经元，调节交感神经的自主功能，并和背角神经元的神经纤维相互交联。

后下丘脑

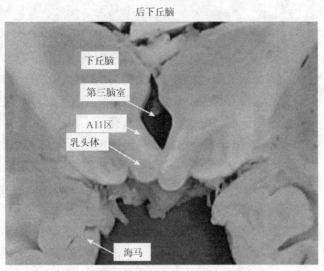

图 7-1　间脑多巴胺 A11 核团的解剖位置
（引自 Earley CJ，Allen RP，Connor JR，et al. The dopaminergic neurons of the All system in RLS autopsy brains appear normal. Sleep Med，2009，10（10）：1155-1157.）
图片为后下丘脑冠状位典型切面，A11 核团的解剖位置为所示下丘脑背后侧
扫封底二维码获取彩图

A11 神经元通路的走行与功能具体如下：

（1）间脑多巴胺能神经元的上行纤维投射至新皮质和背侧缝核，此处涉及感觉的控制、边缘系统和运动系统。片层Ⅰ的多巴胺能神经元（传导深感觉输入到大脑的区域）退变可以导致高阈值肌肉感受器上痛觉信号转导的变化，而非痛觉的低阈值肌肉本体感觉信号的激活可以抑制高阈值信号的传入。

（2）A11 与脊髓 IML 和背角神经元的神经纤维相互交联，IML 的交感神经节前纤维主导抑制，它的缺失将导致交感神经的基础张力增加，从而增加肌梭活动、神经肌肉来源的肌张力（肌张力增加使得背角的痛觉输入的抑制作用下调），导致内脏异常或肌肉的感觉异常（交感兴奋性、脊髓反射幅度增加）（图 7-2）。

早期有部分研究发现不安腿综合征患者的细胞外多巴胺含量稍增高，但是临床上多巴胺替代治疗可以有效缓解不安腿综合征的症状，提示不安腿综合征患者体内的多巴胺相对不足，这两种现象之间的矛盾目前还无很好的解释，后来有学者推测该病发作原因可能由区域性（中枢神经系统）多巴胺相对不足及多巴胺分泌节律异常（如夜间多巴胺含量减低）所导致，并得到了实验验证。目前认为，不安腿综合征患者的多巴胺改变存在昼夜节律性，同时由于夜间多巴胺的相对不足，且不安腿综合征患者的多巴胺能神经元整体水平有所增高导致患者多巴胺受体水平下调和密度减低，造成了夜间症状的发作或加重。研究发现，不安腿综合征患者脑脊液代谢产物高香草酸（herpes virus ateles，HVA）、3-O-甲基多巴

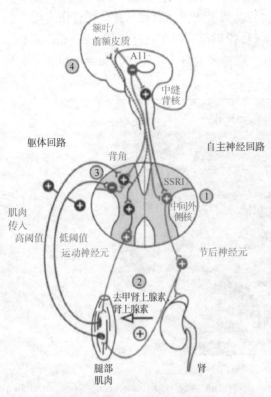

图 7-2   A11 区投射通路示意图

（引自 Clemens S，Rye D，Hochman S. Restless legs syndrome：
revisiting the dopamine hypothesis from the spinal cord
perspective. Neurology，2006，67（1）：125-130.）
A11 区投射通路示意图，与脊髓构成回路，其损伤参与不安腿
综合征的发病，该假说建立在 A11 多巴胺能神经元调控作用以
抑制性为主导上
扫封底二维码获取彩图

（3-OMD）增加，并且有实验发现不安腿综合征患者虽然其多巴胺能神经元数目总体水平较高，但是夜间 3-OMD 水平减低 1/3，证实了以上观点。此外，研究还发现多巴胺水平与不安腿综合征进展呈现时间相关性，如一则重复经典 6-OHDA 制造 A11 损伤的动物模型发现，与不安腿综合征发病密切相关的周期性肢体运动（PLM）所出现的脑电和肌电在损伤后 7 天的发作频率最高，然后逐步衰减，损伤后 28 天出现回归，这可能是因为损伤后剩余多巴胺神经元 TH 表达增加的"补偿效应"在第 3 周开始出现，从而导致多巴胺水平代偿性增加。综上证据，多巴胺系统的昼夜节律性的改变可能在不安腿综合征的发病机制中具有一定的作用。

除多巴胺含量变化导致不安腿综合征相关症状外，究竟是通过哪种多巴胺受体的作用所引起也备受争议，当然也可能与多种受体介导的机制都有关。众所周知，多巴胺受体分为 D1 受体（包括 D1R、D5R，主要激活 Gs 蛋白偶联的信号转导通路，呈激动作用）和 D2 受体（包括 D2R、D3R、D4R，主要激活 Gi 蛋白偶联的信号转导通路，呈抑制作用），多巴胺的作用呈浓度依赖性，所以不同的递质发放模式会导致多巴胺与不同的受体亚型结合。

有研究表明 D3R 功能障碍主要表现出不安腿综合征的感觉异常症状，因为 D3R 主要分布于脊髓后角，接收 C 型纤维传递的痛温觉感觉信号。同时，研究发现，在不安腿综合征发病机制中，D3R 与 D1R 之间存在交互作用。D3R 系统功能障碍会导致脊髓 D1R 蛋白质表达水平增加，也有学者提出，D3R 功能障碍可能同时会导致 D1R 功能占据主导作用，所以同一多巴胺能神经元中由 D3R 介导的 Gi 偶联信号转导通路下调（cAMP 减低），转变为 cAMP 相对增加的表象（同 D1R 激活后的表现），因此会出现 D1R 主导的运动增多症状（图 7-3）。长期使用 D3R 激动剂后患者出现 D1R 系统的作用增强，从而导致"症状加重"的发生，与此机制相关。

D2R 的异常在不安腿综合征发病过程中可能也扮演了一定的角色。有影像学资料显示，不安腿综合征患者的纹状体 D2R 减少，以及突触后 D2R 结合率增加（与突触间多巴胺增加一致）；使用 fDOPA（荧光标记多巴胺）研究发现纹状体 fDOPA 吸收量减少。这一结果支持了不安腿综合征发病的 D2R 异常的相关假说。此外，通常不安腿综合征的发病呈现年龄相关性，因此有学者推测衰老机制可能参与不安腿综合征的发病过程。通常情况下，多

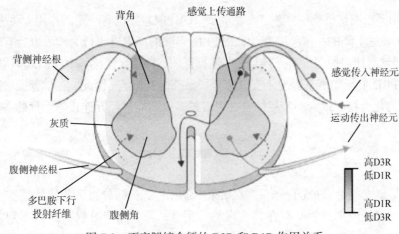

图 7-3　不安腿综合征的 D3R 和 D1R 作用关系

（引自 Trenkwalder C，Allen R，Högl B，et al. Comorbidities，treatment，and pathophysiology in restless legs syndrome. Lancet Neurol，2018，17（11）：994-1005.）

D3R 主要分布于脊髓后角，接收 C 型纤维传递的痛温觉感觉信号；D1R 主要分布于脊髓前角，与 D3R 之间存在交互作用

扫封底二维码获取彩图

巴胺与 D2R 的亲和力更高，因此多巴胺神经系统主要表现出多巴胺的抑制状态。正常衰老过程中，神经系统表现出纹状体的神经元丢失、DA 总体水平下降及 D2 样受体表达下降。这也提示了由 D2R 主导的多巴胺系统的抑制功能整体水平下降。因此可以说，不安腿综合征患者在衰老过程中的多巴胺系统抑制水平下降的基础上出现 D1R 和 D3R 比例异常，表现出不安腿综合征的多巴胺系统易激动的状态。

目前治疗不安腿综合征的主要药物包括多巴胺，但是治疗过程中会发生"症状加重"，即药物疗效逐渐减弱，症状加重、提前或扩散。"症状加重"的机制并未阐明，可能与多巴胺受体激动剂治疗后导致突触后膜受体的变化相关。多巴胺分泌具有节律性（白天增多、夜间减少），夜间多巴胺相对激动不足，因此睡前补充夜间多巴胺的缺失量可以缓解症状（不安腿综合征肢体运动的欲望主要出现在夜间），但是长期服用可能加重 D3R 密度下调，使得病情加重，加之长期 D3R 激动剂使用后患者出现 D1R 表达增加而表现出多巴胺以激动作用为主要表现的症状，导致了"症状加重"现象的产生。

在基因层面上，不安腿综合征的危险等位基因 MEIS1 可能与多巴胺神经元关联，MEIS1 位于 2 号染色体短臂，编码的蛋白属于 TALE 家族。目前发现，不安腿综合征的 MEIS1 危险单核苷酸多态性（single nucleotide polymorphism，SNP）集中于 MEIS1 基因的非编码区，即内含子 8 和 9 区域，改变运动控制中枢的多巴胺通路，从而参与不安腿综合征的致病过程。研究发现，MEIS1 在黑质、脊髓的多巴胺神经元中高表达；杂合子 MEIS1 基因敲除的小鼠模型中，发现其对抑制性多巴胺受体（D3 受体）激动剂的治疗敏感性降低。

另一个危险等位基因蛋白质酪氨酸磷酸酶 D（PTPRD）属于人类的多巴胺能神经元表达的细胞黏附分子基因（位于 9 号染色体），而多巴胺能神经元细胞和细胞之间的连接体可能对不安腿综合征的发生具有潜在作用。人类尸检皮质样本中共同表达的 PTPRD 单倍体型的个体与其他 PTPRD 单倍体型的个体存在 70% 的差异性，它对个体不安腿综合征的易感

性和治疗使用多巴胺拮抗剂所产生"症状加重"的现象差异也有一定的作用。动物实验发现，长期 PTPRD 表达下降的小鼠睡眠减少；PTPRD 敲除的小鼠进入行为睡眠也会有较长的觉醒时间；但是腿动对比对照组没有差异。这些证据证明，神经元连接体 PTPRD 表达的个体共同差异使得 PTPRD 变异的寡基因对不安腿综合征易感性有影响。因此，有学者提出选择性调节 PTPRD 活性的化合物可以为不安腿综合征患者的多巴胺能神经元连接体治疗的备选方案。

二、铁缺乏假说

铁缺乏是不安腿综合征的一个重要病因。临床上，有部分患者为缺铁性贫血继发不安腿综合征，也有报道称两者间存在共病现象。同时，部分患者补铁后症状得到完全缓解，提示铁缺乏在不安腿综合征发病机制中的重要作用。动物实验发现，缺铁喂养的小鼠出现中脑脑室和伏核铁含量减少，呈现与人类不安腿综合征症状节律性一致的每日循环波动的现象；并且这些小鼠的睡眠模式发生改变，包括快速眼动睡眠、日间平均觉醒时间和慢波睡眠时间的减少，觉醒期周期性肢体运动和睡眠期周期性肢体运动的增加；这些症状在铁剂补充后得到缓解，提示铁缺乏与大鼠的睡眠模式改变及运动症状有关。

研究缺铁导致不安腿综合征相关症状的致病机制时发现，脑内特定部位的铁代谢相关蛋白缺乏，以及线粒体中铁含量不足所导致的氧化呼吸障碍引起多巴胺能神经元功能障碍等可能对不安腿综合征的发病具有一定的作用。不安腿综合征患者铁蛋白发现其血清铁水平正常（即外周铁储存正常），而脑脊液中铁蛋白含量减少。磁共振也发现不安腿综合征患者存在区域性脑铁含量缺乏，如铁含量丰富的黑质及铁含量较少的丘脑、尾状核的铁缺乏最为明显。研究发现，黑质部位的神经黑色素细胞内的铁调节蛋白-1（iron regulatory protein-1，IRP-1）导致转铁蛋白受体和 H 铁蛋白改变；运动皮质微血管 IRP-1 活性减低、铁摄入和储存减少（转铁蛋白受体、转铁蛋白、H 铁蛋白）；脉络膜上皮细胞铁及 H 铁蛋白减少；单核细胞线粒体相关基因表达下降[HO1 的（GT）双核苷酸重复序列和 mRNA 表达减少、缺氧诱导因子-1a/2a（hypoxia-inducible factor，HIF-1a/2a）的表达增加]。这些结果提示铁缺乏的致病机制可能与中枢及外周的缺氧反应有关（图 7-4，图 7-5）。因此，有假说认为区域性铁缺乏[即血脑屏障的铁运输减少、特定区域（黑质铁黑色素细胞）的铁输入不足]导致不安腿综合征的发病。

此外，铁参与不安腿综合征病理过程还可能是因为缺铁可能影响多巴胺的合成（铁是 TH 重要的辅酶），进而与不安腿综合征的多巴胺发病机制相交叉。实验发现，低铁饮食的大鼠的尾状核、壳核、中脑脑室表现高 TH 水平，而尾状核、壳核 D1 受体、D2 受体减少。因此，铁缺乏可能会影响 TH 功能、改变多巴胺和其受体的含量，从而产生不安腿综合征相关症状。铁缺乏也会影响纹状体多巴胺转运体（DAT）的含量，即脑内特定部位的铁缺乏导致多巴胺利用障碍，进而间接地促发不安腿综合征。例如，缺铁诱导的不安腿综合征模型鼠中纹状体 DAT 水平增加，标准铁喂养 1 周后，纹状体 DAT 恢复至对照组水平，提示铁缺乏与纹状体多巴胺转运体可能存在一定的关联。此外，药物实验发现多巴胺治疗可以减少缺铁饮食的不安腿综合征模型鼠活动增加的症状，疗效可维持 2～3 小时，可覆盖缺铁饮食导致的不安腿综合征行为表型的时间。

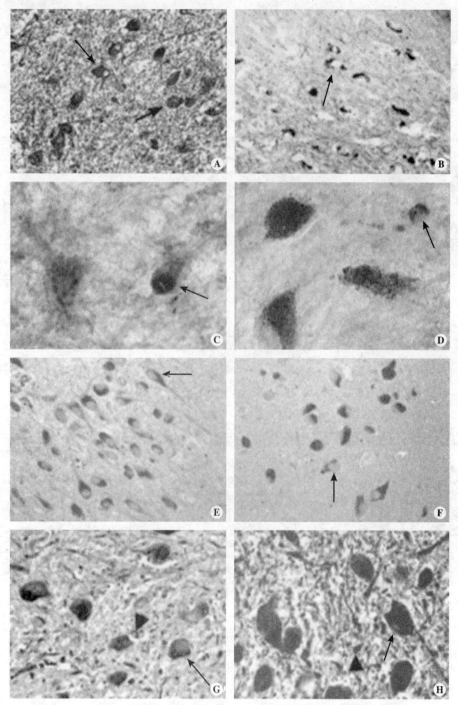

图 7-4　不安腿综合征患者脑内各部分转铁蛋白免疫组化结果

（引自 Connor JR，Boyer PJ，Menzies SL，et al. Neuropathological examination suggests impaired brain iron acquisition in restless legs syndrome. Neurology，2003，61（3）：304-309.）

对比而言不安腿综合征患者脑内神经黑素细胞金属转运蛋白 1（蓝色反应产物）含量减低（A、B）；二价金属转运体 1（蓝色反应产物）在不安腿综合征患者神经黑素细胞中含量减低（C、D）；转铁蛋白受体（蓝色）在不安腿综合征患者神经黑素细胞中含量减低（E、F）；转铁蛋白反应产物（蓝色）在不安腿综合征患者神经黑素细胞中含量更高（G、H）。左侧为正常对照组，右侧为不安腿综合征组，箭头所指为神经黑素细胞（黑色素染色为棕色）

扫封底二维码获取彩图

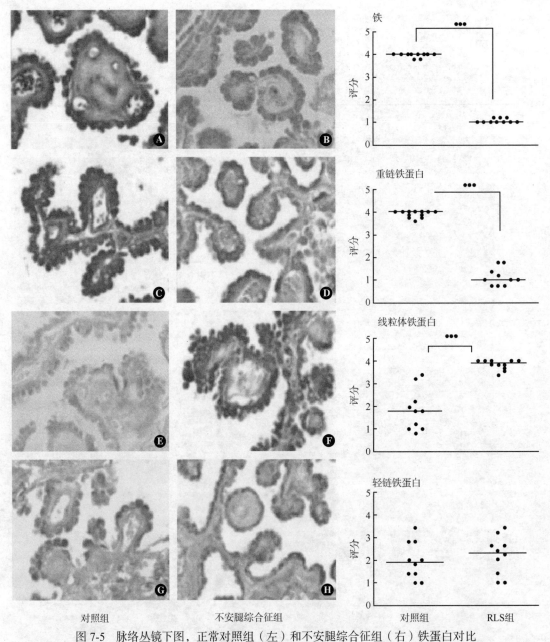

图 7-5　脉络丛镜下图，正常对照组（左）和不安腿综合征组（右）铁蛋白对比

[引自 Connor JR，Ponnuru P，Wang XS，et al. Profile of altered brain iron acquisition in restless legs syndrome. Brain，2011，134（pt 4）：959-968.]

A 和 B 是脉络丛铁染色，不安腿综合征患者上皮及间质组织铁染色比对照组浅且差异有统计学意义；C 和 D 是脉络丛重链铁蛋白染色，不安腿综合征与对照组相比，染色较浅且差异有统计学意义；E 和 F 是线粒体铁蛋白染色，不安腿综合征对比对照组其上皮下拨线粒体铁蛋白染色较重且差异有统计学意义；G 和 H 是轻链铁蛋白染色，不安腿综合征与对照组相比上皮和间质组织差异无统计学意义

扫封底二维码获取彩图

　　另有学者提出，缺铁可能引起脑白质髓鞘合成障碍，进而影响神经系统功能。髓鞘合成需要铁，铁不足会导致髓鞘蛋白、脂质、胆固醇合成不足。研究发现，不安腿综合征患

者转铁蛋白表达在有髓鞘的脑白质中减低，而影像学发现不安腿综合征患者胼胝体、前扣带回、中央前回的白质明显减少，不安腿综合征组比对照组髓鞘减少25%。

在基因水平上，基于不安腿综合征患者的危险等位基因研究发现，*MEIS1* 危险单倍体型纯合子不安腿综合征患者丘脑中限制铁蛋白的轻重链增多、二价金属转运体-1 的 mRNA和蛋白质表达增多，提示这可能是导致生理铁转运到大脑途径被中断，支持了 *MEIS1* 和铁代谢之间的联系。

此外，另一个不安腿综合征的危险等位基因 *BTBD9* 可能是通过铁的储存和摄取来介导其发病（*BTBD9* 位于 6 号染色体，编码的蛋白属于 BTB/POZ 蛋白，位于锌指蛋白的 N 端）。研究发现，其机制可能是 Cullin-3 与 BTBD9 共同作用来稳定细胞铁蛋白水平，活动增多及睡眠结构片段化。BTBD9 可通过结合 Cullin-3 形成复合物解除 IPR-2 对铁蛋白起的稳定作用，从而在缺铁时使得铁蛋白表达。实验发现，*BTBD9* 敲除导致细胞外铁超载时出现铁蛋白表达无法增加（被 IRP2 稳定），而 *BTBD9* 的被动表达在铁螯合剂存在时（缺铁环境下）也会引起铁蛋白增加。因此，*BTBD9* 通过神经系统特定的铁调节作用，尤其在多巴胺能神经元内，对睡眠结构的调节起关键作用。

三、缺 氧 机 制

不安腿综合征患者可能存在多种缺氧相关的基因或因子的活化，如神经型一氧化氮合成酶（iNOS）、HIF 等，这提示缺氧机制可能也参与了不安腿综合征的发病过程。有学者提出，iNOS 介导的 HIF-1[HIF-1a 是调节转铁蛋白受体、转铁蛋白、内皮细胞生长因子（VEGF）、内皮素（ET）、促红细胞生成素（EPO）的转录因子]的活化可以解释不安腿综合征患者神经细胞内铁储存下降、大脑多巴胺能神经递质的改变。一项不安腿综合征患者与对照组（神经系统正常的人）的尸检分析显示，不安腿综合征患者黑质中 iNOS、HIF-1a 和 VEGF 增加，且微血管中 VEGF 水平增加（图 7-6～图 7-8），支持了缺氧反应与不安腿综合征的发病有关。

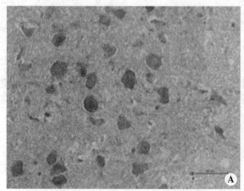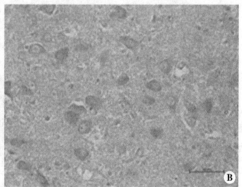

图 7-6 不安腿综合征患者（A）和对照组（B）的黑质 HIF-1a 免疫组化染色对比
（不安腿综合征患者黑质的 HIF-1a 染色明显较深）

（引自 Patton SM，Ponnuru P，Snyder AM，et al. Hypoxia-inducible factor pathway activation in restless legs syndrome patiens. Eur J Neurol，2011，18（11）：1329-1335.）

扫封底二维码获取彩图

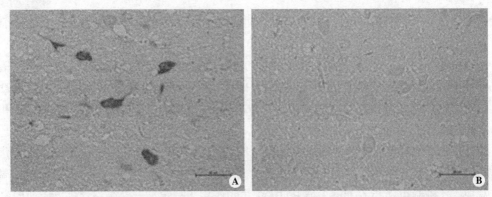

图 7-7　不安腿综合征患者（A）和对照组（B）的黑质 NOS 免疫组化染色对比

（不安腿综合征患者黑质的 NOS 染色明显较深）

（引自 Patton SM，Ponnuru P，Snyder AM，et al. Hypoxia-inducible factor pathway activation in restless legs syndrome patients. Eur J Neurol，2011，18（11）：1329-1335.）

扫封底二维码获取彩图

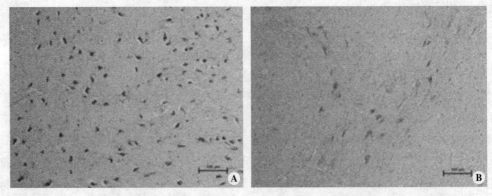

图 7-8　不安腿综合征患者（A）和对照组（B）的黑质硝基酪氨酸免疫组化染色对比

（不安腿综合征患者黑质的硝基酪氨酸染色明显较深）

（引自 Patton SM，Ponnuru P，Snyder AM，et al. Hypoxia-inducible factor pathway activation in restless legs syndrome patients. Eur J Neurol，2011，18(11)：1329-1335.）

扫封底二维码获取彩图

　　研究表明，不安腿综合征患者的黑质 HIF-1a 所示的缺氧反应增强，关于 HIF 介导的其致病机制可能有多种通路：由颈动脉体活性增加导致的交感活动增加的效果，或者从内皮素系统活化来看，HIF-1a 表达或功能的改变阻碍了大脑铁代谢相关蛋白的表达。HIF-1a 的激活对于颈动脉体介导的慢性间歇性缺氧反应及缺氧相关的收缩压和舒张压的增加也有重要作用。这些发现可以确定缺氧导致转铁蛋白、HIF-1a、VEGF 表达异常，介导交感活性、大脑铁代谢等异常，但是明确的致病机制尚待验证，但可部分解释很多流行病学研究提示的不安腿综合征与心血管疾病、高血压的相关性（共病现象）。

　　与缺氧应激相关的基因在不安腿综合征发病人群和正常人群对比中存在差异，如 HMOX（heme-oxygenase，位于 17 号染色体，在神经元的迁移及回路形成方面起到一定作用，此外还在对抗氧化应激方面起到重要作用）、NOS1（neuronal nitric oxide synthase，神经元一氧化氮合酶，可以影响一氧化氮的活性，且其表达增加可能导致多巴胺神经递质减少，从而与不安腿综合征的发病相关）。

四、腺苷假说

中枢神经系统内的腺苷受体的改变可能对不安腿综合征的发病具有促进作用。有研究发现，腺苷受体在不安腿综合征中的作用机制可能是通过多巴胺受体通路介导的。腺苷受体改变不安腿综合征的作用机制可能是 A1 受体下调导致纹状体谷氨酸神经终板变得敏感，且易化了纹状体谷氨酸和多巴胺的释放（可能通过 A1-D1 受体异二聚体介导，从而降低了谷氨酸和多巴胺神经元的兴奋性），也阻断了 A1 受体介导的抑制皮质和其他非纹状体区域的谷氨酸神经递质的作用（即腺苷-多巴胺-谷氨酸通路平衡被打破）。早期动物实验观察到，缺铁的不安腿综合征动物模型中发现小鼠的皮质和纹状体腺苷 A1 受体下调。还有实验发现不安腿综合征的铁缺乏小鼠模型检测出其纹状体在突触前膜、突触后膜的 A2A 受体上调，可能具有引发自主运动及阻断大脑皮质电刺激引发的 MAPK 活化和运动信号输出的作用。使用光遗传学分析已经证明缺铁小鼠的纹状体谷氨酸神经元终端敏感性增加，说明后者可能与不安腿综合征的肢动症状的发生有关，临床给予不安腿综合征患者以电压门控钙离子通道（VDCC）的 α2δ 亚基（这种受体在肌肉、神经元、神经胶质细胞中广泛存在）的配体加巴喷丁，就是基于其可以完全抵消光遗传法诱导的来自正常和铁缺乏产生高敏感皮质-纹状体的谷氨酸神经元终端所释放的谷氨酸的原理。不安腿综合征发病将多巴胺系统和腺苷系统联系起来，并且两者与临床不安腿综合征的两种不同症候群（分别是肢动、高觉醒）相关。腺苷与多巴胺是否存在更直接的联系受到学者关注，其在不安腿综合征发病过程的作用机制尚待研究。

五、阿片和黑皮素系统假说

有研究者发现不安腿综合征患者存在阿片和黑皮素系统的病理改变。内啡肽和甲硫啡肽及 α 促黑素（α-MSH）来自同一个前体——前阿片黑皮素，且多巴胺与内啡肽（endorphin，内源性吗啡）和 α-MSH 等激素有相互作用——抑制内啡肽和甲硫啡肽分泌。这些证据提示阿片系统、黑皮素系统与多巴胺系统之间存在密切联系。神经病理学研究检测出不安腿综合征患者的丘脑内表达内啡肽和甲硫啡肽阳性的细胞有所减少，但是黑质无此发现。

进一步的研究显示，不安腿综合征病情的严重性与内侧疼痛系统（丘脑内侧、杏仁核、尾状核、前扣带回、岛叶、眶额皮质）阿片受体结合率反比例相关。此外，多巴胺受体和阿片 μ 受体在脊髓后角相互作用，因此 D3 受体会影响长期使用吗啡所产生的阵痛效应，这双向验证了吗啡结合阿片受体对不安腿综合征感觉症状的作用，提示内啡肽或阿片受体异常可能参与不安腿综合征的发病过程。

六、红核、下橄榄核、小脑核

不安腿综合征患者可能通过红核、下橄榄核、小脑核的运动调节机制以衰减感觉信息。

经 MRI 检查，红核、下橄榄核、小脑核在不安腿综合征患者中出现感觉障碍时功能 MRI 显示活跃。有神经生理学相关研究将不安腿综合征与脊髓小脑共济失调（SCA）相联系。临床研究发现，SCA3 型患者并发不安腿综合征患病率高达 45%，而不安腿综合征患者中 SCA1、SCA2 或 SCA3 型发病率也较对照组高（28% vs 10%）。这提示两种疾病之间可能存在共同的发病机制，暗示不安腿综合征可能存在红核、下橄榄核、小脑核的病理改变，但是目前机制仍有待研究。

七、脊　　髓

有证据显示不安腿综合征患者脊髓中存在运动或感觉高兴奋性的结构。伴有 PLMS 症状的不安腿综合征患者屈肌反射的阈值减低和空间范围增加提示不安腿综合征患者存在脊髓的兴奋性增加，尤其是长潜伏期（250～800ms）的反射增加明显。

基因研究发现，背角中间神经元的某区域在脊髓发育时特殊表达 *LBXCOR1*（GWAS 分析显示 *MAP2K5/LBXCOR1* 可能为不安腿综合征危险等位基因，其位于 15 号染色体长臂，编码的蛋白是丝裂原-活化蛋白激酶成员，*LBXCOR1* 又称为 *SCOR1*）。动物研究表明，啮齿类动物中 *LBXCOR1* 与同源域转录因子（LBX1）交互共同特异性抑制脊髓后角中间神经元的转录，参与了脊髓发育过程中的背角中间神经元 GABA 能神经元表型的产生，提示 *LBXCOR1* 影响脊髓发育可能在疼痛和感觉输入过程中起到重要作用。

第二节　周围神经病变病理与病理生理机制

众所周知，周围神经病变某些症状与不安腿综合征十分相似，同时不安腿综合征患者的皮肤活检显示有很多的亚临床周围神经病变（图 7-9）。早年即有学者发现有两种不安腿综合征亚型存在：一种为与痛觉细神经纤维激发有关的晚发性（无家族史）不安腿综合征；另一种没有细神经纤维受累，有不安腿综合征家族史但没有痛觉的早发性不安腿综合征。这可能是临床上造成不安腿综合征过度诊断的原因之一，然而有时不安腿综合征合并症的症状也会被误当成神经病变的表现被漏诊，因此我们推测两者的发病可能存在共同机制，而其机制的研究也为更好的诊断与鉴别诊断提供了帮助。

有学者指出，感觉信号通过病变的周围神经传入及来自于细神经纤维损失后的邻近神经连接的中枢异常感觉对不安腿综合征可能同时起到一定的作用。调查发现周围神经病变中有较多不安腿综合征患者，尤其是免疫性神经病，如糖尿病神经病变、家族性淀粉样变多发性神经病（TTR-FAP）、冷球蛋白神经病等。

有研究发现，糖尿病/糖耐量减低/空腹血糖受损中有近 1/3 的患者并发不安腿综合征，这显著高于正常人群的患病率。一系列糖尿病并发不安腿综合征的研究提示不安腿综合征现象可能不仅仅是中枢多巴胺神经系统受损导致下行通路控制异常，也可能是周围神经信号出入异常（可能与多巴胺系统无关）。基于这项假说，在给予有感觉异常症状的严重的糖尿病并发不安腿综合征患者针对神经病变性镇痛药而不是多巴胺制剂治疗时，得到了一定的疗效。

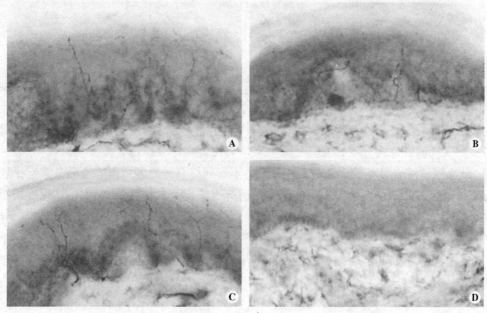

图 7-9   不安腿综合征患者 195 倍放大的皮肤活检图片

（引自 Polydefkis M，Allen RP，Hauer P，et al. Subclinical sensory neuropathy in late-onset restless legs syndrome. Neurology，2000，55（8）：1115-1121.）

A. 9 号不安腿综合征患者大腿近端皮肤活检，显示正常的表皮内神经纤维密度；B. 相同患者腿远端活检；C. 16 号患者大腿近端皮肤活检，显示神经纤维节段性病变和静脉曲张，与退行性变前驱表现一致；D. 相同患者腿远端活检，显示表皮和真皮层神经纤维缺失

扫封底二维码获取彩图

　　此外，遗传性神经病与不安腿综合征关系近年来也备受关注。研究发现 TTR-FAP 患者的不安腿综合征的发病率高于正常人群，且增加的幅度独立于 TTR-FAP 与不安腿综合征相关的共病因素（如肾衰竭等）之外。研究人员推测两者共同的发病机制关联，可能都与病变首先累及细神经纤维的、感觉为主的、免疫介导的神经病变有关。遗传性感觉和自主神经病变（HSAN）与不安腿综合征也存在紧密关联。例如，CMT（Charcot-Marie-Tooth 病）1 型或 2 型等。一项研究表明 CMT2 型患者并发不安腿综合征概率高于对照组普通人群（40.9% vs 16.4%），且在 25 例 CMT1 型不安腿综合征的患者中有 16 例其 IRLS 评分大于 21 分，显示严重程度很高（而 CMT1A 型的不安腿综合征患者的严重程度最高）。而更早就有报道 CMT2 型与不安腿综合征有关，且这部分不安腿综合征患者具有感觉异常的症状。CMT1 型和 CMT2 型分别是脱髓鞘型和轴突型，阐释了不安腿综合征相关外周神经病变可能与脱髓鞘和轴突损伤有关。加之继发性不安腿综合征与冷球蛋白血症和中毒性、糖尿病性、血管源性神经病变有关的调查发现，这些病理过程的相似之处都突出了轴突损伤在不安腿综合征致病过程中的作用。同时也有研究发现，CMT1 型和 CMT2 型的不安腿综合征患者都具有明显的感觉异常症状，这也证实了不安腿综合征发病过程中感觉信号传入异常的改变。

第三节 内分泌病理生理机制

临床观察发现不安腿综合征在女性，尤其是孕妇中的患病率较高，这可能与女性或孕妇体内内分泌状态和铁代谢水平相关，如低水平的铁及高水平的雌二醇、卵泡刺激素、黄体生成素或睾酮等。有资料显示，雌激素替代治疗不安腿综合征的患病风险比普通人群高两倍多，这说明妊娠内分泌，尤其是雌激素增高可能在不安腿综合征发病过程中起到一定作用。在不安腿综合征相关因素分析中发现，不安腿综合征患者肾上腺皮质激素水平较低，夜间注射氢化可的松可以减少 50%的感觉不适等现象；而动物模型中给大鼠注射皮质激素、α-MSH 之后表现出不安腿综合征症状（如自主活动增加、失眠、PLMS）。这可能与中枢神经系统中阿片和黑皮素细胞分泌状态改变有关。

目前，随着不安腿综合征的基因及病理生理机制的研究不断进展，该病的治疗策略也得到了进一步拓展。近几年发现腺苷受体在不安腿综合征中扮演一定的角色，基于此，使用核苷平衡转运体抑制物，如双嘧达莫，通过增加内源性腺苷介导的强制性 A1 受体的活化可作为新的不安腿综合征治疗策略，实际上初级临床数据显示双嘧达莫的确可以部分改善不安腿综合征的症状。此外，基因研究取得的突破性进展也为不安腿综合征治疗新方向带来了曙光。最新全基因组关联分析（GWAS）研究发现 20 个不安腿综合征相关的 SNP，其中具有重要意义的 3 个不安腿综合征相关危险基因包括 *MEIS1*、*BTBD9*、*MAP2K5/SCOR1*，可能成为治疗靶点。此外，基因 *PTPRD*、*CRBN* 和 *MEIS2* 通路对不安腿综合征的治疗研究已经获得部分成果。研究发现 7-烷基醚类似物在体外实验中抑制了 PTPRD 磷酸酶活性，使得它们可能成为下一代不安腿综合征治疗的药物。编码的泛素水解酶底物——人小脑蛋白，是沙利度胺的作用靶点，而同源框蛋白 MEIS2（由位于染色体 15q14 的 *MEIS2* 编码）被证实为人小脑蛋白的内源性底物。沙利度胺可以阻断同源框 MEIS2 结合泛素水解酶，因此可以调节后者的活性。因此，沙利度胺被认为是不安腿综合征患者具有潜在价值的治疗药物，且适用于绝经后的女性。

随着研究的深入，不安腿综合征的病理生理机制不断被更新，从中枢到周围神经系统，从多巴胺、铁代谢到神经-内分泌多元化改变，从不同的侧面揭示了不安腿综合征的神经传导和调控通路，为发现更有效、更安全的治疗靶点提供依据和可能。

（马建芳 黄豫萌）

参 考 文 献

Allen RP, Picchietti DL, Garcia-Borreguero D, et al, 2014. Restless legs syndrome/Willis-Ekbom disease diagnostic criteria: updated International Restless Legs Syndrome Study Group (IRLSSG) consensus criteria--history, rationale, description, and significance. Sleep Med, 15: 860-873.

Baier PC, Ondo WG, Winkelmann J, 2007. Animal studies in restless legs syndrome. Mov Disord, 22 (Suppl 18): S459-S465.

Boentert M, Knop K, Schuhmacher C, et al, 2014. Sleep disorders in Charcot-Marie-Tooth disease type 1. J Neurol Neurosurg Psychiatry, 85: 319-325.

Clemens S, Rye D, Hochman S, 2006. Restless legs syndrome: revisiting the dopamine hypothesis from the spinal cord perspective.

Neurol，67（1）：125-130.

Connor JR，Boyer PJ，Menzies SL，et al，2003. Neuropathological examination suggests impaired brain iron acquisition in restless legs syndrome. Neurol，61：304-309.

Connor JR，Ponnuru P，Wang XS，et al，2011. Profile of altered brain iron acquisition in restless legs syndrome. Brain，134：959-968.

Earley CJ，Allen RP，Connor JR，et al，2009. The dopaminergic neurons of the A11 system in RLS autopsy brains appear normal. Sleep Med，10：1155-1157.

Earley CJ，Connor J，Garcia-Borreguero D，et al，2014. Altered brain iron homeostasis and dopaminergic function in restless legs syndrome（Willis-Ekbom disease）. Sleep Med，15：1288-1301.

Ferini-Strambi L，Walters AS，Sica D，2014. The relationship among restless legs syndrome（Willis-Ekbom disease），hypertension，cardiovascular disease，and cerebrovascular disease. J Neurol，261：1051-1068.

Ferre S，Quiroz C，Guitart X，et al，2018. Pivotal role of adenosine neurotransmission in restless legs syndrome. Front Neurosci，11：722.

Freeman AA，Mandilaras K，Missirlis F，et al，2013. An emerging role for Cullin-3 mediated ubiquitination in sleep and circadian rhythm：insights from Drosophila. Fly（Austin），7：39-43.

Garcia-Martin E，Jimenez-Jimenez FJ，Alonso-Navarro H，et al，2015. Heme Oxygenase-1 and 2 common genetic variants and risk for restless legs syndrome. Med（Baltimore），94：e1448.

Gemignani F，Brindani F，Negrotti A，et al，2006. Restless legs syndrome and polyneuropathy. Mov Disord，21：1254-1257.

Gemignani F，Brindani F，Vitetta F，et al，2007. Restless legs syndrome in diabetic neuropathy：a frequent manifestation of small fiber neuropathy. J Peripher Nerv Syst，12：50-53.

Gemignani F，Marbini A，Di Giovanni G，et al，1997. Cryoglobulinaemic neuropathy manifesting with restless legs syndrome. J Neurol Sci，152：218-523.

Haschka D，Volani C，Stefani A，et al，2018. Association of mitochondrial iron deficiency and dysfunction with idiopathic restless legs syndrome. Mov Disord，34：114-123.

Jo S，Lee KH，Song S，et al，2005. Identification and functional characterization of cereblon as a binding protein for large-conductance calcium-activated potassium channel in rat brain. J Neurochem，94：1212-1224.

Khan FH，Ahlberg CD，Chow CA，et al，2017. Iron，dopamine，genetics，and hormones in the pathophysiology of restless legs syndrome. J Neurol，264：1634-1641.

Lai YY，Cheng YH，Hsieh KC，et al，2017. Motor hyperactivity of the iron-deficient rat - an animal model of restless legs syndrome. Mov Disord，32：1687-1693.

Lopes C，Esteves AM，Frussa-Filho R，et al，2012. Evaluation of periodic limb movements in a putative animal model of restless leg syndrome. Mov Disord，27：413-420.

Patton SM，Ponnuru P，Snyder AM，et al，2011. Hypoxia-inducible factor pathway activation in restless legs syndrome patients. Eur J Neurol，18：1329-1335.

Polydefkis M，Allen RP，Hauer P，et al，2000. Subclinical sensory neuropathy in late-onset restless legs syndrome. Neurol，55：1115-1121.

Quiroz C，Gulyani S，Ruiqian W，et al，2016. Adenosine receptors as markers of brain iron deficiency：implications for restless legs syndrome. Neuropharmacology，111：160-168.

Schormair B，Zhao C，Bell S，et al，2017. Identification of novel risk loci for restless legs syndrome in genome-wide association studies in individuals of European ancestry：a meta-analysis. Lancet Neurol，16：898-907.

Thireau J，Farah C，Molinari N，et al，2017. MEIS1 variant as a determinant of autonomic imbalance in restless legs syndrome. Sci Rep，7：46620.

Trenkwalder C，Allen R，Högl B，et al，2018. Comorbidities，treatment，and pathophysiology in restless legs syndrome. Lancet Neurol，17：994-1005.

Winkelmann J，Lichtner P，Schormair B，et al，2008. Variants in the neuronal nitric oxide synthase（nNOS，NOS1）gene are associated with restless legs syndrome. Mov Disord，23：350-358.

Winkelmann J，Schormair B，Lichtner P，et al，2007. Genome-wide association study of restless legs syndrome identifies common variants in three genomic regions. Nat Genet，39：1000-1006.

第八章

不安腿综合征生化变化

不安腿综合征按病因可分为原发性和继发性。大多数不安腿综合征为原发性，具有突出的昼夜节律模式，其中 40.9%～92%的人有不安腿综合征家族史，表明遗传因素在不安腿综合征发展中起了重要作用。继发性不安腿综合征的病因很多，包括缺铁性贫血、妊娠、慢性肾衰竭、糖尿病、抑郁症、帕金森病、脑血管疾病、甲状腺功能障碍、多发性硬化、多发性神经病、心血管疾病、类风湿关节炎等。药物如三环类抗抑郁药、多巴胺受体阻滞剂、咖啡、酒精等也可引起本病。目前不安腿综合征的诊断主要依据临床表现，仍没有确诊的相关生化检查，但相关的检查对于排除以上继发性不安腿综合征具有重要的意义。

第一节　原发性不安腿综合征

根据目前的诊断标准，原发性不安腿综合征的诊断并不需要依赖于辅助检查手段，且至今国内外尚未发现任何辅助检查手段能够帮助确诊不安腿综合征。但越来越多的证据支持脑组织铁不足和多巴胺神经传递异常在不安腿综合征病因学中的作用。同时还有其他潜在的途径，通过这些途径可以使具有正常范围铁水平和多巴胺代谢的机体发展为不安腿综合征。不安腿综合征的铁-多巴胺理论只是一个单一假设，在不安腿综合征的病理学上可能还涉及其他的致病因素或干预系统，包括褪黑素、腺苷能、阿片类药物或谷氨酸系统。

一、原发性不安腿综合征与铁

脑组织铁稳态改变作为不安腿综合征主要的致病机制最初由 Nordlander 于 1953 年报道。研究表明，在铁供应不足的情况下，不安腿综合征的患病率较铁水平正常者高；缺铁性贫血患者不安腿综合征患病率高达 25%，是一般人群的 4～5 倍。大多数不安腿综合征患者没有全身性铁缺乏，只在脑中特定部位缺乏铁。目前，铁代谢障碍在不安腿综合征病理生理学中的作用已得到生物学、神经影像学和神经病理学研究的支持。在许多与铁缺乏相关的疾病和生理状态中也发现继发性不安腿综合征，如缺铁性贫血、妊娠、慢性肾衰竭、糖尿病、抑郁症、帕金森病、脑血管疾病、甲状腺功能减退、多发性硬化、多发性神经病和心血管疾病。有相当比例的不安腿综合征患者对口服和静脉内铁疗法有效果。

流行病学资料显示，不安腿综合征患者血清铁蛋白水平与病情严重程度呈负相关，大多数严重不安腿综合征患者血清铁蛋白水平＜50μg/L。不安腿综合征在儿童中也很常见，学龄儿童的不安腿综合征患病率为 1.71%～1.9%，青少年的患病率为 2%～3.6%。患者经常表现为睡眠障碍、乏力、无法集中精力及情绪低落。回顾性研究表明，在不安腿综合征/睡眠周期性肢体运动(PLMS)队列中，铁治疗开始两年后，长期随访发现 PLMS 指数持续改善，并维持足够的铁蛋白水平，表明铁治疗可长期改善儿童不安腿综合征/睡眠周期性肢体运动，所以血清铁蛋白水平测定对于不安腿综合征的诊断及治疗是一个有力的补充。

Curgunlu A 等对一个包含 1012 例老年患者的队列进行研究，确诊不安腿综合征患者 103 例，其中男性 29 人，女性 74 人，年龄分布为 65～86 岁不等，平均年龄为（72.43±6.31）岁，平均血清铁蛋白水平为（39.13±23.74）ng/ml，103 人中有 71 人血清铁蛋白水平低于 50ng/ml，占确诊病例的 68.9%，IRLSSG 评分平均为 19.12±7.36（表 8-1）；根据不安腿综合征严重程度进行评分，发现症状越重，血清铁蛋白水平越低（表 8-2）。Frauscher B 等对 302 例不安腿综合征患者进行分析，发现血清铁蛋白的水平与病情严重程度及对多巴胺类药物的治疗反应相关，其中用药恶化组患者体内血清铁蛋白水平最低，而症状较轻者体内血清铁蛋白水平最高（表 8-3）。

表 8-1　受试不安腿综合征患者（共 103 人）**信息统计表**

年龄（岁）	72.43±6.31
性别（男/女）	29/74
病程（年）	4.80±4.65
阳性家族史人数	27（26.2%）
血清铁蛋白水平（ng/ml）	39.13±23.74
血清铁蛋白水平低于 50ng/ml 的人数	71（68.9%）
IRLSSG 评分	19.12±7.36

资料来源：引自 Çurgunlu A，Döventaş A，Karadeniz D，et al. Prevalence and characteristics of restless legs syndrome（RLS）in the elderly and the relation of serum ferritin levels with disease servity：hospital-based study from istanbul，Turkey. Arch Gerontol Geriatr，2012，55：73-76。

表 8-2　重度-极重度不安腿综合征者与轻度-中度不安腿综合征患者血清铁蛋白水平对比

组别	血清铁蛋白水平（ng/ml）	P
重度-极重度不安腿综合征（49 人）	26.01±15.82	$P<0.001$
轻度-中度不安腿综合征（54 人）	49.87±23.24	$P<0.001$

资料来源：引自 Çurgunlu A，Döventaş A，Karadeniz D，et al. Prevalence and characteristics of restless legs syndrome（RLS）in the elderly and the relation of serum ferritin levels with disease severity：hospital-based study from istanbul，Turkey. Arch Gerontol Geriatr，2012，55：73-76。

表 8-3   血清铁蛋白和不安腿综合征严重度及用药恶化关系的研究结果

组别	血清铁蛋白水平（ng/ml）
不安腿综合征症状较轻者（62 人）	132.8±98.0
不安腿综合征症状明显但未出现用药恶化（221 人）	100.6±84.5
不安腿综合征症状明显且出现了用药恶化（19 人）	55.8±43.6

资料来源：引自 Frauscher B, Gschliesser V, Brandauer E, et al. The severity range of restless legs syndrome（RLS）and augmentation in a prospective patient cohort: association with ferritin levels. Sleep Med, 2009, 10: 611-615.

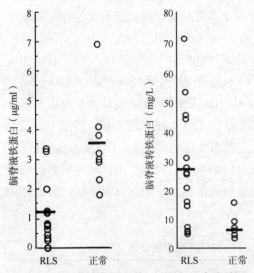

图 8-1   不安腿综合征患者与对照组脑脊液铁蛋白和转铁蛋白浓度，平均值以 "−" 表示
（引自 Earley CJ, Connor JR, Beard JL, et al. Abnormalities in CSF concentrations of ferritin and transferrin in restless legs syndrome. Neurology, 2000, 54: 1698-1700.）

另有研究表明，不安腿综合征患者的脑脊液中铁蛋白水平也会明显降低，同时转铁蛋白水平明显升高。因此对患者的脑脊液检测铁蛋白及转铁蛋白的水平也可作为一种参考。Earley CJ 等对 16 例原发性不安腿综合征患者和 8 例年龄相若的健康对照者进行脑脊液铁蛋白和转铁蛋白的水平研究，发现不安腿综合征患者中脑脊液铁蛋白水平更低[（1.11±0.25）ng/ml 对（3.50±0.55）ng/ml；P=0.000 2]，而脑脊液转铁蛋白水平更高[（26.4±5.1）mg/L 对（6.71±1.6）mg/L；P=0.018]（图 8-1）。

值得注意的是，除了血清铁蛋白之外，总铁结合力（total iron binding capacity，TIBC）及转铁蛋白饱和度（transferrin saturation，TS）也是评估患者体内铁元素代谢情况的重要指标，但是这两项指标与不安腿综合征病情严重程度并无明显相关。受损神经元的铁摄取与含神经黑色素并产生多巴胺的细胞之间的相互作用在不安腿综合征病理生理学中起重要作用。研究发现，缺铁时细胞外多巴胺、多巴胺转运蛋白、D1 和 D2 样受体减少，表明铁可能以不同方式影响大脑多巴胺能传递。另外，与不安腿综合征相关的疾病如肾衰竭、妊娠、类风湿关节炎、多发性硬化等，其促进不安腿综合征发病的原因也被认为与疾病导致患者体内铁元素代谢异常、血清铁蛋白水平降低有关。

铁是人体大多数细胞所必需的元素，参与大脑的许多功能，包括脑内多巴胺生成、突触密度、髓鞘合成、能量产生、去甲肾上腺素和 5-羟色胺神经递质系统及电子转移反应和神经递质合成与降解等过程。铁失衡与多种脑部疾病有关，包括阿尔茨海默病和帕金森病。脑脊液、磁共振成像、脑声像图和尸检的研究均证实，无论是在原发性或是在继发性不安腿综合征中均存在广泛的中枢神经系统铁的缺乏，其中黑质和壳核部位铁的减少尤为明显。铁蛋白作为一种铁储备和结合蛋白，在不安腿综合征患者中的含量降低，而全身铁缺乏、低铁蛋白状态与不安腿综合征症状的严重程度密切相关。缺铁是继发性不安腿综合征最常见的原因，许多可能导致机体缺铁的疾病都与不安腿综合征的形成有关，包括失血、慢性质子泵抑制剂的使用、经常性的献血、胃部手术、妊娠和肾衰竭，因此应对所有不安腿综合征患者进行铁含量检查，最常用的检测项目为血清铁和铁蛋白的测定。需要注意的是，血清铁水平容易受到各种饮食和生活方式因素的影响而变化，铁蛋白是一种急性反应产物，可能有假阳性的发生。因此，将血清铁、铁蛋白、总铁结合能力、铁饱和度、转铁蛋白相结合来进行铁含量的测定是一种更好更全面的方法。此外，铁含量可以影响维生素 B_{12} 和叶酸的吸收，因而也可以通过检测维生素 B_{12}、叶酸的含量来反映铁含量的变化。对于条件允许的患者，应同时进行肾功能检测和妊娠测定。铁与大脑的多巴胺能功能有一定的内在联系，已知铁是酪氨酸羟化酶的辅助因子，可调节酪氨酸转化为多巴胺的速率，同时在 D2 受体功能的正常发挥方面起着一定的作用。关于铁在不安腿综合征病理生理学和治疗中作用的研究，目前主要集中于神经病理学、细胞和动物模型、影像学和临床研究等相关学科。

人体中铁代谢由两大调节系统组成，分别在转录水平或转录后水平控制系统和细胞内铁的动态平衡。成年男性体内平均约有 4g 铁，一部分与红细胞中的血红蛋白结合，另一部分在细胞内与铁蛋白结合形成复合物，存储在所有需要铁的组织中，如肝脏、脾脏和骨髓。一般血浆中只有 3～4mg 铁与铁转运蛋白结合，大多数铁在单核-吞噬细胞系统中不断积聚并循环，但由于存在不可避免的肠内或出血性铁丢失，因此仍需要从外部源源不断地获取铁以维持平衡状态。食物中的铁可通过与亚铁血红素等蛋白质结合而被十二指肠细胞直接吸收，也可通过铁还原酶、十二指肠细胞色素 b 和二价金属转运 1（DMT1）的机制被吸收。铁在体内的进一步运输依赖于肠细胞铁转运体、铁卟啉和亚铁氧化酶（hephaestin）的氧化，从肠细胞的基底外侧输出，然后装载到铁运输蛋白-转铁蛋白上，之后由外周肝细胞、骨髓细胞和脾细胞通过铁卟啉（SLC40A1）摄取铁蛋白，这些细胞具有明显的铁储存功能。铁卟啉的表达受肝脏肽激素（hepcidin）的控制，hepcidin 被认为是全身铁代谢的关键调节因子。非铁储存细胞，如红细胞及所有其他需要铁的细胞都通过受体介导的内吞作用来摄取铁，依赖于负载铁的转铁蛋白与细胞表面的转铁蛋白受体结合。在细胞水平上，铁调节蛋白（IRP1 和 IRP2）与信使 RNA（mRNA）5'和 3'非翻译区（UTR）的铁应答元件（IRE）结合可抑制翻译起始或诱导泛素化和蛋白酶体降解。

中枢神经系统缺铁最初是在铁蛋白和转铁蛋白血清水平正常的不安腿综合征患者中发现的，表现为脑脊液铁蛋白（细胞内铁储存蛋白）降低和转铁蛋白水平升高（细胞外铁载体蛋白）。不安腿综合征的相关临床特征是血清铁蛋白水平<50ng/ml，铁蛋白是缺铁最敏感的指标之一。铁是酪氨酸羟化酶的辅助因子，而酪氨酸羟化酶是合成多巴胺的限制性酶，因此黑质局部缺铁可能损害多巴胺能受体或转运体。影像学研究发现脑组织中铁含量减少主要发生在黑质部位。目前，有充足的证据表明，铁水平降低是导致不安腿综合征或其严重性增加的原因之一。尸检研究显示不安腿综合征患者的脉络丛和脑微血管中铁调节蛋白的表达与功能的改变，脉络丛上皮细胞中细胞内铁和铁蛋白含量显著减少及转铁蛋白受体表达水平显著上调。血脑屏障内皮细胞作为脑组织铁储存库与铁缺乏密切有关。不安腿综合征患者的转运蛋白受体、铁蛋白、二价金属转运体蛋白 1 和脑内皮细胞中的铁转运蛋白改变，提示转铁蛋白向大脑输送的铁可能由血脑屏障的内皮细胞所调节，并且这种铁运输在不安腿综合征患者中受损。因此，不安腿综合征中的脑铁缺乏可能是由血脑屏障铁转运失调导致脑铁获取障碍而引起。关于铁在脑中作用的生化研究表明，含

铁的几种蛋白质参与各种生化过程，如氧化磷酸化、氧运输、髓鞘生成和神经递质的合成与代谢。因此，缺铁会造成羟基自由基氧化和细胞化合物（如脂类、碳水化合物、蛋白质和 DNA）修饰而导致的细胞损伤。铁参与脑内多巴胺能传递是铁的另一个关键作用。由于铁是酪氨酸羟化酶功能的辅助因子，其活性是左旋多巴转化为多巴胺的限速步骤，缺铁可能改变多巴胺的可用性。在铁缺乏的情况下，纹状体中细胞外多巴胺增加及多巴胺转运蛋白（DAT）和 D1、D2 受体减少。然而，在不安腿综合征患者中尚未明显证实原发性多巴胺能缺陷的存在。

目前广为接受的不安腿综合征疾病模型是断奶期间严重的缺铁饮食诱导的脑铁缺乏啮齿动物，其不仅行为学上表现为活动增加、睡眠减少，并且睡眠周期性肢体运动增加，同时还复制了不安腿综合征的昼夜节律睡眠结构，如清醒期结束时觉醒的增加，为研究不安腿综合征中神经化学改变提供了宝贵的动物模型。

二、原发性不安腿综合征与神经递质

（一）原发性不安腿综合征与多巴胺

大量的药理学研究和临床发现为多巴胺能系统功能障碍在不安腿综合征中的重要作用提供了证据。接受低剂量多巴胺能药物的患者不安腿综合征症状改善，而接受多巴胺拮抗剂的患者不安腿综合征症状恶化。这些发现表明多巴胺能系统在不安腿综合征病理生理学中有重要作用。目前认为多巴胺能系统在不安腿综合征发生发展中的作用主要与受体表达改变、下行脊髓多巴胺能系统受损和中枢多巴胺能功能障碍有关。

研究显示，不安腿综合征患者脑脊液中多巴胺代谢物 3-OMD 的水平异常增高，目前认为由酪氨酸水解酶活性增加所致。单光子发射计算机断层扫描（SPECT）成像反映总 DAT 池无明显变化，而 PET 成像反映膜结合 DAT 有所减少，并且两者均发现纹状体多巴胺 D2 受体（D2R）结合减少。尸检研究也发现纹状体总 DAT 浓度无明显差异，但纹状体 D2R 蛋白显著减少。而纹状体 D2R 蛋白浓度与不安腿综合征症状的严重程度相关。最近的神经病理学研究显示不安腿综合征患者壳核中存在与不安腿综合征严重程度相关的 D2 受体显著减少，而多巴胺 D1 受体（D1R）或多巴胺转运蛋白没有显著变化。此外，纹状体和黑质中酪氨酸羟化酶活性（磷酸化酪氨酸羟化酶的表达增加）显著增加。这与此前报道的铁缺乏动物和细胞模型中存在多巴胺能系统过度激活的结果相一致，即纹状体 D2R 密度降低，DAT 和磷酸化酪氨酸羟化酶的表达增加。由上可知，不安腿综合征患者生化上可表现出总 DAT 无明显变化、膜结合 DAT 减少、纹状体多巴胺 D2R 结合减少、D1R 或多巴胺转运蛋白没有显著变化、纹状体和黑质中酪氨酸羟化酶活性显著增加，在 D2 受损的情况下表现出代偿性多巴胺生成增多。

下行脊髓多巴胺能系统也被认为参与了不安腿综合征的发病机制。该系统起源于背-后下丘脑，一个被指定为 A11 的区域。多巴胺是一种儿茶酚胺能神经递质，一般认为在四个主要脑区合成，产生四种不同的轴突途径（黑质纹状体、中脑边缘、中皮质和管状细胞）。然而，在 A11 区域的背-后下丘脑中存在另一个小的间脑多巴胺能簇（在大鼠中总约 300 个神经元，在小鼠中约为 130 个神经元）。A11 区域的神经元与局部下丘脑连接，投射到新皮质，即中缝背侧 5-羟色胺能神经元，并且它们作为脊髓多巴胺的唯一来源主要通过背外侧索和广泛的侧支下行（见图 7-2）。虽然 A11 脊椎突起支配所有 Rexed 椎板，但它们主要集中支配浅感觉相关的背角和中间外侧核（IML），即交感神经节前通路的起源。因此可以想象，背角 A11 多巴胺的任何损伤都有可能导致感觉输入的去抑制，从而产生异常的内脏或肌肉感觉（即局灶性静坐不能或"肌肉不安"）。同时交感神经输出增加（图 7-2 中②）可增强肾上腺的外周神经肾上腺素能活性和肾上腺素释放。解剖学数据表明，腿部肌肉和肌梭具有显著的交感神经支配，交感神经刺激可增加肌梭活动，因此交感神经活动可能通过过度增加神经肌肉衍生的肌肉张力间接参与诱导肌肉疼痛。与此同时，肌张力的增加反过来可以改变传导到背角的感觉输入（图 7-2 中③），正常情况下，A11 投射通常在背角通过 D2 受体依赖机制对上行的伤害性输入施加抑制性控制。Rexed 椎板 I 是向大脑传递深层传入信息的区域，对椎板 I 多巴胺能抑制性投射的减弱可导致编码疼痛的高阈值肌肉传入神经（如局灶性静坐不能）引起上行传递的增强或异常信号的传导。原发性不安腿综合征患者可表现出针刺刺激的静态机械痛觉过敏，虽然睡眠损失本身可以引起相似的症状，但在不安腿综合征患者中，这些症状可以通过长期多巴胺能治疗来缓解，不安腿综合征患者可通过腿部运动或者类似于刮擦皮肤所完成的非痛编码低阈值肌肉本体感受器的激活可以通过"门控"机制抑制高阈值肌肉传入通路，从而减少局灶性失弛缓。上述临床表现支持多巴胺相关功能障碍的观点。额叶和前额新皮质也涉及感觉、边缘和运动系统的控制（图 7-2 中④）。A11 神经元具备对新皮质的侧支投射，该途径的功能障碍可引起上行感觉的进一步变化，并支持不安腿综合征患者报告的不安症状。此外，A11 神经元功能紊乱有可能引起自主输出的改变，其中交感神经兴奋的增加可以解释 RR 间期的缩短及伴随不安腿综合征患者周期性肢体运动的收缩压和舒张压的增高。并且 A11 病变动物表现出运动活动的增加可被铁剥夺。因此，有学者建议将具有 A11 区域病变的啮齿动物作为不安腿综合征的另一种动物模型。然而，目前研究显示不安腿综合征中没有 A11 神经元变性的证据，具体的机制有待进一步研究。

中枢多巴胺能功能障碍同样也被认为在不安腿综合征中发挥着重要作用。一项质子磁共振波谱的研究发现在不安腿综合征患者内侧丘脑中 N-乙酰天冬氨酸、肌酐比和 N-乙酰天冬氨酸浓度显著降低。内侧丘脑核是边缘系统的一部分，由多巴胺能传入神经调节，同时另一项研究发现丘脑回路中丘脑活动发生变化。因此，有学者提出假设认为多巴胺能功能障碍有可能是先导致内侧疼痛系统受损，然后引起不安腿综合征的不适感。药理学研究表明，阿片类药物对某些不安腿综合征患者具有保护作用。酪氨酸羟化酶是用于将左旋多巴转化为多巴胺的限速步骤酶，而铁是这种酶的辅助因子，缺铁会改变大脑中的多巴胺能系统。大鼠的体外研究也发现，缺铁会导致黑质多巴胺能细胞死亡，而阿片类药物可以在铁缺乏的情况下保护它们免受细胞死亡。由此推测，完整的内源性阿片类系统和阿片类药物治疗可以防止多巴胺系统在缺铁患者中出现功能障碍。

（二）原发性不安腿综合征与腺苷和谷氨酸受体系统

近年来越来越多的证据表明，腺苷受体系统可能在几种神经疾病的病因学和病理学中起重要作用。A2A 受体（A2AR）在整个中枢神经系统中表达丰富并且在纹状体中显示出较高的浓度。由于纹状体对精细运动控制至关重要，因此腺苷能系统很可能参与运动障碍。在大多数哺乳动物中发现了四种腺苷受体亚型，即 A1、A2A、A2B 和 A3。这些受体被归类为视紫红质样 G 蛋白偶联受体（GPCR）。中枢神经系统疾病已显示，A2A 受体（A2AR）在脑缺血、神经障碍和神经变性过程中具有生理学相关性，如帕金森病、亨廷顿病和阿尔茨海默病。在帕金森病患者中 A2AR 拮抗剂与左旋多巴呈正相关。目前认为帕金森病通常是由多巴胺能受体信号的明显受损造成的，但使用针对腺苷受体的药物可诱导缓解症状。

研究发现大鼠和患有严重脑铁缺乏症（BID）的啮齿动物纹状体的 A2AR 上调一致，而在哺乳动物细胞系中使用铁螯合剂时也会出现 A2AR 的上调。在给予不太严重的缺铁饮食时其变化仍然与 BID 相关（如转铁蛋白受体的显著上调所示），A1R 和 D2R 的下调程度相同，但 A2AR 上调程度不同。这些结果表明，A1R 的下调可能是不安腿综合征中 BID 的一个更显著的临床相关性，而 A2AR 密度的变化只在严重 BID 时可被观察到。在大脑中，多巴胺、谷氨酸和腺苷相互作用最显著的部位是纹状体的 GABA 能介质棘状神经元（MSN），占纹状体神经元群体的 95% 以上。MSN 有两种亚型可产生两条纹状体传出通路，将纹状体与基底神经节的输出结构连接起来，基底神经节是苍白球和黑质网状的内侧节段。MSN 直接通路连接纹状体和输出结构并选择性地表达 A1R 和 D1R，以及腹侧纹状体中的 D3R。MSN 间接通路连接纹状体与苍白球和腹侧苍白球的侧段，并选择性地表达 A2AR 和 D2R。A1R 和 D1R 及 A2AR 和 D2R 可形成特异性受体复合物，即 A1R-D1R 和 A2AR-D2R 复合体。通过这些复合体，内源性腺苷通过作用于相应的腺苷受体，在体内抑制相应多巴胺受体的亲和力和信号转导。

除了突触后纹状体 A1R-D1R 和 A2AR-D2R 复合体外，腺苷和多巴胺受体也定位在主要纹状体传入端、多巴胺端和谷氨酸端（图 8-2A）。在谷氨酸端，A1R 与 A2AR 形成复合体，D2R 与 D4R 形成复合体。A1R-A2AR 复合体为浓度依赖性开关，腺苷对 A1R 的亲和力比 A2AR 受体高，后者的激活分别可抑制和刺激谷氨酸释放。在基础条件下，腺苷主要激活 A1R 并抑制谷氨酸释放。而 A2AR 需要高浓度的腺苷才可激活，这时通常发生谷氨酸的大量释放（与 ATP 的神经元和胶质共释放及其通过外核苷酸酶转化为腺苷有关）。A2AR 的激活可负性调节复合体中的 A1R 信号，从而促进谷氨酸释放。谷氨酸端的 D2R-D4R 复合物在谷氨酸的强直抑制调节中起重要作用。A1R 和 D2R 也存在于多巴胺端但不形成复合物，但多巴胺释放起抑制作用。最近一项光遗传学微透析实验发现谷氨酸可局部调节多巴胺释放，但这种机制似乎主要是间接的，包括胆碱中间神经元的激活和多巴胺端烟碱受体的激活。最后，还有通过释放 ATP 间接产生细胞外腺苷过程，以及清除细胞外腺苷的核苷转运体，如 ENT1（图 8-2A）。

腺苷系统的 A1R 下调可解释不安腿综合征的突触前高多巴胺和高谷氨酸状态。尤其是皮质纹状体谷氨酸端 A1R 的下调可能导致这些末端释放谷氨酸的敏感性增加（图 8-2B）。在 A1R 敲除小鼠中观察到由于谷氨酸端敏感性增加，纹状体谷氨酸传递显著增加的变化。皮质纹状体末梢的敏感性增加将促进受刺激的谷氨酸释放，其次是多巴胺释放，多巴胺的释放可能是通过下调多巴胺能末梢中的 A1R 而增强。MSN 直接通路依赖于 A1R 的下调和

D1R 的抑制可导致更强的神经元活化。突触前 A1R 通过保持细胞外多巴胺低释放来促进突触后 A2AR 信号转导。通过 c-fos 和脑啡肽的表达量测定，我们发现联合应用 A1R 和 A2AR 激动剂可显著增加 MSN 间接通路的活性。因此，在 MSN 间接通路中，突触前 A1R 下调可导致神经元活动减少。多巴胺释放增加可导致 A2AR-D2R 异聚体中的相互作用，D2R 活化通过腺苷酸环化酶阻断 A2AR 介导的信号转导（图 8-2B）。直接和间接 MSN 通路的活化增强分别导致运动活性的增加和减少，因此直接和间接 MSN 通路激活的增加与减少可以解释 PLMS 类似症状。综上所述，A1R 下调介导皮质纹状体末梢敏感性增加，造成突触前纹状体高谷氨酸和高多巴胺状态，这可能部分解释了不安腿综合征中 PLMS 的病理生理机制。当然，位于谷氨酸和多巴胺端的突触前 D2R 下调也可能是一个重要的影响因素。

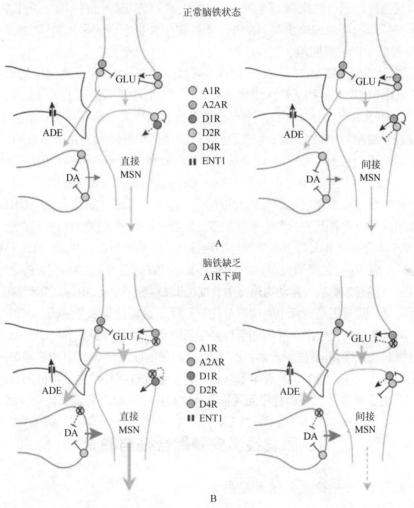

图 8-2 纹状体谷氨酸和多巴胺末梢及直接与间接棘状神经元（MSN）的树突棘中的腺苷和多巴胺受体
（引自 Ferré S, Quiroz C, Guitart X, et al. Pivotal role of adenosine neurotransmission in restless legs syndrome. Front Neurosci, 2018, 11：722.）
扫封底二维码获取彩图

因此，不安腿综合征中 PLMS 和过度兴奋的主要机制可能是 BID 诱导 A1R 下调破坏了由纹状体中的腺苷和多巴胺受体复合体调控的腺苷–多巴胺–谷氨酸平衡，以及 A1R 介导的皮质和其他非纹状体脑区域和脊髓中谷氨酸神经传递的抑制性控制的紊乱。

三、原发性不安腿综合征与维生素

维生素 D 对维持许多生理功能具有重要作用，除了调节肠道中的钙和磷及刺激骨细胞矿化外，维生素 D 还是一种神经活性类固醇，在动物和人类的研究中都显示它对大脑的正常发育很重要。维生素 D 参与神经营养因子、诱导型一氧化氮合酶、谷胱甘肽、单胺合成和凋亡过程的调节，维生素 D 缺乏可能导致中枢神经系统疾病的风险增加，如多发性硬化、帕金森病和其他神经退行性疾病。研究表示与维生素 D 充足的患者相比，维生素 D 缺乏的患者发生不安腿综合征的风险更高。此外，不安腿综合征患者的平均血清 25（OH）维生素 D 水平显著低于正常对照组。

维生素 D 发挥作用需要 25-羟维生素 D-1α-羟化酶（1α-羟化酶）将储存的 25-羟维生素 D[25（OH）D]转化为有生物活性的维生素 D（1，25-二羟基维生素 D）。1α-羟化酶和维生素 D 受体（VDRS）广泛分布在整个中枢神经系统，如黑质、海马、下丘脑、前额皮质和扣带回的神经元细胞。中脑多巴胺能神经元及其纹状体靶神经元表达维生素 D_3 受体蛋白，有学者证实维生素 D 受体存在于人和大鼠黑质酪氨酸羟化酶阳性神经元的核内。此外，在培养基中加入 1，25-二羟基维生素 D_3[1，25-（OH）$_2D_3$]（维生素 D 的激素活性形式），可观察到大鼠初级多巴胺能神经元数量的剂量反应性增加，考虑可能是 1，25-(OH)$_2D_3$ 通过上调神经胶质源性神经营养因子的表达来增加多巴胺能神经元的丰度。活性 1，25-二羟基维生素 D 与 VDRS 结合并调节大约 200 个参与细胞分化、增殖和凋亡的基因。在大脑中，VDRS 定位于细胞核，而 1α-羟化酶则分布在胞质溶胶中。有数据表明，发育过程中维生素 D 缺乏对多巴胺系统存在有害影响，在动物模型中，维生素 D 与酪氨酸羟化酶（多巴胺合成的限速酶）的产生有关，同时还是发育中脑细胞分化的重要因素，参与轴突生长，增加谷胱甘肽等抗氧化剂，从而防止氧化应激，并能调节神经生长因子等各种神经营养因子。已知谷胱甘肽含量降低会引起选择性多巴胺能神经元死亡，而低剂量的[1，25-(OH)$_2D_3$]能够保护中脑多巴胺能神经元免受 L-丁硫氨酸和 1-甲基-4-苯基吡啶离子导致谷胱甘肽含量降低的毒性影响。维生素 D 缺乏可能会导致多巴胺能神经元受损，从而促进不安腿综合征的发生发展。

四、原发性不安腿综合征与激素

（一）原发性不安腿综合征与褪黑素

不安腿综合征是一种感觉运动障碍疾病，约占白种人的 10%，具有显著的昼夜节律模式，表现为晚上症状恶化和早晨醒来后短暂缓解。其诊断依赖于四种强制性临床特征的存在，即①通常伴有下肢水平不愉快感觉的腿部移动的冲动；②在休息或不活动时症状发生或恶化；③通过运动部分或完全缓解症状；④晚上或夜间多发生症状恶化。在大多数患者中的另一个特征是存在下肢的刻板反复运动。这些周期性肢体运动可发于睡眠和觉醒期间，其特征为大脚趾的伸展和踝关节的背屈，偶尔存在膝盖和臀部的弯曲。

不安腿综合征夜间症状恶化具备以下特点。首先，与白天相比晚上睡意增加，但不安腿综合征患者常表示存在过度疲劳或睡眠不足。其次，与白天相比夜间运动活动减少。已知不安腿综合征症状可因不动而恶化，因此晚上运动的减少可能是不安腿综合征症状严重程度增加的原因。最后，不安腿综合征症状学中症状的恶化可能是内在昼夜节律的表现。有研究对 7 名原发性不安腿综合征患者和 7 名性别年龄相匹配的健康受试者进行了为期28 小时的评估，评估主观腿部不适和周期性肢体运动的瞳孔或昼夜节律变化，以及与这些变化平行的主观警觉性、核心体温和唾液褪黑素含量。观察发现不安腿综合征患者的症状明显比对照组更严重，但两组的腿不适和周期性肢体运动的昼夜变化均显著（$P<0.01$）。在两组中，腿不适和周期性肢体运动与主观警觉性、核心体温和唾液褪黑素显著相关。在这些变量中，褪黑素的分泌变化是唯一的在不安腿综合征患者感觉和运动症状增加之前发生的变化。这一结果和其他研究表明，褪黑素对中枢多巴胺分泌具有抑制作用，表明褪黑素可能与夜间不安腿综合征症状恶化有关。

图 8-3 显示了每组 28 小时修正常数数例的核心体温、唾液褪黑素和主观警觉性的平均值±SEM 谱。单独评估时，患者和对照组的唾液褪黑素和核心体温变化显示出显著的昼夜节律。患者的核心体温和唾液褪黑素曲线峰值时间（平均值±标准误差）分别为 16：28±1：24 和 01：29±1：19，对照组则为 16：24±1：45 和 02：30±0：54。对于唾液褪黑素或核心体温节律的振幅或曲线下面积，未观察到显著的组间差异。然而，不安腿综合征患者相对于对照组褪黑素分泌持续时间明显减少（6.0 小时±1.9 小时 vs 8.9 小时±0.8 小时；$P=0.004$）、褪黑素下降趋势更早出现（02：52±2：40 vs 05：30±2：29；$P=0.031$）及褪黑素发挥作用的总持续时间更短[（8.2 小时±2.0）vs（10.1±0.6）小时；$P=0.045$]。在患者和对照组中，28 小时修正常数数例的主观警觉水平性与腿部不适和周期性肢体运动呈负相关。换句话说，当主观警觉性下降时，夜间不安腿综合征感觉和运动症状逐渐增加。在患者和对照组中，核心体温与腿部不适和周期性肢体运动之间存在强烈的负相关。在患者中，腿部不适特征几乎是核心体温曲线的镜像（滞后 0 小时），不安腿综合征症状严重程度的峰值几乎与核心体温的最低点一起发生。我们还发现在褪黑素分泌开始时患者症状开始恶化，但在褪黑素分泌高峰后约 2 小时，不安腿综合征症状也达到峰值，基于不安腿综合征症状和褪黑素分泌之间的关联，有学者提出了褪黑素在不安腿综合征的病理生理学中有起直接作用的可能性。

在过去十年中，已有研究表明褪黑素在生理浓度时对哺乳动物中枢神经系统的几个区域中多巴胺的分泌发挥抑制作用。褪黑素对多巴胺释放的这种抑制似乎是通过膜表面低亲和力的褪黑素结合位点介导，从而抑制钙流入而刺激神经末梢。除了其突触前效应，褪黑素还抑制突触后 N-甲基-D-天冬氨酸受体介导的纹状体神经元对谷氨酸的兴奋反应。基于后者的这些发现，我们可以合理地认为夜晚褪黑素分泌的增加可能通过降低中枢多巴胺系统的活性来促进不安腿综合征症状的发生。

光谱 MRI 研究表明内侧丘脑参与原发性不安腿综合征，N-乙酰天冬氨酸/肌酸比和 N-乙酰天冬氨酸浓度显著降低，而扩散张量成像和基于体素的形态测定没有明显变化。不安腿综合征患者丘脑中谷氨酸/谷氨酰胺水平增高与夜间唤醒时间相关，而与周期性肢体运动

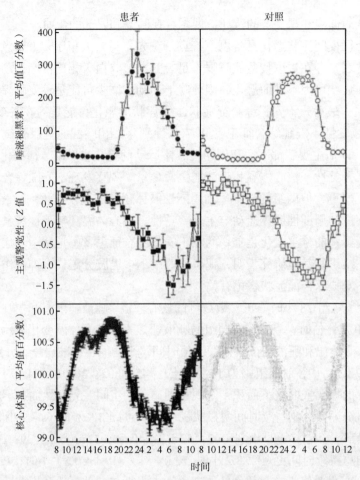

图 8-3　不安腿综合征患者和健康对照受试者 28 小时修正常数数例的核心体温、唾液褪黑素和主观警觉性
的平均值±SEM 谱

（引自 Michaud M，Dumont M，Selmaoui B，et al. Circadian rhythm of restless legs syndrome：relationship with biological markers.

Ann Neurol，2004，55（3）：372-380.）

无关。这些研究结果表明非多巴胺能神经元的参与，特别是谷氨酸系统中的神经元，参与不安腿综合征睡眠-觉醒模式的潜在干扰，而多巴胺能系统的主要作用涉及运动成分。

（二）原发性不安腿综合征与甲状腺激素

甲状腺激素（thyroid hormone，TH）由甲状腺合成和分泌，具有促进蛋白质合成、糖原和脂肪分解等生理功能作用。过多的 TH 可引起不安、多动、震颤和失眠等症状。TH 水平较高的情况下，更容易出现不安腿综合征症状，如妊娠和甲状腺功能亢进。与年轻人相比，不安腿综合征在 TH 代谢较慢的老年人中更为常见，老年人也易发生亚临床甲状腺功能亢进症。有一种合理的解释是，老年人的 TH 代谢较慢，使得他们更容易受到不安腿综合征的影响。

目前对于甲状腺功能障碍继发不安腿综合征的具体机制尚不清楚，但有学者提出了不安腿综合征的发生是由体内多巴胺和 TH 不平衡引起的假说，下面将详细介绍这一假说的理论基础。

1. 多巴胺和多巴胺能受体激动剂治疗不安腿综合征效果显著 多巴胺和多巴胺能受体激动剂可调节促甲状腺激素（thyroid stimulating hormone，TSH）和 TH 水平及 TSH 的昼夜节律。多巴胺功能障碍在不安腿综合征的病理生理学中起着重要作用。多巴胺和多巴胺能受体激动剂是目前治疗不安腿综合征最有效的药物，可以抑制 TSH 的分泌。低铁水平可减少多巴胺的产生，降低与 TH 降解相关酶的活性，导致多巴胺水平下降，甲状腺水平升高，引起继发性不安腿综合征或加重原发性不安腿综合征的症状。甲状腺功能亢进大鼠的大脑皮质中多巴胺、去甲肾上腺素和相关化合物水平较低，而甲状腺功能减退大鼠中这些神经递质的水平升高。多巴胺通过抑制 TSHβ-亚基基因的转录和翻译调节 TSH 合成。

2. TH 对接收来自腿部深部感受器的刺激并将其传至感觉皮质起着重要作用 不安腿综合征的感觉症状在外周躯体感觉系统中更加普遍。当腿部深部感觉感受器受到刺激，会传导至躯体感觉皮质，如果接受刺激的受体阈值降低或刺激的强度过高，使传出的信号超过多巴胺和其他调节系统的调节能力，就能引起不安腿综合征症状。TH 在该躯体感觉系统中起着重要作用。TH 能够调节腿部深部感觉受体对刺激的敏感性及它们向感觉皮质发出的信号强度。

3. 夜间不安腿综合征症状加重 TSH 水平急剧升高，TH 水平随之升高。TSH 的分泌具有昼夜节律，类似于不安腿综合征的昼夜节律规律。夜间 TSH 水平升高，不安腿综合征症状的严重程度也升高。正常情况下，白天血液循环中 TSH 浓度较低，且相对稳定。傍晚时，TSH 水平开始上升，入睡前急剧上升，并在入睡初期达到峰值。在整个睡眠期间，TSH 水平逐渐降低，直到降低到白天的水平，18：00 是 TSH 水平最低的时候。与 TSH 相反，多巴胺的合成和释放在白天活动达到峰值，睡眠时最低。TSH 水平的昼夜节律与不安腿综合征一致可能仅仅是巧合，但增加 TSH 可以减少睡眠，甚至导致失眠，减少 TSH 能够导致嗜睡，严重的甲状腺功能减退可引起黏液性水肿昏迷，这些现象表明 TSH 水平与不安腿综合征之间可能存在因果关系。从不安腿综合征的临床特点也证明了这一点，已知不安腿综合征患者入睡的最佳时间是清晨，而清晨 TSH 水平较低。这一推论可以合理地解释多巴胺治疗不安腿综合征所引起嗜睡的副作用，多巴胺升高，抑制体内 TSH 水平，难以维持清醒。

4. 增强 TH 功能的药物可加重不安腿综合征症状 钙通道阻滞剂等可以抑制降解 TH 细胞色素 P450（cytochrome P450，CYP450）的活性以提高体内 TH 水平，止吐药等可以抑制多巴胺活性而增强 TH 活性，这些药物均被发现可加重不安腿综合征症状。CYP450 是一类亚铁血红素-硫醇盐蛋白，主要成分包括血红素蛋白、黄素蛋白和磷脂。CYP450 不仅在肝脏等外周器官中表达，也在胶质细胞和神经元中表达。由于含有血红蛋白，CYP450 的合成需要铁，缺铁时 CYP450 表达下调。在 TH 代谢中，CYP450 对 TH 的降解起着重要作用，抑制 CYP450 活性，可以减少 TH 降解，增加 TH 水平。多巴胺可以增强 CYP450 活性，而 TH 是 CYP450 的底物，因此可以推测激活 CYP450 是多巴胺调节 TH 的途径之一。抑制 CYP450 和多巴胺活性均可增加 TH 水平。

五、原发性不安腿综合征与阿片类药物

17 世纪人们首次发现阿片类药物可用于治疗不安腿综合征，1993 年第一次小型双盲多导睡眠图研究羟考酮治疗不安腿综合征和 PLMS 肢体运动证实在阿片类药物的使用下，患者症状和睡眠均可改善。阿片类药物是治疗不安腿综合征体征和症状的有效方法，当用阿片类拮抗剂纳洛酮以双盲的方式给予接受阿片类药物治疗的不安腿综合征患者时，其运动和感觉的体征及症状将以定性与定量的方式恢复。目前，美国睡眠医学会已将阿片类药物列为治疗不安腿综合征的 II 级（指南治疗）推荐。

阿片受体 PET 扫描显示配体的突触后结合与包括丘脑在内的内侧疼痛系统区域的不安腿综合征症状的严重程度成反比，内侧疼痛系统包括内侧丘脑、杏仁核、尾状核、前扣带回、岛叶皮质和眶额叶皮质等区域。在感觉不适的情况下，单光子发射计算机断层扫描（SPECT）显示与对照组相比，不安腿综合征患者尾状核活动减少，丘脑和前扣带回活动增加。一项功能性磁共振研究也表明，丘脑内源性阿片系统在不安腿综合征的感觉症状——疼痛传递中起作用，并且有证据表明阿片受体参与不安腿综合征的发病机制。对不安腿综合征患者大脑进行的死后研究显示，丘脑中内源性阿片类药物 β 内啡肽和甲硫氨酸脑啡肽的降低率约为 30%，大量数据支持阿片类药物可以改善内源性阿片系统功能的假设，从而改善甚至完全缓解不安腿综合征症状。这些数据表明阿片类药物作用对不安腿综合征中的阿片受体具有特异性，并暗示内源性阿片类药物系统及其脑啡肽和内啡肽在不安腿综合征的发病机制中发挥作用。此外，高分辨率 T_1 加权 MRI 显示不安腿综合征患者丘脑灰质增加。其他受体阻断研究表明，阿片类药物通过调节多巴胺系统间接对不安腿综合征症状产生影响：多巴胺受体激动剂在不安腿综合征患者中也具有治疗作用，但纳洛酮仅能逆转阿片类药物的治疗效果，而多巴胺受体阻滞剂可逆转阿片类药物的治疗效果或多巴胺受体激动剂。不安腿综合征患者黑体纹状体水平可能存在轻度功能性多巴胺缺乏和严重的铁缺乏。在不安腿综合征的体外动物模型中，缺铁导致黑质多巴胺能细胞死亡，并且通过给细胞注射类阿片类物质预防细胞死亡。假定多巴胺细胞死亡是多巴胺细胞功能低下的一种表现，但不安腿综合征患者的人体尸检结果中没有多巴胺缺乏的证据。所有这些数据提示可能是不安腿综合征患者的感觉信息中心处理发生了变化，而内源性阿片系统在感觉和运动方面发挥作用，暗示了内源性阿片系统可能参与了不安腿综合征的发病机制。研究还表明铁、多巴胺和阿片类药物在不安腿综合征发病机制中有着密切关系。

研究发现不安腿综合征患者仅感觉通路中内源性阿片物质减少，而运动通路中没有减少，与之前的观察结果一致。由于丘脑内源性阿片样物质缺乏，外侧脊髓丘脑通路疼痛刺激的信息在丘脑水平发生了改变，异常的感觉在大脑皮质水平被识别出来，从而导致不安腿综合征的主要特征——"移动冲动"。根据脑脊液检查、磁共振成像和尸检研究，我们发现不安腿综合征大脑中的铁含量明显降低，而铁可以影响阿片类药物的活性，缺铁大鼠痛阈的增加可以通过 β 内啡肽的给药来改变。因此，铁水平降低可能直接导致丘脑阿片样功能减退。对于另一个不安腿综合征发病机制的主要假设，如多巴胺能功能低下，黑质纹状体通路有两个已知调节丘脑功能的途径，即直接途径和间接途径。在直接途径中，来自黑质的多巴胺能输入信息调节新纹状体，而新纹状体又调节苍白球，其反过来调节丘脑。间接途径除了从苍白球到丘脑底核还有一个额外的回路。已知阿片类物质在黑质水平调节多巴胺能活性。然而，因为黑质中阿片类药物水平正常，目前的研究并未表明阿片类药物调节不安腿综合征中的直接和间接多巴胺能通路。此外，当前的研究也未表明不安腿综合征黑质纹状体多巴胺能活性有所改变,因为黑质中的酪氨酸羟化酶水平没有降低。因此,Clemens 等提出了一个假设,他们认为是由于 A11 脑脊髓多巴胺能通路活性降低改变了对丘脑的感觉输入。首先,已知 A11 间脑脊髓通路在脊髓背角水平调节来自周围的感觉输入,进而改变对丘脑的输入,背角水平的传入感觉神经元缺乏 A11 神经支配可能导致异常感觉转移到丘脑,最终转移到皮质。其次,已知 A11 间脑脊髓通路在脊髓水平调节交感神经外流到周围。Clemens 等假设 A11 功能减退增加了不安腿综合征肌肉的交感神经流出,从而导致从肌肉到脊髓水平的输入改变,最终造成丘脑和皮质的输入改变。有了这两种机制,可以想象丘脑的感觉输入改变可能导致丘脑类阿片功能减退。支持 A11 假说的最有力证据是 Ondo 等的研究,他们发现破坏大鼠和小鼠的 A11 通路可导致动物的不安,且坐立不安随着铁的缺乏而恶化,可由多巴胺受体激动剂的治疗而逆转,这与多巴胺受体激动剂可以改善人类不安腿综合征症状的表现相一致。缺铁可引起多巴胺受体和转运蛋白的改变,低水平铁可导致 A11 脑脊髓通路中的多巴胺能活性受损和丘脑阿片类物质水平降低。

阿片类通路通过不同类型的阿片受体共同支配黑质多巴胺能神经元,通过激活兴奋性突触中的阿片样受体,吗啡会导致原有树突棘的内陷和突触 α-氨基-3-羟基-5-甲基-4-异噁唑丙酸(AMPA)谷氨酸受体的减少,而阿片类拮抗剂纳洛酮则会增加棘的密度。μ 阿片样受体的慢性激活可通过单独但相互作用的细胞内信号级联引起树突棘和谷氨酸(AMPA)受体的丢失。阿片类物质先激活 G 蛋白连接的阿片受体(δ、κ 和 μ),后者激活和调节与效应器耦合、受体运输和核信号相关的多个第二信使途径。在细胞水平上,不同的受体激活和不同的受体变异分布增加了阿片类药物反应在个体内和个体间变异的复杂性。

不同阿片受体的激活可能导致完全相反的结果,已有研究显示 δ 阿片受体的激活在许多不同类型的细胞(包括 CNS 中的神经元)中提供细胞保护,从而使其免于缺血或其他损伤。而脑啡肽引起的 2 个矛盾效应,即细胞保护和细胞毒性,可以用不同的受体亚型(δ1 和 δ2)和不同的浓度来解释。δ 阿片受体的激活稳定了 p53 的表达,并且抵消了甲基苯丙胺对多巴胺细胞凋亡基因的下调。铁缺乏也可影响 p53 活性,阿片类药物系统和铁的相互作用共同调节 *p53* 肿瘤抑制基因,铁缺乏会导致 *p53* 上调,导致 DNA 断裂,而 δ 阿片受体的激活会下调 *p53* 基因的表达,保护细胞免受凋亡。

第二节 继发性不安腿综合征

一些横断面研究表明不安腿综合征与各种慢性疾病之间存在关联,如心血管疾病、肥胖、糖尿病、类风湿关节炎、骨关节炎、慢性阻塞性肺疾病和抑郁症等。不安腿综合征患者中癌症、甲状腺功能亢进和偏头痛也很常见。最近的一些前瞻性研究发现,不安腿综合征可能是冠心病、抑郁症和脑卒中的危险因素,更有学者报道心血管疾病和多发性硬化可预测不安腿综合征事件。同时,缺铁和慢性肾病是继发性不安腿综合征的已知危险因素。目前,慢性疾病与不安腿综合征之间的因果关系仍不十分清楚,且大多数研究多只关注 1 种或 2 种疾病结果,而忽略了疾病负担的累积效应。有研究表明,多发病率(定义为合并症的数量)的严重程度是不安腿综合征事件的一个强风险因素,提出了合并疾病也有可能影响不安腿综合征的进一步发展或与不安腿综合征治疗相互作用的可能性。

继发性不安腿综合征主要与缺铁性贫血、妊娠、慢性肾衰竭、糖尿病、抑郁症、帕金森病、脑血管疾病、甲状腺功能障碍、多发性硬化、多发性神经病和心血管疾病相关，大多数继发性不安腿综合征病例在 40 岁后发病。有研究表明，不安腿综合征症状的严重程度与低铁蛋白水平密切相关。在最早的不安腿综合征研究中，有 25% 的不安腿综合征患者存在缺铁症状。其他相关因素有糖尿病周围神经病变、疼痛性神经病变、注意缺陷多动障碍、偏头痛、强直性脊柱炎、麻风病、慢性炎性脱髓鞘性神经病如多发性硬化和吉兰-巴雷综合征、脊髓灰质炎、慢性静脉疾病，以及自身免疫性疾病，包括 Sjögren 综合征、类风湿关节炎、炎症性肠病和克罗恩病。流行病学研究还表明，卒中后患者的不安腿综合征患病率显著增加，主要因为卒中部位位于参与运动功能的重要部位如锥体束和基底神经节-脑干轴上。某些药物也可引起或加重不安腿综合征症状，如抗抑郁药和抗精神病药、多巴胺能药物和其他一些药物，如帕金森病患者累积的多巴胺受体激动剂效应。研究显示依他普仑、氟西汀、左旋多巴、卡比多巴、培高利特、左甲状腺素、米安色林、米氮平、奥氮平和曲马多等药物可诱导不安腿综合征。接下来我们着重介绍一下继发性不安腿综合征与缺铁性贫血、妊娠、慢性肾衰竭、糖尿病、抑郁症、帕金森病、脑血管疾病、甲状腺功能障碍、多发性硬化、多发性神经病和心血管疾病的关系。

一、继发性不安腿综合征与缺铁性贫血

不安腿综合征患者血清铁蛋白水平较低，且血清铁蛋白水平和不安腿综合征的严重程度呈负相关。通常重度不安腿综合征患者血清铁蛋白≤50ng/ml，睡眠时多伴有微觉醒及明显的周期性肢体运动。有时血浆铁蛋白的浓度≤70ng/ml 时可出现不安腿综合征症状，甚至在血清铁和血红蛋白没有下降时也可出现。

铁是生命体必不可少的微量元素，参与氧和电子转运、DNA 合成、基因表达及多种酶促反应等，对细胞的基本功能至关重要。铁代谢异常或储备不足可能是不安腿综合征发病的一个重要原因，尤其是继发性不安腿综合征，铁代谢异常导致多巴胺能功能不足，而多巴胺能功能不足是出现不安腿综合征症状的近因。铁是两种酶功能的关键组成部分，铁缺乏时可能导致不安腿综合征症状。其中之一是酪氨酸羟化酶，其与多巴胺合成有关。酪氨酸羟化酶催化酪氨酸转化为左旋多巴，随后通过左旋多巴脱羧酶转化为多巴胺。酪氨酸羟化酶活性是该生物化学事件中的限速步骤，并且当该酶由于缺乏铁而未完全表达时，多巴胺的合成可能受损。铁也是细胞色素 P450 酶所必需的；当铁缺乏时，这些酶可能无法完全表达。而细胞色素 P450 在甲状腺素降解中起作用，细胞色素 P450 的减少可能会造成其代谢障碍。因此，缺铁可能通过降低多巴胺水平和增加甲状腺激素水平对不安腿综合征起双重调节作用。虽然有争议，但可以考虑用静脉注射铁剂法来控制难治性患者的不安腿综合征症状。

血清铁水平易受饮食、压力、睡眠行为和个体生物节律的影响而变化。血清铁蛋白（serum ferritin，SF）是去铁蛋白和 Fe^{3+} 形成的复合物，是判断机体是否缺铁或铁负荷过多的可靠指标。血清铁蛋白测定被广泛推荐为不安腿综合征缺铁的最佳筛查试验，目前认为，铁蛋白≤70ng/ml 是不安腿综合征患者铁缺乏的临界值（表 8-4）。

表 8-4 血清铁及铁蛋白水平正常值

指标	男性	女性	儿童
血清铁（μg/dl）	50～170	65～176	50～120
血清铁蛋白（ng/ml）	15～200	12～500	7～140

约 1/3 的缺铁性贫血患者患有不安腿综合征症状，中至重度患者存在睡眠不足、工作表现差、认知能力下降和生活质量差等严重问题。药理学研究显示应用铁补充剂治疗不安腿综合征患者可获得了一定程度的治疗效果。生物学研究显示不安腿综合征患者的铁和铁蛋白水平较低，但转铁蛋白水平较高。然而，目前的一项研究表明，在正常情况下，大脑不会对外周铁状态的变化做出反应。这可能解释了为什么一些不安腿综合征患者的血清铁水平正常或过高，而脑脊液中铁水平降低。各种医学成像研究包括超声研究和 MRI 研究显示，重症患者的黑质和壳核中铁水平降低。其他研究表明红细胞核、丘脑和苍白球中的铁减少。然而，到目前为止，MRI 尚不能将铁缺乏症定位于特定细胞。

鉴定和治疗缺铁在不安腿综合征的病情管理中至关重要。缺铁性贫血的通常治疗目标是将血红蛋白水平恢复正常，但对于缺铁性贫血的不安腿综合征患者而言，缺铁的影响可能比贫血症更重要，补铁可以改善并且在某些情况下甚至可以治愈不安腿综合征症状。在没有完全纠正铁水平的情况下对贫血进行纠正可能无法改善不安腿综合征的症状，这表明改善血清铁蛋白、总铁结合力和转铁蛋白饱和度的程度可作为不安腿综合征的治疗目标。与口服铁相比，静脉注射铁可以提供更快速的缓解。患有缺铁性贫血的不安腿综合征患者中有 76% 的通过给予 1000mg 静脉注射铁剂而得到改善。通过静脉补铁药物（FCM）治疗的不安腿综合征患者，整体的不安腿综合征量表评分明显下降。补铁治疗可有效缓解血清铁蛋白低于 18μg/L 的不安腿综合征患者的症状，部分患者的症状消失，并且在生活质量、睡眠质量和抑郁症状方面有一定的改善，但在周期性肢体运动、日间功能等方面无明显差异；注射高剂量静脉铁（1g）可使大多数不安腿综合征患者病情完全缓解，疗效亦可持续半年。

而其余 24% 无应答反应者均显示血红蛋白水平低于正常水平（<125g/L），表明缺乏足够的铁治疗。因此对于一些患者来说，可能需要比用于治疗单独的缺铁性贫血或不安腿综合征更高的铁剂量。

对这种低于预期的反应率有三种可能的解释：

（1）一些患者的原发性症状不依赖于缺铁性贫血。

（2）所用的治疗剂量不足以满足这一人群的需要。

（3）缺铁性贫血引起的不安腿综合征可能并非全部可逆。

尽管大多数患者的血清铁正常，但是铁剂的补充能够改善部分不安腿综合征患者的症状，结果间接显示了对于不安腿综合征患者，铁的转运在从血清到中枢神经系统的过程中出现了异常。

综上，目前的相关研究已经明确不安腿综合征的发病与铁代谢异常及多巴胺能系统有关，血清铁及中枢神经系统内铁的缺乏均可引起不安腿综合征，早期明确诊断、及时补充铁剂和给予多巴胺类制剂等辅助治疗，可使患者的生活质量得到较大改善。

二、继发性不安腿综合征与妊娠

流行病学研究发现，大于 30 岁的女性，不安腿综合征患病率是男性的 1.5～2 倍，在 30 岁以下的成年人群中，中、重度不安腿综合征仅有略微差异，并且儿童不安腿综合征的患病率没有性别差异，而妊娠期不安腿综合征的患病率是正常人群的 2～3 倍，并且受妊娠期和胎次数的影响。根据西方国家的患病率研究，15%～25%的孕妇可患有不安腿综合征，未经产妇与同龄男性患不安腿综合征的风险相同，而一次妊娠（OR=1.98）和两次妊娠（OR=3.04）后女性患病风险增加，三次或更多次妊娠后甚至更多（OR=3.57），这些发现可能解释了不安腿综合征患病率的性别差异。

孕妇不安腿综合征的患病率高峰主要发生在妊娠晚期，并且在分娩后 1 个月不安腿综合征的症状可获得缓解。妊娠相关因素可诱发不安腿综合征或导致其临床症状加重。孕妇患不安腿综合征的风险较高的原因尚不清楚，目前研究认为可能与妊娠期激素水平的改变和对铁、叶酸需求的改变有关。在妊娠期，孕妇对铁的需求增加导致相对缺铁。其他确定的因素包括激素状态（催乳素、黄体酮和雌激素）、叶酸缺乏和由胎儿生长冲突导致的神经拉伸或压迫。妊娠后期 3 个月中的焦虑、失眠和疲劳也与患不安腿综合征风险高有关，这些精神运动行为改变也可能导致症状发生。

妊娠期间胎盘在妊娠的前 10 周，人绒毛膜促性腺激素的水平呈指数增长，之后逐渐下降至足月。人绒毛膜促性腺激素对甲状腺具有刺激作用，可在妊娠期间增加甲状腺激素释放并增高母体代谢需求。孕妇不安腿综合征最大患病率处于妊娠晚期，当时人绒毛膜促性腺激素的产生下降。因此，可能还有其他因素在甲状腺激素升高中起作用，使妊娠晚期更容易发生不安腿综合征症状。从受孕时起，黄体酮水平上升至足月，皮质醇也会增加至足月。睾丸激素在妊娠晚期也会增加，同时胎儿胎盘雌激素、雌三醇、雌二醇和雌激素的水平在此时也达到峰值。重要的是，与非不安腿综合征孕妇相比，在不安腿综合征孕妇中可观察到更高水平的雌二醇。因此，妊娠晚期雌二醇水平升高应该是妊娠期间短暂不安腿综合征病理生理的重要因素。雌激素如何导致不安腿综合征尚不清楚，目前认为黑质纹状体循环内的多巴胺功能障碍是不安腿综合征的可能病理生理学。在孕妇的正常生理状态下，这些激素在妊娠期均有升高，且在短期内水平均达到峰值。

此外，由于多巴胺是垂体催乳激素释放催乳素的强效抑制剂，常被称为催乳素抑制剂激素。随着妊娠的进展，乳腺必须为出生后的产奶做好准备。而催乳素对于这一事件至关重要，其水平和活性必须显著增加。雌二醇是抵抗多巴胺释放催乳素最有效的激素之一。雌二醇抑制神经激素多巴胺释放到垂体门脉血中，导致促乳分泌丧失，从而使催乳素水平升高，以响应孕妇乳腺的生理需求。然而，没有已知的病理生理学的过程指向催乳素直接作用于不安腿综合征。

除抑制催乳素外，多巴胺还通过抑制其 α 和 β 亚基的合成来减少促甲状腺激素释放激素的产生，导致甲状腺激素释放减少。因此，多巴胺也被认为是促甲状腺激素释放激素的抑制剂。此外，多巴胺还增强了细胞色素 P450 超家族的表达，其占甲状腺素代谢的约 20%。

因此，当多巴胺活动下降时，调节甲状腺素轴的两种机制也会减弱。增强甲状腺活动，可能导致甲状腺素和多巴胺之间的不平衡，因此可能导致妊娠期间的短暂不安腿综合征。

其他变量也可能导致妊娠期间不安腿综合征的高患病率。例如，孕妇的外周静脉扩张逐渐增加，外周血管阻力降低，导致外周体感系统受体周围组织的压力增加，从而增强其刺激。妊娠期间常见的铁缺乏也可能在不安腿综合征病理生理学中发挥作用。叶酸缺乏的女性在妊娠期间患不安腿综合征的概率增高。叶酸缺乏可能损害了多巴胺的合成，因为叶酸在四氢生物蝶呤的产生中起重要作用。同时，叶酸还是苯丙氨酸和色氨酸羟基化的辅因子，是多巴胺、去甲肾上腺素和5-羟色胺合成的限速环节。

因此，妊娠期间短暂性的不安腿综合征可能由甲状腺激素和多巴胺之间的平衡改变所导致。对孕妇来说，维持正常的铁和叶酸是非常重要的，因为它们的缺乏可能会打破甲状腺素和多巴胺的正常平衡。同时，应保证细胞色素p3a4酶亚型的活性正常，因为其被抑制时可能会降低甲状腺素分解，从而导致甲状腺素水平的升高。因此，患者不宜饮用葡萄柚汁，因为它是细胞色素P4503A4亚型的强抑制剂，可能会导致不安腿综合征的症状加重。咖啡因也是细胞色素P4503A4的中度抑制剂。对于不安腿综合征患者不建议在16：00之后喝咖啡，因为咖啡因所产生的细胞色素P450抑制作用可能远远超过其平均半衰期。

总之，妊娠相关不安腿综合征是一种比较复杂的疾病，有多种可能的病因。既往妊娠和非妊娠状态的不安腿综合征病史、家族史和多胎妊娠均与妊娠期不安腿综合征风险增加有关。与妊娠有关的激素水平变化，尤其是雌激素，可能发挥重要作用。如存在缺铁则需要积极治疗，但需注意不需要补充过多的铁，在治疗方面可采用多巴胺能药物、抗癫痫药和苯二氮䓬类药物。妊娠相关不安腿综合征预后良好，多数患者恢复快，但也有少数可能发展为慢性特发性不安腿综合征。

三、继发性不安腿综合征与慢性肾衰竭

不安腿综合征在终末期肾病患者中发病率很高，被认为是继发性不安腿综合征最主要的类型之一，可引起尿毒症患者生活质量（QoL）和健康状况的进一步下降。终末期肾病人群中尿毒症不安腿综合征的患病率显著高于一般人群。当国际不安腿综合征研究组调查问卷被用作主要诊断工具时，终末期肾病人群的患病率达到约30%（范围为7%～45%）。研究显示，血液透析中不安腿综合征的患病率为20%～30%，高于一般人群中3.9%～15%的患病率。包含166名塞尔维亚患者的研究显示，22.7%的血液透析患者处于不安腿综合征状态，176名巴西血液透析患者不安腿综合征的患病率为14.8%，163名伊朗血液透析患者不安腿综合征的患病率为37.4%，且女性不安腿综合征患者患病率高于男性患者。

尿毒症不安腿综合征是导致血液透析慢性肾功能不全患者睡眠障碍的最重要因素之一，与一般人群中大多数不安腿综合征症状相比，终末期肾病中的大多数不安腿综合征患者表现出中度至重度症状（图8-4）。造成尿毒症不安腿综合征的病理生理学和潜在致病因素的作用尚未完全了解。根据最广泛接受的特发性不安腿综合征假说是，多巴胺能系统的功能障碍和脑中特定区域的铁储存减少，终末期肾病患者缺铁可导致贫血并影响多巴胺代谢促成不安腿综合征的发生。有研究报道称尿毒症不安腿综合征患者多巴胺受体激动剂治

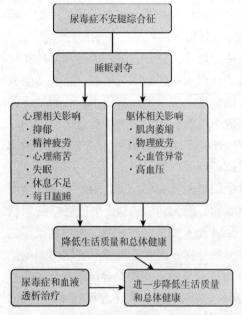

图 8-4　尿毒症不安腿综合征对整体健康和生活质量参数的影响

疗有效,表明多巴胺能功能障碍也可能与尿毒症不安腿综合征的病理生理学有关。有研究表明,钙/磷酸盐失衡也与尿毒症不安腿综合征的病理生理学有关。尿毒症不安腿综合征症状严重程度随着肾功能的降低而进展,并且经常在肾移植后消失。这一事实表明终末期肾病患者不安腿综合征的发病机制涉及了尿毒症毒性。研究发现患有不安腿综合征的血液透析患者具有更高的肌肉萎缩风险、心脑血管事件和死亡率。为了预防终末期肾病患者并发症的出现,应在早期诊断时接受不安腿综合征的标准治疗或尽快进行肾移植。

肾功能不全的各种实验室参数变化,如贫血、血清铁蛋白降低、血清铁含量低、体内钙平衡的变化(包括血清钙、磷酸盐和甲状旁腺激素水平的低与高)、同型半胱氨酸和甲状旁腺激素水平升高,均被认为是透析患者继发不安腿综合征的潜在原因。在 80%以上的透析患者中,总血浆同型半胱氨酸至少轻微升高,这很可能是由于同型半胱氨酸降解不足。因为透析时清除了同型半胱氨酸代谢途径的尿毒症毒素,所以同型半胱氨酸在透析过程中浓度只下降了 30%。同型半胱氨酸导致或恶化不安腿综合征症状的方法有两种可能。首先,它可能对多巴胺 D2 受体亚型起变构拮抗剂的作用,因此可能导致多巴胺能系统内 D1 受体的功能优势。这种 D2/D1 的转变目前怀疑在缺铁相关的不安腿综合征中起主要作用,并且在接受左旋多巴治疗的同时增加不安腿综合征症状。此外,已知同型半胱氨酸是 NM 多巴胺受体的激动剂,可增加中枢神经系统的兴奋性。根据先前的研究发现,不安腿综合征患者中枢神经系统具有潜在的高兴奋性,因此高同型半胱氨酸血症可通过改变兴奋性和抑制性影响之间的平衡而导致或恶化尿毒症不安腿综合征。在患有严重高同型半胱氨酸血症的尿毒症不安腿综合征患者中施用叶酸的相关研究发现,超生理剂量的叶酸可以增强同型半胱氨酸重甲基化途径的活性,从而降低慢性肾功能不全患者的同型半胱氨酸水平,由此验证了同型半胱氨酸假说的可能性。由于叶酸在不安腿综合征孕妇中有良好的治疗效果,预计尿毒症不安腿综合征的症状可以通过叶酸替代来改善。

对于具有不安腿综合征症状的终末期肾病患者,肾移植可明显改善甚至完全缓解不安腿综合征症状,但在慢性免疫抑制药物或移植肾的正常老化的作用下尚不清楚这些症状是否会在以后的生活中再次出现。对于尚未出现明显不安腿综合征症状的终末期肾病患者,首先是评估血液生化特征,尤其是与缺铁和贫血相关的指标(铁、阿维菌素、血红蛋白和红细胞比容水平),因为这些指标的降低可诱导不安腿综合征症状,如果条件允许,贫血和缺铁应予以静脉注射铁和促红细胞生成素治疗纠正。其次可改善睡眠习惯。

终末期肾病患者的不安腿综合征患病率很高,尿毒症不安腿综合征严重损害了患者的生活质量和整体健康,应谨慎治疗。药理学和血液透析、肾移植等方法都已成功用于减少尿毒症不安腿综合征症状。未来的研究应进一步揭示尿毒症患者中不安腿综合征高患病率的机制。同时目前还应继续努力提高治疗方案的有效性和安全性，以减少不安腿综合征的严重程度，努力提高患者的生活质量和一般健康状况。

四、继发性不安腿综合征与糖尿病

糖尿病是一组由多病因引起的以慢性高血糖为特征的代谢性疾病，由胰岛素分泌和（或）作用缺陷引起。2018 年的一项研究结果显示，糖尿病患者出现不安腿综合征的概率是普通人群的 7～8 倍。近年来，糖尿病伴发不安腿综合征的患者，其睡眠及情绪受到了严重影响，引起了大家的关注。

关于糖尿病引起的继发性不安腿综合征机制目前尚不清楚，相关研究发现糖尿病大鼠中脑黑质-纹状体系统多巴胺活性降低，故推测多巴胺能功能异常可能是糖尿病患者出现继发性不安腿综合征的重要原因之一。糖尿病伴随的睡眠、情绪异常及炎症反应、神经内分泌和代谢改变可导致交感神经系统和下丘脑-垂体-肾上腺（HPA）轴的激活，以及不安腿综合征的发生发展，并且表明糖尿病的持续时间和胰岛素的使用是发生不安腿综合征的危险因素。当糖尿病患者出现肢体感觉异常而按糖尿病周围神经病变治疗无效时，应警惕继发性不安腿综合征的存在。

不安腿综合征与糖尿病具有相互促进的关系，糖尿病患者不安腿综合征的发生率较普通人群高，同样不安腿综合征也可以促进糖尿病的发生与恶化。首先，不安腿综合征的典型特征是自主神经功能失调，成人不安腿综合征患者可出现夜间交感神经系统和 HPA 轴的激活，伴有血压及脉搏的增高，并且夜间下肢刻板重复的抽搐运动会引起皮质性觉醒。大量研究证明，交感神经系统的兴奋、副交感神经兴奋性减弱及慢性 HPA 轴的激活是代谢综合征的重要发病机制，并且在糖尿病患者的病情进展中起到了明显的推动作用。不安腿综合征会极度影响患者的睡眠和情绪，而睡眠障碍和痛苦情绪经实验证明与交感神经系统的兴奋、副交感神经兴奋性减弱及慢性 HPA 轴的激活密切相关，并且可以帮助解释在不安腿综合征患者中观察到的明显的自主神经功能障碍。在傍晚和夜间出现症状加重是不安腿综合征患者寻求医疗护理的最常见原因。失眠症患者中高达 40% 甚至更多可能患有不安腿综合征。睡眠障碍可以促进葡萄糖耐受不良、促炎症变化、血脂异常和肥胖；睡眠受损同样与糖尿病发病率和死亡率的风险增加有关，因此睡眠障碍是多种慢性疾病的强烈危险因素。

综上所述，不安腿综合征和糖尿病具有一些相同的危险因素，如睡眠障碍、情绪障碍、慢性压力、交感神经兴奋、HPA 轴激活、葡萄糖不耐受和肥胖等因素。不安腿综合征与糖尿病的联系可能是复杂和双向的，基础机制可能是多重的，并且可以相互协同运作，需要我们继续去探索和研究。

五、继发性不安腿综合征与抑郁症

抑郁症是临床上常见的一种精神疾病，具有病程长、高复发率、高致残率、高致死率等特点。抑郁症患者可出现情境低落、兴趣低落、快感缺失、思维迟缓、语言行动减少等症状。不安腿综合征患者的腿部经常出现难以描述的不适感（类似于瘙痒、烧灼、触电感等），且存在强烈的活动双下肢的欲望，可导致患者出现入睡困难、睡眠障碍等情况，从而可严重影响其生活质量，因此不安腿综合征患者容易伴发抑郁、焦虑、失眠、自杀等一系列情绪行为障碍。据报道几种抗抑郁药（如米氮平）可使不安腿综合征症状加重。而使用多巴胺受体激动剂可改善轻度至中度不安腿综合征患者症状，其抑郁症状通常也可得到缓解。

抑郁症的治疗主要包括药物治疗、心理治疗和物理治疗，其中以药物治疗为主。目前，抗抑郁药主要包括选择性 5-羟色胺再摄取抑制剂（SSRI）、5-羟色胺和去甲肾上腺素再摄取抑制剂（SNRI）等。而抗抑郁药绝大部分都有或多或少的副作用，其中就有关于抗精神病药物引起继发性不安腿综合征的报道。继发性不安腿综合征发病机制尚不明确，目前认为是铁缺乏、多巴胺能功能障碍、周围神经病变、大中分子毒素蓄积、代谢异常、局部血液循环障碍等多种因素综合作用的结果，上述非遗传因素在使用抗精神病药物的患者中都有不同程度的存在。

目前临床上对米氮平致不安腿综合征的发病机制尚不完全明确，但多数学者认为，此病的发生、发展与患者存在多巴胺功能障碍、5-羟色胺及去甲肾上腺素再摄取功能亢进密切相关。另外也曾有相关研究显示，使用抗抑郁药来治疗抗精神病药物引起的继发性不安腿综合征。如通过使用阿戈美拉汀来治疗不安腿综合征导致的抑郁、焦虑及失眠等精神障碍。阿戈美拉汀作为一种新型抗抑郁药，是神经褪黑素（MLT）的激动剂和选择性 5-HT2C 受体的阻滞剂，MLT 作为人类天然的抗氧化剂，目前比较一致地认为其具有强大的自由基清除能力，可减少多巴胺能神经元的氧化应激反应，进而对多巴胺能神经元起到保护作用；而 5-HT2C 受体的拮抗作用能阻止光对褪黑素合成的抑制作用，提高前额叶的多巴胺水平，从而能有效缓解抑郁症患者的失眠、抑郁、焦虑心境，同时有效治疗肢体的不适感和不自主运动，改善生活质量。

综上所述，抑郁症与不安腿综合征两种疾病之间具有密不可分的联系，部分抗抑郁药的使用可以诱发不安腿综合征，而某些抗抑郁药又可以缓解不安腿综合征中焦虑抑郁的症状，同样不安腿综合征患者发生抑郁症的患病率也显著增高。共同的神经生物学起源可能可以解释情绪障碍和不安腿综合征的共病，一般来说，慢性疾病和精神疾病可以相互转化发生。两者的共同点可能是中枢神经系统的多巴胺能神经的功能障碍。在不安腿综合征中，左旋多巴和多巴胺受体激动剂的使用非常有效，而多巴胺受体拮抗剂和抗精神病药物可以使不安腿综合征症状加重。此外，多巴胺受体激动剂作为附加药物，用于治疗难治性抑郁症可以改善抑郁症状。目前，两者之间的机制尚不清楚，需要更进一步的探索和研究。

六、继发性不安腿综合征与帕金森病

帕金森病（PD）又称为震颤麻痹，是一种常见于中老年的神经退行性疾病，临床上以静止性震颤、运动迟缓、肌强直和姿势平衡障碍等运动症状为主要特征。而非运动症状也是常见的临床征象，有时可先于运动症状出现，其中不安腿综合征的出现频率较高，约为40.37%。大量实验研究表明，不安腿综合征的发病主要与多巴胺能系统的功能障碍及铁代谢异常有关，而 PD 患者也存在多巴胺能系统的功能障碍及铁代谢异常。关于 PD 和不安腿综合征之间的联系目前主要有以下几个方面：①多巴胺能系统的功能障碍；②铁代谢异常；③PD 患病的时间长短。

多巴胺能药物对不安腿综合征和 PD 均有治疗效果，这一证据表明 PD 和不安腿综合征都与大脑多巴胺系统的功能障碍有关。在 PD 患者中，以黑质纹状体通路的多巴胺系统功能障碍为主，表现为黑质中多巴胺能神经元的进行性变性和死亡；在不安腿综合征患者中，包括黑质、纹状体、间脑、下丘脑和脊髓在内的多个多巴胺系统均存在功能障碍，其中多巴胺主要对脊髓的兴奋性起抑制作用，因此多巴胺合成的减少可能增加脊髓的兴奋性，导致脊髓的兴奋性降低和不安腿综合征发生。对于 PD-不安腿综合征患者的大脑中多巴胺的改变，目前还没有一致的结论。已有研究发现左旋多巴能有效改善不安腿综合征的症状，间接证明多巴胺缺乏可能与不安腿综合征有关。另一项研究通过直接测定脑脊液中的多巴胺水平，发现与 PD-NRLS 组相比，PD-RLS 组的多巴胺明显降低。此外，脑脊液中多巴胺水平与 PD-RLS 评分呈负相关，表明 PD-RLS 与脑中多巴胺缺乏高度相关。

PD 患者黑质-纹状体、苍白球的纹状体-脊髓通路中的多巴胺能系统发生病变，使苍白球内侧部和黑质网状带对脑干的抑制作用增强，脑桥核区域对上述途径所介导的快速眼动睡眠和快速眼动睡眠中肌张力调节能力降低，从而出现不安腿综合征。该理论能够解释 PD 患者出现不安腿综合征的原因。临床观察发现，合并不安腿综合征的 PD 患者经苍白球损毁术后症状明显改善，提示通过手术损毁苍白球，使其对脑干的影响降低，进而减轻脑桥、延髓对脊髓运动环路的抑制作用，同样也支持这一理论。

PD 和不安腿综合征都与铁代谢异常有关。1924 年，Lehermitte 在 PD 患者脑黑质中，发现铁水平显著增加。大量的组织病理学研究和尸检结果显示，PD 患者的黑质中有大量的铁沉积，其中总铁含量从 25%增加到 100%，铁离子含量增加了 225%。铁可特异性作用于多巴胺能神经元，使其发生进行性变性，在不安腿综合征患者中观察到大脑铁元素不足可能是不安腿综合征潜在的机制。然而，PD-RLS 的发病机制尚不清楚。研究发现，与 PD-NRLS 组相比，PD-RLS 组脑脊液中的铁水平显著降低，这意味着脑铁功能障碍与 PD-RLS 之间存在潜在关系。黑质纹状体通路是脑内铁沉积的主要区域之一，因此，当铁在黑质纹状体通路过度沉积时，其在脑脊液中含量可能不足，这可能与 PD 患者容易出现不安腿综合征有关。进一步分析表明，PD-RLS 组脑脊液铁水平与不安腿综合征评分呈负相关，说明脑脊液中铁水平越低，PD-RLS 的严重程度越高。因此，脑脊液中铁水平可能反映了患者不安腿综合征的严重程度和进展。有研究发现，外周血中铁水平也呈现一致变化，在血清中，与 PD-NRLS 组相比，PD-RLS 组的铁水平也显著降低，铁水平也与不安腿综合征评分呈负相关，表明外周系统的铁水平也显著降低，类似于大脑的变化。

铁蛋白主要负责铁的结合和储存，对维持铁代谢的稳态起着重要作用。铁蛋白可以动态调节大脑中的铁含量，避免铁过度沉积时产生的神经毒性，并在铁显著减少时作为铁的来源。研究发现，PD-RLS 组脑脊液铁蛋白水平较 PD-NRLS 组明显降低。进一步分析表明，脑脊液铁蛋白水平与不安腿综合征评分呈显著负相关，支持局部区域铁蛋白水平的降低是 PD-RLS 假设的关键，这可以解释为，在与不安腿综合征相关的局部区域，铁蛋白不足未能适当调节铁代谢过程，导致铁缺乏。

铁离子对帕金森病、不安腿综合征的影响主要通过两个方面实现：铁离子可影响多巴胺合成的多个环节，如酪氨酸羟化酶的活性受铁离子的调节；反之，多巴胺也可影响铁离子的浓度。不安腿综合征患者血清铁蛋白水平降低，转铁蛋白浓度增加，因此伴有不安腿综合征的帕金森病患者，其多巴胺能系统与血清铁离子水平的改变可能彼此干扰，促使病情恶化。MRI 检查显示，不安腿综合征患者的黑质和壳核铁离子浓度降低。神经病理学研究显示，不安腿综合征患者神经黑色素细胞中的转铁蛋白受体减少，使细胞内转铁蛋白增加；且其褪黑素分泌异常，导致多巴胺能系统调节障碍。铁离子的代谢节律呈中午最高、午夜最低，其节律与不安腿综合征临床症状的节律性基本一致，进一步提示铁离子代谢与多巴胺分泌及不安腿综合征症状的相关性，但具体机制仍有待进一步探索。

一项临床研究发现，PD 患者患病的持续时间和随之逐渐消耗的多巴胺能系统在PD-RLS 发病中可能起到了重要作用。在他们收集的 86 名 5 年以上患病时间的 PD 患者中有 49.9%出现了不安腿综合征症状，其突出强调了不安腿综合征更容易发生在 PD 发病5 年以上患者中，这一理论也与双侧间脑脊髓通路假说一致。双侧间脑脊髓通路假说强调黑质以外的多巴胺来源于间脑，下丘脑背后侧和丘脑室旁核中的 A11 细胞群是脊髓唯一的多巴胺来源。A11 细胞轴突贯穿脊髓全长，终止于交感神经节前纤维、脊髓后角传入神经和躯体运动神经元。包含 A11 细胞群的下丘脑具有昼夜节律调节功能，下丘脑调节多巴胺释放的高峰时间出现于 15：00～18：00。在夜间，脊髓中以对多巴胺高亲和力的 D2 受体占主导地位，抑制对传入感觉的反应和运动神经元的兴奋。间脑脊髓束终止于脊髓后角、中间外侧束、前运动神经元和运动神经元，因此间脑脊髓束功能低下即可导致不安腿综合征。动物实验结果显示，有不安腿综合征表现的大鼠其间脑多巴胺能系统多受到损害，该表现进一步验证了这一结论。

总之，PD-RLS 的发病率较高。PD-RLS 患者病情较晚期，有较严重的运动症状和部分非运动症状，包括抑郁、焦虑、睡眠障碍、疲劳和冷漠。外周和中枢神经系统的铁转运、结合和储存障碍介导了不安腿综合征相关脑区的缺铁，并且 PD-RLS 中多巴胺能神经元的改变也说明 PD-RLS 与脑中多巴胺缺乏高度相关。上述两点机制阐述说明了 PD 与不安腿综合征可能具有一部分相同的病理生理机制，但是两者的具体联系尚不完全清楚，仍需进一步研究探索。为了更好地探索两种疾病之间的关系，我们需要更多系统的和可控的纵向数据研究。同时，也有必要继续研究不安腿综合征的发病机制，从而为 PD 与不安腿综合征搭建起更多的桥梁。

七、继发性不安腿综合征与脑血管疾病

脑血管疾病（cerebrovascular disease）指由各种原因引起的脑血管病变所导致的脑功能障碍，包括了脑卒中、脑小血管病、短暂性脑缺血发作（transient ischemic attack，TIA）、血管性认知功能障碍等疾病。脑卒中即急性脑血管病，可分为缺血性卒中和出血性卒中。

脑卒中或 TIA 后不安腿综合征十分常见，卒中后新发不安腿综合征的概率为 12.4%～15%，远高于普通人群，与脑卒中的发病率不同，脑卒中后不安腿综合征的发病率女性高于男性。目前，脑卒中导致继发性不安腿综合征的具体机制尚不清楚，并非所有脑卒中患者的不安腿综合征症状都一致，提示脑卒中患者继发不安腿综合征的机制可能是通过多种不同的途径共同作用的结果。脑卒中患者多有高血压、糖尿病、高胆固醇血症和长期吸烟史，这些相同的危险因素可能导致了不安腿综合征的发生。脑卒中患者继发不安腿综合征与脑卒中发生的部位有关。MRI 显示，脑卒中患者继发不安腿综合征多伴有基底节、脑桥、丘脑和内囊等皮质下而不是皮质区域病变，无皮质下病变的脑卒中患者极少出现不安腿综合征。这些部位的铁含量较丰富，因此当这些部位发生卒中后，铁代谢出现异常，引起多巴胺能神经递质减少，铁代谢异常、铁缺乏、多巴胺和 γ-氨基丁酸（γ-aminobutyric acid，GABA）功能障碍是不安腿综合征主要的发病机制。与运动功能和睡眠-觉醒周期相关的锥体束与基底节-脑干系统等区域的损伤比其他区域损伤更容易出现不安腿综合征症状。脑卒中患者皮质下感觉和运动区域的病变可能导致了运动和感觉功能异常。

此外，已知许多抗抑郁药物如氟西汀、西酞普兰、帕罗西汀等可以引起或加重不安腿综合征症状，其机制可能与抗抑郁药物影响去甲肾上腺素、5-羟色胺的同时也减少了多巴胺的生成有关。脑卒中后去甲肾上腺素、5-羟色胺和多巴胺能神经递质的代谢异常及神经传导通路的异常导致抑郁的发生，而这些机制同时也可能使卒中后不安腿综合征的发病率升高，这可能是导致不安腿综合征的原因之一。脑卒中的致残率较高，发病后患者的活动减少，也是不安腿综合征发生的危险因素。

根据以上脑卒中继发不安腿综合征的可能机制，除了给予多巴胺等药物治疗外，我们还应对一些可干预的危险因素进行干预。防治高血压、糖尿病、心脏病，戒烟戒酒，控制体重，适度的体育锻炼和合理膳食等措施对控制脑卒中患者的不安腿综合征症状也能起到积极作用。目前对脑卒中患者中不安腿综合征的发病机制研究尚不完善，有待更明确的机制描述，以助于对继发性不安腿综合征的防治。

八、继发性不安腿综合征与甲状腺功能障碍

甲状腺激素（thyroid hormone，TH）由甲状腺合成和分泌，具有促进蛋白质合成及糖原和脂肪分解等生理功能。甲状腺功能障碍可分为甲状腺功能亢进和甲状腺功能减退。甲状腺功能亢进指甲状腺产生过多的 TH，使血液中 TH 含量过多，引起的以循环、神经、消化等系统兴奋性增强和代谢亢进的临床综合征。甲状腺功能减退是指由于各种原因导致的血液中 TH 水平或 TH 抵抗而引起的全身性代谢综合征。过多的 TH 可引起不安、多动、震颤和失眠等症状。TH 水平较高的情况下，更容易出现不安腿综合征症状，如妊娠和甲状腺功能亢进。妊娠期间，代谢需求增加，在增高的雌激素和人绒毛膜促性腺激素刺激下，导致甲状腺结合蛋白合成增多，TH 水平升高，这可能是妊娠继发不安腿综合征的原因之一。缺铁导致多巴胺减少、TH 增加可能也是妊娠期间出现不安腿综合征的一个诱因。与年轻人相比，不安腿综合征在 TH 代谢较慢的老年人中更为常见，老年人也易发生亚临床甲状腺功能亢进症。有一种合理的解释是，老年人的 TH 代谢较慢，使得他们更容易受到不安腿综合征的影响。

目前对甲状腺功能障碍与不安腿综合征的关系研究较少，仍没有明确证据表明甲状腺功能障碍与不安腿综合征之间存在直接联系，但有学者提出了不安腿综合征的发生是由体

内多巴胺和 TH 不平衡引起的假说，下面将详细介绍这一假说的理论基础。

目前认为甲状腺功能亢进可以促进不安腿综合征的发生，但需要更多的临床数据支持。甲状腺功能减退与不安腿综合征之间的关系未有定论，有研究表明甲状腺功能减退患者更容易出现不安腿综合征，也有研究报道称服用甲状腺素治疗甲状腺功能减退可引起不安腿综合征症状，具体机制仍有待探讨。

九、继发性不安腿综合征与多发性硬化

多发性硬化（MS）是一种以炎性脱髓鞘病变为主要病理特征的慢性中枢神经系统疾病。其病因及发病机制尚未明确，可能与自身免疫反应、病毒感染、环境及遗传等多种因素相关。MS 的主要特点是反复出现的、进展性的局灶性神经功能障碍。睡眠障碍在 MS 中发生率较高，MS 患者常见的睡眠障碍包括失眠、不安腿综合征、睡眠呼吸障碍等。13.3%~65.1%的 MS 患者患有不安腿综合征，患病率为普通人群的 3 倍以上，其中女性居多。

目前认为 MS 可以引起继发性不安腿综合征，但具体的发病机制仍不清楚。MS 患者中不安腿综合征相关基因（*BTBD9*、*MEIS1*、*PTPRD*、*MAP2KP* 或 *SCOR1* 等）的突变频率比健康人群更高。对 MS 患者进行遗传学关联研究发现位于 15 号染色体长臂的 *MAP2K5/SCOR1*（rs6494696）可能是 MS 与不安腿综合征相关的遗传位点，但这种关联十分微弱，不足以解释 MS 患者的不安腿综合征发病率远高于普通人群的现象，因此遗传在 MS 与不安腿综合征的联系中发挥着作用，但并不是主要影响因素。

PLMS 常发生在不安腿综合征患者中，脊髓损伤是不安腿综合征和 PLMS 的解剖病理学基础。脊髓损伤患者出现不安腿综合征和 PLMS 的主要原因是脊髓运动与感觉通路下行控制减弱。MRI 结果显示，并发不安腿综合征的 MS 患者脊髓损伤更加严重。脊髓损伤可破坏下行多巴胺能通路和上行感觉通路，从而导致 MS 患者出现不安腿综合征症状。

大多数患者的不安腿综合征在确诊 MS 后出现，这提示脱髓鞘和不安腿综合征之间可能存在因果关系。现有研究认为 MS 患者中不安腿综合征的发生与脊髓运动和感觉通路的脱髓鞘有关，有学者提出了 MS 患者引起继发性不安腿综合征是由于脱髓鞘病变发生在不安腿综合征的病变区域这一假说，但由于不安腿综合征病变的解剖学位置仍不清楚，这一假说并未得到证实。不安腿综合征患者神经元中髓鞘碱性蛋白（MBP）、蛋白脂质蛋白（PLP）、3′, 5′-环状核苷酸磷酸水解酶（CNPase）等髓鞘蛋白表达下降，髓鞘形成障碍，导致脱髓鞘，出现不安腿综合征症状。MRI 显示不安腿综合征患者胼胝体、前扣带回和围绕中央前回的白质体积缩小，侧面支持这一假说。

不安腿综合征与外周和中枢神经系统的铁缺乏密切相关，铁缺乏可引起多巴胺代谢障碍。普遍认为不安腿综合征是以中脑多巴胺失调为病理基础的神经性疾病。不安腿综合征多见于缺铁性贫血患者、献血者、终末期肾病患者和妊娠等铁缺乏人群。不安腿综合征患者的血清铁蛋白降低，与正常人群的脑脊液相比，不安腿综合征患者脑脊液中铁和铁蛋白水平降低，表明不安腿综合征患者的中枢神经系统同样存在铁缺乏。与生化结果一致，MRI 与经皮超声评估不安腿综合征患者黑质的结果也表明不安腿综合征患者的大脑铁储备减少。尸检数据也证实了不安腿综合征患者大脑中铁的减少。另外，铁是髓鞘形成所必需的，

铁缺乏可导致髓鞘形成障碍，MS 患者存在周围神经系统和中枢神经系统的铁代谢紊乱，且 MS 患者发生缺铁性贫血的发病率较高。MS 与不安腿综合征患者血清可溶性转铁氨酸受体（soluble transferrin receptor，sTfR）水平均升高，同样提示铁缺乏。除了铁缺乏，MS 患者还存在尾状核、壳核、丘脑、苍白球和中央皮质等部位的铁沉积，不包括产生多巴胺的黑质及下丘脑的 A11 区。TNF-α 或 IL-6 等炎症因子增多可能是 MS 患者出现铁沉积的原因。一方面，铁沉积可促进活性氧的生成，加重炎症反应；另一方面，细胞内积累的铁不可用于其他代谢，局部铁沉积加剧了铁的缺乏，抑制髓鞘再生和多巴胺生成。

MS 是一种自身免疫性炎症性疾病，以 CD4$^+$Th1 细胞介导的细胞免疫反应为主。炎症和免疫学改变在不安腿综合征的发生发展中也起着一定的作用，因此可以推测 MS 继发不安腿综合征的机制可能与炎症和免疫相关。神经元型一氧化氮合酶（nNOS）在不安腿综合征患者的黑质中表达上调。一氧化氮是引起 MS 的重要病理学因素，可以降低人类少突胶质细胞中髓鞘蛋白（MBP、PLP、CNPase）的表达，与不安腿综合征患者脑组织中髓鞘蛋白的减少一致。因此有学者提出了另一种假说，炎症 MS 病变过程导致细胞因子（IL-6、TNF-α 等）和一氧化氮的产生增加，细胞因子增加引起细胞内的铁沉积，这是导致细胞破坏和局部缺铁的原因。游离铁的缺乏干扰了多巴胺的产生，并导致髓鞘形成减少，这种情况导致不安腿综合征症状的出现。同时，一氧化氮抑制髓鞘蛋白的表达引起脱髓鞘，最终表现出 MS 和不安腿综合征的症状。

十、继发性不安腿综合征与风湿性疾病

据报道，风湿性疾病患者的睡眠障碍率很高。具体而言，在类风湿关节炎、骨关节炎、硬皮病、干燥综合征、系统性红斑狼疮、肌肉萎缩症和脊柱关节病中都报道了异常睡眠。类风湿关节炎（RA）是一种以慢性、进行性的多关节炎为主要临床特征，可导致高度致残性的自身免疫病。我国 RA 患病总人数达 600 万。随着病情进展，RA 可伴发关节活动障碍甚至出现躯体残疾，进而出现如焦虑、抑郁和睡眠障碍等心理疾病。在 RA 中观察到各种原发性睡眠障碍，包括较高的流行性阻塞性睡眠呼吸暂停、失眠/睡眠中断和不安腿综合征。

最近研究显示在 RA 人群中，缺铁状态可能是导致不安腿综合征的发病机制之一。由于 RA 患者需要长期服用非甾体抗炎药，亚临床缺铁状态可能普遍存在。另一个被关注到的因素可能是慢性疼痛状态引起的神经化学改变。RA 患者长期的慢性疼痛可能会影响其神经系统的多巴胺水平而导致不安腿综合征的发生。在不安腿综合征的病因学中多巴胺能异常的相关机制已经得到较为广泛的认可，多巴胺受体激动剂也有明确的治疗用途。已经发现多巴胺能细胞具有穿过脊髓的轴突延伸的能力，并且可能具有伤害性功能。这些观察结果可能表明，RA 患者的长期慢性肢体疼痛与不安腿综合征易感性之间可能存在联系。

RA 为自身免疫性疾病，RA 患者神经系统的免疫改变被认为也可能导致不安腿综合征的发生。研究人员已经注意到大脑和免疫系统之间的双向通信，特别是如果受到 RA 等促炎症状的影响，这对睡眠生理学有重大影响。值得关注的是，一些炎症介质（IL-1 和 TNF）的昼夜节律在睡眠期间水平升高。鉴于使用针对 RA 的免疫调节药物，RA 可能与 TNF-α 增加有关，因此有效的生物疗法可能会导致包括不安腿综合征在内的睡眠相关疾病。在最近的一项研究中，研究人员发现使用 Tofacitinib 治疗的 RA 患者的睡眠生理学改善。在另一项基于 RA 患者研究中，抗肿瘤坏死因子治疗的患者睡眠效率得到改善。总而言之，有证据表明睡眠生理学和免疫系统的双向过程可能会导致睡眠不足，从而影响 RA 的睡眠效果。最后，一项研究发现慢性病贫血和缺铁性贫血的 RA 患者铁调素水平存在差异。由于 IL-6 与 RA 的发病机制及铁调素的产生有关，因此抗 IL-6 受体抗体有可能改善 RA 症状，降低铁调素水平并改善 RA 患者的不安腿综合征症状。

纵观目前着眼于 RA 与不安腿综合征之前联系的研究，我们不难发现，尽管两者之前存在关系已多次被证实，尤其体现在 RA 患者中不安腿综合征的患病率明显升高这一方面。但关于两者相互影响的具体生理机制暂时没有研究给出肯定的结论，目前的观点主要认为 RA 患者的铁缺乏、慢性疼痛和免疫异常可能存在触发或加重不安腿综合征的作用，但仍无较为完整的理论和学说对两者之间的联系加以解释。

当怀疑有继发性病因存在、神经检查有异常发现或对治疗反应差时，需怀疑可能为继发性不安腿综合征的可能。应根据所怀疑的疾病做相关的实验室检查，如完善血常规、血清铁、血清铁蛋白、叶酸、维生素 B_{12} 等检查可了解是否存在缺铁性贫血或巨幼细胞贫血；肌酐检测可了解是否存在肾衰竭；甲状腺功能检查了解是否存在甲状腺功能异常；随机血糖和 OGTT 实验明确是否存在 2 型糖尿病；免疫、风湿、狼疮全套检查明确是否存在风湿性关节炎、干燥综合征等。继发性不安腿综合征相关疾病及相关检查见表 8-5。

表 8-5　继发性不安腿综合征相关疾病及相关检查

继发性不安腿综合征相关疾病	病因	相关检查及病史
缺铁性贫血或巨幼细胞贫血	铁是酪氨酸羟化酶的重要辅因子，铁缺乏能导致多巴胺信号通路改变，从而导致尾状核和壳核 D1 和 D2 受体减少，并导致多巴胺转运体功能下降，从而导致尾状核和壳核细胞外多巴胺水平增高，多巴胺功能紊乱	血红蛋白、血清铁、血清铁蛋白（＜50μg/L）、叶酸、维生素 B_{12} 水平低于正常，脑脊液中铁蛋白降低，转铁蛋白升高，颅脑 MRI 示黑质、壳核中铁含量下降
慢性肾衰竭	慢性肾衰竭患者血中存在一种红细胞转酮酶活性抑制物，可抑制转酮酶，导致硫胺素代谢异常，使中枢及周围神经的髓鞘发生退行性改变，使神经传导速度减慢	肾小球滤过率（GFR）降低、血尿素氮（BUN）及血肌酐（Cr）水平升高
糖尿病、副肿瘤综合征	代谢紊乱、血管损伤、神经营养因子缺乏、细胞因子异常、氧化应激和免疫因素等所致的周围神经损伤	随机血糖（＞11.1mmol/L），OGTT 实验阳性；癌症原发病灶、C-12 阳性
抑郁症	体内多巴胺功能失调，睡眠障碍及抗抑郁药的使用	抑郁症病史及抗抑郁药服用史
妊娠	常发生于妊娠晚期，与铁缺乏、雌激素水平增高、家族史等有关	妊娠史，血红蛋白、血清铁、血清铁蛋白（＜50μg/L）、叶酸水平降低，家族史
帕金森病、血液透析	帕金森病、血液透析患者多有多巴胺代谢障碍，夜间多巴胺活性降低时间与不安腿综合征加重相一致，补充多巴胺可缓解不安腿综合征症状	尿中多巴胺及其代谢产物 3-甲氧酪胺、5-HT、肾上腺素和去甲肾上腺素也减少，SPECT/PET 可显示存在中枢神经系统突触前后多巴胺能系统的功能障碍

续表

继发性不安腿综合征相关疾病	病因	相关检查及病史
脑血管疾病	大脑皮质下，如锥体束、基底节区及脑干部位的病变所致的运动和睡眠周期紊乱	CT、MRI、DSA 显示脑血管病变或有脑血管病史
甲状腺功能低下、类风湿关节炎等	可能与继发性血管病变致局部代谢产物堆积而引起缺血缺氧有关，腿部活动使血循环改善，因此症状缓解	T_3、T_4 降低，TSH 水平升高；类风湿因子阳性，血沉增快或 C 反应蛋白阳性

（郭纪锋）

参 考 文 献

Bonnet M,Garley D,Carskadon M, 1993. Recording and scoring leg movements. Sleep，16：748-759.

Aul EA，Davis BJ，Rodnitzky RL，1998. The importance of formal serum iron studies in the assessment of restless legs syndrome. Neurol，51：912.

Clemens S，Rye D，Hochman S，2006. Restless legs syndrome：revisiting the dopamine hypothesis from the spinal cord perspective. Neurol，67：125-130.

Çurgunlu A，Döventaş A，Karadeniz D，et al，2012. Prevalence and characteristics of restless legs syndrome（RLS）in the elderly and the relation of serum ferritin levels with disease severity：hospital-based study from Istanbul，Turkey. Arch Gerontol Geriatr，55：73-76.

Earley CJ，Connor JR，Beard JL，et al，2000. Abnormalities in CSF concentrations of ferritin and transferrin in restless legs syndrome. Neurol，54：1698-1700.

Ferini-Strambi L，Walters AS，Sica D，2014. The relationship among restless legs syndrome（Willis-Ekbom Disease），hypertension，cardiovascular disease，and cerebrovascular disease. J Neurol，261：1051-1068.

Ferré S，García-Borreguero D，Allen RP，et al，2019. New insights into the neurobiology of restless legs syndrome. Neurosci，25：113-125.

Ferré S，Quiroz C，Guitart X，et al，2018. Pivotal role of adenosine neurotransmission in restless legs syndrome. Front Neurosci，11：722.

Frauscher B，Gschliesser V，Brandauer E，et al，2009. The severity range of restless legs syndrome（RLS）and augmentation in a prospective patient cohort：association with ferritin levels. Sleep Med，10：611-615.

Gulyani S，Earley CJ，Camandola S，et al，2009. Diminished iron concentrations increase adenosine A（2A）receptor levels in mouse striatum and cultured human neuroblastoma cells. Exp Neurol，215：236-242.

Guo S，Huang J，Jiang H，et al，2017. Restless legs syndrome：from pathophysiology to clinical diagnosis and management. Front Aging Neurosci，9：171.

Michaud M，Dumont M，Selmaoui B，et al，2004. Circadian rhythm of restless legs syndrome：relationship with biological markers. Ann Neurol，55：372-380.

Milligan SA，Chesson AL，2002. Restless legs syndrome in the older adult：diagnosis and management. Drugs Aging，19：741-751.

Mitchell UH，2011. Non drug-related aspect of treating Ekbom disease，formerly known as restless legs syndrome. Neuropsychiatr Dis Treat，7：251-257.

Piao YS，Lian TH，Hu Y，et al，2017. Restless legs syndrome in Parkinson disease：clinical characteristics，abnormal iron metabolism and altered neurotransmitters. Sci Rep，7：10547.

Ryan M，Slevin JT，2006. Restless legs syndrome. Am J Health Syst Pharm，63：1599-1612.

Salas RE，Gamaldo CE，Allen RP，2010. Update in restless legs syndrome. Curr Opin Neurol，23：401-406.

Stiasny-Kolster K，Kohnen R，Möller JC，et al，2006. Validation of the "L-DOPA test" for diagnosis of restless legs syndrome. Mov Disord，21：1333-1339.

Trenkwalder C，Paulus W，2010. Restless legs syndrome：pathophysiology，clinical presentation and management. Nat Rev Neurol，6：337-346.

Trenkwalder C，Walters AS，Hening W，1996. Periodic limb movements and restless legs syndrome. Neurol Clin，14：629-650.

第九章

不安腿综合征临床电生理研究

多导睡眠图（polysomnogram，PSG）是临床最多被用来辅助诊断或研究不安腿综合征（RLS）的基本技术方法。近年来，其他神经电生理学方法也陆续被用于研究不安腿综合征的病理生理学，包括常规脑电图（electroencephalogram，EEG）、肌电图（electromyogram，EMG）、神经传导速度（nerve conduction velocity，NCV）、体感诱发电位（somatosensory evoked potential，SEP）、定量感觉检测（quantitative sensory testing，QST）、脑干听觉诱发电位（brainstem auditory evoked potential，BAEP）和经颅磁刺激（transcranial magnetic stimulation，TMS）产生的运动诱发电位（motor evoked potentials，MEP）技术等神经电生理检查方法。PSG 既可反映不安腿综合征患者主观睡眠障碍程度与客观检查评估的睡眠质量之间的关系，也可反映清醒状态下脑电特征与临床症状之间的联系。虽然阳性发现不多，但是肌电图仍然有助于不安腿综合征与其他周围神经疾病之间的鉴别诊断。体感诱发电位、定量感觉检测及运动诱发电位则可估测不安腿综合征患者感觉和运动通路的功能及其完整性，能够帮助发现潜在的病变。本文简要介绍上述几项检查方法在不安腿综合征中的研究现状。

第一节　不安腿综合征患者脑电图和多导睡眠图表现

一、以脑电活动变化为基础的睡眠分期

根据脑电图、肌电图与眼球运动变化的不同特征，可将睡眠分为两种不同的时期，即非快速眼动（NREM）睡眠和快速眼动（REM）睡眠，既往根据 NREM 睡眠由浅入深的脑电图特征分为 1～4 期，其中 NREM 3、4 期睡眠也称为慢波睡眠（slow wave sleep，SWS）。2007 年美国睡眠医学会经过反复研究与论证，制订了新的睡眠判读指南，新指南沿用了旧标准中有关睡眠分期的基本划分规则，但是将 NREM 睡眠中的 3 期与 4 期睡眠合称为 NREM 3 期睡眠，不再对其进行进一步划分。新指南虽然对于睡眠每一分期的基本判读规则未作变动，却对每一分期的起始与结束部分做出详细注释，并提出了部分变更。

为了方便阅读与理解文献，此处仍介绍 NREM1～4 期睡眠的特征：NREM1 期睡眠，表现为脑电图 α 波波幅普遍降低，波形不整，连续性差，后期频率可稍慢，出现低幅 θ 波

和 β 波，但以 θ 波为主。此期是由完全清醒至睡眠之间的过渡阶段，此时人对周围环境的注意力已经丧失，处于意识不清醒状态；NREM2 期睡眠，其特征是在低幅脑电波的基础上出现周期为 100~300ms、波幅为 100~300μV 的纺锤波（亦称双顶峰波、顶尖波或中央尖波）。这一期全身肌肉张力降低，几乎无眼球运动。此期已经进入了真正的睡眠，但属于浅睡期；NREM3 期睡眠，该期开始出现中幅或高幅 δ 波，但 δ 波所占比例在 50%以下。肌肉张力进一步受抑制。此时，受检者睡眠程度加深，不容易被唤醒；NREM4 期睡眠，该期 δ 波的波幅进一步增加，频率变慢且不规则，δ 波所占比例超过 50%。此时肌肉张力低下，受检者处于深度睡眠，难被唤醒。

REM 睡眠脑电活动的特征与觉醒期相似，呈现低波幅混合频率波及间断出现 θ 波，但 REM 睡眠时眼电活动显著增强（50~60Hz），肌电活动显著下降甚至消失，尤其颈后及四肢肌肉的抑制更显著，呈姿势性肌张力弛缓状态，由此可以与觉醒相区别。而根据是否存在眼球运动，REM 睡眠可以分为两种不同类型，即时相性 REM 睡眠（以快速眼动大量出现为特征）和紧张性 REM 睡眠（不出现快速眼动）。

二、不安腿综合征患者的日间脑电图

脑电图频谱单变量分析表明，不安腿综合征患者白天特征性表现为 δ 功率和快 α（12~13Hz）功率增强，慢 α（8~9Hz）功率明显减弱。大脑活动模式表现为分离的警觉性变化（同时增加的慢活动和快活动），显示其日间警觉性水平下降。

不安腿综合征患者安静状态时脑电活动来自于投射到大脑皮质的丘脑网状核、髓板内核、丘脑皮质神经元联系、下丘脑、脑干及其网状脊髓束中枢水平的生物电信息，皮质输出依赖于丘脑起源的传播。因此，丘脑起源决定着安静状态下脑电图的特征。在不安腿综合征患者中，丘脑引发的去抑制效应削弱了多巴胺能神经元对大脑皮质、下丘脑的抑制作用，干扰了脑干网状抑制系统，导致 α 活动总体减弱。

不安腿综合征患者的临床症状与睡眠过程中 α 波的活性密切相关，显著的 δ 活动与睡眠加深有关，而快 α 活动与睡眠变浅有关。α 频率（8~13Hz）占优势则患者更易被唤醒，也与 PSG 上的觉醒期紧密相关。不安腿综合征患者安静状态时的脑电图以慢 α 和快 α 占优势者更容易出现临床症状，而 α 频率在 10~11Hz 的不安腿综合征患者常不出现临床症状。

电子计算机分析结果显示，不安腿综合征患者觉醒时脑电图改变主要是 α 波在数量上的减少，其重要特征是由 α 活动转变为 θ 活动或 β 活动。在放松后、试图睡觉、使用抗精神病药物和镇静药物时则引起 α 活动向慢 α 或 θ 频率转变；在制动或摄入咖啡因等情况下，则促使 α 活动向快 α 或 β 频率转变，此时即使在未入睡的意识清醒期，也可能会启动或加重不安腿综合征患者的临床症状。同时增加快、慢波活动的药物，如使用抗抑郁药物、锂盐、苯二氮䓬类药物或酒精摄入等情况下，可能会引发 α 活动在 α 频率内的转化或转变为其他频率脑波的脑电图变化。

三、不安腿综合征患者的多导睡眠图

大量研究证实，不安腿综合征患者的睡眠结构发生显著异常变化，其主观睡眠障碍程度与经 PSG 客观评估的睡眠质量恶化之间呈明显正相关。PSG 是不安腿综合征最有意义的检查方法之一，能够为诊断提供客观证据。不安腿综合征患者 PSG 显示睡眠潜伏期和（或）入睡后的觉醒时间均增加（平均值分别为 55.6 分和 126 分），NREM 1 期睡眠百分比增加（平均为 12.8%），睡眠效率（总睡眠时间/在床上的时间×100%）降低（平均为 53.5%），以上结果表明不安腿综合征患者的睡眠质量受到明显干扰。不安腿综合征患者从清醒向睡眠的转换过程中，α波活动（8~12Hz）时间的百分比从 48.5%降为 18.1%，这种变化通常不会出现于正常人群。然而，在不安腿综合征患者中该变化可能引发去抑制效应，导致 α 波活动的数量、频率和波幅的变化，从而启动 NREM 1 期睡眠出现 α 觉醒反应，即循环交替模式（cyclic alternating pattern，CAP），而且这种模式在 NREM 2 期睡眠阶段伴随着 κ 综合波的增加而继续增多。循环交替模式是一个持续数秒的短期突发的活动，在 NREM 睡眠期间每 20~40 秒重复一次，可引起瞬态觉醒伴随着短暂增加的自主神经反应。循环交替模式在不安腿综合征患者整晚睡眠期重复出现，并可能导致部分（＜15 秒）和完全（＞15 秒）的觉醒，扰乱正常的睡眠结构。·

在 NREM 睡眠 3、4 期和 REM 睡眠期，α 活动被明显抑制，但并不一定消失，此时 α 波很难转变为 θ 波。在不安腿综合征患者的 PSG 中发现，α 波向 θ 波转变的时间超过 3 秒，表明从 α 向 θ 转变和维持 θ 活动很困难，这可能与 α 节律的遗传易感性和中脑脊髓多巴胺系统的去抑制作用有关。另外，从睡眠周期开始，纺锤波频率从 13.5Hz 向 12.5Hz 变化，也可能是不安腿综合征患者出现临床症状的触发因素。纺锤波频率与丘脑皮质细胞的超极化相关。

在临床就诊的不安腿综合征患者中约 75%主诉有入睡困难和（或）睡眠维持障碍。由于睡眠前的安静状态常常是患者腿部不适症状的高发期，其显著后果是明显干扰患者的入睡，严重时导致患者反复觉醒，甚至通宵不眠，所以相当部分患者的 PSG 的显著特征是呈现片段化睡眠，或称为睡眠破碎（sleep fragmentation）。

通常情况下，可以根据临床症状来诊断不安腿综合征，但在不确定或复杂的病例中，需要 PSG 提供支持诊断的客观依据。Coccagna 首次对不安腿综合征进行了 PSG 记录：前半夜记录到的是肢体肌阵挛性抽搐（myoclonic jerks）产生的电活动，当后半夜患者终于进入睡眠状态时，脑电图出现 κ 综合波，而且听到每次间隔 20~30 秒的胫骨前肌的肌电活动声音，对应着引起下肢的三重屈曲的节律性收缩，表现为蹬趾背屈，其余四趾呈扇形展开，并有膝关节和髋关节轻微屈曲，称为周期性肢体运动（periodic limb movement，PLM）。这种特征性的肌肉收缩现象可持续出现在除慢波睡眠期以外的整个睡眠记录过程中，但在 REM 睡眠期肌肉收缩的强度较弱。以上可以概括出不安腿综合征临床运动症状的两个重要特征：夜间烦躁不安（nocturnal motor agitation，NMA）和周期性肢体运动（图 9-1 和图 9-2）。

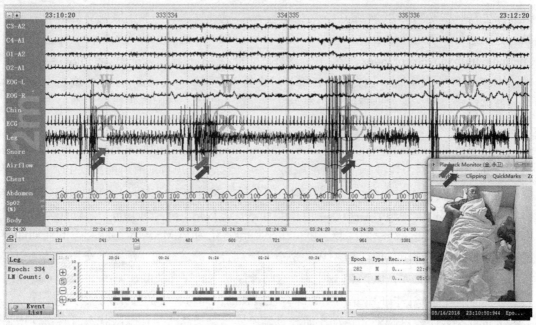

图 9-1 入睡前腿动显著增多

患者，71 岁，男性。诊断为不安腿综合征合并周期性肢体运动障碍。患者入睡前双侧小腿蚁爬感 30 余年，需频繁活动下肢才能减轻这种不适感，显著影响夜间睡眠并影响日间功能。PSG 检查当天的 16：00～17：00 自觉腿部开始出现不适感。于当日 22：45 开始进行 PSG 检查，次日 5：03 醒来，其中睡眠时间 3 小时 55 分钟，睡眠效率 62.17%。入睡前腿动显著增多（如箭头所示），入睡潜伏期 78 分钟，夜间共有 10 次觉醒。PLMI 为 65.4 次/小时

扫封底二维码获取彩图

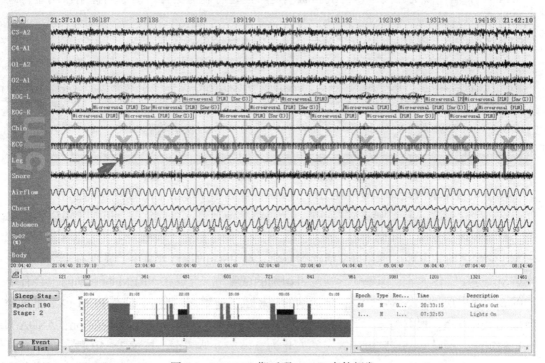

图 9-2 NREM 2 期睡眠 PLMS 事件频发

患者，68 岁，女性。诊断不安腿综合征 15 余年。本次 PSG 检查结果显示在 NREM 2 期睡眠 PLMS 事件频发（如箭头所示的腿部导联），PLMI 为 30.2 次/小时

扫封底二维码获取彩图

发生在睡眠期间的 PLM 尤其多见于中老年人，选择性影响一侧下肢或交替影响两侧下肢，甚至这种影响延伸到手臂。睡眠中每小时发生 PLMS 的次数称为周期性肢体运动指数（periodic limb movement index，PLMI），82%～100%的不安腿综合征患者的 PSG 结果提示睡眠中 PLMI＞5 次/小时，因此 PLMI 增高可支持不安腿综合征诊断。PLMI 增高也见于周期性肢体运动障碍、发作性睡病、快速眼动睡眠行为障碍、睡眠呼吸暂停、神经系统退行性疾病和脑损伤等疾病。

PLMS 在浅睡期（NREM 1 期和 2 期睡眠）占主导地位，可以在 SWS 和 REM 睡眠期持续出现，但不具有节律性，强度逐渐减弱。不安腿综合征患者最有可能出现 PLM 的时间段是在睡眠的前半段，即 23：00～3：00，而在自然觉醒后，白天的 9：00～14：00 最少发生。丘脑起源的去抑制引起 PLMS 活化的背景：源自脑干的感觉异常，急促想要活动腿的冲动，烦躁不安，最终导致严重失眠。虽然有作者认为 PLMS 和觉醒状态下的周期性肢动（PLM during wakefulness，PLMW）是不安腿综合征的运动面，烦躁不安和运动欲望是不安腿综合征的感觉面，但仍有证据支持这两种症状之间存在关联。至少 80%的不安腿综合征患者存在 PLMS。PLMS 是不安腿综合征敏感的但非特异性的临床标志之一。

大量证据表明，PLMS 是运动皮质和脊髓不同运动通路水平在睡眠状态时兴奋性增强或抑制性缺失的结果。脊髓具有产生和保持下肢节律性运动的功能，而睡眠则削弱了对脊髓通路的抑制性影响，表现为也可以在健康人 NREM 中出现巴宾斯基征。脊髓的病理生理过程和亚皮质结构（如脑干或基底神经节）的功能紊乱更可能产生 PLMS 现象。

PLM 患者出现的巴宾斯基征或屈肌反射可能是脊髓对下行运动通路抑制作用短暂缺失的结果。目前已经明确，屈肌反射在原发性不安腿综合征患者的睡眠和觉醒期间是去抑制的，这在伴发于尿毒症的不安腿综合征患者中也已经得到证实。

PLM 的有关参数和睡眠质量被用作不安腿综合征的客观评估标准，睡眠效率和睡眠潜伏期是评估睡眠质量的两项重要参数，白天的疲劳及嗜睡程度也与不安腿综合征有关。PLM 表现为两种模式：减弱模式（睡眠早期运动多）和较平均模式。减弱模式与慢波睡眠期（NREM 3、4 期睡眠）的减少相对应。较平均模式与睡眠/唤醒状态相关，此模式在觉醒期最少出现，随着 NREM 睡眠阶段由浅（NREM 1 期睡眠）入深（NREM 3、4 期睡眠，SWS 期）逐渐增多，且慢波睡眠和 REM 睡眠的持续时间与波幅均降低。

PSG 也被用来研究睡眠的微观结构。复杂脑电频率的瞬态变化提示睡眠短暂性变浅，如果这些变化持续 3 秒，则被称为唤醒，还可继续演变进入全面觉醒。PLMS 可以导致觉醒，但客观评估发现，PLM 往往是在唤醒后出现，而不是先于唤醒发生。大量证据显示，PLMS 发生之前先出现皮质和自发活动等变化。在 PSG 的视觉评分中，发现有半数病例的唤醒出现于 PLMS 之前。即使缺乏视觉可识别的微觉醒，至少在 NREM 睡眠期间也会有增加的 δ 活动出现于 PLMS 之前，腿部运动的频率也迅速增加。此外，抑制 PLM 也不能减少唤醒发生的频率。根据美国睡眠障碍协会（American Sleep Disorders Association，ASDA）提出的定义，微觉醒是指脑电模式突然变化为 α 波或 θ 波频率，持续 3～10 秒。在不安腿综合征患者中，PLMS 与微觉醒之间存在密切相关性。临床证据已经表明，不安腿综合征和 PLMS 患者睡眠中的感觉信息调控发生改变，有关感觉运动功能下行控制的研究集中在 REM 睡眠期。在 REM 睡眠期间，脑桥的抑制性神经元部分地诱导抑制肌张力，甘氨酸介导运动神经元超极化。延髓网状系统通过其在反射通路上对 γ 和 α 运动神经元及抑制性中间神经元的作用介导运动抑制。因此在 REM 睡眠期，脊髓 GABA 能系统的增强和脊髓去甲肾上腺素、5-羟色胺释放减少，导致肌张力的下降和感觉信息抑制，可以解释 REM 睡眠期 PLM 缺失的现象。睡眠期这种抑制性下行控制被去除，可以解释一些脊髓损伤患者发生 PLM 的临床现象。

第二节　不安腿综合征患者肌电图表现

不安腿综合征可以继发于全身性疾病、中枢神经系统疾病或周围神经疾病（如家族性淀粉样多发性神经病等），也可继发于代谢性因素导致的周围神经损害（如尿毒症和糖尿病），而且不安腿综合征通常是以上疾病导致外周神经损害首先出现的阳性症状之一。因此，在诊断不安腿综合征之前，应排除有关的周围神经病。

阳性神经症状的发生与周围神经的"g 比率"（轴索直径/纤维总直径）的降低有关。Montagna 等在有维生素缺乏的家族性不安腿综合征患者尸检中发现，患者存在腓肠神经有髓纤维的减少和无髓纤维的变性。此外，对于大纤维的定性和定量形态学研究证实，慢性轴索轻微损伤伴随着微弱的再生能力。Sharma 等研究糖尿病患者的神经病理变化发现，疼痛与 g 比率降低之间存在关联，但疼痛与无髓纤维的变性和纤维数量增加之间没有关联。导致阳性症状的原发损害的位点可能定位于轴索或感觉神经节细胞。可能的解释是轴索直径的改变使腓肠神经的主要感觉单位的轴索兴奋性发生变化。上述观察显示轴突兴奋性的影响因素对不安腿综合征患者的阳性神经症状起重要作用。

原发性不安腿综合征患者的肌电图和神经传导速度（NCV）未出现异常，正常的 NCV 与有着最快神经传导速度的大纤维（直径＞8μm）的加入有关，但其肌电图研究显示多相电位数量增加（指超过 5 相的运动单位电位＞20%），运动单位电位平均时限延长、波幅增加和失神经支配。

早年有学者发现 4 例有不安腿综合征表现的尿毒症患者存在 NCV 的轻度下降，即使大的有髓纤维数量有所减少，肌电图动作电位振幅仍然保持正常。另外，原发性不安腿综合征的复合肌肉动作电位（compound muscle action potential，CMAP）和 F 反应也是正常的。还有研究发现，不安腿综合征患者 F 波潜伏期与正常人没有不同，但 F 波时限（F-wave duration，FWD）延长，且上、下肢的 FWD/CMAP 时限比增加，因为 F 波的发生有赖于脊髓前角运动神经元的兴奋性，而这种兴奋性经常受到上位中枢的抑制。

研究发现，不安腿综合征患者的 H 波潜伏期、blink 反射潜伏期和时限均无异常。不安腿综合征和 PLMS 患者中的 H 反射兴奋曲线是减弱的，尤其在夜间更明显，这明确表明在睡眠期存在脊髓反射活动减弱现象。实际上，在不安腿综合征患者睡眠期存在脊髓的兴奋性改变，在动物和人中进行的单突触 H 反射和多突触反射研究结果表明都是过度兴奋。不安腿综合征患者的比目鱼肌的 H 反射恢复曲线显示后易化的增强和迟发抑制的减弱，既可能由于中枢突触后抑制的减弱，也可能是由于下行脊髓束功能的改变、脊髓水平中间神经元环路的改变或以上三种可能性的组合。神经电生理研究显示，不安腿综合征患者脊髓兴奋性明显增加，表现为屈肌反射阈值下降，在睡眠期间更为显著。

Frankel 等在一例 11 岁即确诊为不安腿综合征的 48 岁女性患者中发现了运动神经元病的神经生理学和神经病理学证据。Salvi 等报道了患家族性外周感觉运动性神经病的四个兄弟姐妹的肌电图，同时存在家族性淀粉样多发性神经病和不安腿综合征的异常表现。另外，步态分析结果首次发现不安腿综合征患者存在亚临床步态异常。对 1000 例 PLMS 患者进行研究发现，肌电图异常最常开始于胫前肌（53%），然后是腓肠肌（18%）、肱二头肌（13%）、股直肌（7%）。脊髓的广泛高度兴奋性可以解释不同节段水平肌电图异常的起源。PLMS 患者肌电图活动显示，更多时候是开始于下肢，且经常左右交替出现。但很多患者也有上肢肌的参与，但很少涉及躯干肌；以上结果表明了腰骶各个部位不同步的异常兴奋，起源于颈段者少见。上肢肌肉的参与可能使异常源定位在中上颈髓水平。经过反复刺激，不安腿综合征患者的下肢伸肌和屈肌多突触反射持续增加，经常触发数百毫秒的肌电活动。这些发现在夜间更明显，表明脊髓部分去抑制。Bara-Jimenez 及其同事发现，通过刺激内足底神经，导致特定的睡眠相关的脊髓屈肌反射增强，且反射向较大空间范围扩散，在睡眠期更加明显。

第三节　不安腿综合征患者体感诱发电位与其他神经电生理表现

原发性不安腿综合征与 PLMS 患者的正中神经和胫后神经的体感诱发电位、脑干听觉诱发电位及经颅磁刺激产生的运动诱发电位的活动和运动阈值（包括小指展肌、拇短展肌、趾短展肌、胫前肌）通常是正常的。巴宾斯基征在不安腿综合征患者夜间睡眠期间常常见到，这为不安腿综合征是中枢神经系统功能紊乱的说法提供了证据。对比是否存在不安腿综合征症状的两组尿毒症患者神经传导或诱发电位结果，并未发现存在显著差异。但有学者报道 14 例不安腿综合征患者的神经电生理学研究结果发现，5 例患者胫后神经 SEP 的 P_{40} 延长，认为不安腿综合征存在脊髓通路的异常。

不安腿综合征患者可能存在认知缺陷。脑电图表明不安腿综合征患者在额中央区域有明显 β 活动。患者 P_{300} 潜伏期明显延长，在额叶及中央位置 P_{300} 波幅显著降低，P_{300} 潜伏期的延长与其临床表现烦躁的程度有显著相关性，而波幅与后者无关。结果提示不安腿综合征患者有潜在的认知功能障碍。综上所述，不安腿综合征患者存在睡眠缺乏、β 活动明显增加、P_{300} 潜伏期延长及波幅显著降低等一系列临床和神经电生理异常，说明不安腿综合征患者的注意力不集中及皮质功能障碍等，容易导致复合认知功能障碍。

经颅磁刺激作为非侵入性技术被广泛应用于探讨运动系统的兴奋性和完整性。其参数之一皮质静息期（cortical silent period，CSP）仅仅在最初部分（50 毫秒内）受脊髓机制影响，更可能产生于皮质内抑制的运动皮质水平。不安腿综合征患者 CMAP 和 MEP 的最大振幅、MEP/CMAP 波幅比、CMCT、MEP 参数和 CSP 与正常组相同。静息状态和自主肌肉收缩时小趾展肌与胫前肌的 MEP 募集曲线是相同的。比较不安腿综合征患者和正常对照组发现，在早晨和午后，手、腿部肌肉的 CSP 并无不同，对于运动细节的分析也没有发现差异。但有研究报道称不安腿综合征患者手和腿部肌肉有明显缩短的 CSP。在存在疼痛性周围神经病的不安腿综合征患者中发现，在腿部肌肉有缩短的 CSP，但手部肌肉没有发现异常。临床观察还发现，缩短的 CSP 在经过多巴胺治疗后能够恢复正常，不安腿综合征患者的胫前肌在早晨和晚上有较高的活动阈值，但在手肌中则没有。

Tergau 等用配对的经颅磁刺激技术，研究 18 例不安腿综合征患者皮质内抑制功能的变化，发现在脚和手部肌肉相关的皮质内抑制功能明显下降，但仅有与下肢有关的皮质内易化功能下降，说明运动皮质去抑制可能为皮质下作用机制的结果。TMS-MEP 研究证明由于皮质下即基底神经节向皮质输出抑制的减弱，导致运动皮质过度兴奋。多巴胺对皮质内兴奋性的调节起着重要作用，以上发现与不安腿综合征患者存在多巴胺能调节机制减弱相一致。部分研究发现不安腿综合征存在皮质内抑制的减弱，也可能与小脑功能变化有关。

近年来，重复经颅磁刺激技术作为一种治疗手段得到了临床的重视。高频重复经颅磁刺激可以明显降低不安腿综合征患者的发作频率和严重程度，提高患者的睡眠质量，改善焦虑和抑郁状态，且疗效可持续 2 个月。因此，高频经颅磁刺激可作为改善不安腿综合征患者生活质量的非药物治疗的选择之一。

Trenkwalder 测量了不安腿综合征患者在白天的肌阵挛和预备电位（readiness potential，RP）发生之前的运动相关皮质电位。由于腿部运动的 RP 是正常的，患者与对照组在早期和晚期成分的起始时间或振幅无统计学差异。因为与肌电图有关的运动皮质电位在不安腿运动发生之前不能达到 2000ms，因此推断白天出现的肌阵挛是自发性的。

Pelletier 研究显示不安腿综合征的感觉成分不仅继发于运动成分，且很多感觉事件先于运动事件的发生。小纤维神经病在不安腿综合征患者中较为常见。电生理常规测定常常难以评估小的感觉纤维，但可以通过肌肉活检或定量感觉检测的方法进行评估。目前，对不安腿综合征患者的神经和肌肉进行活检已经探测到明显的小感觉纤维异常和轴索损害。

通常用定量感觉检测（QST）方法评估不安腿综合征患者的温度感知能力。在对 8 例原发性不安腿综合征患者的研究中发现，有冷感知阈值升高 5 例、温感知阈值升高 7 例。在 72% 继发性不安腿综合征患者和 55% 原发性不安腿综合征患者中有温度感觉阈值异常。热感觉异常是不安腿综合征中最常见的异常指标。

此外，还可通过定量伤害感受器轴突反射测试（quantitative nociceptor axon reflex test，QNART）来评价不安腿综合征患者的小纤维功能。原发性不安腿综合征患者外周 C 纤维功能的 QNART 是正常的，而在继发性不安腿综合征患者中则明显受损。QST 结果和临床 QST 评分之间并没有相关性。部分继发性不安腿综合征患者的感觉缺陷是由小纤维神经病变引起的。研究报道称有症状的不安腿综合征患者削弱了外周 C 纤维功能，尤其是由小纤维神经病引起者。

另外，下肢激光诱发电位（laser-evoked potentials，LEP）和皮肤交感反应（sympathetic skin response，SSR）结果表明，所有原发性不安腿综合征患者 SSR 和 P2、N2 均是正常的，这提示这组不安腿综合征患者中没有小纤维和脊髓丘脑束的明显异常。

Isak 等对 24 例原发性不安腿综合征患者进行多项电生理研究，检测参数包括 NCV、FWD、CSP 和 SSR。结果发现 NCV 和 SSR 正常；FWD 和上、下肢 CSP 潜伏期均延长，且上、下肢的 FWD/CMAP 时限比增加，CSP 时限和静息期比率（silent period ratio，SPR）明显下降。结果提示，不安腿综合征患者存在脊髓中间神经元功能的失调。

（赵忠新　吴惠涓）

参 考 文 献

Andrillon T，Nir Y，Staba RJ，et al，2011. Sleep spindles in humans：insights from intracranial EEG and unit recordings. J Neurosci，31：17821-17834.

Barrière G，Cazalets JR，Bioulac B，et al，2005. The restless legs syndrome. Prog Neurobiol，77：139-165.

Birinyi PV，Allen RP，Lesage S，et al，2005. Investigation into the correlation between sensation and leg movement in restless legs syndrome. Mov Disord，20：1097-1103.

Brand S，Lehtinen A，Hatzinger M，et al，2010. Comparison of sleep EEG profiles of patients suffering from restless legs syndrome，restless legs syndrome and depressive symptoms，and major depressive disorders. Neuropsychobiology，61：41-48.

Coccagna G，Vetrugno R，Lombardi C，et al，2004. Restless legs syndrome：an historical note. Sleep Med，5：279-283.

Cotter PE，O'Keeffe ST，2006. Restless leg syndrome：is it a real problem? Ther Clin Risk Manag，2：465-475.

Duffy JF，Lowe ASW，Silva EJ，et al，2011. Periodic limb movements in sleep exhibit a circadian rhythm that is maximal in the late evening/early night. Sleep Med，12：83-88.

Gingras JL，Gaultney JF，Picchietti DL，2011. Pediatric periodic limb movement disorder：sleep symptom and polysomnographic correlates compared to obstructive sleep apnea. J Clin Sleep Med，7：603-609.

Hening W，2004. The clinical neurophysiology of the restless legs syndrome and periodic limb movements. Part I：diagnosis，assessment，and characterization. Clin Neurophysiol，115：1965-1974.

Iber C，Ancoli-Israel S，Chesson AL，et al，2007. The AASM manual for the scoring of sleep and associated events：rules, terminology and technical specifications. Westchester，IL，USA：American Academy of Sleep Medicine.

Isak B，Uluc K，Salcini C，et al，2011. A neurophysiological approach to the complex organisation of the spine：F-wave duration and the cutaneous silent period in restless legs syndrome. Clin Neurophysiol，122：383-390.

Jung KY，Koo YS，Kim BJ，et al，2011. Electrophysiologic disturbances during daytime in patients with restless legs syndrome：further evidence of cognitive dysfunction? Sleep Med，12：416-421.

Manconi M，Ferini-Strambi L，Filippi M，et al，2008. Multicenter case-control study on restless legs syndrome in multiple sclerosis：the REMS study. Sleep，31：944-952.

Paci D，Lanuzza B，Cosentino FI，et al，2009. Subclinical abnormal EMG activation of the gastrocnemii during gait analysis in restless legs syndrome：a preliminary report in 13 patients. Sleep Med，10：312-316.

Richards KC，Bost JE，Rogers VE，et al，2015. Diagnostic accuracy of behavioral，activity，ferritin，and clinical indicators of restless legs syndrome. Sleep，38：371-380.

Schattschneider J，Bode A，Wasner，G et al，2004. Idiopathic restless legs syndrome：abnormalities in central somatosensory processing. J Neurol，251：977-982.

Steinke SS，Trenkwalder C，Zimmermann J，et al，2018. Polysomnographic findings in restless legs syndrome（RLS）patients with severe augmentation. Sleep Med，48：79-85.

Telser S，Staudacher M，Hennig B，et al，2007. Temporally resolved fluctuation analysis of sleep ECG. J Biol Phys，33：19-33.

Tyvaert L，Laureau E，Hurtevent JP，et al，2009. A-delta and C-fibres function in primary restless legs syndrome. Neurophysiol Clin，39：267-274.

Viola-Saltzman M，Watson NF，Bogart A，et al，2010. High prevalence of restless legs syndrome among patients with fibromyalgia：a controlled cross-sectional study. J Clin Sleep Med，6：423-427.

第十章

不安腿综合征影像学

　　不安腿综合征是一种常见的感觉运动障碍疾病，在总体人群中的发病率为 10%～12%（有的研究结果显示为 5%～20%），且发病率随着年龄增加而增加，并在女性中高发。该病的特征为不可遏制的强烈活动腿的愿望，通常伴随有双下肢不愉快的异常感觉，有时也出现在上肢。这种不愉快的感觉通常发生在安静休息时，尤其是在傍晚或晚上，通过活动下肢可以缓解这种异常感觉。多巴胺类药物可明显减轻症状。很多患者在清醒或睡眠时伴有周期性肢体运动（PLM）的症状，经常导致失眠和（或）嗜睡。70%～80%的患者为原发性，没有明确病因，剩下的 20%～30%患者为继发性，常有很多原因，如妊娠、尿毒症、铁缺乏、多发性神经病、脊髓疾病和类风湿关节炎等，这些情况更正确地说应该是危险因素。该病的临床诊断标准已经由国际不安腿研究组于 1995 年建立，并于 2003 年修订。

　　不安腿综合征的病理生理机制还没有被完全阐明，临床的、神经生理的和药理的观察指向了中枢神经结构与网络的参与，具体的部位和区域还没有完全弄清楚，并认为与多巴胺系统和铁代谢障碍有关。一些影像研究也已经开始关注这一疾病，尽管研究结果并不完全一致。这些研究包括主要是评估多巴胺通路的正电子发射断层扫描（positron emission tomography，PET）、单光子发射计算机断层扫描（single photon emission computed tomography，SPECT）和应用不同的技术来研究不安腿综合征病理生理机制的 MRI。总之，很多影像研究的结果表明了原发性不安腿综合征患者的大脑存在功能性的或是代谢性的改变，而不是结构损害。

第一节　SPECT 和 PET 研究

　　SPECT 和 PET 都是使用标记有放射性同位素的示踪剂来研究特定的受体密度或者区域性的脑血流（regional cerebral blood flow，rCBF）及特定区域的脑代谢的方法。PET 比 SPECT 提供了更高的时间和空间分辨率，大多数的核医学研究集中在了关注不安腿综合征患者是否存在多巴胺系统功能障碍，主要是研究突触前的多巴胺转运体（包括应用 ^{123}I βCIT，^{123}I IPT 或 ^{99m}Tc TRODAT-1 的 SPECT 研究和应用 ^{18}F dopa 的 PET 研究）和突触后多巴胺 D2 受体（包括应用 ^{123}I IBZM 的 SPECT 研究和应用 ^{11}C raclopride 或 ^{11}C FLB 457 的 PET 研究）。^{123}I IPT、^{123}I βCIT 和 ^{99m}Tc TRODAT-1 都是可卡因的类似物，它们与位于神经元突触前神经末梢的多巴胺转运体（DAT）有很高的亲和力。多巴胺转运体是位于轴突细胞膜上的分子，它对于突触前多巴胺的再摄取是必需的，并被认为密切反映了纹状体突触前多巴胺能神经元的完整性。而应用 ^{123}I IBZM-SPECT 的研究提供了突触后纹状体多巴胺 D2 受体结合能力的数据。

一、SPECT 研究

一些研究评估了不安腿综合征患者多巴胺及其转运体 DAT 的结合力改变，所有的研究都没有发现变化，只有最近的一个研究例外，它发现了在老年中重度不安腿综合征患者中纹状体的 DAT 的密度增加，主要集中在尾状核和壳核后部。关于突触后的多巴胺 D2 受体，有三个早期的关于"夜间肌阵挛综合征"患者的研究，这些患者中的大多数均与不安腿综合征有关，发现了 ^{123}I IBZM-SPECT 在纹状体的结合力下降，这与随后对不安腿综合征患者进行的一项夜间研究结果一致，10 例患者中有 9 例显示了纹状体 D2R 结合力的平均值低于对照组，提示了多巴胺系统的功能障碍。然而，另外三个关于 ^{123}I IBZM 结合力变化的研究并没有发现异常改变。

应用 ^{123}I IPT-SPECT 研究纹状体突触前的 DAT 结合力和密度与突触后的 D2R 结合力及应用 ^{123}I IBZM-SPECT 研究纹状体多巴胺 D2R 的密度均发现不管是在未服药的不安腿综合征患者、服用左旋多巴药物治疗的不安腿综合征患者，还是健康对照者都是相似的，即没有发现明显变化。上面提到的发现老年中重度不安腿综合征患者纹状体 DAT 密度增加的研究并没有发现 D2R 密度的改变。研究者试图把 DAT 密度增加解释为继发于突触前神经元多巴胺释放增加的代偿性上调或者是从突触间隙加速清除多巴胺的结果。

最后，最近的一项使用 [123]I βCIT 作为示踪剂的 SPECT 研究不安腿综合征患者 5-羟色胺转运体的有效性，尽管在不安腿综合征组和对照组的延髓与脑桥的 5-羟色胺转运体的有效性是相似的，但是它们与不安腿综合征患者症状的严重度呈负相关，表明 5-羟色胺转运体在不安腿综合征发病的病理生理机制中也起一定作用。

二、PET 研究

PET 研究仅有一项研究应用 [18]F-脱氧葡萄糖 PET 测量不安腿综合征患者的脑代谢，没有发现区域性的代谢摄取异常。三项研究应用 ^{18}F dopa 对突触前的多巴胺囊泡进行评估，一项研究没有发现变化，其他两项研究发现在尾状核和壳核多巴胺摄取有轻度的下降，这种下降远没有像在帕金森病或其他神经变性病中下降的那样明显，因此这种轻度的纹状体 D2 结合力的下降和壳核 ^{18}F dopa 摄取的降低反应的受体功能障碍或下调不是来源于神经元的丧失。最近，一项测量 DAT 配体的 PET 研究，应用 [11]C D-苏-哌甲酯扫描患者从示踪剂输注后即刻开始至 90 分钟，评估嵌于细胞膜上的 DAT 结合力（而不是像 SPECT 研究，经过 24 小时延迟后才扫描的总的细胞 DAT 结合力），发现不安腿综合征患者的壳核和尾状核而不是腹侧纹状体的结合潜力下降。

[11]C 雷氯必利主要被用来研究不安腿综合征患者突触后膜的多巴胺 D2 受体，有两个研

究显示了纹状体摄取的下降，其中一项研究不仅计算了每秒纹状体 D2 受体结合潜力的值（下降的），同时也计算了膜受体的密度（β_{max}）和受体-配体解离常数，或称为受体亲和力（K_d），它是不变的，多巴胺的摄取下降且 D2 受体的亲和力不变，因此解释为突触的多巴胺水平是增加的。近期的一项研究发现，不安腿综合征组的 ^{11}C 雷氯必利结合潜力的平均值在中脑边缘系统的多巴胺区域（伏核和尾状核）显著降低了，而不是在黑质纹状体多巴胺区域（壳核），并且与临床严重度评分呈负相关，与给予多巴胺药物治疗后的改善程度呈正相关。一项应用 ^{11}C 雷氯必利调查纹状体区域和 ^{11}C FLB 457（与 D2 有更高亲和力的放射性配体）调查纹状体外区域的研究也显示了边缘系统多巴胺损害的证据，不安腿综合征患者与对照组相比，在边缘系统和联合纹状体亚区存在升高的 ^{11}C 雷氯必利结合潜力，在内侧和后部丘脑，前扣带回（anterior cingulate cortex，ACC）和岛叶存在升高的 ^{11}C FLB 457 结合潜力。所有这些脑结构均属于内侧痛觉系统，参与调节疼痛的情感-动机成分。在眶额皮质和前扣带回皮质的非选择性类阿片受体放射性配体 ^{11}C 二丙诺啡的结合水平与不安腿综合征患者症状的严重程度呈负相关的研究也支持边缘结构参与了不安腿综合征的发病。

第二节 磁共振研究

一、功能磁共振

功能磁共振成像（functional magnetic resonance imaging，fMRI）是一种基于血氧水平依赖的成像方式，使用血红蛋白作为天然的内源性对比剂，在给予足够的刺激后或在静息状态通过监测相应的脑血流改变来间接反映神经元活化。第一个关于不安腿综合征的 fMRI 研究报道了当不安腿综合征患者出现腿部感觉或运动症状时有关脑区的活化，患者被调查了四种不同的状态：①无症状期；②腿部出现感觉症状时；③腿部同时出现感觉症状和周期性肢体运动（PLM）；④模仿 PLM 主动活动双下肢。fMRI 显示当腿部出现不适感觉时丘脑出现活化，当出现 PLM 时红核和脑干活化，且这两种情况均有小脑的活化，而且当同时出现感觉症状和周期性肢体运动时小脑的活化范围大于单独出现一种情况，当主动模仿 PLM 时出现运动皮质和苍白球的活化。另一项 fMRI 研究设计了运动方案包括交替足背屈和跖屈，发现在不安腿综合征患者和健康对照者均有初级运动皮质，初级感觉皮质、感觉联合皮质和小脑中脚的活化，并发现丘脑、壳核、额中回和前扣带回的活化仅出现在不安腿综合征患者。最近，同样的研究团队对不安腿综合征患者又进行了一项 fMRI 研究，在患者夜间出现腿部不适感觉和周期性肢体运动时，出现初级运动和感觉皮质，丘脑，盖部，左侧腹前扣带回，纹状体，顶上小叶和顶下小叶，右侧额前背外侧皮质和双侧小脑、中脑、脑桥活化，表明纹状体-额叶-边缘系统的活化可能代表了调节不安腿综合征患者重复的强迫性动作的神经功能基础。2015 年，首都医科大学宣武医院采用静息态 fMRI（rs-fMRI）对 15 例原发性不安腿综合征患者和 14 例性别、年龄相匹配的正常对照者进行了研究，计算自发性脑活动的低频振荡振幅（amplitude of low-frequency fluctuation，ALFF），比较非症状期原发性不安腿综合征患者与正常对照者脑活动差异，结果显示，与正常对照者相比，原发性不安腿综合征患者大脑皮质感觉运动区和视觉加工区 ALFF 值降低（$P<0.05$），岛叶、海马、海马旁回、左后顶叶和脑干 ALFF 值升高（$P<0.05$，图 10-1），提示感觉运动区和边缘系统脑活动改变可能参与原发性不安腿综合征的发病。

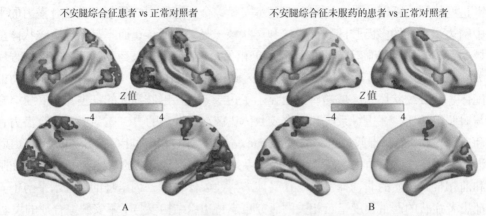

图 10-1　原发性不安腿综合征患者与正常对照者各脑区低频振荡振幅的比较

不安腿综合征患者组与正常对照组相比，出现显著降低 ALFF 值的脑区主要位于感觉运动系统，包括旁中央小叶、楔前叶、顶上小叶、辅助运动区、右侧中央前回、右侧中央后回，以及视觉加工系统，主要包括枕中回、距状沟、楔叶、梭状回和右侧颞下回（图中标蓝色的区域）；ALFF 值显著升高的区域主要在岛叶、海马和海马旁回、额下回、直回、左侧顶下小叶、左侧顶上小叶、左侧角回和脑干（图中标红色的区域）

扫封底二维码获取彩图

　　2018 年首都医科大学宣武医院对原发性未服药的不安腿综合征患者进行功能磁共振脑连接的研究，发现原发性不安腿综合征患者存在脑网络中枢节点及对应功能连接的改变。原发性未用药的不安腿综合征患者在楔叶、梭状回、旁中央小叶和楔前叶等中枢节点的功能连接强度值降低，在额上回和丘脑的功能连接强度值升高（图 10-2）。随后的功能连接分析显示，在感觉运动和视觉加工网络存在下降的功能连接，在情感认知网络和小脑-丘脑环路中存在增加的功能连接（图 10-3）。

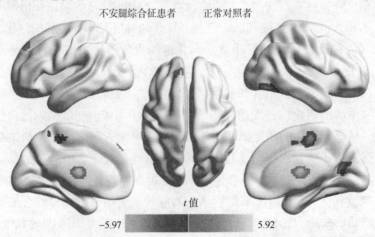

图 10-2　确定不安腿综合征患者和正常对照者之间在功能连接强度上显著改变的脑中枢节点区域

不安腿综合征患者的功能连接强度在右侧楔叶、梭状回、旁中央小叶和左侧楔前叶中显著降低，而在左侧额上回和双侧丘脑中显著升高

扫封底二维码获取彩图

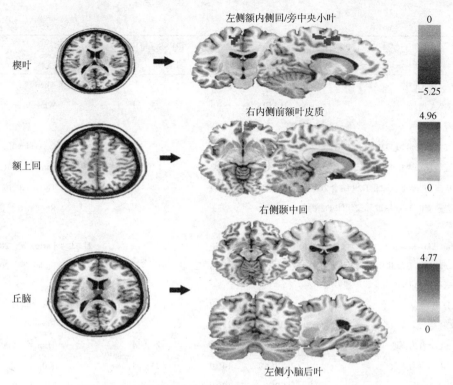

图 10-3 显示发生改变的脑中枢节点区域的功能连接变化

不安腿综合征患者右侧楔叶与左侧额内侧回/旁中央小叶的功能连接显著性降低。此外，与正常对照者相比，还发现在不安腿综合征患者的左侧额上回与右内侧前额叶皮质之间，双侧丘脑与左小脑后叶、右颞中回之间的功能连接显著增加

扫封底二维码获取彩图

　　另外，Ku 等应用种子点功能连接的方法分析了不安腿综合征患者异常的丘脑连接，发现丘脑与右侧海马旁回、右侧楔前叶、右侧中央前回双侧舌回的连接下降，而与右侧颞上回、双侧颞中回和右侧额内侧回的连接增加，且不安腿综合征症状严重度与丘脑和右侧海马旁回的连接强度呈负相关，暗示了不安腿综合征患者在控制和管理感觉信息方面存在缺陷。功能影像相关研究见表 10-1。

表 10-1 不安腿综合征的功能影像

结果	成像方法	患者/对照的人数	IRLSSG 量表评分（平均分、严重度）	药物治疗	作者
皮质和皮质下活化模式					
小脑和丘脑活化	fMRI	19/15	—	无	Bucher 等，1997
感觉运动皮质活化	fMRI	7	25；M	无	Spiegelhalder 等，2008
异常的丘脑皮质连接	fMRI	25/25	13；Mi	无	Ku 等，2014
弥散的皮质和皮质下活化	fMRI	36/23	—	无	Margariti 等，2012 Astrakas 等，2008
神经代谢异常					
内侧丘脑下降的 NAA/Cr 比	H-MRS	23/19	22；M	无	Rizzo 等，2012

续表

结果	成像方法	患者/对照的人数	IRLSSG 量表评分（平均分、严重度）	药物治疗	作者
丘脑增加的 Glx/Cr 比	H-MRS	28/20	—	无	Allen 等，2013
前扣带回 NAA 增加	H-MRS	18/18	23；M	无	Winkelman 等，2014
多巴胺功能					
纹状体和纹状体外区域 D2R 结合力增加	PET	16/16	18；Mi	无	Cervenka 等，2006
纹状体、尾状核、壳核 DAT 密度增加	SPECT	13/12	17；Mi	无	Kim 等，2012
壳核和尾状核 ^{18}F dopa 摄取和 D2R 结合力下降	PET	13/14	—	5/13	Turjanski 等，1999
尾状核和壳核 ^{18}F dopa 摄取和纹状体 D2R 结合力下降	PET	9/23	—	无	Ruottinen 等，2000
纹状体下降的 DAT 结合力	PET	31/36	—	21/31	Earley 等，2011
壳核和尾状核而不是纹状体 D2R 结合力下降；在晚上纹状体与 D2R 密度和亲和力增加	PET	31/36	—	17/31	Earley 等，2013
纹状体和 D2R 结合力下降	SPECT	10/10	—	无	Michaud 等，2002
DAT 和 D2R 结合力无改变	SPECT	25/20	—	11/25	Eisensehr 等，2001
DAT 和 D2R 结合力无改变	SPECT	14/9	23；M	无	Tribl 等，2002
DAT 和 D2R 结合力无改变	SPECT	14/10	23；M	有	Tribl 等，2004
正常的多巴胺功能	SPECT	10/10	—	有	Mrowka 等，2005
阿片类功能					
阿片类受体结合力和不安腿综合征严重度呈负相关	PET	15/12	25；M	8/15	von Spiczak 等，2005
5-羟色胺功能					
SERT 效度和不安腿综合征症状呈负相关	SPECT	16/16	17；Mi	无	Jhoo 等，2010

注：IRLSSG，国际不安腿研究组量表评分，非常严重（VS），31～40 分；严重（S），21～30 分；中度（M），11～20 分；轻度（Mi），1～10 分；无（N），0 分。D2R，多巴胺 D2 变体；DAT，多巴胺转运体；Glx/Cr，谷氨酸/肌酸比；NAA/Cr，N-乙酰天门冬氨酸/磷酸肌酸比；SERT，5-羟色胺转运体。

二、结构 MRI 研究

　　常规的脑 MRI 成像并不能发现原发性不安腿综合征患者的结构异常，而应用先进分析方法如像素形态分析（voxel-based morphometry，VBM）和弥散张量成像（diffusion tensor imaging，DTI）能够发现细微的结构改变，虽然报告的结果并不完全一致。VBM 在监测脑结构改变方面非常敏感，主要是通过高分辨率 3D T_1 加权成像测量脑组织体积，基于体素水平的分析方法弥散张量成像 DTI 技术发现微结构改变，DTI 主要是计算平均弥散度、轴向弥散度、放射弥散度和各向异性分数（fractional anisotropy，FA），所有这些参数都能灵敏地反映神经元和（或）胶质细胞的完整性。针对不安腿综合征患者的第一个 VBM 研究监测到双侧丘脑枕的灰质体积增加，解释为与行为相关的传入信息输入慢性增加的结果，后来的 VBM 研究并没有证实这一结果。一项研究发现在双侧初级感觉皮质和左侧初级运动皮质有显著的区域性灰质体积下降；另一项研究发现在腹侧海马和眶额回中部灰质密度轻度增加，认为海马的改变可能是感觉输入增加的结果，眶额回的改变被认为参与了调节或抑制了对于不良刺激的神经反应。而 Chang 等发现在左海马、双侧顶叶、额叶内侧区域、颞叶外侧区域和左小脑存在区域性的灰质体积下降，以年龄和性别做协变量，进一步分析后发现小脑山顶的灰质体积和症状严重度呈负相关，疾病的病程长短也和一些脑区呈负相关，Chang 等认为感觉运动皮质的结构改变可能是继发于 A11 神经元和它们的长纤维投射。另一项研究调查了伴和不伴抑郁的未服药的不安腿综合征患者，与对照组相比，仅在伴发抑郁的不安腿综合征患者中发现了双侧前扣带回皮质 ACC 存在显著的灰质密度下降。然而，其他四项研究并没有发现特异的灰质改变。

一项关于不安腿综合征的 DTI 研究发现，在一些小的局限区域如胼胝体膝部、前扣带回和中央前回有白质体积的下降，另一项 DTI 研究揭示了双侧多个皮质下区域的 FA 值显著下降，主要是靠近初级和联合运动、感觉皮质，表明了髓磷脂减少和髓鞘完整性的丧失，这一研究由 Unrath 等在招募不安腿综合征患者做 VBM 研究的一个亚组中进行，这两项工作均支持了在不安腿综合征患者中存在感觉运动网络改变的这一观点。现有研究见表 10-2。

表 10-2　不安腿综合征的结构影像

结果	成像方法	患者/对照的人数	IRLSSG 量表评分（平均分；严重度）	药物治疗	作者
灰质和白质体积变化					
背侧丘脑灰质增加	MRI/VBM	51/51	29；S	有	Etgen 等，2005
海马和眶额回灰质增加	MRI/VBM	14/14	26；S	无	Hornyak 等，2007
初级感觉运动皮质灰质下降	MRI/VBM	63/40	27；S	有	Unrath 等，2007
左海马、顶叶、内侧额叶区域、外侧颞叶区域和小脑灰质下降	MRI/VBM	46/46	27；S	13/46	Chang 等，2015
前扣带回灰质异常	MRI/VBM	34/18	20；S	无	Pan 等，2014
感觉运动区和丘脑附近的白质改变	MRI/DTI	45/30	28；S	有	Unrath 等，2008
髓磷脂下降，胼胝体、前扣带回、中央前回白质下降	MRI/VBM Autopsy Myelin WB	23/23	24；S	—	Connor 等，2011
铁研究					
铁浓度下降	MRI/R2	5/5	—	有	Allen 等，2001
eRLS 患者右侧纹状体和苍白球内侧部铁浓度下降	MRI/R2	11/11	18；M	无	Margariti 等，2012
eRLS 患者黑质铁浓度下降	MRI/R2	41/39	—	无	Earley 等，2006
黑质、丘脑、尾状核铁浓度下降	MRI/R2	6/19	—	无	Godau 等，2008
黑质铁浓度下降	TCS	20/20	—	有	Schmidauer 等，2005
黑质铁浓度下降	TCS	49/49	—	Y	Godau 等，2007
黑质低铁指数	MRI/R2	37/40	25；S	12/37	Moon 等，2014
无差别	MRI/VBM，MRI/DTI	20/20	22；S	无	Rizzo 等，2012
无差别	MRI/VBM	11/11	18；M	无	Margariti 等，2012

续表

结果	成像方法	患者/对照的人数	IRLSSG 量表评分（平均分；严重度）	药物治疗	作者
无差别	MRI/VBM	17/54	16；M	无	Celle 等，2010
无差别	MRI/VBM	16/16	18；M	无	Comley 等，2012
无差别	MRI	12/12	8/12		Knake 等，2010

注：IRLSSG，国际不安腿研究组量表评分，非常严重（VS），31～40分；严重（S），21～30分；中度（M），11～20分；轻度（Mi），1～10分；无（N），0分。eRLS，早发不安腿综合征；R2，弛豫率；TCS，经颅超声。

第三节 ^{1}H 磁共振波谱研究

磁共振波谱（magnetic resonance spectroscopy，MRS）是一种可以反映活体脑组织生化代谢的无创性检查方法，通过外加磁场激发活体组织内部的原子核产生磁共振信号，再转换成波谱，可以测量由 MRI 确定的精确的脑区中特定的生化复合物的浓度，有了 MRS，一些重要的生物代谢物波谱能够被量化，^{1}H MRS 是临床实践中最常用的，^{1}H MRS 能够测量 N-乙酰天门冬氨酸（N-acetylaspartate，NAA）复合物、胆碱（CHo）复合物、肌酸-磷酸肌酸、谷氨酸和谷氨酰胺复合物（glutamate and glutamine complex，Glx）、肌醇（myo-inositol，MI）及脂质。代谢物的量化经常以相对于整体肌酸的量表示，整体肌酸的量被假定为相对常数。

关于不安腿综合征，有两项应用 ^{1}H MRS 的研究都检测了丘脑的代谢，但是定位于不同的亚区和有不同的原始假设。第一个研究的目的是评价原发性不安腿综合征患者内侧丘脑的代谢，内侧丘脑作为边缘系统和痛觉系统的一部分，通过运用多模态磁共振成像，包括 DTI、VBM 和丘脑的体积形状分析排除丘脑的结构性病变后，^{1}H MRS 显示了内侧丘脑 NAA/Cr 比值下降，解释为代谢损害，而不是神经元丧失，提示边缘系统功能障碍在不安腿综合征病理生理机制中可能起一定作用。

第二个研究调查了不安腿综合征患者整个右侧丘脑的代谢，显示了与对照组相比，患者组 Glx/Cr 比值增加，Glx/Cr 比值与睡眠觉醒时间相关，并与所有的不安腿综合征的多导睡眠变量相关，除了 PLMI。这一研究的作者提出了不安腿综合征患者可能存在谷氨酸代谢障碍，从而导致了睡眠觉醒障碍，而不是 PLM，PLM 可能与多巴胺能系统有更强的相关性，从而提出一个假设，即在不安腿综合征患者可能存在双重机制构成了临床所见的异常表现。

另外，Winkelman 等应用 ^{1}H MRS 检测了不安腿综合征患者 ACC、丘脑和小脑区域的 GABA、谷氨酸及 NAA 的水平，发现丘脑的 GABA 水平同患者的 PLMI 和症状严重度呈正相关，而小脑的 GABA 水平同患者的 PLMI 和症状严重度呈负相关，且在 ACC 区域患者组的 NAA 水平高于对照组。他们认为小脑-丘脑的相互作用可能调节了不安腿综合征患者感觉和运动症状的强度，ACC 区域可能与患者感觉症状的情感成分有关。

第四节 铁敏感序列

体外研究已经证实顺磁性铁将会部分增加质子的横向弛豫率，而且铁蛋白和含铁血红素被认为是唯一形式的非亚铁血红素铁，它们在人类的大脑中存在足够量以致能够影响磁共振对比。最常见的铁敏感序列是 T_2^* 或 T_2'，其次是 T_2。弛豫被频繁用于评价不同的弛豫率 R_2（$1/T_2$），R_2^*（$1/T_2^*$）和 R_2'（$1/T_2'=R_2^*- R_2$）。一些磁共振成像研究已经应用这些序列来量化不安腿综合征患者的脑铁含量，尽管存在一些差别，但几乎所有的结果与研究假设一致，即在不安腿综合征患者的一些脑区存在脑铁含量的下降。在同一研究组的两个研究中，应用 R_2' 评价不安腿综合征患者区域性的脑铁含量，发现黑质的平均铁含量仅在早发性不安腿综合征患者中显著降低（发病年龄＜45 岁）。Moon 和其同事在晚发性不安腿综合征患者中监测到了显著下降的黑质平均低铁指数；在另一项关于晚发性不安腿综合征患者的研究中，应用 T_2 弛豫时间分别评价黑质两部分的铁含量，在黑质的致密部而不是网状部存在铁含量降低。同一作者在随后的研究中意外地发现在早发性未经治疗的不安腿综合征患者的右侧苍白球内侧部和丘脑底核存在 T_2 弛豫时间下降，表明这两个部位的铁含量增加，而在黑质却没有任何改变。另外一项没有区分早发性和晚发性患者的研究发现，在不安腿综合征患者的多个脑区平均 T_2 值升高，主要在四个区域显著增加，即尾状核头，内侧、背侧和腹侧丘脑。

最近，一种新的方法如相位成像技术已经出现，使用磁易感性差别，产生组织特异的对比剂，这直接与铁含量相关。应用相位成像在不安腿综合征患者的一些研究结果表明在黑质、丘脑、壳核和苍白球存在脑铁含量下降。

不安腿综合征患者脑组织的尸解研究得出了与结构、功能研究一致的结果。在 7 例不安腿综合征患者尸检的脑组织标本中发现，在黑质有显著降低的铁含量、H 铁蛋白染色和转铁蛋白受体染色，同时发现在黑质有显著升高的酪氨酸羟化酶染色，在壳核有多巴胺 D2 受体浓度的下降，还发现髓鞘蛋白表达下降及小范围的白质体积下降，主要在胼胝体、前扣带回和中央前回，研究者认为这些部位髓磷脂的减少、髓鞘完整性的丧失及髓鞘部分下降的铁蛋白、转铁蛋白都足以说明不安腿综合征患者存在脑铁含量的不足。

应用其他不同的方法如经颅 B 型超声扫描，一些作者报道了不安腿综合征患者的黑质、红核和脑干的中缝存在低回声，且与 T_2 值呈负相关，这被解释为继发于铁缺陷。

总的来说，这些结果表明原发性不安腿综合征患者存在区域性的脑铁含量下降，不同研究发现在不同脑区，这可以用临床的不均一性、技术方法的差别如 T_2、T_2' 或相位对比等，还有因组织含水量的不同和其他局部微结构改变从而影响弛豫时间等来解释。

近些年一系列影像研究已经用于不安腿综合征患者，试图更好地理解该疾病的发病基础。方法上的差别，临床特征的差别，样本量大小的差异导致了结果上存在的差异。到目前为止，在不安腿综合征患者的大脑中尚没有发现明确的结构或微结构异常。一些研究报道的异常改变可能由随机性或继发性的脑改变所致。因此，功能性的或代谢性损害似乎就成为了该疾病的病理生理核心。这一损害似乎不仅仅表现在单一的脑区，而是一个网络或是几个相互联系的网络，通过单一的或可能的多神经递质调节。

PET 和 SPECT 研究一致支持了多巴胺能通路的功能障碍，不仅包括黑质纹状体通路，也包括中脑边缘系统通路。多巴胺源性的功能障碍还没有被完全阐明。多巴胺通路的高功能可能被解释为突触的多巴胺水平增加，还有可能是更复杂的改变，一些区域存在高多巴胺源性活动，而另一些区域则存在低多巴胺活动。

功能磁共振研究已经阐明不安腿综合征患者脑区的活化主要在感觉运动网络和边缘网

络。由 ^{1}H MRS 揭示的不安腿综合征患者内侧丘脑的代谢改变，锝-99m SPECT 和 PET 研究检测的边缘系统的多巴胺能受体改变均支持了边缘结构参与不安腿综合征的病理生理机制。从行为的观点上看，不仅考虑不安腿综合征患者强迫性的活动愿望，也暗示了边缘系统参与了发病。同样，边缘系统和痛觉系统的重叠及它在疼痛感觉输入的情感-动机的感觉运动加工过程中的作用也提示了边缘系统在异常感觉加工过程中的作用。而且，有时不安腿综合征患者对于下肢不适感觉的描述类似于神经病理性疼痛，且不安腿综合征的严重度和内侧痛觉系统的阿片受体水平呈负相关。进而，边缘系统的功能障碍能够解释不安腿综合征患者具有更大的患抑郁和焦虑障碍、轻度认知缺陷及交感神经过度活动的倾向。

　　另一个一致的结果是不安腿综合征患者的低脑铁含量，由大多数的应用铁敏感序列的 MRI 研究支持，这与联系铁和多巴胺假说一致，是一个由病理性的数据和动物模型支持的概念。

　　在未来的研究中除外上面提到的随机或继发性改变，还要综合解释目前的所有研究结果（图 10-4）。原发性不安腿综合征患者由于脑铁含量下降导致了中脑边缘系和黑质纹状体多巴胺通路的功能障碍，以及其他可能的神经递质系统功能障碍。事实上，动物模型已经阐明铁缺陷不仅影响了多巴胺，还影响了5-羟色胺和谷氨酸水平，这两个递质的影像研究已经提示与不安腿综合征相关，还有尚未被影像研究证实的去甲肾上腺素水平。由边缘网络和同时或随后的感觉运动网络调节异常所反映的多巴胺源性功能障碍或其他递质的功能障碍最终导致临床上异常的感觉运动症状和其他表现。

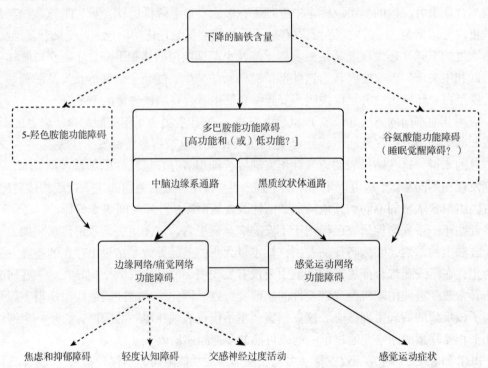

图 10-4　融合当前可获得的关于不安腿综合征患者影像研究结果的原理图，基于一致的病理生理假设
虚线框代表的是研究比较少的领域

（王玉平　刘春燕）

参 考 文 献

Allen RP, Earley CJ, 2007. The role of iron in restless legs syndrome. Mov Disord, 22: S440-S448.

Allen RP, Picchietti D, Hening WA, et al, 2003. J. Restless legs syndrome: diagnostic criteria, special considerations, and epidemiology. A report from the restless legs syndrome diagnosis and epidemiology workshop at the National Institutes of Health. Sleep Med, 4: 101-119.

Allen RP, Barker PB, Horska A, et al, 2013. Thalamic glutamate/glutamine in restless legs syndrome: increased and related to disturbed sleep. Neurol, 80: 2028-2034.

Bucher SF, Seelos KC, Oertel WH, et al, 1997. Cerebral generators involved in the pathogenesis of the restless legs syndrome. Ann Neurol, 41: 639-645.

Celle S, Roche F, Peyron R, 2010. Lack of specific gray matter alterations in restless legs syndrome in elderly subjects. J Neurol, 257: 344-348.

Cervenka S, Palhagen SE, Comley RA, et al, 2006. Support for dopaminergic hypoactivity in restless legs syndrome: a PET study on D2-receptor binding. Brain, 129: 2017-2028.

Connor JR, Wang XS, Allen RP, et al, 2009. Altered dopaminergic profile in the putamen and substantia nigra in restless leg syndrome. Brain, 132: 2403-2412.

Earley CJ, Kuwabara H, Wong DF, et al, 2011. The dopamine transporter is decreased in the striatum of subjects with restless legs syndrome. Sleep, 34: 341-347.

Earley CJ, Kuwabara H, Wong DF, et al, 2013. Increased synaptic dopamine in the putamen in restless legs syndrome. Sleep, 36: 51-57.

Earley CJ, Barker PB, Horska A, et al, 2006. MRI-determined regional brain iron concentrations in early- and late-onset restless legs syndrome. Sleep Med, 7: 458-461.

Eisensehr I, Wetter TC, Linke R, et al, 2001. Normal IPT and IBZM SPECT in drug-naive and levodopa-treated idiopathic restless legs syndrome. Neurol, 57: 1307-1309.

Godau J, Schweitzer KJ, Liepelt I, et al, 2007. Substantia nigra hypoechogenicity: definition and findings in restless legs syndrome. Mov Disord, 22: 187-192.

Jhoo JH, Yoon IY, Kim YK, et al, 2010. Availability of brain serotonin transporters in patients with restless legs syndrome. Neurol, 74: 513-518.

Ku J, Cho YW, Lee YS, et al, 2014. Functional connectivity alternation of the thalamus in restless legs syndrome patients during the asymptomatic period: a resting-state connectivity study using functional magnetic resonance imaging. Sleep Med, 15: 289-294.

Liu C, Dai Z, Zhang R, et al, 2015. Mapping intrinsic functional brain changes and repetitive transcranial magnetic stimulation neuromodulation in idiopathic restless legs syndrome: a resting-state functional magnetic resonance imaging study. Sleep Med, 16: 785-791.

Liu C, Wang J, Hou Y, et al, 2018. Mapping the changed hubs and corresponding functional connectivity in idiopathic restless legs syndrome. Sleep Med, 45: 132-139.

Margariti PN, Astrakas LG, Tsouli SG, et al, 2012. Investigation of unmedicated early onset restless legs syndrome by voxel-based morphometry, T2 relaxometry, and functional MR imaging during the night-time hours. AJNR Am J Neuroradiol, 33: 667-672.

Rizzo G, Manners D, Testa C, et al, 2013. Low brain iron content in idiopathic restless legs syndrome patients detected by phase imaging. Mov Disord, 28: 1886-1890.

Rizzo G, Tonon C, Testa C, et al, 2012. Abnormal medial thalamic metabolism in patients with idiopathic restless legs syndrome. Brain, 135: 3712-3720.

Ruottinen HM, Partinen M, Hublin C, et al, 2000. An FDOPA PET study in patients with periodic limb movement disorder and restless legs syndrome. Neurol, 54: 502-504.

Spiegelhalder K, Feige B, Paul D, et al, 2008. Cerebral correlates of muscle tone fluctuations in restless legs syndrome: a pilot study with combined functional magnetic resonance imaging and anterior tibial muscle electromyography. Sleep Med, 9: 177-183.

Turjanski N, Lees AJ, Brooks DJ, 1999. Striatal dopaminergic function in restless legs syndrome: 18F-dopa and 11C-raclopride PET studies. Neurol, 52: 932-937.

Trenkwalder C, Paulus W, Walters AS. 2005. The restless legs syndrome. Lancet Neurol, 4: 465-475.

Unrath A, Juengling FD, Schork M, et al, 2007. Cortical grey matter alterations in idiopathic restless legs syndrome: an optimized voxel-based morphometry study. Mov Disord, 22: 1751-1756.

Unrath A, Muller HP, Ludolph AC, et al, 2008. Cerebral white matter alterations in idiopathic restless legs syndrome, as measured by diffusion tensor imaging. Mov Disord, 23: 1250-1255.

Walters AS, Rye DB, 2009. Review of the relationship of restless legs syndrome and periodic limb movements in sleep to hypertension, heart disease, and stroke. Sleep, 32: 589-597.

Walters AS, 1995. Toward a better definition of the restless legs syndrome. The International Restless Legs Syndrome Study Group. Mov Disord, 10: 634-642.

Winkelman JW, Schoerning L, Platt S, et al, 2014. Restless legs syndrome and central nervous system gamma-aminobutyric acid: preliminary associations with periodic limb movements in sleep and restless leg syndrome symptom severity. Sleep Med, 15: 1225-1230.

第十一章

不安腿综合征临床表现与分型

不安腿综合征最早由 Thomas Willis 描述，是一种病因未明确的、常见的神经系统感觉运动障碍性疾病。因主要表现为夜间睡眠时或安静休息时出现双侧下肢特别是小腿难以名状的不适感，可因活动而减轻，患者往往被迫活动下肢以减轻症状从而得名。国外流行病学资料显示本病的患病率为 2.5%～11.5%。国内目前相关流行病学资料较少。2015 年郑州大学第一附属医院的流行病学调查显示，中国儿童和青少年不安腿综合征的患病率为 2.19%，患病率随年龄增长而增加，女性高于男性，分别为 2.7% 和 1.7%。同年，复旦大学附属华山医院在上海市农村地区的调查显示成人不安腿综合征的患病率为 1.39%，女性高于男性，为 1.90% 和 0.89%。

不安腿综合征分为原发性和继发性两大类。前者具有遗传性，约 65% 的不安腿综合征患者有阳性家族史，多为常染色体显性遗传。发现年龄分界线为 26.3 岁。继发性不安腿综合征病因有多种，确切的发病机制尚不十分清楚，目前有多巴胺能神经元损害、铁缺乏、内源性阿片释放、肢体血液循环障碍等多种假说。

第一节 不安腿综合征的临床表现

不安腿综合征在任何年龄均可发生，发病率随年龄的增长而增高，中老年人发病多见，男女比例约为 1 : 2。

不安腿综合征的临床特点为夜间睡眠中或安静状态时患者出现下肢不适感，主要表现为肢体表面或肌肉深部难以描述的不适感，其标志性症状是感觉普遍令人不快或异样不适的、有迫使患者产生活动双腿（偶尔是双臂）的冲动。症状在休息或夜间时出现或加重，入睡前或夜间尤为突出，活动肢体后可短暂的缓解。这种感觉通常发生在双腿深部、膝与踝之间的小腿。患者可能难以表述这种感觉，主观描述可能多种多样且易受到暗示。例如，蚁走感、蠕动感、烧灼感、针刺感、沉胀感、麻刺感、异样不适、肌肉痉挛、拉扯感、触电感、肌肉紧张感、酸痛、瘙痒或紧箍感等，以蚁走感和蠕动感等非疼痛性不适感最为常见，但也有 15%～20% 的患者抱怨存在疼痛。

部分患者涉及会阴部与鞍区、下腹部及盆腔内的异样不适感的罕见临床变异型已有报道，分别称为生殖器不安综合征和膀胱不安综合征。

异常感觉以膝-踝间或腓肠肌最明显，也可发生于大腿，有时也见于足部；随疾病进展，约 48%的患者上肢也可出现类似症状，甚至波及髋部、背部和面部，但以下肢为主。症状常双侧对称，但也可仅单侧受累。症状多于夜间发生或加重，休息或安静状态时也可诱发，无法静心工作和学习，情绪波动时加重，早晨和工作紧张、忙碌时出现较少。捶打、揉捏、活动下肢或下床不停走动、摩擦、按压、拉伸和泡热水，强烈的感官刺激、愉悦等可一过性地减轻不安腿综合征的症状，但活动停止后不久不适感又再度出现。

80%的患者伴有周期性肢体运动（PLM），尤其是睡眠周期性肢体运动（PLMS）。PLMS是由多导睡眠监测发现，一般来说，90 秒内至少发作 4 次，主要出现在非快速眼动睡眠期，以下肢周期性反复发作的刻板的不自主运动为特征，典型表现为节律性踇趾及踝部背屈，有时膝和髋也屈曲，严重者其表现类似巴宾斯基征（踇趾背屈而其余四趾呈扇形展开）。常影响双侧，但症状不一定对称或同时发生，可以一侧受累为主或交替出现。肌电图显示肌肉收缩多持续 0.5~5 秒，而发作间隔为 4~90 秒不等，平均 20~40 秒。PLMS 也可影响到上肢，表现为重复性的屈肘。PLM 可导致睡眠中的轻微觉醒，严重者可由肢动导致入睡困难或频繁觉醒，也有某些患者并未因肢动而觉醒，仅仅是抱怨睡眠不好，醒来时感觉腿酸胀、乏力。PLM 除发生于睡眠期外，觉醒时也可发生。觉醒时发生的 PLM（又称为 PLMW，periodic limb movements of wakefulness）表现为肌痉挛样动作，与 PLMS 一样主要影响下肢，但动作更快，强度更大。PLM 严重程度常以周期性肢体运动指数来表示，周期性肢体运动指数（PLMI）等于总的 PLM 发生次数除以睡眠时间（小时）。

82%~100%的不安腿综合征患者多导睡眠图（PSG）监测结果显示睡眠中 PLMI>5，一般认为不伴 PLM 者不太可能是不安腿综合征。但 PLM 并非不安腿综合征的特异性表现，PLM 患者中仅 30%为不安腿综合征，它本身可以作为一个独立的诊断，也可见于其他如发作性睡病、阻塞性睡眠呼吸暂停综合征、快速眼动睡眠行为障碍（RBD）、多发性硬化和多系统萎缩等疾病。

由于夜间发作或加重的不适感和活动欲望，以及睡眠周期性肢体运动的存在，不安腿综合征患者常伴有睡眠障碍。如患者就诊时只抱怨睡眠障碍、忽略感觉不适和运动异常、医师对此病认识不足，易误诊为睡眠障碍或神经症。不安腿综合征患者的睡眠障碍可以表现为入睡困难型失眠（sleep-onset insomnia）、睡眠片段化、睡眠维持困难（睡眠中不停地翻身和移动下肢、严重者辗转反侧，由 PLMS 导致的轻微觉醒）或早醒。许多患者由于夜间睡眠被剥夺而引起日间困倦或嗜睡，睡眠缺乏严重影响了患者的健康和日间的日常生活能力，出现记忆下降、精力不集中、警觉性下降，甚至导致抑郁、焦虑、认知功能及生活质量的明显下降等。

此外，与健康人对照相比，不安腿综合征患者更易出现头痛，这可能继发于不安腿综合征导致的睡眠障碍。头痛的性质与偏头痛类似，但也有着紧张性头痛的某些特征。不安腿综合征患者可于清晨醒来即出现头痛，头痛可很快消失，但也可持续一整天。

继发性不安腿综合征最常见的原因是肾衰竭、铁缺乏和妊娠，此外还与脊髓病、周围神经病、糖尿病、帕金森病、类风湿关节炎、甲状腺功能减退、淀粉样变性、慢性阻塞性肺部疾病、胃部分切除术后等相关。咖啡因、抗精神病药、三环类抗抑郁药、锂剂、钙通道阻滞药等的应用及镇静剂或麻醉剂撤药等也可能导致不安腿综合征症状的出现。继发性不安腿综合征除了具有不安腿综合征的临床表现外，还会伴有原发疾病的相应临床表现。在神经系统变性疾病中帕金森病（PD）与不安腿综合征的关系较为密切，PD 患者中不安腿综合征的发病率明显高于普通人群，国外有文献报道 PD 中不安腿综合征的发病率为 20.8%，国内的研究报道为 27.5%。多巴胺能制剂对 PD 及不安腿综合征均有良好疗效，提示其可能存在共同的发病机制。但尽管 PD 患者不安腿综合征发生率增加，但大多数原发不安腿综合征的患者却并不会出现 PD 样症状。不安腿综合征与 PD 的关系仍在进一步研究之中。

不安腿综合征神经系统检查一般无阳性体征。多导睡眠监测可明确 PLM 的发生情况。血常规、血清铁、血清铁蛋白、叶酸、维生素 B_{12}、肌酐和促甲状腺激素等检查有助于寻找继发性不安腿综合征的病因。

绝大多数不安腿综合征患者对多巴胺能药物反应良好，但在长期应用多巴胺能药物治疗不安腿综合征的过程中可能出现反弹或使不安腿综合征症状加重。反弹多出现在清晨，随着夜间所服药物在体内的清除，清晨时患者的腿部活动增加，不安腿综合征症状较未用药时为重，它的发生与药物的半衰期有关，相当于一个撤药反应。而症状加重是不安腿综合征患者在用多巴胺能药物治疗过程中出现的最严重的副作用。早在 1996 年，Allen 等报道不安腿综合征的主要表现包括其症状较用药前更严重，受累部位可扩展至上肢、躯干甚至面部，用药后的药物疗效减退、有效时间缩短，症状发作时间提前（一般情况下，不安腿综合征症状多于夜间发生，而症状加重时，发作时间可提前到下午），发作更快，从静息至出现症状的时间更短。其中症状发作时间提前最为常见。症状加重最常见于不安腿综合征症状比较严重的患者，但其发生与患者性别、年龄及症状的基线严重程度无关，而与所用的多巴胺能药物的种类、用药的时间、剂量有关。一般来说，应用左旋多巴者比应用多巴受体激动剂（如普拉克索、培高利特、罗匹尼罗等）者更易出现不安腿综合征症状加重，用药时间越长、剂量越大，不安腿综合征症状加重的发生率越高。而单次给药，小剂量多次给药可降低不安腿综合征症状加重的发生率。出现不安腿综合征症状加重者，停止使用多巴胺能药物后可减轻症状，而轻微的不安腿综合征症状加重者可以通过给药方式的改变（如增加给药次数等）解决。对不安腿综合征症状加重的处理目前尚无明确的指南。非多巴胺能药物的应用是否也可能导致不安腿综合征症状加重，目前尚无相关研究。

本病呈慢性病程，可长达数十年，病程中症状波动明显，多为良性经过。原发性不安腿综合征随着年龄的增长病情加重或缓解-复发。有时病情受气候、环境因素影响，温暖季节易加重。症状轻微者常无须药物治疗，而需要连续性的药物干预的患者年龄多大于 50 岁。继发性不安腿综合征病情的进展及预后与原发疾病密切相关，某些妊娠导致不安腿综合征的女性患者于分娩后症状消失，缺铁性贫血患者纠正缺铁后症状改善，预后好，而肿瘤所致者预后不佳。

由于不安腿综合征症状加重的发生严重影响了多巴胺能药物的疗效，近年来临床实践中对不安腿综合征症状加重的研究也越来越重视，2006 年欧洲不安腿综合征研究组专家共识会提出了不安腿综合征症状加重的 Max Planck Institute（MPI）诊断标准。不安腿综合征症状加重诊断标准的出台，有利于对不安腿综合征症状加重的发生、预防和处理措施进行系统性研究。

第二节　不安腿综合征的临床分型

不可否认的是引起不安腿综合征的原因错综复杂。目前按照疾病原因，不安腿综合征可以分为原发性不安腿综合征和继发性不安腿综合征两大分型（表 11-1）。

表 11-1　不安腿综合征的分型

原发性不安腿综合征	甲状腺功能亢进
家族性不安腿综合征基因表型	甲状腺功能低下
RLS1	卟啉病
RLS2	叶酸缺乏
RLS3	多发性硬化
RLS4	吸烟
RLS5	酒精饮料
其他原发性散发性（非家族性）不安腿综合征	紧张性头痛
继发性不安腿综合征	偏头痛
尿毒症	维生素 B_{12} 缺乏
血液透析	长期高寒环境
缺铁性贫血	2 型糖尿病
妊娠	药物源性
干燥综合征	抗抑郁药
帕金森病	组胺受体阻断药
糖尿病性周围神经病变	抗精神病药
风湿性关节炎	

（一）原发性不安腿综合征

在原发性不安腿综合征中，65%的患者可以有家族史，提示该疾病的遗传素质。随着基因组学和蛋白质组学的发展，不安腿综合征的致病基因被相继发现、定位和克隆。原发性不安腿综合征的发病机制的面纱也被逐步揭开。在美国、意大利、法国、加拿大、德国的家系，通过家族连锁分析先后发现了多个与不安腿综合征相关的不同基因表型（命名为RLS1～RLS5）（表 11-2），包括 12q13—q23（RLS1）、14q13—q21（RLS2）、9p24—p22（RLS3）、2q33（RLS4）、20p13（RLS5）等。国内有家系研究发现 *MEI1*、*MAP2K5*基因可能与不安腿综合征家系发病有关，未发现 *BTBD9*、*PTPRD* 等基因与家系不安腿综合征发病相关。基于全基因组 SNP 关联分析（高通量遗传分析技术）的研究结果发现 *MAOA*、*MEIS1*、*BTBD9*、*MAP2K5/LBXCOR1*、*PTPRD*、*NOS1* 等基因可能增加不安腿综合征患病的风险。

最新研究发现，定位于染色体 9p24—p22 的 *PTPRD*（protein tyrosine phosphatase receptor type delta）基因与德国和澳大利亚家族性不安腿综合征相关联；定位于染色体 6p21 的 *BTBD9* 基因编码的蛋白是锌指转移因子，参与细胞骨架调节、离子通道转运、蛋白泛素降解等过程，其突变与不安腿综合征相关；此外，*MEIS1* 属于 *MEIS* 同源框家族成员之一，其活动与铁代谢相关，在脑组织表达广泛。*MAP2K5* 编码有丝分裂原活化蛋白激酶与细胞增殖及肌细胞分化有关。*MAP2K5* 所在的 *ERK* 信号通路在保护多巴胺能神经元上有重要作用。*MEIS1* 基因和 *MAP2K5/LBXCOR1* 基因可能是不安腿综合征发生的独立危险因子。其中，*MAP2K5* 基因属丝裂原激活蛋白激酶系统；*LBXCOR1* 基因是 *MAP2K5* 的下游信号，其选择性表达在发育过程中脊髓后角和黑质神经元，在神经元数量及感觉通路的形成中起作用；这些研究的结果无疑对不安腿综合征发病机制提出新的挑战。原发性不安腿综合征基因表型很可能存在种族的差异，而其临床表型则不然，两者之间关联的复杂性不言而喻。因此，针对国内原发性不安腿综合征的家系是很有必要进行基因学筛查而做出准确的基因诊断。不安腿综合征的基因诊断要融合国外的经验，但也不能按部就班、一味地跟随国外学者的脚步。国人努力的结果不仅能够拓宽不安腿综合征的基因谱，究其深层的意义在于寻找不安腿综合征基因组学中的种族差异性，最终为揭开不安腿综合征的神秘本质奠定基石。

表 11-2　不安腿综合征的基因表型

命名	定位	遗传方式	发病年龄	人群
RLS1	12q22—q23	AR	非特异	加拿大、法国、德国
RLS2	14q13—q21	AD	26 岁，18～42 岁	意大利
RLS3	9p24—p22	AD	非特异	美国
RLS4	2q33	AD	33 岁，12～60 岁	意大利
RLS5	20p13	AD	27 岁	法国、加拿大
未命名	4q25—q26	AD	21 岁，9～40 岁	
未命名	17p11—p13	AD	未知	

注：AD，常染色体显性遗传；AR，常染色体隐性遗传。

（二）继发性不安腿综合征

继发性因素则更为复杂，目前已报道的能够引起不安腿综合征的疾病通常与以下因素有关：遗传、慢性肾衰竭、缺铁性贫血、叶酸和维生素 B_{12} 缺乏、妊娠、干燥综合征、帕金森病、糖尿病性、周围神经病变、长期受凉、肿瘤、药物源性、咖啡、酒精饮料等。因此，探究疾病背后真正的“元凶”并非易事。此外，如何更好、有效地实施对症治疗和对因治疗的结合，最大限度地遏制疾病发展仍然是困扰学术界的一大难题。

继发性不安腿综合征较原发性不安腿综合征更加不容忽视，其重要的原因在于，对于提示某些内科严重病症的不安腿综合征的延误诊断，其最终结果可能是毁灭性的。例如，终末期肾衰竭血液透析的患者发生不安腿综合征与贫血有关，与无不安腿综合征患者（血红蛋白水平 95g/L）相比，出现不安腿综合征的患者血红蛋白水平较低（82g/L）。发现低血红蛋白与铁缺乏之间存在相关性，而患者血浆铁、铁蛋白和转铁蛋白无相关性；不安腿综合征与低甲状旁腺素有关，而与钙缺乏无关。目前认为，铁蛋白＜70ng/ml 是不安腿综合征患者铁缺乏的临界值。其不安腿综合征的症状可能是神经科就诊的唯一原因。继发性不安腿综合征发生率至少占不安腿综合征的 20%，且涉及神经科、内科的疾病谱非常广泛，容易造成误诊和漏诊，从而带来灾难性的结果。对于老年的不安腿综合征患者，尤其没有确切的家族史者，应当进行常规的血液学、血清铁蛋白、肾功能、肿瘤学等方面的筛查；同时也需要排除周围神经疾病，如糖尿病性周围神经病、副肿瘤性周围神经病和尿毒症性周围神经病。持续血液透析的患者中不安腿综合征的发生率很高。这些患者血液中存在红细胞转酮酶活性抑制物，抑制转酮酶的活性，导致维生素 B_1 代谢异常的周围神经病的发生。此外，维持性透析患者尿毒症毒素蓄积，更加重周围神经病变。家族性淀粉样变性周围神经病、冷球蛋白血症性神经病、遗传性感觉性周围神经病也可以出现不安腿综合征症状，值得重视。有关 PD 和不安腿综合征的关联目前仍然处于学术争议中。多数学者赞同不安腿综合征和 PD 为两种病理过程；PD 患者可有不安腿综合征样表现（7.9%～20.8%），但多为继发现象，符合 IRLSSG 标准者少，而原发性不安腿综合征患者并不增加 PD 患病风险。对于年轻的女性患者，妊娠是首先要考虑的，妊娠可能诱发不安腿综合征或导致其临床症状加重，产生不安腿综合征表现的可能原因在于妊娠期铁或叶酸缺乏、妊娠导致的体内激素水平的变化，尤其是高泌乳素和雌激素；妊娠期不安腿综合征的发生和症状严重程度与性激素变化相一致，于妊娠期后 3 个月达峰值，除催乳素继续保持脉冲样分泌外，其余性激素水平均在分娩后迅速下降，表明性激素可能对不安腿综合征的发生具有一定影响。遗传因素和吸烟较铁缺乏、贫血和雌激素水平在妊娠妇女不安腿综合征的病理生理过程中发挥更重要的作用。因此，妊娠期不安腿综合征的病因学也是多因素的。

帕金森病与不安腿综合征之间的关系，与原发性不安腿综合征患者相比，帕金森病伴不安腿综合征患者发病年龄较晚、持续时间较短、阳性家族史较少，原发性不安腿综合征患者季节性趋势与帕金森病伴不安腿综合征患者相反，症状单侧性与帕金森病症状侧发病相一致，帕金森病伴不安腿综合征患者较单纯帕金森病患者"开"期状态更严重，因此不安腿综合征是帕金森病的共病还是早期阶段，尚待进一步研究。继发性不安腿综合征与周围神经病变有关，研究显示，继发性不安腿综合征患者冷热觉减退（σ 纤维）、痛觉过敏（C 纤维）。有结果显示多发性硬化（MS）患者发生不安腿综合征较无多发性硬化患者更频繁，患病率为 12.12%～57.50%，其发病风险是无多发性硬化患者的 4 倍。

部分药物可以引起不安腿综合征或导致不安腿综合征症状加重。研究发现，抗精神病药物引起的不安腿综合征患者存在 *BTBD9* 基因单核苷酸多态性（SNP）改变，提示医源性因素可能不是唯一的诱发因素。一些诱发运动障碍和不安腿综合征的药物具有共同的药理学特点，包括抗多巴胺能、抗 5-羟色胺能、抗肾上腺素能、抗胆碱能和抗组胺能作用。例如，使用三环类抗抑郁药（TCA）或选择性 5-羟色胺再摄取抑制剂（SSRI）治疗的患者，不安腿综合征的发生率是 27%。某些新型抗精神病药如喹硫平可诱发周期性肢体运动。奥氮平、利培酮可诱发不安腿综合征，抗组胺药与医源性不安腿综合征相关的药物主要是苯海拉明。

流行病学研究显示，吸烟与不安腿综合征显著相关，更易发生不安腿综合征。主要是尼古丁直接刺激烟碱型胆碱能受体，从而导致或促进多巴胺急剧释放，但尼古丁的慢性作用尚不十分清楚。咖啡因可加重不安腿综合征，咖啡因也是不安腿综合征的主要危险因素。

偏头痛、紧张性头痛与不安腿综合征之间似乎存在相关性。紧张性头痛患者不安腿综合征在 20～39 岁年龄段风险增加尤为突出，且无性别差异，病理生理学机制尚待进一步研究。研究表明，偏头痛患者不安腿综合征发生率较普通人群高 2.60 倍，并与慢性和重度致残性偏头痛相关。

其次是需要排除缺铁性贫血、结缔组织疾病如系统性红斑狼疮和干燥综合征等。幸运的是，一些继发性不安腿综合征的患者，通过积极的对因、对症治疗后，其不安腿综合征症状可以长时间控制乃至消失。

尽管已罗列出不安腿综合征的诸多病因，然而在临床工作中，我们更多感受到的是国内流行病学的缺乏和对病因诊断的芜杂。针对不安腿综合征病因的探索及病因、发病机制和临床表型之间的关联的复杂性很可能远远胜过其他的运动障碍疾病。我们对于不安腿综合征的探索也很可能仅仅掀开了"冰山一角"而已。无论对于不安腿综合征的诊断或治疗，应该联系现有的基因分型、临床分类和已知的病因去诊断、筛选；但对于常规筛查不能得出结论的患者，更要探索是否存在国人全新的基因型或是未知的病因。结合现代基因组学和蛋白质组学的研究方法，应用"模式生物学"的理念将原发性不安腿综合征和继发性不安腿综合征一同探究，研究不同病因对于疾病发病机制和疾病发生发展的影响是符合哲学逻辑的合理的选择。在此基础上，未来的探索也应当注重发病原因的种族差异。我们希望数百年后，后辈们能够站在全新的高度俯视我们现有的成果。

不安腿综合征病因繁杂，因此在临床实际工作中应详细询问病史，了解可能存在的继发因素，在治疗中积极地去除病因，并给予恰当的对症治疗，才能取得良好效果，提高患者生活质量。

（罗永杰　乐卫东）

参 考 文 献

王维治, 2006. 神经病学. 北京：人民卫生出版社：258-259.

中华医学会神经病学分会帕金森病及运动障碍学组, 2009. 不宁腿综合征的诊断标准和治疗指南. 中华神经科杂志, 42（10）：709-711.

Allen RP, Picchietti D, Hening WA, et al, 2003. Restless legs syndrome: diagnostic criteria, special considerations, and epidemiology. A report from the restless leys syndrome diagnosis and epidemiology workshop at the National Institues of Health. Sleep Med, 4: 101-119.

Brindani F, Vitetta F, Gemignani F, 2009. Restless legs syndrome: differential diagnosis and management with pramipexole. Clin Interv Aging, 4: 305-413.

Broman JE, Mallon L, Hetta J, 2008. Restless legs syndrome and its relationship with insomnia symptoms and daytime distress: epidemiological survey in Sweden. Psychiatry Clin Neurosci, 62: 472-475.

Ekbom KA, 1970. Restless legs//Vinken PJ, Bruyn GW（eds）. Handbook of clinical neurology. Amsterdam: North-Holland Publ Company, 8: 311-320.

García-Borreguero D, Allen RP, Kohnen R, et al, 2007. International Restless Legs Syndrome Study Group. Diagnostic standards for dopaminergic augmentation of restless legs syndrome: report from a World Association of Sleep Medicine-International Restless Legs Syndrome Study Group consensus conference at the Max Planck Institute. Sleep Med, 8: 520-530.

García-Borreguero D, Williams AM, 2010. Dopaminergic augmentation of restless legs syndrome. Sleep Med Rev, 14: 339-346.

Hattan E, Chalk C, Postuma RB, 2009. Is there a higher risk of restless legs syndrome in peripheral neuropathy? Neurol, 72: 955-960.

Kim KW, Yoon IY, Chung S, et al, 2010. Prevalence, comorbidities and risk factors of restless legs syndrome in the Korean elderly population-results from the Korean Longitudinal Study on Health and Aging. J Sleep Res, 19: 87-92.

Kolla BP, Mansukhani MP, Bostwick JM, 2018. The influence of antidepressants on restless legs syndrome and periodic limb movements: a systematic review. Sleep Med Rev, 38: 131-140.

Lucchesi C, Bonanni E, Maestri M, et al, 2012. Evidence of increased restless legs syndrome occurrence in chronic and highly disabling migraine. Funct Neurol, 27: 91-94.

Möller C, Wetter TC, Köster J, et al, 2010. Differential diagnosis of unpleasant sensations in the legs: prevalence of restless legs syndrome in a primary care population. Sleep Med, 11: 161-166.

Suzuki K, Miyamoto M, Uchiyama T, et al, 2016. Restless bladder in an elderly woman: an unusual feature or a variant of restless legs syndrome? Intern Med, 55: 2713-2716.

Tan EK, Seah A, See SJ, et al, 2001. Restless legs syndrome in an Asian population: a study in Singapore. Mov Disord, 16: 577-579.

Trenkwalder C, Paulus W, 2010. Restless legs syndrome: pathophysiology, clinical presentation and management. Nat Rev Neurol, 6: 337-346.

Trenkwalder C, Paulus W, Walters AS, 2005. The restless legs syndrome. Lancet Neurol, 4: 465-475.

Turrini A, Raggi A, Calandra-Buonaura G, et al, 2018. Not only limbs in atypical restless legs syndrome. Sleep Med Rev, 38: 50-55.

Walters AS and the International Restless Legs Syndrome Study Group, 1995. Toward a better definition of the restless legs syndrome. Mov Disord, 10: 634-642.

Walters AS and the International Restless Legs Syndrome Study Group, 2003. Validation of the International Restless Legs Syndrome Study Group rating scale for restless legs syndrome. Sleep Med, 4: 121-132.

Winkelman JW, Redline S, Baldwin CM, et al, 2009. Polysomnographic and health-related quality of life correlates of restless legs syndrome in the Sleep Heart Health Study. Sleep, 32: 772-778.

Xue R, Liu G, Ma S, et al, 2015. An epidemiologic study of restless legs syndrome among Chinese children and adolescents. Neurol Sci, 36: 971-976.

Young JE, Vilarino-Guell C, Lin S-C, et al, 2009. Clinical and genetic description of a family with a high prevalence of autosomal dominant restless legs syndrome. Mayo Clin Proc, 84: 134-138.

Zucconi M, Ferri R, Allen R, et al, 2006. International Restless Legs Syndrome Study Group(IRLSSG). The official World Association of Sleep Medicine(WASM)standards for recording and scoring periodic leg movements in sleep(PLMS)and wakefulness(PLMW) developed in collaboration with a task force from the International Restless Legs Syndrome Study Group (IRLSSG). Sleep Med, 7: 175-183.

第十二章

不安腿综合征诊断与鉴别诊断

不安腿综合征是一种常见的神经系统疾病，以强烈的活动双下肢欲望为特征，常伴有感觉异常，症状在夜间或休息时发生或加重，运动后减轻，患者往往被迫活动下肢而得名。其临床特点为夜间或安静时患者出现下肢不适感，主要表现为肢体表面或肌肉深部难以描述的不适感，如蚁走感、蠕动感、烧灼感、针刺感、胀痛感，酸痛、痒或紧箍感等，以蚁走感或蠕动感等非痛性不适感最为常见。

根据国外最近流行病学分析显示，普通人群的患病率为3.9%～15%，而亚洲人群的发病率则较低，为0.1%～12%。不安腿综合征分为原发性和继发性两种。前者具有遗传性，多为常染色体显性遗传；后者常继发于多种疾病，如尿毒症、缺铁性贫血、妊娠、干燥综合征、帕金森病、糖尿病性周围神经病及药物源性等。除此之外，还有两种常见的流行病学分组：早发性不安腿综合征（<45岁）和晚发性不安腿综合征（>45岁）。早发性不安腿综合征在20～40岁时发病率最高，常有家族性聚集性并且疾病进展缓慢。晚发性不安腿综合征可能迅速发展，常与多种疾病并存，尤其是缺铁。

第一节 诊断标准

目前不安腿综合征尚无确切的实验室指标，诊断主要根据病史及临床症状。在确定了不安腿综合征后还需要根据病史及相应的辅助检查结果进一步明确其是原发性不安腿综合征，还是继发性不安腿综合征。

诊断标准历经改进和修订有多个版本，包括最早由美国睡眠障碍协会（ASDA，1990）提出的不安腿综合征临床诊断、病情及病程分级标准；1995年，以Walters为首的国际不安腿综合征研究会修订了该标准；2003年Allen等再次修订，提出了四项必要的诊断标准、三项支持性标准和三项相关的临床特点；2012年IRLSSG再次修订了不安腿综合征的诊断标准，并沿用至今。

与2003诊断标准相比，2012年修订的不安腿综合征诊断标准（表12-1）增加了一个重要的基本标准，注意到不安腿综合征应该与其他具有相似症状的病症区分，如肌痛、静脉淤滞、腿部水肿、关节炎、习惯性叩击等。与之前的诊断标准相比，2012年修订的不安腿综合征诊断标准是由国际上众多不安腿综合征研究专家组成的跨学科写作小组，是基于循证方法制定的标准，降低了文化偏见和种族差异性的影响，确保其成为全世界具有广泛适应性的共识标准。临床病程和注释说明有助于临床医师与研究人员为特定患者群体提供更好的预防和治疗策略，并更好地阐明发病机制。

表 12-1　不安腿综合征诊断标准（国际不安腿综合征研究会，2012）

基本诊断标准

（1）通常但不总是伴随由腿部不适感所导致的活动双腿的强烈愿望

（2）强烈不适感和活动欲出现于休息或不活动（如患者处于卧位或坐位）时，或于休息及不活动时加重

（3）活动（如走动或伸展肢体）过程中不适感可得到部分或完全的缓解，只要活动继续

（4）强烈不适感和活动欲于傍晚或夜间加重，或仅出现于傍晚或夜间

（5）上述特征的出现不能单纯由另一个疾病或现象解释（如肌痛、静脉淤滞、腿部水肿、关节炎、腿部痉挛、位置不适、习惯性叩击）

不安腿综合征临床病程的说明

（1）慢性持续性不安腿综合征：症状在未治疗的情况下，过去一年平均每周至少发生两次

（2）间歇性不安腿综合征：症状在未治疗的情况下，过去一年平均每周发生不到两次

不安腿综合征临床意义的说明

不安腿综合征的症状通过其影响对社会、职业、教育或其他重要的功能区域造成严重的痛苦或损害：睡眠、能量/活力、日常活动、行为、认知或情绪

不安腿综合征主要表现为主观感觉的异常，因此对症状严重度的准确评估存在一定的困难。1990 年，美国睡眠障碍协会提出了不安腿综合征临床分级标准。病情分级：①轻度：偶尔发生，对睡眠启动略有影响，但是对患者生活影响不大；②中度：症状频繁，每周2 次以内，入睡困难，睡眠中可能惊醒，白天也可出现症状；③重度：症状频繁，每周3 次以上，明显影响睡眠，白天也有明显症状。病程分级：①急性：2 周以内；②亚急性：2 周至 3 个月；③慢性：3 个月以上。

近年来主要依据 IRLSSG 量表（international RLS rating scale）评分来评估症状的严重程度。IRLSSG 量表根据患者最近两周来不安腿综合征症状的平均程度就以下 10 个问题进行评分（表 12-2）。每项分为 0～4 级，总分为 40 分。得分 0 分为无症状；得分 1～10 分为轻度；得分 11～20 分为中度；得分 21～30 分为重度；得分 31～40 分为极重度。除了用于对患者病情的评估外，IRLSSG 评分还常用于疗效的评估。

表 12-2　IRLSSG 量表

问题	0 分	1 分	2 分	3 分	4 分
下肢或上肢不适感的程度	无	轻度	中度	严重	非常严重
由不安腿综合征症状而产生的活动欲望	无	轻微	一般	强烈	非常强烈
在活动后上肢或下肢的不适感减轻程度	无不安腿综合征症状	完全或几乎完全减轻	重度减轻	轻度减轻	没有减轻
由不安腿综合征症状而导致的睡眠障碍程度	无睡眠障碍	轻度	中度	严重	非常严重
由不安腿综合征症状而导致的疲劳感或嗜睡程度	无	轻度	中度	严重	非常严重
整体评价不安腿综合征病情	无	轻度	中度	严重	非常严重
不安腿综合征症状发作频率	无	轻度（平均 1 天/周或更少）	中度（平均 2～3 天/周）	严重（平均 4～5 天/周）	非常严重（平均 6～7 天/周）

续表

问题	0分	1分	2分	3分	4分
一天中不安腿综合征症状发作时间	无	轻度（平均小于1小时/天）	中度（平均1~3小时/天）	严重（平均3~8小时/天）	非常严重（平均8小时/天或更长）
不安腿综合征症状对日常生活的影响	无	轻度	中度	严重	非常严重
不安腿综合征症状引起的情绪障碍（如愤怒、抑郁、悲伤、焦虑或易激惹）	无	轻度	中度	严重	非常严重

　　由于不安腿综合征症状加重的发生严重影响了多巴胺能药物的疗效，近年来临床实践中对不安腿综合征症状加重的研究也越来越重视，2007 年欧洲不安腿综合征研究组专家共识会提出了不安腿综合征症状加重的马克斯普朗克研究所（Max Planck Institute，MPI）诊断标准（表 12-3），对不安腿综合征症状加重的发生、预防和处理进行了系统的研究。

表 12-3　不安腿综合征症状加重的 MPI 诊断标准（欧洲不安腿综合征研究组专家共识会，2007）

1. 基本特征（必须全部满足）
（1）在前一周里至少有 5 天存在症状的加重
（2）症状的加重并非因其他因素造成，如用药的改变、生活方式改变、疾病自然进程等
（3）在出现症状加重之前，对药物的治疗反应良好
2. 对治疗持续的矛盾反应（尽管不是立即出现的）　药物剂量增加时症状加重，而剂量减少时症状减轻
3. 症状发生更早
（1）与以前相比，症状发作时间提前至少 4 小时
（2）与以前相比，症状发作时间提前 2~4 小时，并伴有以下至少一项：
　　　静息状态下，症状出现的潜伏期更短
　　　症状扩展至肢体的其他部位
　　　多导睡眠（PSG）监测或制动试验（suggested immobilization test，SIT）显示周期性肢体运动（PLM）增加
　　　用药后症状缓解时间缩短
诊断标准要求满足 A+B 或者 A+C 或者 A+B+C

　　注：症状加重指的是不安腿综合征患者的症状在经过治疗后反而比治疗前更为严重的一种状态。

第二节　鉴别诊断

一、睡眠周期性肢体运动

　　睡眠周期性肢体运动（PLMS）是重复性肢体运动，主要发生在睡眠的前数小时内。在入睡之前的觉醒期间或入睡后的清醒期间也可能发生周期性肢体运动。任何年龄均可发生，但常见于老年人。其特征是睡眠期间发生的重复性、刻板性肢体运动的周期性发作，表现为夜间睡眠中出现踇趾背屈，伴踝背屈，有时膝和髋背屈的刻板重复屈曲运动，睡眠期间的周期性肢体运动需要一系列至少四次肢体运动（通常以肌电图爆发的方式测量），每 5~90 秒重复一次，爆发持续时间为 0.5~5 秒。当患者从睡眠期间安静地醒来，也会出现过度

的周期性肢体运动，且不能被另一种原发性睡眠障碍所解释，通常由多导睡眠监测发现。睡眠周期性肢体运动是不安腿综合征的临床表现之一，80%～90%不安腿综合征患者存在睡眠周期性肢体运动，但存在睡眠周期性肢体运动患者中仅30%为不安腿综合征患者，因而需要仔细鉴别。睡眠周期性肢体运动也可见于健康人群，尤其是老年人。它在几种睡眠障碍中非常常见，包括不安腿综合征（80%～90%）、发作性睡病（45%～60%）、快速眼动（REM）睡眠行为障碍（70%）、多发性硬化、阻塞性睡眠呼吸暂停综合征等，需加以鉴别。

除此之外，睡眠周期性肢体运动需与快速眼动睡眠行为异常（REM sleep behavior disorder，RBD）相鉴别。RBD是快速眼动睡眠后期出现的与梦境相关、暴力行为相关的一种睡眠疾病，多见于中老年患者，发作常出现于入睡90分钟后，发作频率不等，可为每周一次或每晚次数不等。与睡眠周期性肢体运动的下肢刻板性重复屈曲运动不同，RBD表现为在生动梦境下出现的暴力行为，如拳打脚踢、翻滚、跳跃等，伴大喊大叫、骂人等，需极大声才可唤醒，醒后可清晰回忆梦境内容。多导睡眠监测可发现患者在快速眼动期肌张力增高，颌肌出现大量动作电位。

二、周围神经病

如糖尿病、尿毒症或不明原因的多发性神经病和神经根病等，主要临床表现为疼痛，可伴有感觉异常、神经传导速度降低等。周围神经病可导致继发性不安腿综合征的发生，但单纯的周围神经病导致的不适感难以通过活动减轻，所以患者也不会出现强烈的活动欲望。周围神经病患者的不安腿综合征患病率为5.2%～30%。症状的发作也与夜间或休息无明显相关性，受累部位与所累及的周围神经有关，多出现在四肢远端，而不安腿综合征仅以下肢受累为主。此外，神经传导速度（NCV）或肌电图（EMG）检查多存在异常，有助于与不安腿综合征相鉴别。但是有一部分周围神经病可伴有不安腿综合征，应注意加以鉴别。

三、静 坐 不 能

由于内心不安而并非不适感产生的肢体活动，症状为全身性，不能通过运动而缓解，多于白天发生，夜间不发生，休息时不加重，感觉症状也较少见，左旋多巴治疗无效，而抗胆碱药或α肾上腺素能拮抗剂治疗有效。最常见于接受中枢DA2受体拮抗剂治疗的患者，如典型和非典型抗精神病药物，偶见于帕金森病患者，无相关家族史。不安的感觉是静坐不能的特征，被定义为"不安的主观抱怨"，通常伴有可观察到的过度运动，如躯体的摇摆、晃动，走来走去，不停地交叉双腿，变换坐姿，有或无节律、同时或不同时，对称或不对称的肢体运动，更类似于舞蹈样而非不安腿综合征的随意运动。多导睡眠监测无区别性特征，也少有轻度睡眠障碍和睡眠中的周期性肢体运动。神经系统检查可能发现药物诱导的锥体外系体征，不自主运动（如肌跃型抽搐）不常见，也并非典型特征。另外，神经安定药物引起的静坐不能，通常表现为全身感觉而不是仅在四肢中心，没有明显的昼夜节律模式，较少的相关感觉，并且通常没有运动缓解，应该有特定药物暴露史，应注意与不安腿综合征相鉴别。

四、注意缺陷多动障碍

注意力缺陷多动障碍（ADHD）是一种神经行为疾病，多表现为注意力不集中和多动，并非由感觉异常引起。而不安腿综合征的活动增加主要由下肢的异常感觉导致的活动增加。由于儿童活动的增加，儿童发病的不安腿综合征需要与注意缺陷障碍相鉴别，这两者的鉴别并不困难。

五、睡 眠 障 碍

由于不安腿综合征的临床症状多于夜间发作或加重，以及睡眠周期性肢体运动的存在，睡眠障碍常常是不安腿综合征患者的主要临床表现，失眠常常成为患者就诊时的主要主诉，从而忽略了对运动异常和感觉不适的陈诉。临床医师应该注意对失眠原因进行询问，以免漏诊或误诊。

六、生 长 痛

不安腿综合征的诊断在儿童中可能非常具有挑战性，因为儿童经常被误认为是生长疼痛。生长疼痛的典型描述是间歇性的非关节疼痛，主要是肌肉疼痛。通常发生在傍晚和夜间。疼痛通常位于腿部和大腿，尤其是小腿肌肉，大腿前方和膝盖后方，常表现为压痛、红斑或肿胀。生长疼痛严重时双侧疼痛，而不安腿综合征可以是单侧或双侧疼痛。另一个特征是生长疼痛的描述是痛苦的，但不安腿综合征的描述通常是性质难以描述的腿部不适，并非明确的疼痛。生长疼痛和不安腿综合征之间有几个相似的特征。重叠的特征包括发病年龄，夜间优势，症状位置（大腿前部区域、小腿和膝盖后部），症状的间歇性，体检和实验室检查结果（无异常），对活动和幸福感的影响（不限制活动，对健康也无明显影响）。因此，要注意与儿童发病的不安腿综合征相鉴别。儿童生长痛通常不需要特殊治疗，局部按摩、转移注意力或者热敷有助于减轻疼痛程度。

七、脊髓固有性肌痉挛

脊髓固有性肌痉挛（propriospinal myoclonus）是一种特殊类型的脊髓型肌痉挛，源自脊髓本身病变。以躯干中枢的肌肉节律性或非节律性、自发或刺激敏感性的屈曲或伸展活动为特征，四肢也可受累，而脑神经支配肌不受累。典型的运动如轴向"仰卧起坐"常能可变地延伸到四肢，尤其是腿部。诊断需要视频脑电图多导睡眠监测或清醒运动障碍实验室研究，采用轴向和胸部肌电图电极以证明在特征性扩散到其他节段之前，在轴向肌肉上分段开始肌阵挛性抽搐。肌电图显示肌痉挛起源于脊神经支配肌，然后通过脊髓固有通路向头端或尾端的肌肉缓慢传播。以躯干中轴肌肉受累为主及肌电图的特别表现有助于与不安腿综合征相鉴别。

八、不连续过度肌阵挛

不连续过度肌阵挛（excessive fragmentary myoclonus）多表现为较小的动作，如手指或足趾的微小动作或嘴角的抽动，有时也仅仅表现为肌肉的束颤，没有可见的关节活动。不连续过度肌阵挛较为少见，多由多导睡眠监测发现，而患者自己通常不自知。可出现于睡眠各期，大概每隔 5～15 秒出现，持续 10 分钟以上，多见于男性。此外，正常人也可见相同肌阵挛，但仅见于快速眼动期，应注意鉴别。

九、入睡前足震颤和交替性下肢肌肉激活

入睡前足震颤（hypnagogic foot tremor，HFT）表现为在睡眠启动前或浅睡眠期发生的间歇性的足部活动，多导睡眠监测显示复发的肌电电位及单侧或双侧足部典型的 1～2Hz（0.5～3Hz）的活动。入睡前足震颤也可见于健康对照，是一种良性疾病，目前尚无已知的治疗方法。交替性下肢肌肉激活（alternating leg muscle activation，ALMA）与入睡前足震颤类似，区别在于交替性下肢肌肉激活的足部活动是两腿交替发生的。

十、入 睡 抽 动

入睡抽动（hypnic jerks）指入睡前突然发生的抽动，主要影响下肢或上肢，在抽动发生的同时常伴有坠落感、闪光感或入睡前的梦境。几乎每个人一生当中都有过一次或数次入睡前抽动的体验，人群中的发生率约为 70%，无性别及年龄差异。大部分情况下属正常现象，无须治疗。

十一、红斑性肢痛症

红斑性肢痛症（erythromelalgia）是病因不明的阵发性血管扩张性周围性自主神经疾病，是一种少见的综合征，以肢端间歇性烧灼样疼痛、红斑及四肢温度升高为特征。本症主要表现为肢端尤其是足趾、足底对称性红、肿、热、痛等，常表现为烧灼样剧痛，可为阵发性或持续性，发作时间持续数分钟、数小时或数日不等，反复发作，可连续数年或持续终身。常于夜间发作，双足症状最明显，温热、活动、肢端下垂或长时间站立均可引起疼痛加剧或发作。冷水浸足、休息或将肢体抬高时可使烧灼痛缓解。小剂量阿司匹林治疗有效。红斑性肢痛症分为原发性红斑性肢痛和继发性红斑性肢痛，原发性红斑性肢痛由 *SCN9A* 基因中的常染色体显性突变引起，并于 2004 年由 Yang 首次描述；相比之下，继发性红斑性肢痛是一种具有多种潜在关联的病症。因临床表现同样主要累及下肢，多于夜间发作，存在感觉异常，因而早期或症状不典型时需与不安腿综合征相鉴别。如若出现红、肿、热、痛等典型症状则不难鉴别。

十二、痫 样 发 作

痫样发作是脑神经元过度同步放电引起的短暂脑功能障碍，通常指一次发作过程，是发作性皮质功能异常所引起的一组临床症状。部分痫样发作表现为局部肢体不自主动作或感觉异常。但发作与静息状态无关，持续时间较短。患者肢体表现为不能自控，而不安腿综合征患者肢体的活动为主动活动。两者不难鉴别。

十三、夜间腿部痛性痉挛

夜间腿部痛性痉挛（nocturnal leg cramps）表现为睡眠中突然发生的腿部或足部的痛性肌痉挛，最常见于腓肠肌或足部肌肉，用力伸展痉挛的肌肉可使之缓解，但这种情况发生在夜间并可能导致严重的睡眠障碍。可发生于任何年龄，多见于老年人，60 岁以上人群发生率约为 6%。该症状的发生可能与日间的剧烈活动、低镁、低钙、脱水、使用口服避孕药、周围血管疾病等有关。除此之外，其他许多神经系统疾病亦可增加夜间腿部痛性痉挛的发生风险，包括神经根受压、神经病变、运动神经元病、神经肌肉过度兴奋障碍、多发性硬化、肌张力障碍和帕金森病。

十四、腿痛趾动综合征

腿痛趾动综合征（painful legs and moving toes syndrome）较为罕见，趾扭转样张力障碍伴下肢疼痛，活动后症状不能改善，无夜间加重表现，睡眠时足趾不自主运动消失，多见于脊髓及腰骶部神经根损伤。

十五、过 度 疲 劳

过度疲劳时也可使肌肉产生异样感觉，是夜间出现的良性腿部肌肉异样感，需与不安腿综合征相鉴别。

十六、关　节　炎

关节炎通常表现为下肢不适，但更多位于关节中心，在不安腿综合征中通常没有突出的昼夜节律模式，较易鉴别。

十七、位　置　不　适

位置不适通常是指长时间坐着或躺在同一位置引起的不适，可以通过简单的位置变化来缓解。而不安腿综合征则不同，其不适感必须通过持续地改变位置、运动或行走来缓解，否则症状复现。

十八、低血压引起的静坐不安

低血压引起的静坐不安表现为感觉坐立不安，一般局限于腿部，坐着不动或躺下时不明显，但可能会随着运动而缓解，多发生于直立性低血压的个体。

十九、意志动作，脚叩击，腿部摇摆

意志动作，脚叩击，腿部摇摆见于烦躁不安者，特别是在无聊或焦虑时，但通常不会出现相关的感觉症状、不适或有意移动，通常缺乏昼夜节律模式。

（王　涛　孙雅迪）

参 考 文 献

乐卫东，2013. 不安腿综合征. 北京：科学出版社：104-112.

卢丽翔，赵丽君，2005. 红斑性肢痛症的研究进展. 中国全科医学，（16）：1370-1371.

王维治，2006. 神经病学. 北京：人民卫生出版社：993-1000.

Allen PR，Picchietti D，Garcia-Borreguero D，et al，2014. Restless legs syndrome/Willis-Ekbom disease diagnostic criteria：updated International Restless Legs Syndrome Study Group（IRLSSG）consensus criteria-history，rationale，description，and significance. Sleep Med，15：860-873.

Allen RP，Picchietti D，Hening WA，et al，2003. Restless legs syndrome：diagnostic criteria，special considerations，and epidemiology：a report from the restless legs syndrome diagnosis and epidemiology workshop at the National Institutes of Health. Sleep Med，4：101-119.

Brindani F，Vitetta F，Gemignani F，2009. Restless legs syndrome：differential diagnosis and management with pramipexole. Clin Interv Aging，4：305-313.

Cervenka S，Palhagen SE，Comley RA，et al，2006. Support for dopaminergic hypoactivity in restless legs syndrome：a PET study on D2-receptor binding. Brain，129：2017-2028.

Chen NH，Chuang LP，Yang CT，et al，2010. The prevalence of restless legs syndrome in Taiwanese adults. Psychiatry Clin Neurosci，64：170-178.

Cho SJ，Hong JP，Hahm BJ，et al，2009. Restless legs syndrome in a community sample of Korean adults：prevalence，impact on quality of life，and association with DSM-Ⅳ psychiatric disorders. Sleep，32：1069-1076.

Cortese S，Konofal E，Lecendreux M，et al，2005. Restless legs syndrome and attention-deficit/hyperactivity disorder：a review of the literature. Sleep，28（8）：1007-1013.

Gemignani F，Brindani F，Negrotti A，et al，2006. Restless legs syndrome and polyneuropathy. Mov Disord，21：1254-1257.

Gemignani F，Brindani F，Vitetta F，et al，2007. Restless legs syndrome in diabetic neuropathy：a frequent manifestation of small fiber neuropathy. J Peripher Nerv Syst，12：50-53.

Han SH，Park KY，Youn YC，et al，2014. Restless legs syndrome and akathisia as manifestations of acute pontine infarction. J Clin Neurosci，21：354-355.

Hattan E，Chalk C，Postuma RB，2009. Is there a higher risk of restless legs syndrome in peripheral neuropathy. Neurol，72：955-960.

International Restless Legs Syndrome Study Group，2012. Revised IRLSSG diagnostic criteria for RLS.

Kumar R，Sachdev PS，2009. Akathisia and second-generation antipsychotic drugs. Curr Opin Psychiatry. 22：293-299.

Lynn M T，2017. Restless legs syndrome and sleep-related movement disorders. Continuum（Minneap Minn），23：1005-1016.

Mann N，King T，Murphy R，2019. Review of primary and secondary erythromelalgia. Clin Exp Dermatol，44：477-482.

No authors listed，1993. Recording and scoring leg movements. The Atlas Task Force. Sleep，16：748-759.

Ohayon MM，O'hara R，Vitiello MV，2012. Epidemiology of restless legs syndrome：a synthesis of the literature. Sleep Med Rev，16：283-295.

Panda S，Taly AB，Sinha S，et al，2012. Sleep-related disorders among a healthy population in South India. Neurol India，60：68-74.

Peterson H，1977. Leg aches. Pediatr Clin North AM，24：731-736.

Peterson H，1986. Growing pains. Pediatr Clin North AM，33：1365-1372.

Rosso C，Dumurgier J，Nordine T，et al，2007. Restless legs syndrome is frequently overlooked in patients being evaluated for polyneuropathies. Eur J Neurol，14：788-792.

Shi Y，Yu H，Ding D，et al，2015. Prevalence and risk factors of restless legs syndrome among Chinese adults in a rural community of Shanghai in China. PLoS One，10：e0121215.

Simakajornboon N，Dye TJ，Walters AS，2015. Restless legs syndrome/Willis-Ekbom disease and growing pains in children and adolescents. Sleep Med Clin，10：311-322.

Tipton PW，Wszolek ZK，2017. Restless legs syndrome and nocturnal leg cramps：a review and guide to diagnosis and treatment. Pol Arch Intern Med，127：865-872.

Trenkwalder C，Paulus W，Walters AS，2005. The restless legs syndrome. Lancet Neurol，4：465-475.

Tsuboi Y，Imamura A，Sugimura M，et al，2009. Prevalence of restless legs syndrome in a Japanese elderly population. Parkinsonism Relat Disord，15：598-601.

Walters AS，Gabelia D，Frauscher B，2013. Restless legs syndrome（Willis-Ekbom disease）and growing pains：are they the same thing? A side-by-side comparison of the diagnostic criteria for both and recommendations for future research. Sleep Med，14：1247-1252.

Wetter TC，Pollmacher T，1997. Restless legs and periodic leg movements in sleep syndromes. J Neurol，244：S37-S45.

Wijemanne S，Ondo W，2017. Restless legs syndrome：clinical features，diagnosis and a practical approach to management. Pract Neurol，17：444-452.

Zucconi M，Ferri R，Allen R，et al，2006. International Restless Legs Syndrome Study Group（IRLSSG）. The official World Association of Sleep Medicine（WASM）standards for recording and scoring periodic leg movements in sleep（PLMS）and wakefulness（PLMW）developed in collaboration with a task force from the International Restless Legs Syndrome Study Group（IRLSSG）. Sleep Med，7：175-183.

第十三章

不安腿综合征相关睡眠障碍

　　不安腿综合征是一种常见的神经系统感觉运动障碍性疾病。其表现为入睡前或安静休息时双侧或单侧下肢（尤其小腿），也可见于上肢或身体其他部位，出现难以描述的不适感（如蚁爬、刺痛、烧灼、酸痛感等），伴强烈的活动欲望，活动或按压后可部分或全部缓解。目前认为不安腿综合征的发病机制可能与脑铁缺乏、中枢神经系统多巴胺能失调和内源性阿片系统异常等相关。本章首先介绍睡眠分期及其生理学，在此基础上介绍与不安腿综合征相关的睡眠障碍。

第一节　睡 眠 分 期

　　睡眠主要通过多导睡眠图（PSG）进行记录及评估。PSG 常用的记录参数包括脑电图（EEG）、眼动电图（electrooculogram，EOG）、肌电图（EMG）、心电图（electrocardiogram，ECG）、口鼻气流、呼吸运动、脉氧饱和度、鼾声、体位及视音频监测等。依照《美国睡眠医学会睡眠及其相关事件判读手册》的判读规则，将整夜睡眠记录划分为 30 秒一帧，根据EEG、EOG 及 EMG 逐帧进行睡眠分期的判读。其中将成人睡眠分为 5 期：清醒（wakefulness）期（W 期）、非快速眼动（non-rapid eye movement，NREM）睡眠期（N1 期、N2 期、N3期）、快速眼动（rapid eye movement，REM）睡眠期（R 期）。儿童睡眠分期除前面 5 期外，还包括非快速眼动期（N 期）。本节主要介绍成人睡眠分期。

一、睡 眠 结 构

　　睡眠由 NREM 睡眠和 REM 睡眠两个时相组成。NREM 睡眠根据睡眠深度不同，由浅入深分为 N1 期、N2 期、N3 期。N3 期也称为慢波睡眠（SWS）、深睡眠。正常成年人整夜睡眠中可以体现出特定的睡眠结构：NREM 睡眠和 REM 睡眠交替循环出现，由W 期首先进入 N1 期，逐渐进入 N2 期、N3 期睡眠，再由深变浅，随后转入第一次 REM睡眠期，此即第一个睡眠周期。每个周期持续 90～110 分钟，整晚出现 4～6 个循环。SWS在睡眠的前 1/3 时间所占比例较高，随后逐渐减少；REM 睡眠主要集中在睡眠的后 1/3 时间，通常在第一个睡眠周期持续时间较短，随后逐渐延长。NREM 睡眠和 REM 睡眠均可直接转为 W 期，但健康成年人不会由 W 期直接转入 REM 睡眠（图 13-1）。

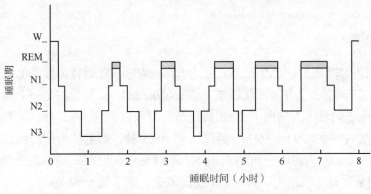

图 13-1 正常成人睡眠结构

随着年龄的增长，睡眠时间和结构发生相应变化。胎儿几乎都处于睡眠状态。新生儿每天的睡眠时间超过 16 小时，其中 50%～60% 的睡眠由 REM 睡眠组成，通常直接由 W 期进入 R 期睡眠（也称为活跃睡眠期）。3 个月婴儿每天的睡眠时间超过 10 小时，开始不由 W 期直接进入 R 期睡眠。1 岁后出现 NREM-REM 循环，每次循环持续 50～60 分钟，6 岁延长到 60～70 分钟，10 岁时可达到成人的 90～110 分钟。出生后 REM 睡眠比例逐渐减少，1～2 岁时 REM 睡眠百分比下降至 30%，3～5 岁下降至 20%～25%，随后长期维持在此水平，老年人 REM 睡眠比例略下降，80 岁以上约占 18%。健康青年人 N1 期通常占总睡眠时间的 5%～10%；N2 期占比最大，通常占 50%～60%；N3 期占 15%～20%；R 期占 20% 左右。成人随着年龄的增长，总睡眠时间逐渐减少，睡眠效率逐渐减低，W 期时间增多，睡眠潜伏期延长，REM 睡眠潜伏期缩短。男性随着年龄的增长，N3 期减少，N1 期增多，女性变化不明显。

二、成人睡眠分期及特征

（一）W 期

W 期即清醒状态，包括完全清醒和思睡早期。闭目状态下，EEG 主要以枕区 8～12.99Hz 的 α 节律为主（所在帧比例＞50%），睁眼时 α 节律减弱或消失，出现低波幅活动（主要为 β 波和 α 波）；睁眼状态下 EOG 以眨眼、快速眼球运动及阅读眼动为特征，颏 EMG 波幅多变，一般高于睡眠期。

（二）N1 期

N1 期也称为浅睡期。在睡眠中所占比例为 5%～10%，多出现在由清醒向其他睡眠阶段移行或睡眠各期出现觉醒时。此时脑电活动较清醒时逐渐减慢，α 节律所占比例逐渐下降，以 4～7.99Hz θ 波及少量≥13Hz β 波组成的低波幅混合频率（low-amplitude mixed-frequency，LAMF）脑电活动为主。此期睡眠中可出现缓慢眼球运动（slow eye movement，SEM），颏 EMG 波幅多变，一般低于 W 期。在 N1 期向 N2 期转换期间可出现顶尖波，顶尖波持续时间<0.5 秒，中央区导联波幅最大，顶尖波也是 N1 期睡眠的特征性脑电波。

（三）N2 期

N2 期睡眠占总睡眠时间比例最高，可达 50%～60%。此期特征性脑电波为非觉醒相关性 K 复合波（K complex）和睡眠纺锤波（sleep spindle）。K 复合波是一个负向波（方向向上）后紧跟一个正向波（方向向下），正负向波的时间持续均≥0.5 秒，主要出现在颅中央区。睡眠纺锤波的频率为 11～16Hz，持续时间≥0.5 秒，脑电波形似纺锤，也主要出现在颅中央区。δ 波（0.5～3.99Hz）可出现在 N2 期睡眠中，但在一帧睡眠记录的比例不超过20%。N2 期通常眼球运动消失，颏 EMG 波幅多变，通常低于 W 期。

（四）N3 期

N3 期也称为 SWS，替代了 Rechtschaffen 和 Kales 睡眠规则中的 3 期和 4 期睡眠，在睡眠中所占比例通常为 15%～20%。睡眠中开始出现中或高波幅 δ 波。N3 期特征性脑电波频率为 0.5～2Hz、正负峰-峰间的波幅差>75μV 的慢波活动（slow wave activity，SWA），SWA 在额区波幅最高，N3 期的标准是 SWA 占一帧睡眠记录的比例≥20%。颏 EMG 进一步降低，通常低于 N2 期，有时会接近 R 期水平。

（五）R 期

R 期占总睡眠时间的 20%左右。此期有 3 个特点：①没有 K 复合波或睡眠纺锤波的LAMF；②快速眼球运动；③低张力颏-肌电图。锯齿波为 R 期的特征性脑电波，类似锯齿的成串出现的三角状的脑电波形，为 2～6Hz，颅中央区波幅最大。此期颏肌电波幅处于整个睡眠期的最低水平，也可出现短暂肌电活动（transient muscle activity，TMA）（<0.25 秒）叠加在低波幅颏-肌电图上，TMA 通常伴随 REM 出现（图 13-2）。

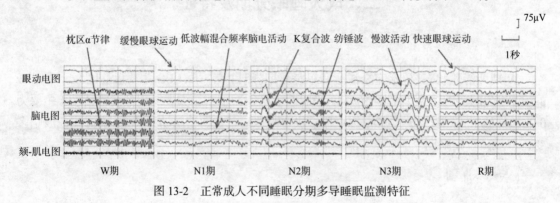

图 13-2　正常成人不同睡眠分期多导睡眠监测特征

第二节　睡眠的生理学机制

睡眠的机制十分复杂，目前认为清醒和睡眠（NREM 睡眠、REM 睡眠）脑功能状态、睡眠各期的周期性变化是脑内控制睡眠区域及清醒区域之间的相互联系、相互作用的动态平衡结果。清醒与睡眠的转换还受昼夜节律和睡眠稳态调节。本节将首先介绍影响睡眠和清醒的大脑主要区域及生理机制，进一步阐述 NREM 睡眠和 REM 睡眠的启动与维持。

一、影响睡眠和清醒的大脑主要区域

（一）脑干

清醒状态的维持依赖于脑干上行网状激活系统（ascending reticular activating systems，ARAS）。ARAS 中存在多个在清醒状态中发挥重要作用的细胞群，包括：①蓝斑核（locus coeruleus，LC）的去甲肾上腺素（norepinephrine，NE）能神经元；②中缝背核（dorsal raphe nucleus，DRN）的 5-羟色胺（serotonin，5-HT）能神经元；③背外侧被盖核（laterodorsal tegmental nucleus，LDT）和脚桥被盖核（pedunculopontine tegmental nucleus，PPT）的乙酰胆碱（acetylcholine，ACh）能神经元；④黑质致密部（substantia nigra compacta，SNc）和腹侧被盖区（ventral tegmental area，VTA）的多巴胺能神经元；⑤网状结构的谷氨酸神经元。这些细胞群可经背侧投射激活丘脑-皮质系统，经腹侧投射激活下丘脑-皮质和基底前脑（basal forebrain，BF）-皮质系统，从而激活大脑皮质，对清醒状态的维持发挥作用。

1. LC 的 NE 能神经元 LC 位于三叉神经中脑核的腹侧，是脑内 NE 能神经元最集中的区域。LC 神经元以 NE 为神经递质支配大脑的广泛区域，放电活动在清醒期活跃，NREM 睡眠时减低，REM 睡眠时停止，促发觉醒。

2. DRN 的 5-HT 能神经元 DRN 为沿脑干中线区域分布的神经核团，是脑内 5-HT 能神经元分布的主要部位。与 NE 能神经元相同，DRN 的 5-HT 神经元放电活动在清醒期活跃，NREM 睡眠时减低，REM 睡眠时停止，促发觉醒。

3. LDT 和 PPT 的 ACh 能神经元 脑干内 ACh 能神经元集中在两个区域：LDT 和 PPT。ACh 能神经元具有刺激皮质兴奋的作用，其放电活动在清醒期活跃，NREM 期睡眠时减低，REM 睡眠时又重新活跃。ACh 与 NE 在介导神经传递中存在一种平衡，两类神经元的活性调节着觉醒状态、肌张力和 REM 睡眠期皮质的兴奋性。

4. SNc 和 VTA 的多巴胺能神经元 中脑多巴胺能神经元位于 SNc、VTA 和红核后区。研究发现，多巴胺能神经元活性在觉醒和 REM 睡眠期增加，但不随着 REM-NREM 睡眠周期时相的转变而变化。

5. 网状结构的谷氨酸神经元 网状结构分布在脑干中轴，由胞体和纤维交错排列形成"网状"区域，与大脑皮质、间脑、脑干、小脑、边缘系统及脊髓有密切而广泛的联系。脑干网状结构有上行投射系统和下行投射系统，大多利用谷氨酸作为递质，上行投射系统接受各种传入冲动，经丘脑、下丘脑、基底前脑最终投射到大脑皮质；下行投射系统到达脊髓，以调节清醒期的感觉-运动活动。其他核团释放的递质也会影响谷氨酸神经元的活性。

（二）下丘脑

下丘脑存在着在清醒和睡眠状态中发挥重要作用的细胞群，包括：①结节乳头核（tuberomammillary nucleus，TMN）的组胺（histamine，HA）能神经元；②下丘脑外侧（lateral hypothalamus，LH）的下视丘分泌素/食欲肽（hypocretin/orexin）能神经元；③下丘脑腹外侧视前区（ventrolateral preoptic area，VLPO）神经元；④下丘脑视上核（suprachiasmatic nucleus，SCN）神经元。

1. TMN 的 HA 神经元　HA 神经元聚集在下丘脑后部的 TMN，其纤维广泛投射大脑皮质、杏仁核、SN、DRN、LC、孤束核等不同脑区，主要作用于与清醒相关的 H1 受体，抗组胺药（H1 受体抑制剂）可导致困倦或睡眠。TMN 同时接受 VLPO 发出的抑制性 GABA 能及甘丙肽能神经纤维支配。下丘脑 TMN 的 HA 神经元性放电活动在清醒期明显活跃，NREM 睡眠时减低，REM 睡眠时停止。

2. LH 的 orexin 神经元　orexin 神经元位于 LH 及穹隆周围，其分泌的神经肽分为 orexin A 和 orexin B，通过两种 G 蛋白偶联受体（orexin R1 和 orexin R2）发挥作用，orexin A 能与 R1 和 R2 结合，而 orexin B 只能与 R2 结合。orexin 神经元主要投射至 LC（orexin R1）、DRN（orexin R1 和 orexin R2）、TMN（orexin R2）等区域，促进觉醒相关递质的释放，兴奋大脑皮质，促发觉醒，维持清醒。这些区域反过来抑制 orexin 神经元的作用。orexin 神经元既是 VLPO 最大的纤维传入者，又直接接受来自 SCN 的投射，提示中枢 orexin 系统对睡眠与觉醒的周期性变化起关键作用。orexin 神经元变性是导致发作性睡病的重要原因。

3. VLPO 神经元　在觉醒向 NREM 睡眠转换过程中，VLPO 神经元放电明显活跃，且兴奋程度与睡眠量呈正相关。VLPO 根据神经元分布不同分为"密集区"和"弥散区"，密集区与 NREM 睡眠联系密切，弥散区与 REM 睡眠明显相关。VLPO 以抑制性 GABA、甘丙肽为神经递质，VLPO 密集区神经元发出神经纤维到 TMN，弥散区神经元发出神经纤维到 DRN 和 LC。同时，VLPO 也接受来自这些区域的抑制性冲动。

4. SCN 神经元　主要包括血管活性肠肽（VIP）、精氨酸血管升压素（AVP）、生长抑素（SOM）、促胃液素释放肽（GRP）和组异肽（PHI）等神经元。SCN 神经元的主要神经递质是 GABA。SCN 是哺乳动物的昼夜节律中枢，在睡眠-觉醒周期中发挥着重要的调控作用。

（三）基底前脑

基底前脑的 ACh 能神经元接受来自脑干及下丘脑觉醒系统的纤维投射，进而广泛投射到大脑皮质，兴奋皮质的锥状细胞，解除皮质神经元的抑制，维持大脑皮质的兴奋性。基底前脑的 ACh 能神经元放电在觉醒和 REM 睡眠期活跃。除 ACh 能神经元外，基底前脑还分布有谷氨酸神经元和少量 GABA 能神经元。另外，与睡眠相关的 GABA 能神经元主要分布在基底前脑和视前区（preoptic area，POA），其纤维投射经由背侧投射到 LH 的 orexin 神经元，下行纤维投射到 HA 能神经元和 LC 的 NE 能神经元促进觉醒。基底前脑和 POA 的 GABA 能神经元在睡眠期放电明显高于觉醒期，促进睡眠。基底前脑的 ACh 能神经元和非 ACh 能神经元共同组成了基底前脑中继站。

伏隔核（nucleus accumbens，NAc）为基底前脑的一个较大的核团，是奖赏和动机的核心中枢。中脑腹侧被盖区-伏隔核通路（VTA-NAc 通路）是奖赏系统的主要神经基础，多巴胺是最重要的神经递质，在 NAc 分布较为密集的多巴胺受体为 D1 和 D2。近期的研究提示，伏隔核中 D1 和 D2 神经元分别调控动机相关的觉醒或睡眠行为。伏隔核 D1 受体阳性神经元主要通过抑制 VTA 和 LH 的 GABA 能中间神经元，使 VTA 的多巴胺能神经元和 LH 的 orexin 神经元兴奋性增高，从而调控觉醒行为。此外，伏隔核腺苷 A2A 受体阳性神经元被证明直接调节动机行为缺乏性睡眠。

（四）丘脑

丘脑室旁核（paraventricular thalamus，PVT）及其周围若干丘脑核团位于丘脑中线及第三脑室腹侧，统称丘脑中线及板内核的核团群。最近的研究提示 PVT 是丘脑觉醒维持的关键脑区。PVT 与 NAc 之间存在密集的投射，还投射到 NAc 的上级神经核团，包括内侧前额皮质、海马、杏仁核等。PVT 的谷氨酸神经元与 NAc 形成兴奋性的单突触功能连接，激活 PVT-NAc 通路可诱导睡眠向觉醒转换，PVT 在睡眠向觉醒转换过程中兴奋性明显增高，促发觉醒；PVT 的谷氨酸神经元接受来自 LH 的 orexin 神经元的支配，在觉醒期间持续兴奋，维持清醒。

脑内影响睡眠和清醒的主要区域分布在脑干、下丘脑、基底前脑等，这些区域的神经元在不同时期的兴奋性不同，脑干和下丘脑之间又存在广泛的纤维联系，相互作用、相互抑制，最终经基底前脑和丘脑投射到大脑皮质，共同参与清醒-睡眠的调控（表 13-1，图 13-3 和图 13-4）。

表 13-1　影响睡眠和清醒主要区域的兴奋性变化

区域	神经递质	清醒	NREM 睡眠	REM 睡眠
LDT/PPT	ACh	兴奋	减低	兴奋
DRN	5-HT	兴奋	减低	停止
LC	NE	兴奋	减低	停止
SNc/VTA*	DA	兴奋		兴奋
LH	orexin	最兴奋	减低	减低
VLPO**	GABA、甘丙肽	不兴奋	兴奋	兴奋
TMN	HA	明显兴奋	减低	停止
BF	ACh	兴奋	减低	兴奋
BF/POA	GABA	不兴奋	兴奋	兴奋

*SNc/VTA 的多巴胺能神经元兴奋性不随着 REM-NREM 睡眠周期时相转变而变化。
**VLPO 的不同区域在不同睡眠期的兴奋性不同。

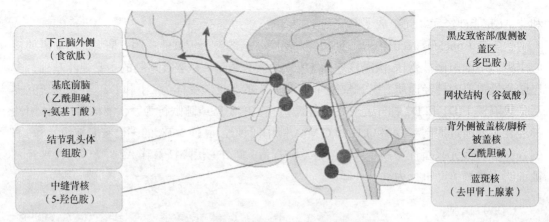

图 13-3　影响清醒状态维持的大脑重要区域

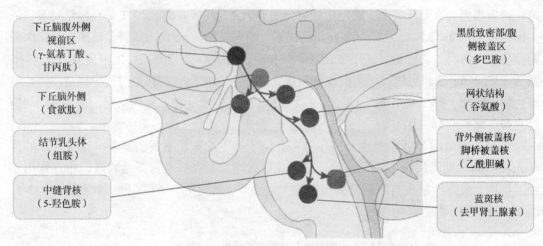

图 13-4　影响睡眠的大脑主要区域

二、清醒与睡眠的调控

昼夜节律和睡眠稳态调节在清醒与睡眠的周期转换过程中同样有较为重要的作用，这一部分简单介绍其调控机制。

（一）昼夜节律调节

昼夜节律即生物钟，从低等生物到人类都存在昼夜节律起搏器，具有内源性特点，周期接近 24 小时，可受环境信号调节或重新设定。SCN 是哺乳动物最重要的昼夜节律中枢，参与调节睡眠-觉醒周期等多种节律性活动。SCN 的节律性受机体内源性和外界环境的双重影响。

机体内源性主要受褪黑素（melatonin，Mel）调节。Mel 是由松果体分泌产生的一种吲哚类激素，其合成受自身节律及外界光照周期影响，在光和生物钟之间发挥中介作用，将内源性生物节律调整至与环境周期同步，具有调节睡眠-觉醒周期和改善时差反应的作用。

外界环境因素主要包括非光线因素和光线因素，非光线因素包括温度、身体运动、社会因素和年龄等。光线因素在昼夜节律过程中起重要作用，具有感光能力的视网膜节细胞接收光信号后，通过视网膜-下丘脑束传导至 SCN，调控昼夜节律，主要神经递质为谷氨酸和促垂体腺苷酸环化酶多肽。

2017 年 Jeffrey C. Hall、Michael Rosbash 和 Michael W. Young 因发现控制昼夜节律的分子机制而获得诺贝尔生理学或医学奖。控制昼夜节律的基因有三个，分别为周期基因（period gene）、无时间基因（timeless gene）及双倍时间基因（doubletime gene）。周期基因编码名为 PER 蛋白质，这种 PER 蛋白质在夜晚通过无时间基因编码产生的 TIM 蛋白质帮助而从细胞质转移到细胞核，并在细胞核中堆积，而 PER 蛋白质会在白天降解，这一个堆积降解的过程约为 24 小时。而双倍时间基因编码产生的 DBT 蛋白的作用就是减缓 PER 蛋白的积累，从而可以实现昼夜节律的精确调控。

（二）睡眠稳态调节

睡眠稳态指在觉醒过程中，睡眠压力会逐渐蓄积，产生睡眠负债，为偿还睡眠负债，机体会主动进入睡眠状态，入睡后，睡眠压力逐渐减少至消失，从而保证机体的睡眠质和量与清醒之间的平衡。睡眠稳态对 NREM 睡眠和 REM 睡眠的调节有所不同，睡眠剥夺后机体会增加睡眠时间来补偿，此时增加的主要为 NREM 睡眠时间，而 REM 睡眠时间只因睡眠时间总体延长而略有延长。目前公认的与睡眠稳态相关的内源性睡眠相关物质包括腺苷、前列腺素 D2（PGD2）等。

1. 腺苷 是广泛存在于中枢神经系统细胞内外的一种小分子物质，在觉醒期间大量聚集于基底前脑，兴奋 VLPO 神经元，通过释放 GABA 和甘丙肽抑制性神经递质，对 TMN、LC、DRN、LDT/PPT 等上行觉醒系统产生抑制，启动 NREM 睡眠。咖啡因可作用于腺苷 A2A 受体，从而抑制睡眠，促进觉醒。另外，腺苷还能介导其他睡眠因子的促眠作用，如具有强烈思睡趋向的细胞因子 IL-1、TNF 和 PGD2 等。

2. PGD2 分布于脑室系统、蛛网膜下腔中，与基底前脑腹内侧面的 PGD2 受体（DPR）结合，增加 DPR 密集区局部细胞外腺苷水平，可能通过活化腺苷 A2A 受体，将催眠信号传入并激活 VLPO，抑制 TMN 的 HA 神经元，从而诱导睡眠。

Borbery 等提出了睡眠调控的双历程模型（two-process model）来解释昼夜节律调节与睡眠稳态调节如何共同作用于睡眠与清醒周期。睡眠稳态过程的睡眠压力在清醒时逐渐增强，睡眠期逐渐减弱，并且与昼夜节律相互作用（但昼夜节律的过程不依赖睡眠和清醒），两者信号整合，该整合过程可能发生在间脑水平，包括内侧视前区、丘脑室旁核前部和下丘脑内侧核，共同作用后启动睡眠，与清醒/激发系统产生拮抗作用。

三、NREM 睡眠的启动与维持

睡眠的启动是一个复杂的过程，正常成人睡眠从觉醒状态首先进入 NREM 睡眠。NREM 睡眠的发生系统包括下丘脑的 VLPO 和下丘脑内侧视前区（median preoptic area，MPN），其中 VLPO 占主导地位。VLPO 神经元以抑制性 GABA、甘丙肽为神经递质，在觉醒向 NREM 睡眠转换过程中放电频率增加。此外，VLPO 和 TMN、DRN 和 LC 等维持和诱发觉醒的核团相互联系、相互抑制，形成一个双稳态反馈环路，促发睡眠与觉醒两种稳定模式交替出现，从而避免出现中间状态。SCN 作为昼夜节律中枢，可能发出神经纤维投射到 VLPO 及 LH 的 orexin 能神经元，以传递睡眠节律信号。目前 VLPO 被认为是 NREM 睡眠发生的核心区域，然而，最近的研究表明，VLPO 被损毁一段时间后，NREM 睡眠仍然发生，提示 NREM 睡眠可能有更为复杂的发生机制。基底前脑和 POA 的 GABA 能神经元在睡眠期放电明显高于觉醒期，在睡眠期的启动过程中起重要作用。丘脑前部在睡眠调节中发挥重要作用，目前认为 NREM 睡眠的纺锤波起源于丘脑，是丘脑网状核的 GABA 能神经元与丘脑-皮质神经元之间相互作用的结果。脑干投射到丘脑的 ACh 能神经纤维可使网状核 GABA 能神经元超极化，阻断纺锤波的发放。SWS 的 SWA 在丘脑-皮质神经元超极化时出现。生长激素释放激素（growth hormone-releasing hormone，GHRH）也可能参与了 SWS 维持，通过强化 GABA 活性来增加 SWS 的波幅和持续时间。

基底神经节、边缘系统部分结构和大脑皮质在 NREM 睡眠的诱发及维持方面也发挥了一定作用。另外，脑干内背侧网状结构和孤束核可能存在 NREM 睡眠相关神经元，孤束核主要通过影响与睡眠发生和自主神经功能有关的边缘前脑结构的功能而发挥作用。

四、REM 睡眠的启动和维持

目前提出了几种 REM 睡眠的控制模式。根据睡眠过程中神经元的兴奋性，将神经元分为两类：①REM 睡眠启动（REM-on）神经元，在觉醒期静止，在 REM 睡眠前期及过程中明显活跃的神经元。其包括 LDT、PPT 的 ACh 能神经元和蓝斑下核（peri-LCα）的谷氨酸神经元。②REM 睡眠关闭（REM-off）神经元，在觉醒期活跃，NREM 睡眠期兴奋性逐渐减低，REM 睡眠期静止的神经元。其包括 LC 的 NE 能神经元和 DRN 的 5-HT 能神经元。两类神经元相互作用，REM-on 神经元对 REM-off 神经元为正反馈作用，REM-off 神经元对 REM-on 神经元为负反馈作用。REM 睡眠期起始过程中，REM-on 神经元兴奋，激活 REM-off 神经元，随着 REM-off 神经元兴奋性逐渐升高，抑制 REM-on 神经元的兴奋性，REM 睡眠终止，NREM 睡眠期随着 REM-off 神经元兴奋性的降低而逐渐缩短，对 REM-on 神经元的抑制作用逐渐减弱，REM-on 神经元兴奋性升高，进入下一个 REM 睡眠期。这个模型解释了 NREM 睡眠和 REM 睡眠的交替循环。

GABA 能神经元参与的交互作用模型更为复杂。此模式提出了功能相反又相互作用的 REM-on 区 GABA 能神经元和 REM-off 区 GABA 能神经元，两种神经元相互抑制。GABA 能神经元及其受体存在于 LC 区域。研究发现 REM-on 区 GABA 能神经元在 REM 睡眠期活跃，参与抑制 LC 的 NA 能神经元活动，从而维持 REM 睡眠。中脑中央导水管灰质向 peri-LCα 投射 REM-off 区 GABA 能神经纤维，抑制 peri-LCα 的谷氨酸神经元活动，从而抑制 REM 睡眠。

第三节 不安腿综合征相关睡眠障碍

不安腿综合征对于睡眠的影响表现为入睡困难、夜间多次觉醒和睡眠效率降低等，睡眠质量降低导致患者出现日间疲乏、思睡及认知功能减退，伴发焦虑、抑郁等情绪障碍。不安腿综合征具有典型的昼夜规律，发病高峰在 0～3：00，部分患者会因此推迟睡眠时间，逐渐演变成睡眠-觉醒时相延迟障碍（delayed sleep-wake phase disorder，DSWPD）或慢性睡眠剥夺。DSWPD 指睡眠及觉醒时间均延迟（通常≥2 小时），表现为入睡困难、晨醒困难，晚睡晚醒导致生活节奏被打乱，如被迫早醒，久而久之造成慢性睡眠剥夺。由于长期夜间睡眠缺失，可出现日间嗜睡增加、警觉性降低、焦虑抑郁和全身不适等症状。此外，不安腿综合征经常与周期性肢体运动障碍及 REM 睡眠行为异常等睡眠障碍共病。本节重点介绍不安腿综合征共病的周期性肢体运动障碍及 REM 睡眠行为异常。

一、周期性肢体运动障碍

周期性肢体运动障碍（PLMD）与不安腿综合征均属于睡眠相关运动障碍。PLMD 是指在睡眠期出现的周期性、反复发作、高度刻板的肢体运动，导致睡眠受扰或疲劳，且这些运动症状不继发于其他疾病。这种活动常出现在下肢，因此通常被称为"周期性肢体运动"。PLMD 和不安腿综合征联系紧密，80%以上的不安腿综合征患者入睡后可出现睡眠期周期性肢体运动（PLMS），30%的 PLMD 患者同时患有不安腿综合征。研究显示 82%～100%的不安腿综合征患者 PSG 监测结果提示睡眠期周期性肢体运动指数（PLMI）>5，PLMI 增高可支持不安腿综合征的诊断，但并非诊断不安腿综合征的必要条件。PLMD 和不安腿综合征均可导致失眠和睡眠质量降低，影响患者正常工作和生活。

PLMD 的病理生理学机制尚不清楚。目前认为与多巴胺功能障碍相关，对不安腿综合征患者和儿童 PLMS 的研究还表明遗传因素和血清铁水平与发病有关。睡眠期脑电循环交替模式（CAP）是一种非恢复性睡眠（non-restorative sleep，NRS）的标志，在 PLMD 患者中增多，提示可能影响 PLMS 的周期性。皮质唤醒可先于、同时或后于肢体运动出现，表明并非每一次唤醒均由 PLMS 引起。此外，药物可以将 PLMS 与觉醒分离，提示可能存在中枢性起源。与 PLMS 相关的自主唤醒特点是显著的心率加快和血压升高，可能是增加心脑血管疾病发病风险的机制之一。

PLMD 的特征是在睡眠中肢体反复出现、高度一致的肌肉活动，主要见于下肢末端，表现为类似巴宾斯基征的大踇趾背屈，同时可伴有踝关节、膝关节、髋关节的屈曲，偶可见于上肢，表现为肘部屈曲。肢体运动可能伴随自主唤醒、皮质唤醒或清醒，唤醒可先于、同时或后于肢体运动出现。患者可主诉失眠或日间思睡，部分患者可无自主症状，感觉不到肢体运动及睡眠片段化（sleep fragmentation），而由家人发现其存在睡眠中反复的肢体活动。睡眠维持困难及非恢复性睡眠常与 PLMS 的严重程度呈正相关。既往曾报道 PLMD 存在日间过度思睡，但是新的数据发现 PLMS 者无埃普沃思嗜睡量表（Epworth sleepiness scale，ESS）评分显著升高或多次睡眠潜伏期试验（multiple sleep latency test，MSLT）潜伏期缩短。

国际睡眠障碍-3（ICSD-3）关于 PLMD 的诊断标准如下：必须满足以下四项标准。

（1）PSG 证实存在 PLMS 事件，判读标准依据最新版《美国睡眠医学会睡眠及其相关事件判读手册》。

（2）儿童 PLMI＞5，成人 PLMI＞15。

（3）PLMS 导致明显睡眠受扰，或心理、躯体、社会、职业、教育、行为异常，或其他重要功能受损。

（4）PLMS 不能以其他睡眠障碍、内科或神经系统疾病及精神障碍解释（如与呼吸暂停或低通气相关的 PLMS 事件）。

针对此诊断标准，有以下几点需要注意：

（1）PLMI 仅在患者存在睡眠障碍主诉时有意义。研究发现，在未排除呼吸事件相关觉醒（通过敏感的呼吸监测方法）和其他原因引起 PLMD 的情况下，成人 PLMI 基础值＞5。数据表明有症状和无症状个体间 PLMI 存在部分重叠，也进一步强调临床症状更加重要。

（2）如果不伴有临床睡眠受扰或日间功能受损，PLMS 可以标注为 PSG 发现，但并不符合 PLMD 的诊断。

（3）伴发失眠或过度思睡不足以诊断 PLMD。研究表明，大多数情况下，失眠或过度思睡等伴随症状是由 PLMS 以外的其他原因引起的。如果要诊断 PLMD，必须建立 PLMS 与失眠、过度思睡之间合理的因果关系，需要排除其他引起失眠或过度思睡的情况，如焦虑、阻塞性睡眠呼吸暂停、发作性睡病。PLMS 很常见，但成人 PLMD 少见。

（4）对于已诊断不安腿综合征、发作性睡病、RBD 或未治疗的睡眠呼吸暂停低通气综合征的患者，不再诊断 PLMD。PLMS 在这些情况下很常见，但是睡眠障碍主诉应归因于原发病，当具有潜在干扰睡眠的 PLMS 发生于不安腿综合征的背景下时，不安腿综合征的诊断优先于 PLMD。这种情况下，诊断为不安腿综合征，并注明存在 PLMS。

（5）当明确 PLMS 由药物引起并满足 PLMD 诊断标准时，建议使用更具特异性的 PLMD 诊断，而不用于药物或物质滥用引起的睡眠相关运动障碍。

如上所述，PLMD 的诊断需排除其他导致 PLMS 发生的情况，尤其是不安腿综合征、RBD、发作性睡病和睡眠相关的呼吸障碍（sleep breathing disorders，SRBD）。有报道下列疾病中 PLMS 的发生率也增加：多系统萎缩（multiple system atrophy，MSA）、多巴胺反应性肌张力障碍、睡眠相关进食障碍、脊髓损伤、终末期肾病、充血性心力衰竭、帕金森病、镰状细胞贫血、创伤后应激障碍、Asperger 综合征、Williams 综合征和多发性硬化等。多巴胺能系统的受损和（或）中枢抑制的减弱可能是上述疾病发生 PLMS 的机制。

PLMD 主要与以下疾病相鉴别：

（1）睡眠惊跳/入睡抽动（sleep starts/hypnic jerks），通常发生在清醒到睡眠的过渡期，持续时间较 PLMS 短，为 20～100 毫秒，无周期性。

（2）REM 期时相性活动，是与快速眼球活动同时出现成束发放的肌电活动，持续时间通常为 5～15 秒，间隔时间变异性大，无周期性。

（3）片段性肌阵挛（fragmentary myoclonus），通常无或很少有可见的肢体运动，EMG活动持续时间较短，为 75～150 毫秒，间隔时间变化大，缺乏周期性。

（4）伴有肌阵挛症状的神经系统疾病，如克-雅病（Creutzfeldt-Jakob disease）、阿尔茨海默病（Alzheimer disease）等，这些疾病中，不自主运动通常出现在日间，症状不局限于下肢，上肢及身体其他部位症状同样显著，并且没有 PLMS 的周期性特点。

此外，PLMS 需与夜间癫痫及肌阵挛性癫痫相鉴别。

PSG 检查对于 PLMD 的诊断有重大意义。胫前 EMG 可见患者睡眠中反复出现肢体肌肉的收缩活动，每次持续时间 0.5～10 秒，一般间隔 20～40 秒再次出现。PSG 检查中 EEG可用于判断 PLMS 发生的睡眠期，并可同时监测到 PLMS 相关脑电（皮质）唤醒或清醒。PLMS 可紧随 N1 期睡眠起始出现，更常见于 N2 期，N3 期出现频次减少，通常不出现在 R期。PLMS 可能与脑电唤醒或清醒相关联，通过心率、血压等监测方法，提示自主唤醒比皮质唤醒更为常见。某些情况下，即使 PLMS 消失，周期性唤醒仍可能持续。PLMI 和睡眠期周期性肢体运动事件-唤醒反应指数（睡眠期伴有唤醒反应的肢体运动事件总数/总睡眠时间，PLM-AI）可用于诊断和评估 PLMD 的严重程度。脑电唤醒反应对于 PLMD 的诊断非必需，但反复频繁的脑电唤醒反应可造成睡眠片段化，严重影响睡眠质量，造成患者白天嗜睡及认知功能减低。

为了更好地鉴别 PLMS 和其他运动，如肌阵挛、简单的姿势变换、伸展肢体等，并将与呼吸事件相关的运动、入睡前足震颤或交替性肢体运动等排除在 PLMI 之外，AASM 对PLMS 的判读做出详细的定义。

（1）有意义的单次肢体运动（LM）事件的定义如下：

1）LM 事件的持续最短时间为 0.5 秒。

2）LM 事件的持续最长时间为 10 秒。

3）波幅至少较静息状态 EMG 升高＞8μV（至少持续 0.5 秒）。

4）LM 事件起始点定义为 EMG 波幅较静息状态升高 8μV 处。

5）LM 事件结束点定义为 EMG 波幅与静息状态 EMG 比较不超 2μV 且持续时间至少0.5 秒的起始处。

（2）PLM 序列的判断标准如下：

1）至少连贯出现 4 次 LM 才能定义为一组 PLM。

2）相邻 2 个 LM 事件之间的周期长度（从前一次 LM 事件的起始点到下一次 LM 事件的起始点）包括 PLM 事件在内为 5～90 秒。

3）左右两侧的 LM，起始点间相隔小于 5 秒记为 LM 事件。测量这组中的 LM 与下一个 LM 事件之间的周期长度，应该从第 1 个 LM 事件起点到下一个 LM 事件的起点。

（3）如果 1 次觉醒和一组 PLM 中的 1 次 LM 事件同时、重叠或者一个事件结束与另一个事件的开始之间小于 0.5 秒，不管哪一事件在先，可判定该次 LM 事件与脑电觉醒相关。

（4）发生在呼吸暂停、低通气、呼吸努力相关觉醒（RERA）或者睡眠呼吸紊乱时间的前后 0.5 秒之内的 LM 事件，都不应该判读为 LM 事件。

（5）LM 事件期间，存在小于 90 秒的清醒期，此时不妨碍将清醒之前和清醒之后发生的 LM 作为某次 PLM 的一部分判读。

已经证实身体活动记录仪监测 PLMS 有效，为 PLMS 的大样本及多夜监测的变异性评价提供了一种新的监测方法。

PLMD 的药物治疗尚无充足的证据。目前认为不安腿综合征伴随 PLMD 时，某些药物的使用可使症状得到缓解或部分缓解。PLMD 治疗与不安腿综合征治疗类似，治疗的主要药物为多巴制剂，如左旋多巴，以及多巴胺受体激动剂如普拉克索（pramipexole）、罗匹尼罗（ropinirole），有效率可达 90%。无法耐受的患者可用麦角胺类多巴胺受体激动剂培高利特（pergolide），但需注意培高利特的不良反应如心脏瓣膜纤维化、胸膜纤维化等。由于不安腿综合征的症状主要发生在入睡前，建议在晚饭时服用多巴胺制剂，而 PLMD 的症状主要发生在入睡后 N1、N2 期，建议在就寝前 1 小时服药。除多巴胺制剂外，还可应用镇静催眠药如氯硝西泮，抗癫痫药物如加巴喷丁（gabapentin）、拉莫三嗪（lamotrigine）等，适用于因多巴胺制剂副作用无法继续服用的患者。阿片类药物如羟考酮（oxycodone）、丙氧芬（propoxyphene）等，对于缓解 PLMD 的症状也有一定效果，但鉴于镇静、便秘、成瘾等副作用，国内较少应用。对 PLMD 的药物治疗还需进一步研究。

二、REM 睡眠行为异常

REM 睡眠行为异常（RBD）是临床常见的 REM 期异态睡眠。RBD 是一种以 REM 睡眠期伴随梦境及肢体活动为特征的睡眠疾病，发作时的暴力行为可造成自身及同床者伤害并破坏睡眠。研究发现，RBD 与神经退行性疾病如 PD、路易体痴呆、MSA 等相关。PD 中 RBD 的患病率为 15%～33%。PD 和不安腿综合征均存在多巴胺功能障碍，对多巴胺制剂治疗均敏感，多项研究显示 PD 患者不安腿综合征的患病率高于普通人群。但进一步研究显示，PD 患者可见黑质多巴胺能神经元丢失和路易小体形成，多巴胺转运体显像显示多巴胺转运体减少，而不安腿综合征无上述表现；不安腿综合征患者黑质铁含量降低，PD 患者反而升高；不安腿综合征的治疗除多巴胺制剂外，还包括阿片类药物、抗癫痫药物等，提示不安腿综合征和 PD 本质上是两种疾病。对不安腿综合征患者 RBD 的调查结果显示患病率并不高于普通人群，提示不安腿综合征和 RBD 并无显著关联，并间接提示不安腿综合征并不是 PD 的症状前期表现。

RBD 典型特征为 REM 睡眠期出现与梦境相关的肢体活动，多为梦呓、不同程度的肢体动作甚至是暴力行为及情绪反应。梦境多为袭击、反抗、被陌生人或动物追赶等内容，行为多为打拳、踢腿、大喊大叫、咒骂、伤人毁物，甚至下床活动，发作结束后一般很快清醒，恢复正常警觉性，并且能够清晰复述梦境，对睡眠中出现的异常行为无记忆。RBD 患者就诊的原因通常为本人或同床者受到伤害，较少出现睡眠受扰。因与 REM 睡眠相关，RBD 常发生于整夜睡眠的后半段，一般在睡眠起始后至少 90 分钟发作，如果患者合并发作性睡病，由于入睡后很快出现睡眠起始 REM 片段（sleep onset rapid eye movement period, SOREMP），RBD 也可在入睡后很快出现。RBD 通常出现于 40～70 岁人群，男性多于女性，也可起始于任何年龄，尤其是症状性 RBD（如发作性睡病伴发的 RBD）患者。女性RBD 患者相对来说有暴力内容的梦境少见，但在梦境中多为受害者角色。在出现典型 RBD

症状之前数年或数十年，患者常表现有睡眠期间的不安定，如梦呓和肢体活动频繁等现象。

ICSD-3 关于 RBD 的诊断须满足以下标准：

（1）反复发作睡眠相关发声和（或）复杂动作。

（2）异常行为经 PSG 证实出现于 REM 睡眠期，或者基于病史，异常行为的出现是对梦境的演绎，推测异常行为出现在 REM 睡眠期。

（3）PSG 提示 REM 睡眠无肌张力缺失。

（4）不能以另一种睡眠疾病、精神疾病、药物和物质应用所解释。

需要与 RBD 相鉴别的疾病包括意识模糊性觉醒、睡惊症、睡行症、梦魇、睡眠期癫痫发作（夜间额叶癫痫、夜间复杂部分性发作）、创伤后应激障碍等。其中意识模糊性觉醒、睡惊症、睡行症属于 NREM 睡眠相关异态睡眠，大多发生在整夜睡眠的前半夜，醒后不会快速恢复警觉，次日不能回忆，PSG 显示睡眠行为异常发生于 NREM 期，而 RBD 发生于 REM 期。RBD 可伴发睡行症或睡惊症，称为睡眠期行为障碍重叠症，为 RBD 的一种亚型。梦魇也发生于 REM 期，梦魇常发生在恐怖、极度焦虑不安的梦境后，患者从睡眠中突然惊醒，伴强烈恐惧、焦虑等负性情绪，但不伴暴力动作，醒后定向力、警觉性正常，多可详细复述梦境，再入睡困难，儿童常见。睡眠期癫痫常为反复发作、动作刻板，视频脑电可见癫痫波，RBD 所表现的攻击行为比癫痫发作的动作更为复杂。创伤后应激障碍患者曾有强烈的创伤经历，症状表现与创伤经历密切相关，清醒时存在警觉性增高、持续回避、社会功能受损等其他症状。

RBD 的诊断主要根据临床病史及同步视频多导睡眠监测（video-polysomnography，vPSG）检查。RBD 最显著的电生理特征为 REM 睡眠期肌张力失迟缓（持续或间断），伴或不伴下颌/肢体 EMG 时相性升高，伴上肢和手部动作者，应同时监测上下肢 EMG，严重者视频可监测到面部及肢体动作。《美国睡眠医学会睡眠及其相关事件判读手册》指出 RBD 的 PSG 特征包括下列 1 项或 2 项：

（1）REM 睡眠存在持续颏 EMG 活动。

（2）REM 睡眠存在多发短暂颏或肢体 EMG 活动。

REM 睡眠持续肌肉活动（紧张性活动）指一帧 REM 睡眠记录中，至少 50% 以上时间记录到颏 EMG 波幅高于 NREM 睡眠最小波幅。REM 睡眠多发短暂肌肉活动（时相性活动）指将 30 秒 REM 睡眠记录帧分成 10 个 3 秒小帧，至少 5 个（50%）小帧含有突发的短暂肌肉活动。RBD 多发短暂肌电活动突发持续时间为 0.1～5.0 秒，波幅至少为基础肌电波幅的 4 倍。此外，RBD 筛查问卷、Mayo 睡眠问卷等有利于 RBD 的筛查。

RBD 的治疗包括非药物治疗和药物治疗。RBD 的伤害性行为可高达 30%～81%，因此安全的睡眠环境十分重要，包括在地板上放置床垫，家具边角用软物包裹，避免接触利器、玻璃器具等，同样建议在 RBD 症状得到有效控制前，同床者与患者分室居住。氯硝西泮可显著减少 RBD 行为异常及伤害的发生，90% 以上有效，且很少出现耐受，建议睡前服用，每次 0.25～2.0mg，最高不超过 4.0mg。但对伴有痴呆、步态异常及阻塞性睡眠呼吸暂停低通气综合征的患者需谨慎使用，用药过程需严格监控，谨防药物不良反应。褪黑素适用于合并 PD、MSA、路易体痴呆的患者，疗效明确，不良反应少而轻，建议睡前服用 3～12mg。另外，多巴胺及多巴胺受体激动剂（如左旋多巴、普拉克索）、5-羟色胺再摄取抑制剂（如帕罗西汀）、胆碱酯酶抑制剂（如多奈哌齐）、其他镇静催眠药物（如右佐匹克隆）等报道有效，但疗效不确切，临床应用较少。

小　结

　　睡眠的生理机制目前仍有很多的未知之处，清醒-睡眠调控之谜需要进一步的探索。睡眠障碍的发病机制的研究更是一个广阔、充满未知的研究领域，分子、生物化学机制的研究不仅有助于进一步拓宽现有的研究领域，还将为睡眠障碍新的诊断和治疗策略提供依据。不安腿综合征相关睡眠障碍包括不安腿综合征继发的失眠、DSWPD 和慢性睡眠剥夺等，以及与不安腿综合征共病的 PLMD 和 RBD 等。不安腿综合征与 PLMD、RBD 的相关性及病理生理学机制仍有待进一步研究。

（林永忠　孙玉冰）

参 考 文 献

赵忠新，2016. 睡眠医学. 北京：人民卫生出版社.

Allen RP，Picchietti DL，Garcia-Borreguero D，et al，2014. Restless legs syndrome/Willis-Ekbom disease diagnostic criteria：updated International Restless Legs Syndrome Study Group（IRLSSG）consensus criteria-history，rationale，description，and significance. Sleep Med，15：860-873.

American Academy of Sleep Medicine，2014. American Academy of Sleep Medicine. International classification of sleep disorders，3rd ed. Darien，IL：American Academy of Sleep Medicine.

Berry RB，Albertario CL，Harding SM，et al，2018. The AASM manual for the scoring of sleep and associated events：rules，terminology and technical specifications，Version 2. 5，Darien，IL：American Academy of Sleep Medicine.

Boeve BF，2010. REM sleep behavior disorder：updated review of the core features，the REM sleep behavior disorder-neurodegenerative disease association，evolving concepts，controversies，and future directions. Ann N Y Acad Sci，1184：15-54.

Brown RE，Basheer R，Mckenna JT，et al，2012. Control of sleep and wakefulness. Physiol Rev，92：1087-1187.

Falup-Pecurariu C，Diaconu S，2017. Sleep dysfunction in Parkinson's disease. Int Rev Neurobiol，47（1）：35.

Figorilli M，Puligheddu M，Congiu P，et al，2017. The Clinical Importance of Periodic Leg Movements in Sleep. Curr Treat Options Neurol，19：10.

Huang RC，2018. The discoveries of molecular mechanisms for the circadian rhythm：the 2017 nobel prize in physiology or medicine. Biomed J，41：5-8.

Luo YJ，Li YD，Wang L，et al，2018. Nucleus accumbens controls wakefulness by a subpopulation of neurons expressing dopamine D1 receptors. Nat Commun，9：1576.

Ren S，Wang Y，Yue F，et al，2018. The paraventricular thalamus is a critical thalamic area for wakefulness. Sci，362：429-434.

Sakai K，Crochet S，2003. A neural mechanism of sleep and wakefulness. Sleep & Biol Rhythms，1：29-42.

Shao YF，Lin JS，Hou YP，2019. Paraventricular thalamus as a major thalamic structure for wake control. Neurosci Bull，35：946-948.

Sharon D，2015. Restless legs syndrome and sleep related movement disorders. Sleep Med Clin，10：xvii-xviii.

第十四章

不安腿综合征相关心理障碍

不安腿综合征又称为不宁腿综合征，是一种常见的感觉运动性疾病，以有强烈活动双下肢的欲望为特征，常伴有感觉异常，症状在休息或夜间时发生或加重，运动后减轻。不安腿综合征会使患者出现严重的失眠、睡眠片段化、白天困倦，影响白日活动，在患者生活质量降低的同时，也容易并发许多的躯体疾病及心理障碍。不安腿综合征伴发的心理障碍主要包括抑郁，不安腿综合征患者抑郁症的患病率是健康者的2～4倍。此外，焦虑、冲动控制障碍及注意力缺陷多动障碍等也有报道。

第一节　发病机制

一、共同的病理生理学基础

慢性躯体障碍和心理障碍的共病较常见。例如，抑郁症患者的冠心病、脑卒中和肿瘤的发病率增加。而在糖尿病或心血管疾病等慢性疾病患者中，抑郁的风险也是升高的。不安腿综合征会增加患者发生帕金森病的危险性，而且抑郁症状作为帕金森病的早期症状，可以先于帕金森病典型症状出现。不安腿综合征患者中抑郁症的高患病率表明两者可能共同存在一个基本共通的病理生理学机制，而导致了共病。不安腿综合征及抑郁可能与中枢神经系统多巴胺能代谢的失调有关。因为在不安腿综合征患者中，左旋多巴和多巴胺受体激动剂治疗显著有效，而多巴胺受体拮抗剂如甲氧氯普胺和抗精神病药物可以使不安腿综合征症状恶化。单光子计算机断层扫描显示不安腿综合征患者的纹状体 D2 受体结合力下降，正电子计算机断层扫描也显示不安腿综合征患者的黑质纹状体突触前膜的多巴胺受体下降。而在抑郁症中，也认为存在多巴胺受体敏感性降低及多巴胺转换率下降减少。利用多巴胺受体激动剂作为附加药物治疗难治性抑郁症可以改善抑郁症状。因此，推测中枢神经系统多巴胺能系统的损伤可能是不安腿综合征患者并发抑郁障碍的原因之一。有研究对不安腿综合征患者合并抑郁进行分析，提出中脑缘和大脑皮质的多巴胺能系统的损伤，是不安腿综合征合并抑郁及抑郁症状中的快感缺乏和动力缺乏的重要病理生理学基础。基于脑电分析的研究显示不安腿综合征患者与年龄和性别匹配的对照相比，α 和 δ 频率及优势频率等电生理数据存在显著差异，并且与抑郁患者汉密尔顿抑郁评分（HAMD）具有最高的相关性。

二、药物因素

抗精神病药物与不安腿综合征之间的明显相关性已经被广泛认可，其中选择性 5-羟色胺再摄取抑制剂、5-羟色胺去甲肾上腺素再摄取抑制剂、抗组胺类药物均可诱发或加重不安腿综合征（表 14-1）。同时，也已经有多例报道关于使用多巴胺治疗引起冲动控制障碍（ICD）的报道。多巴胺能药物能干扰内源性多巴胺生理性释放，作用于多巴胺受体，引起异常兴奋。多巴胺 D1、D2 受体主要分布于纹状体背侧核，D3 受体则主要分布于纹状体腹侧。较之 D1、D2 受体，D3 受体与 ICD 的发生更为密切。动物实验证实，长期多巴胺替代治疗（DRT）后，纹状体背侧发现了 D3 受体的异位感应耦合，诱发行为敏化，因此推断与 ICD 的发生有关。多巴胺能药物还可影响外源性多巴胺代谢，刺激机体其他系统活动，产生副作用。长期慢性刺激纹状体腹侧、背侧多巴胺受体可使神经元敏化，而致行为敏化，失去正常控制。一项研究采用 ^{11}C 标记雷氯必利，通过 PET 观测其异相分布来了解纹状体 D2、D3 受体的活动，发现情绪高昂和冲动状态下其分布明显增多。

表 14-1　常用的抗精神病药物对不安腿综合征的影响

药物分类	药物名称	典型的治疗指征	加剧不安腿综合征的可能性
选择性 5-羟色胺再摄取抑制剂	氟西汀、西酞普兰、舍曲林、帕罗西汀	抑郁、焦虑	++
5-羟色胺去甲肾上腺素再摄取抑制剂	度洛西汀、文拉法辛	抑郁	++
去甲肾上腺素多巴胺再摄取抑制剂	安非他酮	抑郁	-
三环抗抑郁剂（除地昔帕明外）	去甲替林、阿米替林	抑郁、焦虑	+
三环抗抑郁剂	地昔帕明	抑郁、焦虑	0
第二代抗精神病药	喹硫平、奥氮平、利培酮	精神分裂症、双相情感障碍	++
抗组胺药	苯海拉明、羟嗪	失眠、焦虑	++
多巴胺受体激动剂	普拉克索、罗匹尼罗	抑郁	- -
苯二氮䓬类	劳拉西泮、氯硝西泮、阿普唑仑	焦虑症	-
其他	曲唑酮	失眠、抑郁	+

注：+/++，引起或加重不安腿综合征症状；0，未知或影响；-/--，减轻不安腿综合征症状。

三、睡眠障碍

不安腿综合征持续的睡眠障碍可能与抑郁症的发生有关。不安腿综合征症状以强烈的昼夜节律方式发生，最严重的时间为 0～4 点，如果症状较重则会严重扰乱睡眠。同时，睡眠剥夺可以加重惊恐发作，甚至在一些易感个体中，睡眠剥夺可以引起惊恐发作。不安腿综合征症状和睡眠相关的周期性肢体运动常导致总睡眠时间不足，从而会增加交感神经张力。上述症状常使患者整日无精打采、情绪低落、工作能力下降，产生抑郁、焦虑、紧张情绪，这些情绪反过来又会影响患者的睡眠，加重躯体的不适感，致使症状迁延，经久不愈，患者的抑郁焦虑情绪增加。

四、遗传因素及其他因素

原发性不安腿综合征患者通常起病于早年，起病因素不明，可能与遗传基础相关。原发性患者的一级和二级亲属的患病率明显高于对照者的亲属，具有高度家族遗传特质，可能高达 50%。抑郁症患者常常呈现家族聚集，在一项家系研究中发现，其中有 43 名患者有不安腿综合征、特发性震颤及抑郁，并且有数个家庭成员患有不止一种疾病，这也提示了遗传因素可能在不安腿综合征及抑郁共病的发生发展中起到重要作用。

第二节　不安腿综合征相关抑郁

一、临 床 表 现

抑郁是以显著而持久的心境低落为主要临床特征，是心境障碍的主要类型。临床可见心境低落与其处境不相称，情绪的消沉可以从闷闷不乐到悲痛欲绝，自卑抑郁，甚至悲观厌世，可有自杀企图或行为。总的来说，抑郁的各种症状均可以发生于不安腿综合征伴发抑郁的患者中，但是相比之下，不安腿综合征合并抑郁症状有其独有的特点，使用贝克抑郁量表（BDI）评估未经治疗的不安腿综合征患者的抑郁症状，其中与睡眠损失相关的主诉如"睡眠减少"，"缺乏能量/疲劳"和"易怒"比典型的认知-情感症状，如失败感、内疚、惩罚感、自我蔑视和自责更常见。一项纳入伴或不伴不安腿综合征失眠患者的研究发现，与睡眠障碍无关的抑郁症状如情绪低落、食欲缺乏、内疚、快感缺乏和自杀念头等，在两组间没有特征的差异性。在不安腿综合征患者没有得到充分治疗时，抑郁症状会持续出现在这些患者的身上。

二、不安腿综合征与抑郁关系的研究

早在半个世纪前，人们就描述了不安腿综合征症状与抑郁情绪的联系。最近的多项流行病学研究表明不安腿综合征与抑郁有关（表 14-2）。研究发现不安腿综合征患者的心理健康状况明显下降，并且通过抑郁情绪和社会隔离感明显提升。不安腿综合征患者通过经验证的问卷评估如使用汉密尔顿抑郁及焦虑量表评估，发现不安腿综合征严重程度与抑郁和焦虑症状之间存在明显的相关性。也有研究使用自我评定量表来评估不安腿综合征患者抑郁情绪，其中两项研究应用了流行病学研究中心抑郁量表（CES-D），发现不安腿综合征患者抑郁评分升高，但低于临床诊断抑郁症的临界值。此外，使用宗氏抑郁自评量表的两项研究得到了类似的结果。

表 14-2　不安腿综合征与抑郁关系的研究

研究	纳入患者情况	不安腿综合征评估	抑郁的评估	结果
断面研究				
Cho 等, 2009	通过面对面访谈对 6509 名受访者进行评估	IRLSSG 标准	韩国版的 CIDI 问卷（主要根据 DSM-IV 标准进行精神病诊断），CES-D 抑郁自评量表，健康指数量表（EQ-5D）	(1) 不安腿综合征患病率：1.1%（72 人） (2) 伴不安腿综合征患者终身发生 MDD 的危险率较不伴不安腿综合征患者提高 2.57 倍（95% CI 1.33~4.96）；1 年内发生 MDD 危险率提高 2.99 倍（95% CI 1.33~4.96） (3) 不安腿综合征患者在过去一年中服用药物治疗精绪或精神健康问题的比例更高（12.5% vs 3%）；不安腿综合征患者服用相关治疗抑郁情绪药物的可能性提高了 3.54 倍（95% CI 1.72~7.31）
Lee 等, 2008	1024 人完成不安腿综合征问卷和诊断访谈表	基于 IRLSSG 标准的 7 项不安腿综合征问卷	基于 DSM-IV 的诊断性访谈	(1) 不安腿综合征患病率：4.2%（42 人） (2) 不安腿综合征患者 1 年内发生 MDD 的发生率提高了 4.7 倍（95% CI 1.2~18.3） (3) SSRI 类药物或其他抗抑郁药的使用是不安腿综合征的独立预测因子
Kim 等, 2010	714 人（301 名男性，413 名女性）通过面对面访谈进行评估	美国国立卫生研究院不安腿综合征标准	迷你国际神经精神病学访谈版 5.0，GDS，CES-D。根据 DSM-IV 标准进行精神症状的诊断	(1) 不安腿综合征患病率：8.3%（59 人） (2) 不安腿综合征患者 MDD 发生率显著高于非不安腿综合征患者：15.3% vs 4.1%，危险率提高 3.76 倍（95% CI 1.66~8.52） (3) 不安腿综合征患者抑郁评分显著高于无不安腿综合征患者（GDS 评分，P<0.01；CESS-D 评分，P<0.05）
Kim 等, 2012	1990 名受访者面对面的家庭调查	IRLSSG 标准	韩国版的 CIDI 问卷，韩国版的 GDS 量表诊断抑郁症	(1) 不安腿综合征患病率：10.2%（202 人） (2) 不安腿综合征与非不安腿综合征的抑郁终身患病率：14.1% vs 6.3%；危险率为 2.57 倍 95% CI 1.95~3.38 (3) 不安腿综合征症状与 CIDI 及 GDS 评分相关（P<0.001） (4) 伴或不伴不安腿综合征的个体在抑郁药物使用方面没有显著差异（1.7% vs 1.5%）

续表

研究	纳入患者情况	不安腿综合征评估	抑郁的评估	结果
Kim 等, 2013	102 名不安腿综合征患者（轻度 47 例, 重度 55 例）及 37 例健康对照者	IRLS	SCL-90 症状自评量表修订版	(1) 健康对照 vs 轻度不安腿综合征 vs 重度不安腿综合征患者抑郁评分: 42.35±7.83 vs 45.74±8.68 vs 51.80±12.71（P<0.001） (2) IRLS 评分与 SCL-90-R 量表抑郁部分评分相关性（r=0.339, P<0.001）
Nomura 等, 2008	2824 名（1223 名男性, 1601 名女性）采用问卷调查	IRLSSG 标准	CES-D（评分<12 分诊断为抑郁症）	(1) 不安腿综合征患病率: 1.8%（50 人）（13 例可能的不安腿综合征患者没有完成采访） (2) 不安腿综合征患者的平均 CES-D 评分高于非不安腿综合征组（11.7±6.3 vs 8.6±4.9; P=0.001）, 不安腿综合征患者发生抑郁危险率提高了 2.32 倍（95% CI 2.03~2.61）
Sevim 等, 2004	17 岁以上的成年人（n=3234）通过面对面访谈进行评估	IRLSSG 标准	汉密尔顿抑郁量表	(1) 不安腿综合征患病率: 3.2%（103 人） (2) 不安腿综合征患者汉密尔顿抑郁量表评分显著高于非不安腿综合征患者（P<0.01） (3) 不安腿综合征严重程度与抑郁严重程度显著相关（r=0.201, P=0.04）
Ulfberg 等, 2001	4000 名男性采用问卷调查	IRLSSG 标准	一个问题: "你是否受抑郁情绪的影响?", 且抑郁情绪无明确可以解释的因素诱发	(1) 不安腿综合征患病率: 5.8%（231 人） (2) 不安腿综合征患者抑郁情绪患病率提高 2.6 倍（95% CI 1.8~3.8）
Broman 等, 2008	1335 名成人（586 名男性, 749 名女性）, 年龄为 20~59 岁, 完成邮寄问卷调查	IRLSSG 标准	汉密尔顿抑郁量表	(1) 不安腿综合征患病率: 18.8%（251 人）, 其中发作频繁（症状至少每周两次）为 78 人（5.8%）、发作不频繁（症状少于每周两次）173 人（12.9%） (2) 发作频繁的不安腿综合征患者抑郁危险率提高了 2.17 倍 (3) 发作不频繁的不安腿综合征与抑郁无关
Hornyak 等, 2005	连续 100 名患有原发性不安腿综合征的患者, 在睡眠中心完成问卷检查	IRLS	BDI	(1) 平均 IRLS 评分: 23.6±6.7（表示存在中度至重度不安腿综合征） (2) 平均 BDI 评分: 9.3±5.6 (3) 不安腿综合征患者 BDI 评分在睡眠、疲劳和工作困难这些项目上得分最高

续表

研究	纳入患者情况	不安腿综合征评估	抑郁的评估	结果
Rothdach 等, 2000	369 名老年人（173 名女性, 196 名男性）	IRLSSG 标准	CES-D	(1) 不安腿综合征病率: 9.8%（36 人） (2) 不安腿综合征患者抑郁症的发生率较高, 自评精神健康分数较低的
Ulfberg 等, 2007	通过电话访谈评估 1000 名 18~90 岁的成年人	IRLSSG 标准 IRLS	一个问题: 在过去的 4 周里, 你一天中有多少次感到沮丧, 或者在你通常喜欢的活动中体验到乐趣的兴趣或乐趣的减少?（1, 从来没有; 2, 有时; 3, 通常; 4, 总是）受访者还被问及是否接受相关抑郁症药物的治疗	(1) 不安腿综合征病率: 5%（50 人） (2) 不安腿综合征患者较无不安腿综合者更易报告抑郁情绪（P=0.01）。不安腿综合征与抗抑郁药之间无相关性
Winkelman 等, 2006	2821 名成人通过邮寄问卷进行评估	如果受访者报告了至少每月发生的腿部症状（反复移动腿部的冲动及奇怪睡眠和不舒服的感觉导致睡眠中断, 并因运动而得到缓解）, 即被认为有不安腿综合征症状	宗氏抑郁自评量表评分>50 分和（或）使用抗抑郁药	(1) 不安腿综合征症状: 频繁不安腿综合征症状（1~6 天/周）: 163 人（5.8%）; 每日存在不安腿综合征症状: 137 人（4.9%） (2) 与不伴有不安腿综合征症状患者相比, 每日存在不安腿综合征症状患者发生抑郁危险率提高 2.17 倍 95% CI 1.20~3.95, 频繁不安腿综合征症状患者发生抑郁危险率提高 1.8 倍（95% CI 1~3.24）
Froese 等, 2008	430 名成人完成上门调查	IRLSSG 标准	PHQ-9 量表 抗抑郁药物使用情况	(1) 不安腿综合征病率: 17.7%（76 人） (2) 不安腿综合征症状与 PHQ-9 量表评分相关。抗抑郁药的使用对不安腿综合征没有显著的预测作用
Phillips 等, 2000	1803 人完成电话采访	单一问题: 你在你的腿上有不愉快的感觉吗, 如小爬虫或触电的感觉? 晚上躺在床上时会产生一种令人毛骨悚然的感觉或刺痛, 让你感觉到不安, 让你睡不好觉	单一问题: 过去 30 天内, 心理健康状况 "不佳" 的天数	(1) 不安腿综合征病率: 9.4%（170 人） (2) 40%的不安腿综合征患者报告了不良心理健康状况, 显著高于没有不安腿综合征的个体（12%）

续表

研究	纳入患者情况	不安腿综合征评估	抑郁的评估	结果
Wesstrom 等，2008	3516 名 18~64 岁妇女完成邮寄问卷	IRLSSG 标准	是否有抑郁症：是/不是	(1) 女性不安腿综合征患病率：15.7%（551 人）(2) 不安腿综合征患者抑郁症发生率提高了 2.09 倍（95% CI 1.53~2.85）
Aguera-Ortiz 等，2011	99 例精神科门诊患者的横断面研究（非痴呆）	"确诊"的不安腿综合征：患者符合 IRLSSG 标准；"可能"的不安腿综合征：患者符合 IRLSSG 标准，但检查者怀疑所提供信息的可靠性（由于精神状态）	DSM-IV 标准、临床精神科访谈和神经科检查	(1) "确诊"的不安腿综合征：11 人（11.1%）；"可能"的不安腿综合征：10 人（10.1%）；无不安腿综合征：78 人（78.8%）(2) "确诊"的不安腿综合征 vs "可能"的不安腿综合征 vs 非不安腿综合征患者：MDD 发生率为 63.6% vs 0 vs 35.9%；轻度抑郁发生率：9.1% vs 40.0% vs 9.0% (3) "确诊"的不安腿综合征与 MDD 相关，"可能"的不安腿综合征与调节障碍和轻度抑郁相关
Phillips 等，2006	通过电话访谈评估 1506 名成年人（731 名男性，775 名女性）	在一周内至少几个晚上报告自己的腿不舒服，晚上更糟糕，即被认为是有不安腿综合征风险	是否曾经被医师告知他们患有抑郁症	(1) 面临不安腿综合征风险的个人：146 人（9.7%）(2) 抑郁与不安腿综合征相关（P<0.05）
Sukegawa 等，2003	2023 老年人（1008 名男性，1015 名女性）完成调查问卷	IRLSSG 标准	GDS	(1) 抑郁症患病率：31.3%（634 人）(2) 年龄在 65~74 岁的男性中，抑郁症患者的不安腿综合征发生率（8.4%）高于不抑郁者（1.8%），P<0.05 (3) 年龄在 85 岁以上的男性中，或在任一年龄组别的女性中，均未观察到不安腿综合征与抑郁症之间的关联
Celle 等，2010	318 名老年人（219 名女性，99 名男性）	IRLS	MMSE、简短的自我评价问卷-抑郁及虚弱、戈德伯格表的法语版	(1) 不安腿综合征患病率：24.2%（77 人）(2) 不安腿综合征患者抑郁发生率更高，同时使用安眠药及抗抑郁药的比例更高（均 P<0.001）
Onur Yilmaz 等，2018	87 名不安腿综合征患者及 88 名健康对照	IRLSSG 标准	BDI	(1) 不安腿综合征及对照组的 BDI 评分 13.6±7.8 vs 7.4±5.2，P<0.01 (2) 抑郁症（BDI>18）发生率高于对照组（33.3% vs 11.4%），P<0.01 (3) IRLSSG 评分与 BDI 呈正相关

续表

研究	纳入患者情况	不安腿综合征评估	抑郁的评估	结果
病例对照研究				
Banno 等, 2000	回顾性分析 218 例不安腿综合征患者和 872 例普通人群	不安腿综合征国际睡眠障碍分类标准	医师基于 ICD-9-CM 进行早期诊断	情绪障碍（抑郁症或情感性精神病）的发生率： (1) 男性不安腿综合征患者的 43.7% vs 对照组的 10.4%（$P<0.05$） (2) 女性不安腿综合征患者的 46.1% vs 对照的 22.8%（$P<0.05$）
Saletu 等, 2002	33 名不安腿综合征患者及年龄和性别匹配的对照组	IRLSSG 标准	宗氏抑郁自评量表	(1) 不安腿综合征患者与对照组宗氏抑郁自评量表评分：39.9±8.5 vs 29.6±4.6（$P<0.001$）
Winkelmann 等, 2005	对运动障碍门诊的 130 例不安腿综合征患者及 2265 例躯体疾病患者进行电话访谈	未指定	DSM-IV	(2) 不安腿综合征患者的 1 年内抑郁障碍发生率为对照组的 2.6 倍
Brown 等, 2005	睡眠障碍中心 200 例主诉失眠症的患者回顾性研究	病历记录诊断（基于 IRLSSG 标准）	抑郁症的诊断和记录抗抑郁药物的使用	(1) 抑郁症患病率：56%（112 人） (2) 使用抗抑郁药物：76 人（38%） (3) 不安腿综合征患病率：45%（90 人） (4) 不安腿综合征与抑郁药物使用无关
前瞻性研究				
Li 等, 2012	对 56 399 例没有抑郁症、抑郁症状或使用抗抑郁药物史的妇女进行观察性研究	患者报告的不安腿综合征 "由医生报告的不安腿综合征 "诊断	患者报告曾经做过诊断抑郁症并且服用抗抑郁药物即被认为存在临床抑郁；CES-D, GDS	(1) 基线时的女性不安腿综合征患病率：1.6%（928 人） (2) 不安腿综合征患者抑郁症发生率提高 1.66 倍（95% CI 1.18~2.35） (3) 不安腿综合征患者出现 CES-D、GDS 量表评估的临床抑郁症状提高 1.66 倍（95% CI 1.33~1.76）

注：BDI，贝克抑郁量表；CES-D，流行病学研究中心抑郁量表；CIDI，综合国际诊断访谈；DSM-IV，美国精神障碍诊断与统计手册（第 4 版）；GDS，老年抑郁量表；ICD-9，国际疾病分类（第 9 版）；IRLS，国际不安腿综合征评定量表；IRLSSG，国际不安腿综合征研究组；MDD，重度抑郁症；MMSE，简明精神状态检查；PHQ-9，患者健康调查问卷-9；SSRI，选择性 5-羟色胺再摄取抑制剂。

值得注意的是，Winkelmann 等采用定式化访谈（DSM-Ⅳ的慕尼黑复合国际诊断访谈）评估了 130 例不安腿综合征患者的精神病理学情况。与 2265 例社区居民相比，这些不安腿综合征患者在一年中患抑郁症的风险明显升高，其中重度抑郁障碍（major depression disorder，MDD）风险增加 2.6 倍（95%CI 1.5～4.4）。巴尔的摩流行病学研究纳入了 1024 例社区居民，资料显示在过去一年中，不安腿综合征患者 MDD 风险增加了 4.7 倍（95% CI 1.6～14.5）。此外，不安腿综合征症状的频率与抑郁严重程度之间呈正相关：每日均存在不安腿综合征症状的患者比每周发生 1～6 次不安腿综合征症状的患者抑郁症状更重且服用抗抑郁药的比例更大。Lee 等基于人群的研究发现不安腿综合征患者病程 1 年出现重度抑郁症的危险率较正常人群提高了 4.7 倍（调整了性别、年龄、健康程度和抗抑郁药使用等因素）。韩国一项纳入 148 名不安腿综合征及 115 名失眠患者的研究中，比较了两种疾病中抑郁的影响因素，在不安腿综合征患者中，37.8%的患者存在至少中度抑郁（BDI≥20 分），发生率及严重程度显著高于失眠组患者，多元回归分析结果提示不安腿综合征的严重程度是抑郁的决定性因素。

三、诊　断

由于与不安腿综合征存在症状重叠，不安腿综合征合并抑郁，尤其是 MDD 的诊断存在困难。不安腿综合征中的睡眠障碍是抑郁症诊断的重要影响因素。不安腿综合征合并抑郁的诊断标准主要有《国际疾病分类》第 10 版（ICD-10）、《中国精神障碍分类与诊断标准》（CCMD-3）和《美国精神障碍诊断与统计手册》（DSM-Ⅳ）。

1.《国际疾病分类》第 10 版（ICD-10）诊断标准　对抑郁发作的诊断如下：

（1）抑郁发作的一般标准：①持续发作须持续至少 2 周；②在患者既往生活中，不存在足以符合轻躁狂或躁狂标准的轻躁狂或躁狂发作；③不是由精神活性物质或器质性精神障碍所致。

（2）抑郁发作的核心症状：①抑郁心境；②对平日感兴趣的活动丧失兴趣或愉快感；③精力不足或过度疲劳。

（3）抑郁发作的附加症状：①自信心丧失和自卑；②无理由的自责或过分和不适当的罪恶感；③反复出现死亡或自杀想法，或任何一种自杀行为；④主诉或有证据表明存在思维或注意力下降，如犹疑不决或踌躇；⑤精神运动性活性改变，表现为激越或迟滞（主观感受或客观证据均可）；⑥任何类型的睡眠障碍；⑦食欲改变（减少或增加），伴有相应的体重变化。

（4）抑郁发作的亚型：轻度、中度、重度抑郁之间的区分有赖于复杂的临床判断，包括症状的数量、类型及严重程度。

2.《中国精神障碍分类与诊断标准》（CCMD-3）　对抑郁发作的诊断如下：以心境低落为主，与其处境不相称，可以从闷闷不乐到悲痛欲绝，甚至发生木僵。严重者可出现幻觉、妄想等精神病性症状。某些疾病的焦虑与运动性激越很显著。

（1）症状标准（以心境低落为主，并至少有下列 4 项）：①兴趣丧失、无愉快感；②精力减退或疲乏感；③精神运动性迟滞或激越；④自我评价过低、自责，或有内疚感；⑤联想困难或自觉思考能力下降；⑥反复出现想死的念头或有自杀、自伤行为；⑦睡眠障碍，如失眠、早醒或睡眠过多；⑧食欲降低或体重明显减轻；⑨性欲减退。

（2）严重标准：社会功能受损，给患者本人造成痛苦或不良后果。

（3）病程标准：①符合症状标准和严重标准至少已持续2周；②可存在某些分裂性症状，但不符合分裂症的诊断，若同时符合分裂症的诊断标准，在分裂症状缓解后，满足抑郁发作标准至少2周。

（4）排除标准：排斥器质性精神障碍，或精神活性物质和非成瘾物质所致抑郁。

3. 《美国精神障碍诊断与统计手册》（DSM-Ⅳ）　对抑郁发作的诊断如下：

（1）在连续2周的时间里，患者表现出下列9个症状中的5个以上。这些症状必须是患者以前没有的或者极轻的。并且至少包括症状（1）和（2）中的一个。

1）每天的大部分时间心情抑郁，或者是由患者自我报告（如感到伤心、心理空空的），或者是通过旁人的观察（如暗暗流泪）。注意：在儿童和青少年中，可以表现为易激惹，而不是明显的心情抑郁。

2）在每天大部分时间，对所有或者大多数平时感兴趣的活动失去了兴趣。或者通过患者自我报告，或者通过旁人的观察（前两项症状至少应有其中之一）。

3）体重显著减少或增加（正常体重的5%），食欲显著降低或增加。注意：在儿童中，考虑缺乏正常的体重增加。

4）每天失眠或睡眠过多。

5）每天精神运动亢进或减少（不只是自我主观感觉到的坐立不安或者不想动，旁人都可以观察得到）。

6）每天感到疲劳，缺乏精力。

7）每天感到自己没有价值，或者自罪自贬（可能出现妄想）。这不仅是普通的自责，或只是对自己的抑郁感到丢脸。

8）每天注意力和思考能力下降，做决定时犹豫不决（自我报告或者是旁人的观察）。

9）常常想到死（不只是惧怕死亡），或者常常有自杀的念头但没有具体的计划，或者是有自杀的具体计划，甚至有自杀行为。

（2）排除双向躁郁。

（3）上述症状对患者的生活工作或其他重要方面造成严重影响。

（4）上述症状不是由药物的生理作用（如服药、吸毒、酗酒）或者躯体疾病所引起（如甲状腺分泌降低）。

（5）上述症状不能仅仅由丧失亲友来解释（如果有丧失亲友的事件发生，那么上述症状必须在事件发生后的两个月后仍存在，而且伴随着显著的生活工作方面的功能缺损、病态的自罪自责，自杀观念，精神症状或精神运动迟滞）。

上述抑郁症状中的兴趣丧失、睡眠障碍、精神运动减退、思考能力下降均可以由不安腿综合征直接引起，而在临床工作中很难区别这些症状是属于不安腿综合征还是属于抑郁的范畴。在临床不安腿综合征合并与抑郁的诊断实践中，虽然有属于两者的重叠症状，但仍倾向于将这些典型的临床表现归类为抑郁的症状。这种"纳入法"的诊断方法比"排除性"方法更敏感和可靠，更有助于早期发现抑郁症状。

四、治　疗

迄今为止，不安腿综合征中抑郁症的治疗数据很少。对于不安腿综合征相关抑郁的治疗仍未得出统一结论。根据临床经验，在治疗与不安腿综合征相关的抑郁症时必须考虑一些独特的方面。首先，一些抗抑郁药和一些用于治疗失眠的物质，包括抗组胺药和抗精神病药可以诱发或恶化不安腿综合征。一系列基于多导睡眠监测的研究表明，抗抑郁药对睡眠期间周期性肢体运动（PLMS）可能有影响。PLMS 可见于多种睡眠相关疾病中，而在不安腿综合征中最常见。在使用氯米帕明和丙咪嗪期间发现 PLMS 的恶化。阿米替林、去甲替林、多塞平和曲唑酮则未见明显加重 PLMS。也有研究发现安非他酮，一种选择性去甲肾上腺素和多巴胺再摄取抑制剂，对 PLMS 和不安腿综合征有改善作用。Yang 等在一项观察性研究中评估了 PLMS 与抗抑郁药物之间的关系，该研究对连续 274 名接受抗抑郁治疗的患者和 69 名对照组进行了夜间诊断性多导睡眠监测。与对照组相比，使用选择性 5-羟色胺再摄取抑制剂（SSRI）组患者 PLMS 指数＞20 的比例高于对照组 5.15 倍，使用文拉法辛 5-羟色胺去甲肾上腺素再摄取抑制剂（SNRI）组则为对照组的 5.24 倍。服用安非他酮的患者未见 PLMS 指数＞20。在文拉法辛和 SSRI 治疗期间，PLMS 的增加可能是由于5-羟色胺能利用率增加或继而降低多巴胺能作用。德国学者 Rottach 最近对 271 名患者使用第二代抗抑郁药及其对不安腿综合征的影响进行系统观察评估，其中 9% 的患者出现与服用抗抑郁药物有关的不安腿综合征症状。服用米氮平的患者中约 1/4 引起或加重不安腿综合征，约 5% 服用 SSRI（西酞普兰、依他普仑、舍曲林、帕罗西汀和氟西汀）和 SNRI（度洛西汀和文拉法辛）的患者中药物诱发了不安腿综合征。该研究中没有使用安非他酮，因为它在该时间没有在德国获得研究许可。在这项研究中，抗抑郁药物诱导的不安腿综合征通常发生在治疗的前几天内（平均 2.5 天）。抗抑郁治疗期间不安腿综合征的恶化可能与个体差异有关，也可能取决于患者是否已经接受过不安腿综合征治疗。与未经治疗的不安腿综合征相比，曾经使用多巴胺能或阿片类药物治疗的不安腿综合征患者这种不良反应相对少见。如果在抗抑郁药使用开始后的最初几天内没有出现不安腿综合征症状，其也不太可能在治疗过程的后期出现。

不安腿综合征患者的抑郁情绪与失眠的存在密切相关，因此还不确定治疗抑郁与仅仅治疗包括不安腿综合征在内的睡眠障碍两者的优越性差异。此外，不安腿综合征引起的种种的心理社会的后果包括社会孤立和抗压能力减弱是抑郁的危险因素，应该在治疗中加以考虑。目前尚未明确对不安腿综合征中共病抑郁的治疗能否改善患者整体的健康状况，还没有关于如何管理不安腿综合征中的共病抑郁症的数据。

目前的治疗方案倾向于在不安腿综合征伴发轻度抑郁的情况下，通常优先治疗躯体不安腿综合征症状，首先使用治疗不安腿综合征的一线药物，多巴胺能药物。这类药物不仅可以缓解不安腿综合征患者的感觉和运动症状，而且可以改善患者的抑郁表现。最近的普拉克索和罗匹尼罗试验的初步数据显示，在不安腿综合征治疗期间，轻度至中度抑郁症状得到缓解，并且在 12 周的研究期间持续有效。

　　在并发中度或重度抑郁症的情况下，建议在开始不安腿综合征治疗的同时或之后不久开始抗抑郁治疗。安非他酮可以增加大脑中的多巴胺及去甲肾上腺素而不提高 5-羟色胺水平，成为治疗不安腿综合征伴发抑郁的首选抗抑郁药物。

　　然而，在患有严重不安腿综合征的患者中，如果患者在夜间由于不安腿综合征症状而经历严重的持续睡眠紊乱，则抗抑郁剂可能仍然无效。不安腿综合征患者的抑郁和非抑郁性睡眠障碍的治疗都值得特别关注。除了优化不安腿综合征治疗外，最近的治疗指南推荐，短效或中效苯二氮䓬受体激动剂可作为不安腿综合征患者睡眠障碍的一线用药。此外，抗癫痫药如加巴喷丁或普瑞巴林也可以选用，并且在某些情况下可以使用非典型抗精神病药物如喹硫平或奥氮平。

　　由于不安腿综合征患者存在社会隔离感、认知功能失调等心理障碍，非药物治疗也是必备的手段，正念减压疗法、自我控制策略等有助于帮助患者缓解压力，预防抑郁的发生，在最近一项非抑郁性不安腿综合征患者的研究中，8 个疗程的心理治疗可改善不安腿综合征患者生活质量。临床相关的中度或重度抑郁症患者应该同时考虑进行抑郁症特异性心理治疗（图 14-1）。

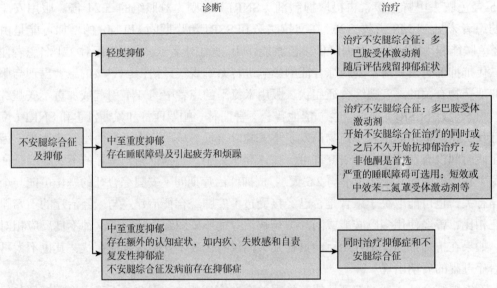

图 14-1　不安腿综合征合并抑郁治疗策略

第三节　不安腿综合征相关焦虑

一、临 床 表 现

　　焦虑症又称为焦虑性神经症，它是以持续性紧张、担心、恐惧或发作性惊恐为特征的情绪障碍，伴有自主神经系统症状和运动不安等行为特征。DSM-Ⅳ将广泛性焦虑症定义为"至少 6 个月的持续和过度焦虑与担忧"，不安腿综合征患者发生广泛性焦虑的概率明显高于对照人群。在不安腿综合征患者中，焦虑症状的发生与原发病严重程度有关。此外，不安腿综合征患者常见的焦虑症状还包括惊恐障碍。DSM-Ⅳ将惊恐障碍定义为经常性的、意外的恐慌发作，至少持续 2 个月的持续担心再次发生惊恐发作，担心惊恐发作可能影响后果或显著的行为改变。有研究表明在不安腿综合征患者中，惊恐障碍的比例占到了 16.7%，相比于正常对照人群的 4.1% 有显著的增加。

二、不安腿综合征与焦虑的研究

不安腿综合征与焦虑症状存在明确的相关性（表 14-3）。Wikelman 等在一项社区人群研究中比较了 5130 例确诊的不安腿综合征患者及 2000 名合并其他疾病患者焦虑的发生情况。结果表明，不安腿综合征组患者焦虑症的患病率显著增加，并且不安腿综合征与惊恐障碍（OR=4.7；95% CI 2.1～10.1）和广泛性焦虑障碍（OR=3.5；95% CI 1.7～7.1）之间关联性最强。不安腿综合征患者一生中患惊恐障碍的可能性是正常人的 5 倍，发病 1 年内的可能性是正常人的 13 倍。尤其在韩国，不安腿综合征患者一生中（或 12 个月）惊恐障碍发生的概率比其他国家报道的高（几乎是其他国家的 3 倍）。惊恐障碍和抑郁症的并发在不安腿综合征患者中也很常见。

Sevim 等研究表明，不安腿综合征患者汉密尔顿抑郁量表评分显著高于对照组（$P < 0.001$）。两组患者焦虑、紧张、失眠、认知功能、抑郁情绪、躯体感觉、心血管、呼吸、泌尿生殖道和自主神经症状的平均项目得分均有显著差异。不安腿综合征患者 HAMA 评分与不安腿综合征严重程度呈正相关（$r=0.21$，$P=0.03$）。另一项研究根据发作频率将不安腿综合征患者分为间歇性、频繁（每周 3 次以上）或每日症状，结果表明，不安腿综合征患者中焦虑与不安腿综合征症状严重程度呈正相关，每日发作不安腿综合征症状的患者其焦虑症状也最严重。

根据美国国家睡眠基金会的调查，有焦虑情绪的人更容易患不安腿综合征。与对照组相比，广泛性焦虑障碍的发生率在不安腿综合征患者中更为常见，尤其是有神经质人格者，与焦虑有很高的相关性。

三、诊　　断

目前对于不安腿综合征伴发焦虑障碍的诊断还没有明确标准，主要根据《美国精神疾病诊断标准》第 4 版和《中国精神障碍分类与诊断标准》第 3 版的焦虑障碍诊断标准进行诊断，以下列出对广泛性焦虑障碍及惊恐障碍的诊断标准。

（一）《美国精神障碍诊断与统计手册》（第 4 版）关于惊恐发作及广泛性焦虑的诊断

1. 广泛性焦虑障碍
（1）至少在 6 个月以上的多数日子里，对于不少事件和活动（如工作或学习），呈现过分的焦虑和担心（忧虑的期望）。

表 14-3　不安腿综合征与焦虑关系的研究

研究	纳入患者	不安腿综合征评估	焦虑的评估	结果
Cho 等, 2009	通过面对面访谈对 6509 名受访者进行评估	IRLSSG 标准	韩国版的 CIDI 问卷	(1) 伴不安腿综合征患者终身发生焦虑症的危险率较不伴不安腿综合征患者提高 2.25 倍 (95% CI 4.72~75.9); 1 年内发生焦虑症危险率提高 2.27 倍 (95% CI 1.07~4.82) (2) 终身发生惊恐障碍的危险率提高 18.9 倍 (95% CI 1.14~4.46); 1 年内发生惊恐障碍提高 17.0 倍 (95% CI 3.02~96.1)
Lee 等, 2008	1024 人完成不安腿综合征问卷和诊断访谈表	基于 IRLSSG 标准的 7 项不安腿综合征问卷	基于 DSM-IV 的诊断性访谈	(1) 不安腿综合征患者较对照组与过去 1 年内惊恐障碍发生的危险率提高 12.9 倍 (95%CI 3.6~46.0) (2) 不安腿综合征与重度抑郁及惊恐障碍两者共病相关 (OR=9.7, 95% CI 1.4~69.0)
Sevim 等, 2004	3234 名 17 岁以上的成年人通过面对面访谈进行评估	IRLSSG 标准	汉密尔顿焦虑量表	(1) 不安腿综合征患者汉密尔顿焦虑量表评分显著高于不安腿综合征患者 ($P<0.01$) (2) 不安腿综合征严重程度与焦虑严重程度显著相关 ($r=0.21$, $P=0.03$)
Broman 等, 2008	1335 名成人 (586 名男性, 749 名女性), 年龄为 20~59 岁, 完成邮寄问卷调查	IRLSSG 标准	汉密尔顿焦虑量表	(1) 发作频繁的不安腿综合征(≥2 次/周)与焦虑相关(OR=2.86, 95% CI 1.65~4.98) (2) 发作不频繁的不安腿综合征与焦虑无关
Winkelman 等, 2006	2821 名成人通过邮寄问卷进行评估	如果受访者报告了至少每月发生的腿部症状(反复移动腿部的冲动及奇怪和不舒服的感觉, 导致睡眠中断, 并因运动而得到缓解), 即被认为有不安腿综合征症状	状态-特质焦虑量表评分和(或)使用抗焦虑药物	(1) 每日发生不安腿综合征患者发生焦虑症的风险提高 3.41 倍 (95% CI 1.89~6.71) (2) 频繁的不安腿综合征患者(1~6 天/周)患者焦虑的风险提高 2.42 倍 (95% CI 1.35~4.36)
Kim 等, 2013	102 名不安腿综合征患者(轻度 47 例, 重度 55 例)及 37 例健康对照	IRLS	SCL-90 症状自评量表修订版	(1) 健康对照-轻度不安腿综合征-重度不安腿综合征患者焦虑评分: (42.16±9.51) vs (45.26±8.47) vs (53.71±13.97), $P<0.001$

续表

研究	纳入患者	不安腿综合征评估	焦虑的评估	结果
Kim 等, 2013	102 名不安腿综合征患者（轻度 47 例, 重度 55 例）及 37 例健康对照	IRLS	SCL-90 症状自评量表修订版	(2) 恐惧性焦虑评分（44.54±8.05）vs（47.45±7.85）vs（52.69±14.91），$P=0.002$ (3) IRLS 评分与 SCL-90-R 量表焦虑部分评分相关性（$r=0.385$, $P<0.001$） (4) IRLS 评分与 SCL-90-R 量表恐惧性焦虑部分评分相关（$r=0.263$, $P=0.006$） (5) 焦虑是不安腿综合征严重程度的决定性因素（$OR=1.141$, 95%CI 1.037~1.255）
Phillips 等, 2006	通过电话访谈评估 1506 名成年人（731 名男性, 775 名女性）	在 1 周内至少几个晚上报告自己的腿不舒服, 晚上更糟糕, 即被认为是有不安腿综合征风险	被调查者问及是否曾经被医师告知患有焦虑症	焦虑与不安腿综合征相关（$P<0.05$）
Onur Yilmaz 等, 2018	87 名不安腿综合征患者及 88 名健康对照者	IRLSSG 标准	BAS	不安腿综合征组及对照组的 BAS 评分（17.4±11.4）vs（9.0±7.1），$P<0.01$ IRLSSG 评分与 BAS 呈正相关
病例对照研究				
Saletu, 2002	33 名不安腿综合征患者与年龄和性别匹配的对照组	IRLSSG 标准	宗氏焦虑自评量表	不安腿综合征患者与对照组宗氏焦虑自评量表评分：（36.8±8.4）vs（26.9±3.8）（$P<0.01$）
Winkelmann 等, 2005	对运动障碍门诊的 130 例不安腿综合征患者及 2265 例躯体疾病患者进行电话访谈	未指定	DSM-IV	(1) 不安腿综合征患者较对照组 1 年内惊恐发作发生率提高 5.4 倍（95%CI 3.6~46.0） (2) 广泛性焦虑障碍发生率提高 3.7 倍。（95%CI 1.8~7.4） (3) 与焦虑和抑郁共病提高 2.1 倍（95%CI 1~4）

注: CIDI, 综合国际诊断访谈; DSM-IV, 《美国精神障碍诊断与统计手册》第 4 版; IRLS, 国际不安腿综合征研究组评定量表; IRLSSG, 国际不安腿综合征研究组; OR, 比值比; BAS, Beck 焦虑量化评估表。

（2）患者发现难以控制自己不去担心。

（3）这种焦虑和担心都伴有下列 6 种症状中的 3 项以上（在 6 个月中，多数日子里至少有几种症状）。①坐之不安或感到紧张；②容易疲倦；③思想难以集中或头脑一下子变得空白；④激惹；⑤肌肉紧张；⑥睡眠障碍（难以入睡或常醒转，或转辗不安地令人不满意的睡眠）。

（4）这种焦虑和担心不仅限于某种精神障碍上，而且这种焦虑和担心并不是发生在创伤的应激障碍之时。

（5）此障碍并非由某种物质（如某种滥用药物、治疗药品）或一般躯体情况如甲亢所致的直接生理性效应，也排除心境障碍、精神病性障碍或广泛性发育障碍的可能。

2. 惊恐发作　一段时间的极度害怕或不舒服，有下列 4 种以上症状突然发生，并在 10 分钟内达到顶峰。

（1）心悸或心率增快。

（2）出汗。

（3）颤抖。

（4）觉得气短或气闷。

（5）窒息感。

（6）胸痛或不舒服。

（7）恶心或腹部难受。

（8）感到头晕、站不稳、头重脚轻或晕倒。

（9）环境解体（非现实感）或人格解体（感到并非自己）。

（10）害怕失去控制或将要发疯。

（11）害怕即将死亡。

（12）感觉异常（麻木或刺痛感）。

（13）寒战或潮热。

（二)《中国精神障碍分类与诊断标准》（第 3 版）关于惊恐发作及广泛性焦虑的诊断

1. 广泛性焦虑　指一种以缺乏明确对象和具体内容的提心吊胆及紧张不安为主的焦虑症，并有显著的自主神经症状、肌肉紧张及运动性不安。患者因难以忍受又无法解脱而感到痛苦。

（1）症状标准

1）符合神经症的诊断标准。

2）以持续的原发性焦虑症状为主，并符合下列 2 项：①经常或持续的无明确对象和固定内容的恐惧或提心吊胆；②伴自主神经症状或运动性不安。

（2）严重标准：社会功能受损，患者因难以忍受又无法解脱而感到痛苦。

（3）病程标准：符合症状标准至少已 6 个月。

（4）排除标准

1）排除甲状腺功能亢进、高血压、冠心病等躯体疾病的继发性焦虑。

2）排除兴奋药物过量，催眠镇静药物或抗焦虑药的戒断反应，强迫症、恐惧症、疑病症、神经衰弱、躁狂症、抑郁症或精神分裂症等伴发的焦虑。

2. 惊恐发作 是一种以反复的惊恐发作为主要原发症状的神经症。这种发作并不局限于任何特定的情境，具有不可预测性。惊恐发作作为继发症状，可见于多种不同的精神障碍，如恐惧性神经症、抑郁症等，并应与某些躯体疾病相鉴别，如癫痫、心脏病发作、内分泌失调等。

（1）症状标准

1）符合神经症的诊断标准。

2）惊恐发作需符合以下 4 项：①发作无明显诱因、无相关的特定情境，发作不可预测；②在发作间歇期，除害怕再发作外，无明显症状；③发作时表现强烈的恐惧、焦虑，以及明显的自主神经症状，并常有人格解体、现实解体、濒死恐惧，或失控感等痛苦体验；④发作突然开始，迅速达到高峰，发作时意识清晰，事后能回忆。

（2）严重标准：患者因难以忍受又无法解脱而感到痛苦。

（3）病程标准：在 1 个月内至少有 3 次惊恐发作，或在首次发作后继发害怕再发作的焦虑持续 1 个月。

（4）排除标准

1）排除其他精神障碍，如恐惧症、抑郁症或躯体形式障碍等继发的惊恐发作。

2）排除躯体疾病，如癫痫、心脏病发作、嗜铬细胞瘤、甲状腺功能亢进或自发性低血糖等继发的惊恐发作。

四、治 疗

目前尚没有不安腿综合征伴发焦虑的治疗证据，通常使用的抗焦虑药物，如 5-羟色胺再摄取抑制剂及三环类抗抑郁药、单胺氧化酶抑制剂等均会加重不安腿综合征的症状。苯二氮䓬类药物如氯硝西泮、劳拉西泮、阿普唑仑等，可能对治疗不安腿综合征伴发焦虑有效，但是该类药物长久使用会导致药物耐受和成瘾，不宜长期使用。

第四节 不安腿综合征相关冲动控制障碍

一、临 床 表 现

冲动控制障碍是一组在强烈欲望驱使下，难以自我控制而出现影响自身或他人的一组异常行为的统称。不安腿综合征患者相关冲动控制障碍主要与多巴胺受体激动剂使用有关。其主要包括病理性赌博、强迫性购物、性欲亢进、强迫性进食、病理性偷窃、拔毛症、病理性纵火等。患者都具有行动前无法控制的强烈欲望、冲动、兴趣，以及行动中的愉快感，且往往并无明确的目的性。主要表现如下：

（1）病理性赌博：是冲动控制障碍出现较早、较多的一类表现，也是相关研究较多的方面，患者有难以控制的赌博欲望和浓厚兴趣，赌博行为持续、反复发生，不顾后果，伴有赌博行动前的紧张感和行动后的轻松感，赌博的目的不在于获得经济利益。

（2）强迫性购物：表现为无法控制的、强烈的购物欲望，过度购物，置巨额债务于不顾，造成心理困扰。

（3）性欲亢进：表现为对性的欲望、需求增加，搜集淫秽书刊、召妓、性欲倒错，以露阴癖、摩擦癖等性偏好障碍为主要表现。

（4）强迫性进食：表现为反复发作、不可抗拒的摄食欲望及暴食行为，不可控制的反复多食、暴食，以及强烈的控制体重的先占观念为特征的综合征，常采取极端措施以削弱所吃食物的"发胖"效应。

（5）病理性偷窃：表现为无目的性的难以控制的偷窃欲望和浓厚兴趣，并有偷窃行动前的紧张感和行动后的轻松感。

（6）拔毛症：有拔除毛发的强烈欲望并付诸行动，并有行动前的紧张感和行动后的轻松感。虽然企图控制这一行动，但经常失败，引起毛发缺失。这种意向并非由皮肤疾病或妄想、幻觉等其他精神障碍所致。

（7）病理性纵火：表现为无经济利益、报复及其他目的的强烈纵火烧物的欲望和浓厚兴趣，并有行动前的紧张感和行动后的轻松感，经常思考或想象纵火行为及其周围情景，不顾后果。

二、不安腿综合征相关冲动控制障碍的研究

目前报道的引起冲动控制障碍的药物有左旋多巴、普拉克索、罗匹尼罗、卡麦角林、培高利特等，其中有关普拉克索引起的冲动障碍的报道较多。对于不安腿综合征患者，冲动控制障碍可能在启动或滴定多巴胺能药物（左旋多巴、普拉克索、罗匹尼罗）后出现。部分刚开始服用多巴胺能药物的不安腿综合征患者即报道了诸如赌博和性欲亢进等症状。

不安腿综合征患者中多巴胺受体激动剂治疗的冲动控制障碍流行率为 5%～17%。Cornelius 等发现，多巴胺能治疗的不安腿综合征患者的冲动控制障碍患病率为 17%，而阻塞性睡眠呼吸暂停对照组的这一比例为 6%。Bostwick 等发现，在使用多巴胺受体激动剂治疗的患者中，高达 13%的受治者出现了病理性赌博及病理性性欲增高。多项研究报道了由多巴胺受体激动剂治疗不安腿综合征而出现的强迫行为。其中一项 151 名参与者的研究中，Pourcher 及其同事发现，12.4%的服用多巴胺受体激动剂的不安腿综合征患者表现出强迫行为，包括饮食、拔毛癖、赌博等现象。2007 年，对 261 名患有特发性不安腿综合征的人进行了一项调查，以确定赌博或其他异常强迫行为。只有 70 名受访者回答了与赌博及强迫症有关的问题，7%的人注意到自己的赌博行为，4%的人表示他们增加了赌博的冲动，5%的不安腿综合征患者性欲增加。在另一项对 35 名被诊断为夜间进食患者的研究中，有 77%的患有此类不安腿综合征的症状，而被诊断患有不安腿综合征的患者中，67%的患者服用多巴胺能药物。Kolla 等通过对 2 例普拉克索引起的冲动控制障碍患者的病例研究发现，不

同的药物剂量会出现不同的行为，低剂量时患者以性欲增高为主要表现，剂量增加时会出现病理性赌博。冲动控制障碍的危险因素除了与多巴胺受体激动剂剂量增加有关，还与不安腿综合征发病时的年龄（年轻）、赌博的家族史及性别（女性）相关。

另有多个案例报道了不安腿综合征患者接受多巴胺受体激动剂出现冲动控制障碍。三名不安腿综合征患者开始接受多巴胺受体激动剂控制治疗不安腿综合征的运动和感觉症状（分别服用 0.25mg 罗匹尼罗和 0.5mg 普拉克索），在平均服药时间为 9.3 个月时开始出现赌博，并沉迷其中，停止多巴胺受体激动剂后病理性赌博也随即停止。一名 52 岁的女性在服用 0.5mg/d 的普拉克索后开始赌博，每天花费高达 1000 美元。当普拉克索剂量增加至 0.75mg/d 时，赌博恶化。当发现赌博问题时，患者转为罗匹尼罗，出现嗜睡并且不能耐受。然后患者转为左旋多巴治疗（息宁），后病理学赌博症状停止。另两个案例研究中，一名 65 岁的女性服用培高利特，当她的药物增加到 1.5mg/d 时，她开始强迫赌博。当培高利特减量，她的赌博行为也随即停止。在另一个案例研究中，一名 58 岁的女性在服用罗匹尼罗 2mg/d 后出现强迫行为。在约翰霍普金斯大学报道的一个案例中，一名 66 岁患有不安腿综合征的女性出现不安腿综合征症状恶化。因此，她的普拉克索增加为 1.0mg/d，在较高剂量治疗数周后出现了有意识的强迫夜间进食。

三、诊　　断

此类疾病目前尚无完善、特异的诊断方法，主要依靠病史采集，完成各项相关量表。在出现典型的冲动控制障碍时，要详细询问其服药时间、服药后多长时间出现这些症状、首次发病年龄、家族性精神病史等。目前缺乏针对不安腿综合征患者冲动控制障碍的专用评估量表。临床可采用明尼苏达州冲动性障碍会谈（Minnesota Impulsive Disorders Interview，MIDI）的方式了解病情，作为初步筛查，辅以 SOGS 病理性赌博量表、Lejoyeux 强迫性购物量表、Voon 性欲亢进量表等。但 MIDI 为半结构式会谈，欠缺客观性及规范性，对问卷者的要求较高，难以达到统一。完成 SOGS 等量表则需要耗费大量时间，过程较复杂。有学者提出，帕金森病患者冲动控制障碍筛查量表（the questionnaire for impulsive-compulsive disorders in Parkinson's disease，QUIP）可用于不安腿综合征患者的筛查，此量表较合理且实用，可作为一份较高效度患者自测筛查量表，该表有较高的特异性及敏感性，主要针对冲动控制障碍及其他相关冲动行为的评估。近来制定了与完整 QUIP 量表有同样特异性、敏感性的简略版本 QUIP-S 量表，缩短了答题时间，而不影响诊断结果。为了 ICD 的进一步发展，Weintraub 等制定了一份 ICD 病情严重程度量表，即冲动控制障碍行为评分量表（the questionnaire for impulsive-compulsive disorders in parkinson's disease-rating scale，QUIP-RS）。此表在 QUIP 量表基础上引入病情严重程度，对症状严重程度进行 5 级评分，进行疾病诊断和病情严重程度评估。同时在治疗方面也有指导、监测作用，可操作性高，信度和效度均令人满意。但尚未得到大范围、大样本量人群试验验证，有待进一步完善。

美国精神病学会制订的《美国精神障碍诊断与统计手册》（DSM-Ⅳ）及《中国精神疾病诊断标准》（CCMD-3）中病理性赌博、强迫性进食有明确标准，但性欲亢进、强迫性购物均没有明确诊断标准。Voon、McElroy 等分别对此制定的相应诊断标准如下：

1. 病理性赌博　患者有难以控制的赌博欲望和浓厚兴趣，并有赌博行动前的紧张感和行动后的轻松感。赌博的目的不在于获得经济利益。

（1）自己诉说具有难以控制的强烈赌博欲望，虽然努力自控，但不能停止赌博。

（2）专注于思考或想象赌博行为或有关情境。

（3）这些赌博发作没有给个人带来收益，或尽管对自己的社会、职业、家庭的价值观和义务均有不利的影响，仍然赌博。

（4）在1年中，至少有过3次赌博发作。

2. 病理性纵火　患者有纵火烧物的强烈欲望和浓厚兴趣，并有行动前的紧张感和行动后的轻松感。经常思考或想象纵火行为及其周围情景。纵火并非为了获得经济利益、报复或政治目的。

（1）自己诉说有强烈的纵火欲望，并有行动前的紧张感和行动后的轻松感。

（2）专注于想象纵火行动或行动时的周围情境。

（3）至少有过一次无明显动机的纵火行为或企图。

3. 病理性偷窃　患者有难以控制的偷窃欲望和浓厚兴趣，并有偷窃行动前的紧张感和行动后的轻松感。偷窃的目的不在于获得经济利益。

（1）自己诉说具有难以控制的强烈偷窃欲望，虽然努力自控，但不能停止偷窃。

（2）专注于思考或想象偷窃行为或有关情境。

（3）这些偷窃发作没有给个人带来收益，或尽管对自己的社会、职业、家庭的价值观和义务，均有不利的影响，仍然偷窃。

（4）在1年中，至少有过3次偷窃发作。

4. 病理性拔毛症　患者有拔除毛发的强烈欲望并付诸行动，并有行动前的紧张感和行动后的轻松感。虽然企图控制这一行动，但经常失败，结果引起毛发缺失。这种意向并非由皮肤疾病或妄想、幻觉等其他精神障碍所致。

（1）引人注目的头发缺失是由持续的控制拔发的冲动失败所致。

（2）患者诉说有一种强烈的拔发欲望，伴有一种行动前的紧张感和之后的轻松感。

（3）并非皮肤疾病，如皮炎所致，也不是对精神症状，如妄想或幻觉的反应。

5. 强迫性进食

（1）反复多次狂进饮食，特点为以下两者。

1）在一定时间内（如2小时）吃了肯定比大多数人在相似时间内在相似场合能吃掉的食物数量。

2）发作时对于进食缺乏控制的感觉（如感到不论吃什么或如何吃，都不能停止或控制自己进食）。

（2）反复出现不合适的补偿行为以能预防体重增加，如自己设法呕吐；滥用泻药、利尿药、灌肠或其他药物；绝食或过量运动或体操。

（3）狂进饮食及不合适补偿行为，在3个月内至少平均约每周有2次。

（4）对自己的体型及体重做出不正确的评价。

（5）此障碍不包括在神经性厌食发作中出现者。

6. 强迫性购物

（1）购物欲望强烈、难以遏制、无意识。

（2）购物行为超出购买能力的，购买物品为不必要的、非需品，超出预期时间的购物。

（3）购物行为对生活造成困扰，耗费大量时间，影响社会或职业功能，使自己陷入经济困境。

（4）并非只在躁狂期发作。

7. 性欲亢进

（1）性欲、性行为增多或异于平常。

1）不适宜的性想法。

2）对性伴侣不恰当或过多的性要求。

3）习惯性滥交。

4）强迫性手淫。

5）拨打性爱热线或看色情影像、杂志。

6）性欲倒错。

（2）此类行为持续存在1个月以上。

（3）至少有以下一种情况。

1）已对自身生活造成困扰。

2）常试图控制此类想法或行为无效，引起焦虑、压力。

3）耗费大量时间。

4）影响社会、职业功能。

（4）此类性行为并非只在躁狂期发作。

（5）若除了第三条不满足，即对日常活动无影响，则称为亚临床表现。

四、治 疗

因为不安腿综合征相关冲动控制障碍的发生与多巴胺能药物的使用有关，停用或减少药物剂量有助于缓解症状。如果仍然没有治疗效果，可以换用苯二氮䓬类、阿片类或加巴喷丁治疗不安腿综合征。现有抗精神病药物（利培酮、喹硫平、氯氮平）及情绪稳定剂（丙戊酸钠、锂剂）成功控制冲动控制障碍相关症状的案例。

非药物方面：

（1）医患沟通：医师与患者及其照顾者的良好沟通是关键。医师和患者应共同参与讨论冲动控制障碍治疗方案。根据患者自身情况，制定最佳治疗方案，向其介绍病情、说明用药，进行相关知识的宣教工作，预警 ICD 的发病及病情进展，以便早期干预。

（2）认知行为疗法、心理咨询、心理治疗及认知-行为疗法（cognitive-behavioural treatment，CBT）可作为辅助治疗。与患者建立良好关系，帮助其进行放松练习，寻求社会支持，采用系统脱敏疗法等一系列措施，形成自身危机处理技巧，重新建立一套认知行为体系，预防复发。

第五节　儿童不安腿综合征的心理障碍

一、临 床 表 现

最近的研究发现，不安腿综合征的儿童或青少年中有接近 2/3 的患者伴有一种或多种精神障碍，其中大约 35% 的患者有多种精神障碍，多种精神障碍的同时发生可能与精神疾病的共发性有关。在这些精神障碍中注意力缺陷多动障碍（ADHD）是较常见的情况，占 25% 左右。ADHD 是常见的儿童精神行为障碍，主要表现为注意力不集中和持续时间短暂、活动过多和（或）冲动，大多伴有学习困难或品行障碍，部分患者症状可持续至成年。根据患儿的症状，ADHD 分为注意力缺陷型、多动/冲动型和混合型 3 种亚型。

二、不安腿综合征与 ADHD 关系的研究

儿童不安腿综合征患者伴发精神心理障碍研究较少，其中男孩比较容易出现注意力缺陷多动障碍和破坏性行为障碍，女孩则较易发生情感障碍及焦虑症。目前不安腿综合征与 ADHD 关联的研究尚不多（表 14-4）。Pullen 等进行的一项回归性研究纳入了 374 例不安腿综合征儿童患者，ADHD 发生率为 25%。Picchietti 等对 523 个家庭进行横断面调查，诊断不安腿综合征的儿童 ADHD 患病率在不同年龄组稍有差异（8～11 岁：14.8%，12～17 岁：17.6%）。另有横断面研究比较了 ADHD 儿童及非 ADHD 精神障碍的儿童，不安腿综合征患病率分别为 15% vs 5%，上述研究从多个角度说明了儿童不安腿综合征与 ADHD 之间的关联。

表 14-4　不安腿综合征与 ADHD 关系的研究

研究者	类型及患者	不安腿综合征评估	主要结果
Pullen 等，2011	病例回顾性分析（374 例儿童发生不安腿综合征）	IRLSSG 标准	ADHD 发生率为 25%
Picchietti 等，2007	横断面调查（10 523 个有 8～17 岁子女的家庭）	儿童不安腿综合征的 IRLSSG 标准	有明确的不安腿综合征儿童 ADHD 患病率：8～11 岁年龄组占 14.8%；12～17 岁年龄组为 17.6%
Kotagal 和 Silber，2004	回顾性分析（32 名儿童不安腿综合征患者）	儿童不安腿综合征的 IRLSSG 标准	25% 的不安腿综合征儿童出现"注意力不集中"
Wagner 等，2004	横断面研究（62 例不安腿综合征患者，32 例失眠患者，77 例对照）	IRLSSG 标准	"极有可能"注意力缺陷多动障碍的流行率：不安腿综合征患者为 24%；失眠患者为 3%；对照组为 4%
Chervin 等，2002	横断面调查（866 名 2～14 岁儿童）	儿童睡眠问卷的不安腿综合征部分	多动症患病率：伴不安腿综合征儿童为 18%；不伴不安腿综合征的儿童为 11%

续表

研究者	类型及患者	不安腿综合征评估	主要结果
Picchietti 等，1998	对照组研究（69 名多动症儿童，38 名对照组）	修改后的 1995 年 IRLSSG 标准，旨在最大限度地减少儿童的误诊	不安腿综合征的患病率：患有多动症的儿童为 12%；对照组为 3%
Chervin 等，1997	横断面研究（70 名儿童在精神病诊所就诊，73 名儿童在普通儿科诊所就诊）	儿童睡眠问卷	不安腿综合征症状的患病率：ADHD 儿童为 15%；患有非 ADHD 精神障碍的儿童为 5%；普通儿科患者为 10%

注：IRLSSG，国际不安腿综合征研究组评定量表。

三、诊　断

目前儿童不安腿综合征患者伴发注意力缺陷多动障碍主要根据《美国精神障碍诊断与统计手册》（第 4 版）和《中国精神障碍分类与诊断标准》（第 3 版）诊断。临床大多采用美国精神病学会的《精神疾病的诊断与统计》（DSM-Ⅳ）中关于 ADHD 的诊断标准，将具有注意缺陷、多动冲动这类症状列出 18 条，分为两个维度（注意缺陷和多动冲动）及三个亚型，采用多轴诊断的方法。

（一）《美国精神障碍诊断与统计手册》（第 4 版）ADHD 的诊断标准

1. 注意缺陷诊断标准　下述注意缺陷症状中至少有 6 项，且至少已持续 6 个月，达到适应不良的程度，并与发育水平不相称。

（1）在学习或其他活动中，常不能密切注意细节和常发生由粗心大意所致的错误。

（2）在作业或游戏活动中，常难以保持注意力集中。

（3）别人与他说话时，常似乎不留心听。

（4）常不能听从指导去完成功课、家务或工作任务（不是由违抗行为和对指导的不理解导致）。

（5）常难以安排好作业或活动。

（6）常回避、讨厌或勉强参加那些要求保持精神集中的作业（如家庭作业）。

（7）常遗失作业或活动所需的物品（如玩具、作业本、铅笔、书本或工具）。

（8）常因外界刺激而分散注意力。

（9）常在日常活动中忘记事情。

2. 多动　下述多动-冲动症状中至少有 6 项，且至少已持续 6 个月，达到适应不良的程度，并与发育水平不相称。

（1）常手或脚动个不停，或在座位上不停扭动。

（2）在教室内或在其他应该坐好的场合，常离开座位。

（3）在不恰当的场合常过多地走来走去或爬上爬下（少年或成人可能只有坐立不安的主观感受）。

（4）常难以安静地游戏或参加业余活动。

（5）常不停地活动，好像"受发动机驱动"。

（6）常讲话过多。

（7）他人的问话还未结束便急着回答。

（8）对需要轮换的事情常不耐烦等待。

（9）常打断或闯入他人的谈话或游戏。

3. 其他症状

（1）有些损害的多动-冲动或注意缺陷症状是在 7 岁前出现。

（2）由 ADHD 症状所致的损害至少在两种环境（如学校和家里）出现。

（3）在社交、学业或职业功能上具有临床意义损害的明显证据。

（4）症状不仅出现在全面发育障碍、精神分裂症或其他精神病性障碍的病程中，亦不能用其他精神障碍（如心境障碍、焦虑障碍、分离障碍或人格障碍）来解释。以上必须在注意缺陷或多动/冲动症状中分别或同时 9 条符合 6 条以上可诊断。

（二）《中国精神障碍分类与诊断标准》（第 3 版）ADHD 的诊断标准

ADHD 发生于儿童时期（多在 3 岁左右），与同龄儿童相比，表现为同时有明显注意力集中困难、注意持续时间短暂，以及活动过度或冲动的一组综合征。症状发生在各种场合（如家里、学校和诊室），男童明显多于女童。

（1）症状标准

1）注意障碍，至少有下列 4 项：①学习时容易分心，听见任何外界声音都要去探望；②上课很不专心听讲，常东张西望或发呆；③做作业拖拉，边做边玩，作业又脏又乱，常少做或做错；④不注意细节，在做作业或其他活动中常常出现粗心大意的错误；⑤丢失或特别不爱惜东西（如常把衣服、书本等弄得很脏很乱）；⑥难以始终遵守指令，完成家庭作业或家务劳动等；⑦做事难以持久，常常一件事没做完，又去干别的事；⑧与他说话时，常常心不在焉，似听非听；⑨在日常活动中常常丢三落四。

2）多动，至少有下列 4 项：①需要静坐的场合难以静坐或在座位上扭来扭去；②上课时常小动作，或玩东西，或与同学讲悄悄话；③话多，好插嘴，别人问话未完就抢着回答；④十分喧闹，不能安静地玩耍；⑤难以遵守集体活动的秩序和纪律，如游戏时抢着上场，不能等待；⑥干扰他人的活动；⑦好与小朋友打逗，易与同学发生纠纷，不受同伴欢迎；⑧容易兴奋和冲动，有一些过火的行为；⑨在不适当的场合奔跑或登高爬梯，好冒险，易出事故。

（2）严重标准：对社会功能（如学业成绩、人际关系等）产生不良影响。

（3）病程标准：起病于 7 岁前（多在 3 岁左右），符合症状标准和严重标准至少已 6 个月。

（4）排除标准：排除精神发育迟滞、广泛发育障碍、情绪障碍。

四、治　疗

　　患有不安腿综合征的患儿在早期可能因为精神心理障碍在儿童精神科及心理科接受治疗，因此部分的患者在尚未诊断不安腿综合征之前就已经开始了精神药物的使用，而这些精神药物的使用可能会引起不安腿综合征或加重患者的不安腿综合征症状（见表14-1），因此儿童精神科及心理科医师应该意识到患者伴发不安腿综合征的可能。对于同时发生不安腿综合征和 ADHD 的儿童，因为这两种疾病均有中枢神经系统多巴能的损伤，因此多巴胺能药物及多巴胺受体激动剂在治疗不安腿综合征的同时，可能会改善并发的 ADHD。

　　目前药物治疗的作用只是控制症状，不能根治疾病，所以单靠药物治疗是不够的，必须在此基础上，加上行为治疗与教育训练。行为治疗主要是通过赞扬和奖赏，对患儿的症状通过有针对性地行为治疗与教育训练，减少患儿的过多活动和不良行为。通过表扬、奖赏等方式使患儿良好的行为得以持续，增强某些期望的行为发生频率，通过有意忽略等方法减少不希望发生的行为。当患儿出现某些不良行为时可用展示隔离法或消退法等方法减少不良行为的产生。

（张　丽　朱　骏）

参 考 文 献

Bayard M，Bailey B，Acharya D，et al，2011. Bupropion and restless legs syndrome：a randomized controlled trial. J Am Board Fam Med，24：422-428.

Becker PM，Novak M，2014. Diagnosis，comorbidities，and management of restless legs syndrome. Curr Med Res Opin，30：1441-1460.

Broman JE，Mallon L，Hetta J，et al，2008. Restless legs syndrome and its relationship with insomnia symptoms and daytime distress：epidemiological survey in Sweden. Psychiatry Clin Neurosci，62：472-475.

Celle S，Roche F，Kerleroux J，et al，2010. Prevalence and clinical correlates of restless legs syndrome in an elderly French population：the synapse study. J Gerontol A Biol Sci Med Sci，65：167-173.

Cornelius JR，Tippmann-Peikert M，Slocumb NL，et al，2010. Impulse control disorders with the use of dopaminergic agents in restless legs syndrome：a case control study. Sleep，33：81-87.

Dang D，Cunnington D，Swieca J，2011. The emergence of devastating impulse control disorders during dopamine agonist therapy of the restless legs syndrome. Clin Neuropharmacol，34：66-70.

Goerke M，Rodenbeck A，Cohrs S，et al，2013. The influence of the tricyclic antidepressant amitriptyline on periodic limb movements during sleep. Pharmacopsychiatry，46：108-113.

Kim KW，Yoon IY，Chung S，et al，2010. Prevalence，comorbidities and risk factors of restless legs syndrome in the Korean elderly population：results from the Korean Longitudinal Study on Health and Aging. J Sleep Res，19：87-92.

Li Y，Mirzaei F，O'Reilly EJ，et al，2012. Prospective study of restless legs syndrome and risk of depression in women. Am J Epidemiol，176：279-288.

Montagna P，Hornyak M，Ulfberg J，et al，2011. Randomized trial of pramipexole for patients with restless legs syndrome（RLS）and RLS-related impairment of mood. Sleep Med，12：34-40.

Norma G，2012. The Psychopharmacological management of RLS in psychiatric conditions：a review of the literature. J Am Psychiat Nurses，18：214-225.

Ohayon MM，O'Hara R，Vitiello MV，et al，2012. Epidemiology of restless legs syndrome：a synthesis of the literature. Sleep Med Rev，16：283-295.

Onur Y，Yildizhan S，Hakan S，et al，2018. Investigation of alexithymia and levels of anxiety and depression among patients with restless legs syndrome. Neuropsych Dis Treat，14：2207-2214.

Pourcher E，Remillard S，Cohen H，2010. Compulsive habits in restless legs syndrome patients under dopaminergic treatment. J Neural Sci，290：52-56.

Provini F，Antelmi E，Vignatelli L，et al，2009. Association of restless legs syndrome with nocturnal eating：a case-control study. Mov Disord，24：871-877.

Pullen SJ，Wall CA，Angstman ER，et al，2011. Psychiatric comorbidity in children and adolescents with restless legs syndrome：a retrospective study. J Clin Sleep Med，7：587-596.

Ulfberg J，Nyström B，Carter N，et al，2001. Prevalence of restless legs syndrome among men aged 18 to 64 years：an association with somatic disease and neuropsychiatric symptoms. Mov Disord，16：1159-1163.

Voon V，Schoerling A，Wenzel S，et al，2011. Frequency of impulse control behaviours associated with dopaminergic therapy in restless legs syndrome. BMC Neurol，11：117.

Zhu XY，Liu Y，Zhang XJ，et al，2015.Clinical characteristics of leg restlessness in Parkinson's disease compared with idiopathic restless legs syndrome.J Neurol Sci，357（1-2）：109-114.

第十五章

不安腿综合征与神经退行性疾病

神经退行性病变的发病率随年龄的增长而增长，这些疾病[如帕金森病（PD）、阿尔茨海默病（AD）等]以脑内神经元丢失和异常蛋白沉积为特征，其临床症状如震颤、肌强直、运动失衡、认知功能衰退等症状随病程进行性加重。然而，控制神经退行性疾病的原发症状本身充满挑战。另外，这些神经退行性疾病患者多伴有睡眠障碍，如失眠或嗜睡。此外，相当一部分患者伴有睡眠中异常肢体动作，如快速眼动睡眠行为障碍（RBD）、不安腿综合征等。这些睡眠障碍疾病可以干扰正常睡眠，并可能作为前驱标记出现在神经退行性疾病的其他症状之前几年甚至几十年。失眠、嗜睡、睡眠呼吸暂停、不安腿综合征、昼夜节律异常等睡眠障碍在年长的神经退行性病变患者中发病率很高，提示神经变性疾病可能累及控制睡眠的脑区结构。识别及正确处理神经退行性疾病相关的睡眠障碍疾病有助于改善神经退行性疾病患者的症状和生活质量。

第一节　不安腿综合征和神经退行性疾病总论

一、不安腿综合征

不安腿综合征是常见的睡眠障碍和神经系统感觉运动障碍疾病，主要表现为傍晚或夜间睡眠时，双下肢出现极度的不适感，迫使患者不停地移动下肢或下地行走。在欧美人群中，2%～3%的成年人患有不安腿综合征，症状明显的不安腿综合征往往会令患者苦不堪言，导致严重的睡眠障碍，给患者的生活、工作和健康带来显著的负面影响。不安腿综合征最早由 Thomas Willis 在 1685 年描述，由 Karl-Axel Ekbom 在 1945 年进行了系统总结，并在 1960 年制定了首个诊断指南，故不安腿综合征又称为 Willis-Ekbom 病（WED）。不安腿综合征可分为原发性不安腿综合征和继发性不安腿综合征。原发性不安腿综合征患者往往伴有家族史，目前认为 *BTBD9*、*MEIS1*、*MAP2K5*、*LBXCOR1* 等基因可能和原发性不安腿综合征有关；继发性不安腿综合征患者可见于缺铁性贫血、孕产妇、终末期肾病、风湿性疾病、周围神经病变、帕金森病、遗传性运动感觉神经病、脊髓小脑性共济失调及多发性硬化等。不安腿综合征的发病机制目前仍不清楚，普遍的观点认为不安腿综合征和中枢多巴胺能系统功能障碍及铁缺乏相关，可能受到遗传和环境因素的共同影响。

二、睡眠中周期性肢体运动

不安腿综合征的诊断依赖于临床，床伴常可以提供较为充足的描述以帮助医师想到不安腿综合征的诊断。至少 80%的不安腿综合征患者存在 PLMS（PLMI>5）。PLMS 表现为睡眠中下肢反复、刻板的肢体动作，典型者发生在 REM 睡眠开始前。近 80% 的不安腿综合征患者伴有 PLMS。伴有 PLMS 的不安腿综合征患者对多巴胺能药物治疗反应较好。但 PLMS 对不安腿综合征诊断不是特异性的。PLMS 可以在正常人群中发生，且其发生率随着年龄的增长而增加。有研究显示，PLMS 在老年人群中的发病率（估计 45%）高于在年轻人群中的发病率（5%～6%）。在一系列睡眠障碍疾病包括发作性睡病、不安腿综合征、OSA、RBD 和 PD 中，PLMS 的发病率增加。

PLMS 在老年人群和一系列睡眠障碍疾病患者中的发生率增加，可能是一种原发现象。但是，有一些继发性疾病和因素也可以导致 PLMS 的发生。不安腿综合征同铁缺乏相关，铁蛋白水平低于 50μg/L，疾病严重程度加重。如果确认患者有缺铁表现，需要追踪患者是否有隐匿的导致失血的因素所引起的缺铁。其他继发性因素如慢性肾脏疾病、周围神经疾病及医源性因素如神经阻滞剂、锂剂、5-羟色胺再摄取抑制剂的使用等相关因素也需要考虑。

三、正常年龄相关的睡眠周期的变化

睡眠改变是增龄相关的正常衰老的一部分，老年人中睡眠紊乱较为常见。老年人年龄相关的褪黑素分泌下降，合并的药物（胆碱能制剂、多巴胺能制剂、抗抑郁药、镇静催眠药等）都可能会影响睡眠-觉醒周期。与年龄增长相关的睡眠改变包括睡眠片断化增加、夜间觉醒增加及更多的日间思睡。美国一项 9000 多人的社区流调研究显示，50%以上 65 岁及以上人群存在至少 5 项睡眠障碍，如睡眠始动障碍、睡眠维持障碍、早醒、日间思睡、精力不集中，其中至少存在一种慢性睡眠障碍。多导睡眠监测数据发现，随着年龄的增加，睡眠参数发生改变：睡眠效率下降，快速眼动（REM）睡眠和慢波睡眠（SWS）比例下降，以及相应非快速眼动（NREM）睡眠增加。

四、神经退行性疾病的睡眠改变

神经退行性疾病表现为中枢神经系统进行性神经元丢失，某些异常蛋白（如 α 突触核蛋白、Tau 蛋白和淀粉样蛋白）沉积被认为可能同神经元功能障碍相关。神经变性疾病包括：①共核蛋白病，主要包括帕金森病（PD）、路易体痴呆（dementia with Lewy body，DLB）、多系统萎缩（MSA）；②Tau 蛋白病，主要包括阿尔茨海默病（AD）、Pick 病（Pick's disease）、皮质基底节变性（corticobasal degeneration，CBGD）、进行性核上性麻痹（progressive supranuclear palsy，PSP）；③多聚谷氨酰胺疾病和朊蛋白病，包括亨廷顿病（Huntington's disease，HD）、脊髓小脑共济失调（spinocerebellar ataxias，SCA）、致死性家族性失眠（fatal familial insomnia，FFI）、克-雅病（Creutzfeldt-Jakob disease，CJD）。

迄今为止，绝大多数神经退行性疾病的病因尚未阐明。神经元丢失导致一系列病理生理改变和包括胆碱能、多巴胺能在内的神经递质的变化。神经退行性疾病的临床症状取决于神经元丢失或功能障碍所累及的中枢神经系统的部位。有证据表明，在神经退行性疾病中，调控睡眠-觉醒周期节律的脑区受到累及。睡眠障碍疾病在一系列神经退行性疾病中相当常见，包括失眠（insomnia）、异态睡眠（parasomnias），后者包括快速眼动睡眠行为障碍（RBD）、睡眠中周期性肢体运动（PLMS）及不安腿综合征、日间过度思睡（excessive daytime sleepiness，EDS）、睡眠呼吸暂停综合征（sleep apnea syndrome，SAS）和夜间喘鸣（nocturnal stridor）等。由于睡眠障碍对整体健康的显著影响，神经变性疾病和睡眠障碍疾病的相关性正受到越来越多的关注。

特定的睡眠障碍疾病在一些特定的神经系统退行性疾病中更为常见，如 RBD 在 PD 患者较 AD 患者常见。在绝大多数神经退行性疾病中都很常见的睡眠障碍疾病包括失眠、睡眠呼吸暂停、不安腿综合征和昼夜节律紊乱。神经退行性疾病多数影响到调控睡眠-觉醒周期节律的脑区结构和功能的变化。这些与睡眠相关的解剖结构包括上行网状结构、中缝核、孤束核、蓝斑核、丘脑、网状核、下丘脑、额叶底部及眶部皮质等；涉及的神经递质包括乙酰胆碱、多巴胺、5-羟色胺、γ-氨基丁酸和去甲肾上腺素等。

睡眠和神经变性疾病间具有紧密的相关性。从睡眠角度入手，可能为神经变性疾病的病理生理和治疗提供新的思路。许多神经发育和神经变性疾病同睡眠具有双向的关联。在许多这类疾病的早期病程中，睡眠-觉醒周期功能即发生紊乱，关注这些患者的睡眠-觉醒功能将有助于改善患者的生活质量。

五、不安腿综合征和神经退行性疾病

（一）不安腿综合征和神经退行性疾病的共病

有研究报道，不安腿综合征在一些神经退行性疾病中可能更为常见，包括 PD、MSA、SCA3 和 HD。不安腿综合征是一种较为常见的睡眠障碍和感觉运动障碍疾病，在 65 岁以上人群中的发病率接近 10%。因此，不安腿综合征，尤其是晚发型不安腿综合征与年龄相关神经退行性疾病更可能共病。

目前研究普遍认为，不安腿综合征主要存在两种亚型，即早发性不安腿综合征和晚发性不安腿综合征。早发性不安腿综合征通常发病年龄集中在 20～40 岁，相对疾病进展较慢，通常有阳性不安腿综合征家族史。而晚发性不安腿综合征通常发病年龄在 40 岁以后，较少有阳性不安腿综合征家族史，更多会伴有一些其他疾病。在许多神经退行性病变如 AD 和 PD 中，发现晚发性不安腿综合征的发病率增加。

尽管大量研究让我们对不安腿综合征越来越了解，但目前不安腿综合征具体的病因、引起疾病的解剖源头仍不清楚。普遍认为，遗传因素、丘脑功能异常、铁代谢紊乱、脑和脊髓多巴胺系统功能障碍在不安腿综合征发病中起重要作用，且相互紧密联系。最近研究发现，不安腿综合征的异常昼夜节律模式与丘脑功能异常相关，而不安腿综合征的运动障碍主要和多巴胺系统功能异常相关。在 PD、AD、肌萎缩侧索硬化等一些可继发不安腿综合征的神经退行性病变中，也发现了上述神经网络的部分异常。

（二）不安腿综合征是神经退行性疾病的前驱表现

关于不安腿综合征是否可能为神经退行性病变前驱期表现的研究甚少。最近发表的一项纳入 16 636 名健康者的前瞻性研究分别在 2002 年和 2008 年评估了研究对象是否有不安腿综合征症状，并在随后的几年中评估了 PD 的前驱症状，2012 年评估了是否有便秘和 RBD，2014 年评估了是否有嗅觉减退。研究结果显示，2002 年有不安腿综合征症状的患者，其中 65.5% 的患者于 2008 年再次评估时不安腿综合征症状已经消失。研究结果显示，对于 6 年内持续有不安腿综合征症状的患者，其便秘和 RBD 风险增加（弱相关性）。而对于自身缓解的不安腿综合征来说，不安腿综合征和 RBD 没有相关性，但和便秘风险增加仍有相关性。无论是缓解型不安腿综合征患者还是持续型不安腿综合征患者，不安腿综合征并不增加嗅觉功能减退的风险。关于不安腿综合征和 RBD 的研究目前极少。在另一项横断面研究中，30 例不安腿综合征患者中有 6 例（20%）伴有 RBD，高于对照组中 RBD 的比率（13%，23/175），但并没有到达统计学差异。

在另一项关于不安腿综合征和 PD 的研究中，也发现了不安腿综合征患者便秘的风险显著增加。需要注意的是，便秘是一个非特异性症状，且许多药物包括 DA 受体激动剂会影响便秘的发生。但是对于间歇型不安腿综合征，其便秘风险仍然显著增加，且研究者已排除了一些合并使用的会干扰便秘的药物，如抗抑郁药。这些结果提示，不安腿综合征患者便秘增加并不能完全以药物因素解释，不安腿综合征可能是便秘的一项独立危险因素。

（三）不安腿综合征与神经变性疾病中的铁代谢异常

在中枢神经系统，铁相关的蛋白具有重要功能，如氧气的运输、氧化磷酸化、髓鞘生成及神经递质的合成和代谢等。铁稳态异常可通过羟基自由基生成，导致脂质、蛋白、碳水化合物和 DNA 的氧化等改变，导致细胞受损。在衰老过程中，铁在相应脑区的沉积可引起运动、认知等功能障碍。一系列神经退行性疾病，包括 AD、PD、共济失调、血浆铜蓝蛋白缺乏症（aceruloplasminemia）、神经铁蛋白变性病（neuroferritinopathy）、HD 都存在铁稳态异常，引起细胞内铁分布和沉积的改变。MRI 检查通常可以发现这些变化，可作为神经退行性疾病的诊断标记之一。

铁代谢异常也是不安腿综合征重要的病理生理机制。流行病学调查显示，与铁水平正常人群相比，铁缺乏者不安腿综合征的患病率要高 30%，其临床症状更加严重，补充铁治疗后可缓解部分患者的症状。血清铁蛋白的水平与不安腿综合征的严重性密切相关，铁蛋白的水平越低，不安腿综合征的临床症状越严重。多项研究证实，不安腿综合征患者基底节铁浓度下降及脑脊液中铁蛋白含量降低，且与临床疾病的严重评级呈负相关。

在中枢神经系统，铁缺乏与多巴胺系统功能障碍密切相关。铁在脑内的分布是不均匀的，尤其集中在基底节，而此区域是多巴胺敏感神经元集聚的地方。一方面，铁是酪氨酸羟化酶的辅助因子，而酪氨酸羟化酶是多巴胺合成的限速酶。因此，脑内铁水平的下降能引起酪氨酸羟化酶活性降低，左旋多巴转变为多巴胺的过程受到抑制，进而影响多巴胺的合成和分泌。此外，神经元内铁水平失衡可以激活缺氧诱导因子（hypoxia-inducible factor，HIF）旁路，病理研究发现，在不安腿综合征患者基底节处 HIF-1 免疫活性升高，提示不安腿综合征患者脑内存在 HIF 旁路的激活。同时，HIF 旁路的激活可影响脑内酪氨酸羟化酶（tyrosine hydroxylase，TH）水平。因此，铁缺乏亦可能通过 HIF 途径影响多巴胺能神经元多巴胺的合成。另一方面，铁含量的变化对黑质纹状体的发展及在基底节多巴胺能系统的维持中发挥极其重要的作用，特别是与 D1 受体、D2 受体及多巴胺转运体（DAT）密度的改变密切相关。脑内铁含量的下降通过减少多巴胺受体 D1 和 D2 水平来影响多巴胺的功能。此外，铁还具有调节细胞周期和细胞凋亡的功能，严重持久的铁缺乏将导致多巴胺能神经元的退化。

经颅超声（transcranial sonography，TCS）是一种可靠、价廉、无创的方法，可用于评估神经退行性疾病包括 PD、MSA、HD、肌张力障碍、肝豆状核变性（Wilson's disease，WD）和共济失调患者的黑质铁水平。在原发性不安腿综合征患者中，TCS 检测到 SN 低回声，与不安腿综合征患者 SN 铁含量下降相一致。相反，SN 高回声与 SN 铁含量增加相关，提示黑质-纹状体系统功能受损。在 PD 和 SCA3 患者中，TCS 可以检测到较为明确的黑质高信号。TCS 检测到黑质高信号在 PD 患者中约达 90%，在 SCA3 患者中为 40%～75%。在 PD 和 SCA3 患者中，不安腿综合征的发病率均增加。Pedroso 等研究了 PD、SCA3 患者合并不安腿综合征的 SN 回声强度，没有发现 PD 伴或不伴不安腿综合征，以及 SCA3 伴或不伴不安腿综合征患者存在 SN 回声强度的差异。但研究结果发现，黑质回声强度和不安腿综合征严重程度呈负相关。

第二节　不安腿综合征和帕金森病

帕金森病（PD）是仅次于阿尔茨海默病的第二大神经变性疾病，是最常见的神经退行性运动障碍疾病，多个脑区神经元进行性的丢失导致多种神经递质功能障碍，尤其是黑质和中脑边缘多巴胺系统，其特征性的病理表现为 SN 区多巴胺能神经元变性缺失和路易小体形成。PD 的主要临床表现包括运动症状如静止性震颤、运动迟缓、肌强直和姿势失衡等。此外，PD 还涵盖一系列非运动症状如嗅觉障碍、便秘、疼痛、抑郁、焦虑、自主神经功能障碍、快速眼动睡眠行为障碍（REM sleep behavior disorder，RBD）和不安腿综合征等。

目前多数流行病学研究结果表明，PD 患者中不安腿综合征的发病率高于普通人群，多巴胺能药物对 PD 和不安腿综合征治疗均有效，提示两者之间可能存在关联。PD 是神经退行性疾病当中和不安腿综合征相关性被研究最多的疾病，PD 往往被当作一种神经退行性疾病"原型"和经典疾病被研究与不安腿综合征的相关性。

值得注意的是，PD 患者中的不安腿综合征很容易同常见于 PD 患者的其他原因所致的"腿部不适"相混淆，包括腿部疼痛、肌肉痉挛、肌张力障碍等，需要予以甄别。

一、帕金森病患者的睡眠障碍

60%～90%的 PD 患者存在睡眠障碍，严重影响生活质量。PD 睡眠障碍可能与神经递质的改变及睡眠相关的解剖结构变性相关。PD 睡眠障碍包括失眠、RBD、觉醒障碍[包括日间过度思睡（EDS）、睡眠发作（SA）]和睡眠相关运动障碍（包括不安腿综合征、PLM）。多导睡眠图（PSG）是评估睡眠障碍的金标准，可提供睡眠效率、潜伏期和睡眠结构等详细信息，实际临床工作中更多用 PDSS 等量表评估代替。根据睡眠障碍的程度、分型、严重程度选择相应治疗。按 MDS、欧洲神经科学协会联盟（EFNS）、美国神经病学会（AAN）推荐的 PD 非运动症状治疗指南，PD 睡眠障碍分为各种睡眠障碍的治疗、PD 运动症状相关睡眠障碍的治疗和 PD 非运动症状相关睡眠障碍的治疗，均包含了非药物治疗和药物治疗。

睡眠障碍是 PD 患者生活质量和陪护负担的决定因素，加强对睡眠障碍的认识，及早发现、正确评估、合理治疗是提高 PD 患者生活质量、减轻社会家庭负担的关键。

二、帕金森病患者不安腿综合征发病率的流行病学研究

早在 19 世纪，《震颤麻痹》一书上就提出 PD 患者在夜间可出现频繁的肢体运动。最近的研究结果显示，PD 患者不安腿综合征发病率为 0～56%，显著高于普通人群。欧洲、北美的不安腿综合征相对高发，亚洲人群不安腿综合征发病率略低。另有研究结果不支持 PD 与不安腿综合征共病，或认为两者关联极弱。既往流行病学调查研究入选的 PD 患者多已接受多巴胺能药物治疗，会掩盖潜在的不安腿综合征症状，同时长期多巴胺能药物治疗会产生一些类似不安腿综合征的症状，从而影响对发病率的估计。挪威一项对 200 例未接受药物治疗的 PD 患者的研究发现，该组患者不安腿综合征发病率为 15.5%，与对照组（9.2%）的差异无统计学意义，随后的研究亦支持该结果，提示多巴胺能药物治疗后可能高估 PD 伴不安腿综合征的发病率。一部分 PD 患者类似于局灶性静坐不能的腿不宁症状（LMR），易与不安腿综合征症状相混淆，使该类患者不安腿综合征临床诊断标准的灵敏度和特异度降低。对于这部分患者，可能需确立特异性不安腿综合征的诊断标准。此外，研究中入组标准不明确、研究对象未分层、样本量不足、缺少对照等，均可导致研究结果产生偏倚。因此，应谨慎对待以往的流行病学调查结果。

三、多巴胺能系统功能障碍

目前认为，PD 和不安腿综合征均与中枢多巴胺能系统功能障碍相关。PD 患者黑质中多巴胺能神经元胞体变性丢失，黑质纹状体多巴胺能通路变性，纹状体、中脑边缘和中脑皮质系统的多巴胺浓度显著降低。在不安腿综合征的发病中多巴胺能系统功能障碍同样发挥着重要作用，其中最有力的证据是不安腿综合征患者在服用小剂量左旋多巴或多巴胺受体激动剂后症状得以改善，而服用多巴胺受体拮抗剂却可加重病情。对多巴胺能系统疾病合并不安腿综合征患者的研究结果亦证实不安腿综合征患者存在多巴胺能系统功能障碍。

　　同时，对铁代谢异常的研究也支持两者均与中枢多巴胺能系统功能障碍相关。研究发现，铁在脑内的分布不均匀，以基底节含量最高，此区域多巴胺能神经元投射纤维高度聚集。对于 PD 患者而言，过多的铁促进了氧化应激反应，引起多巴胺能神经元变性，进而影响多巴胺能系统功能。而不安腿综合征患者脑内铁含量下降导致 D1 和 D2 受体水平下调；同时通过影响酪氨酸羟化酶活性，激活缺氧诱导因子，减少 SN 内胸腺细胞表面糖蛋白的表达等途径，干扰多巴胺的合成与释放。

　　但是，临床上不安腿综合征患者很少出现 PD 样表现，提示不安腿综合征的发病尽管与多巴胺的传递代谢异常有关，但其损伤部位与多巴胺能系统功能障碍的作用机制可能存在不同。

四、基因关联研究

　　近年来基因关联研究为 PD 与不安腿综合征之间存在关联提供了证据。Limousin 等的研究发现，11 例青少年型 PD 组（有 2 个 *parkin* 基因突变位点）和 11 例性别匹配的特发性 PD 组（无 *parkin* 基因突变、无早发性 PD 家族史）中不安腿综合征的发病率分别为 45% 和 0（$P=0.04$），提示 *parkin* 基因突变可能与不安腿综合征相关。Adel 等也有类似的发现。Peeraully 等报道 1 例有 *PINK1* 基因突变的发病早期的散发性 PD 患者伴有不安腿综合征。De Rosa 等发现，1 例不安腿综合征患者携带 *LRRK2* 基因 G2019S 突变，提示不安腿综合征可能是 *LRRK2* 基因突变引起的与多巴胺能系统功能障碍相关的临床表型的一部分。上述结果虽然存在偶然性，但在一定程度上提示 PD 与不安腿综合征可能存在基因上的关联。

　　然而，也有一些关联研究未能为两者之间存在关联提供证据。对一个同时存在遗传性 PD、特发性震颤和不安腿综合征的家系进行 PD 相关基因检测，其结果均为阴性。*COMT* 基因 val-158-met 多态性与多巴胺利用率较高相关，可以影响 PD 的表型。Mylius 等对 *COMT* 基因 val-158-met 多态性与不安腿综合征之间可能存在的基因关联进行研究，未发现阳性结果。*MAPT* 基因可以引起额颞叶痴呆，且与 PD 有关。Roco 等探讨其 SNP rs1052553 是否增加不安腿综合征的风险，结果发现病例组与对照组间的差异无统计学意义。

　　此外，目前尚未发现 GWAS 研究发现的不安腿综合征相关基因如 *MEIS1*、*BTBD9*、*PTPRD*、*MAP2K5/SKOR1*、*TOX3* 和 2 号染色体上基因间 rs6747972 等与 PD 相关。同时，与 PD 相关的 24 个基因也并未发现同不安腿综合征相关。值得注意的是，已发现的 PD 相关基因多与异常蛋白积聚和（或）线粒体功能障碍相关，而不安腿综合征相关基因更多与发育、铁代谢相关。

五、病理解剖学关联研究

　　已知 PD 患者的主要病理学改变为黑质中多巴胺能神经元变性缺失和 LB 形成，其中 LB 主要成分 α 共核蛋白（ASN）的异常积聚被认为在 PD 的发病机制中发挥了关键作用。而对不安腿综合征进行神经解剖学研究发现，间脑 A11 区、第三脑室旁 A14 区、视上核、视交叉核和脊髓后角的多巴胺能神经元受累，未发现黑质致密区发生多巴胺能细胞缺失，也无 LB 或 ASN，提示 PD 与不安腿综合征在病理解剖学方面存在较大的差异。然而，对原发性不安腿综合征患者进行尸体解剖发现，壳核中 D2 受体水平显著下降，且 D2 受体水平下降与不安腿综合征的严重程度相关联。晚期 PD 已被证实存在 D2 受体缺失，提示不安腿综合征与 PD 在病理学上可能存在一定关联。

六、临床特点关联研究

PD 与不安腿综合征在临床表现上虽然少有重叠，但在睡眠障碍、疼痛、药物治疗、脑深部电刺激（DBS）、功能影像学、超声等方面存在某些关联。

1. 睡眠障碍　PLMS 是反复发作、持续 0.5~5 秒、间隔大于 5 秒但小于 90 秒的刻板的腿动。PLMS 是引起不安腿综合征、PD 患者发生睡眠障碍的共同诱因，57.8% 的 PD 患者和 80% 的不安腿综合征患者伴有 PLMS。有调查显示，60%~98% 的 PD 患者伴有睡眠障碍，其中不安腿综合征被认为是 PD 患者夜间睡眠障碍、白天嗜睡的一个重要因素。有研究发现，PD 患者合并不安腿综合征的匹兹堡睡眠质量指数显著高于无不安腿综合征的 PD 患者和对照组，与 Verbaan 等的研究结果类似，提示 PD 与不安腿综合征在睡眠障碍方面存在一定的关联。

PLMS 的发生被认为同中枢多巴胺能障碍相关，这是由于患者在接受多巴胺能药物治疗后，PLMS 发生的频率下降。另外，PD 患者在接受双侧 STN-DBS 手术后，PLMS 发生频率增加，这可能是源于 DBS 术后多巴胺能药物的减量。PLMS 在未治疗的轻中度 PD 患者中的发生率高于健康对照者。大多数伴有 PLMS 的 PD 患者并未曾注意到肢动，这主要是因为 PLMS 通常并不伴随着觉醒。因此，PLMS 不太可能是导致 PD 患者睡眠片断化和 EDS 的主要因素。

睡眠障碍疾病多见于中晚期 PD，但也可以是 PD 早期甚至前驱期表现。RBD 被认为是 PD 的一个运动前期表现，PD 患者 RBD 的发病率高达 60%，40%~65% 的原发性 RBD 患者最终会发展为 PD 或 LB 痴呆。RBD 是一种共核蛋白病，PD 患者的睡眠障碍也与 ASN、tau 蛋白等引起的病理改变有显著的相关性。而至今尚无证据表明不安腿综合征与 ASN 或 LB 有关。综合目前研究结果，没有证据表明不安腿综合征患者的 PD 风险高于一般人群，一般不认为不安腿综合征是 PD 的前驱表现，提示引起 PD 和不安腿综合征患者睡眠障碍的病理机制可能存在差异。但对于晚发性不安腿综合征，其 PD 风险可能会增加，但目前研究结果有限且并不一致。

2. 疼痛　不安腿综合征和 PD 患者均有疼痛症状。流行病学资料显示，67% 的不安腿综合征患者伴有疼痛，部位通常在大腿和小腿深部；60%~83% 的 PD 患者亦有疼痛症状，部位为肩膀、背部或患侧上下肢。

不安腿综合征和 PD 疼痛的病理、生理机制存在一定的关联。多巴胺能系统异常也已被证实与不安腿综合征的疼痛症状有关，而 PD 患者的疼痛症状与多巴胺水平下降有关，两者的疼痛症状在多巴胺能机制上可能存在关联。多巴胺的镇痛能力与抑制性 D2 受体的活化相关。晚期 PD 已被证实存在 D2 受体缺失，原发性不安腿综合征也发现壳核 D2 受体水平显著下降,可推测 PD 和不安腿综合征患者的疼痛症状在 D2 受体缺失方面有一定关联。此外,关于不安腿综合征和 PD 患者痛觉阈值的研究结果提示,两者的疼痛症状在脊髓机制上可能存在一定的关联。

3. 药物治疗 PD 和不安腿综合征被认为是两种相关联的疾病,最重要的原因为两者经多巴胺能药物治疗后疗效均显著,而多巴胺拮抗剂可加重 PD 和不安腿综合征症状。单胺氧化酶 B 抑制剂、儿茶酚-氧位-甲基转移酶抑制剂是 PD 患者标准治疗的重要成分,最近有报道称两者对治疗不安腿综合征也有一定作用。但是,不安腿综合征患者多巴胺能药物治疗所需剂量显著低于 PD 患者,且并非所有的不安腿综合征患者都需要多巴胺能药物治疗,而所有 PD 患者最终都需要应用多巴胺能药物治疗。

4. STN-DBS 术 丘脑底核(STN)-DBS 术可显著改善晚期 PD 患者的运动功能,且有 DBS 术改善不安腿综合征症状的报道。然而,Kedia 等发现 195 例行 STN-DBS 术的 PD 患者中,抗 PD 药物用量平均减少 74%,11 例再次出现不安腿综合征症状,故认为 STN-DBS 术后抗 PD 药物用量减少可能导致不安腿综合征症状重现。提示 PD 与不安腿综合征存在一定关联,但仍需进一步的研究阐明 PD 患者 STN-DBS 术后重现不安腿综合征症状和症状改善的机制。

5. 功能影像学 功能影像学研究已证实 PD 患者黑质纹状体 F -dopa 摄取能力降低,^{123}I-β-CIT 结合能力下调,而关于不安腿综合征的功能影像学研究结果不一。一些研究提示,突触后 D2 受体结合功能降低,也有研究报道称 D2 受体结合功能正常。检测不安腿综合征患者突触前多巴胺转运体(DAT)结合力未发现异常,但功能影像学研究发现不安腿综合征患者壳核和尾状核的 DAT 结合能力下降。Kim 等报道老年不安腿综合征患者尾状核和壳核后部 DAT 密度增大,提示不安腿综合征患者存在黑质纹状体突触前多巴胺能功能障碍。表明 PD 和不安腿综合征在功能影像学方面可能存在一定关联。

此外,Jhoo 等和 Oboshi 等的功能影像学研究发现,除了黑质纹状体通路与多巴胺能神经递质外,中脑边缘系统通路和血清素能神经递质可能也参与不安腿综合征发病。而 PD 患者合并有上述通路和递质异常,亦提示两者存在一定关联。

6. 超声 经颅超声已证实,不安腿综合征患者黑质区域回声强度较低(支持铁离子浓度降低),而 PD 患者 SN 区域回声强度较高(支持铁离子浓度升高)。

此外,Kwon 等和 Ryu 等对 PD 不伴发不安腿综合征、PD 伴发不安腿综合征和原发性不安腿综合征者黑质区回声强度的研究发现,是否伴发不安腿综合征对 PD 患者黑质区回声强度无影响,且与其他组比较,原发性不安腿综合征组黑质区回声强度降低,而 PD 伴发不安腿综合征组黑质区回声强度升高。Pedroso 等指出,PD 伴发的不安腿综合征的严重程度受 PD 患者黑质区回声强度的影响。上述结果均提示,原发性不安腿综合征与 PD 伴发的不安腿综合征有着不同的病理机制,也说明在超声方面 PD 与不安腿综合征关联极弱。

尽管 PD 与不安腿综合征在临床、铁代谢、多巴胺能系统功能障碍、基因、功能影像学和超声等方面存在一定关联,但仍有很多不同之处。未来需要确立 PD 患者不安腿综合征特异性诊断标准,进行大规模的前瞻性流行病学和更多的基因关联、连锁分析等研究,以探讨导致 PD 患者出现不安腿综合征的因素,以及两者之间是否存在真正意义上的关联,在此基础上减轻 PD 合并不安腿综合征患者的痛苦,以提高其生活质量。

第三节 不安腿综合征和其他神经退行性疾病

一、阿尔茨海默病

阿尔茨海默病（AD）是最常见的神经系统退行性疾病，临床表现为进行性认知功能下降，包括记忆力减退、失语、失用、识别不能和精神症状。病理学检查发现海马、边缘系统和皮质 tau 蛋白沉积、淀粉样斑块和神经纤维缠结。AD 患者睡眠障碍相当常见，可以发生于疾病的任何阶段，并同多种因素相关，包括 AD 变性过程涵盖了调控睡眠相关的脑部结构（如下丘脑视交叉上核、皮质），精神症状（如抑郁、激惹），一些内科情况相关（如感染、疼痛），并可能源于某些药物的副作用（如失眠和 EDS）。乙酰胆碱酯酶抑制剂如多奈哌齐（donepezil）、加兰他敏（galantamine）和利斯的明（rivastigmine）被用于 AD 的早中期以延缓疾病进展。上述药物及美金刚[memantine，一种 NMDA（N-methyl D-aspartate）拮抗剂]均可引起睡眠始动时的失眠（sleep-onset insomnia）。用于治疗 AD 患者激惹等精神症状的抗精神病药物通常容易引起思睡。

睡眠改变本身是增龄相关的正常衰老的一部分。和年龄增长相关的睡眠改变包括睡眠片断化增加、夜间觉醒增加及更多的日间思睡。而痴呆将进一步加重这种睡眠模式的退变。尽管记忆、语言、智能衰退是 AD 的标志，AD 还涵盖一系列认知功能以外的症状，其中睡眠障碍在 AD 患者中是非常常见的。AD 的睡眠障碍包括失眠、睡眠片断化、早醒、昼夜节律紊乱、EDS、夜间幻觉、迷惘的夜间游荡和日落症候群（傍晚或夜间出现精神错乱或者精神错乱加重）。睡眠障碍将恶化 AD 患者和照料陪护者的生活质量。同时，睡眠障碍将进一步恶化 AD 患者的认知功能，因为记忆固化过程是睡眠依赖的。最近有研究指出，老年人的睡眠质量下降和认知衰退是紧密联系的，强调睡眠和认知之间的关联。

Guarnieri 等采用量表研究了轻度认知功能障碍（mild cognitive impairment，MCI）、AD 和非 AD 的痴呆患者，发现上述患者中不安腿综合征发病率为 6%。需要注意的是，在认知功能下降的患者中，仅通过量表诊断可能会比较困难，一部分不安腿综合征患者可能仅仅表现为夜间激惹。2012 年针对认知障碍患者的不安腿综合征诊断提出了特殊的诊断标准，强调了支持诊断的特点，如多巴胺能药物治疗有效，患者既往的病史（特别是有缺铁病史）及伴有周期性肢体运动。Rose 等按照新的国际不安腿综合征诊断标准报道了 59 例痴呆患者，不安腿综合征的发病率达到 24%。不安腿综合征同患者夜间激惹相关。不安腿综合征将加重患者夜间睡眠障碍，从而可能进一步加重认知功能障碍。不安腿综合征的治疗药物，尤其是多巴胺能药物对 AD 患者夜间激惹和认知功能是否有影响，目前仍不清楚。在不安腿综合征的患者中，80%以上伴有 PLMS。65 岁以上患者中，PLMS 指数增加。目前客观评估痴呆患者 PLMS 的研究极少，但患者或陪护者/家属报道这些患者睡眠中腿部抽动增加。Rose 等报道，在严重痴呆患者中 PLMS 增加。PLMS 在睡眠障碍中的确切意义目前仍不明晰，最近一项研究显示 PLMS 和不安腿综合征夜间觉醒并无明显相关性。目前，并不推荐对单独的 PLMS（不伴不安腿综合征）进行药物治疗。但当 PLMS 同睡眠呼吸紊乱相关时，

CPAP 治疗可以减少 PLMS。

二、多系统萎缩

多系统萎缩（MSA）是一种进展性、散发性、成人起病的神经退行性病变，表现为帕金森综合征、小脑症状和自主神经功能症状的不同组合。神经病理学研究发现纹状体、杏仁核、小脑、脑干核团（如黑质、蓝斑核、脚桥核）等众多脑区存在神经元丢失、星形胶质细胞增生和胶质细胞胞质内 α 突触核蛋白阳性的包涵体。多种中枢递质系统包括多巴胺能、胆碱能、羟色胺能、肾上腺素能、去甲肾上腺素能、谷氨酸系统受累。睡眠缺乏、睡眠片断化、RBD、夜间喘鸣、睡眠相关呼吸疾病在 MSA 患者中较为常见。其中 RBD 和夜间喘鸣被认为是 MSA 的"红旗"症状。

目前关于 MSA 患者不安腿综合征/PLMS 的研究较少。既往研究报道称在 MSA 患者中不安腿综合征的发病率为 4.7%～28%。不安腿综合征并不与 MSA 严重程度、左旋多巴当量或者日间思睡相关。但相比 MSA-C，不安腿综合征似乎在 MSA-P 患者中更加常见。

三、路易体痴呆

路易体痴呆（DLB）是第二大神经退变性认知障碍性疾病，临床上表现为痴呆、帕金森综合征、反复发作视幻觉和波动性认知和警觉性的下降。在病理学上，脑干、边缘系统、新皮质均发现了神经元丢失、胶质增生和细胞内 Lewy 小体形成。

类似于 AD，DLB 患者睡眠始动障碍、睡眠片断化、早醒、睡眠节律障碍、EDS、夜间幻觉和迷惘的夜间游荡较为常见，尤其在疾病晚期。DLB 通常伴有 RBD，而 RBD 在 PD 患者中增加，三者都属于共核蛋白病。睡眠呼吸障碍相关疾病、不安腿综合征和 PLMS 在 DLB 中也是常见的，但发生率可能并不多于健康老年人群。Hibi 等纳入 9 例 DLB 患者，12 例 AD 患者，发现 DLB 患者 PLMS 指数高于 AD 患者，研究者认为 PLMS 指数有助于更好地鉴别 DLB 和 AD。

四、亨廷顿病

亨廷顿病（HD）是常染色体显性遗传的神经退行性病变，表现为进展性痴呆、舞蹈症和精神紊乱，患者于 25～45 岁起病。HD 由 4p16 染色体上多聚谷氨酰胺序列扩增导致。病理学研究发现尾状核和壳核严重萎缩，皮质的萎缩相对较轻。

睡眠障碍在 HD 中较为常见，尤其在 HD 进展期。患者通常描述睡眠质量下降，睡眠片断化，夜间频繁觉醒，EDS，夜间昼夜节律紊乱相关的早醒。对 HD 转基因小鼠模型的研究发现，其存在昼夜节律的紊乱，且这种昼夜节律紊乱随着疾病的进展加重，提示下丘脑视交叉上核的进行性受损。一项社区调研纳入了 292 名 HD 患者，87%患者主诉存在睡眠障碍，其中 62%自评为严重的睡眠障碍。主诉的睡眠障碍依次排列为腿不宁性肢体动作、周期性抽动样动作、夜间觉醒、嗜睡和早醒。一项纳入 25 例 HD 患者的研究中，64% 抱怨有失眠，40% 抱怨睡眠进程紊乱，32% 抱怨失眠。但在另一项研究中，HD 患者 20% 主诉存在睡眠障碍。关于 HD 和不安腿综合征的相关性只有散在的病例报道。一项研究报道了一个 HD 和不安腿综合征共病的家系，但并没有提及不安腿综合征的诊断标准。另一项研究发现，HD 患者同健康对照相比，具有不同的昼夜节律模式。PSG 发现睡眠效率下降，睡眠开始后的觉醒时间增加，浅层睡眠的比例增加，REM 睡眠潜伏期延长，深层睡眠和 REM 睡眠比例下降。在 HD 中，睡眠障碍的主诉和 PSG 的异常随着疾病严重程度和疾病病程而增加。PSG 显示 HD 和 RBD 患者睡眠呼吸障碍的发病率较低。在一项病理学研究中，5 例 HD 患者大脑中 hypocretin 细胞平均减少了 27%，但 HD 患者并没有典型的发作性睡病的表现，他们没有猝倒发作。多重睡眠潜伏期试验（multiple sleep latency test，MSLT）并没有检测到 REM 睡眠的睡眠始动，脑脊液中 hypocretin-1 水平和正常人相比也没有显著性差异。因此推测，HD 患者下丘脑存留的 hypocretin 神经元仍旧提供着足够的 hypocretin 来避免睡眠过度和睡眠发作。

关于 HD 和不安腿综合征相关性的研究仍较少。在一项对 25 例 HD 患者的研究中，仅 1 例患者（4%）有不安腿综合征，6 例（24%）PLMS 指数 >15。PLMS 和睡眠片断化没有明显相关性。但在另一项总共 6 例患者的研究中发现，平均 PLMS 指数升高达到 123，并同睡眠片断化相关。一例 55 岁的患者，在出现 HD 经典症状前 3 年出现不安腿综合征，PSG 发现 PLMS 和觉醒指数增加（PLMS 指数为 58，觉醒指数为 79）。加巴喷丁可以显著改善不安腿综合征的症状和睡眠质量。

五、肌萎缩侧索硬化

肌萎缩侧索硬化（amyotrophic lateral sclerosis，ALS）是一组以球部神经核、脊髓腹侧部神经核及皮质上运动神经元进行性退变引起的上下运动神经元组合性损伤为表现的疾病，具有临床和遗传异质性。约 90%ALS 为散发性，10%ALS 表现为家族遗传性。ALS 具体病因未明，遗传和环境因素参与了 ALS 的发病。尽管 ALS 主要表现为显著的进行性的肌无力，近年研究发现，ALS 还有一系列椎体系以外的症状，包括认知受损、异常行为和睡眠紊乱。ALS 的神经影像和病理学研究表明，ALS 的病理生理改变并不局限于运动皮质，还涉及其他的皮质和皮质下结构。这种相对弥散的解剖结构累及可能是造成 ALS 临床表现异质性的解剖学基础。

在高加索人群中，有两项研究发现 ALS 患者中不安腿综合征发病率增高。一项意大利的研究纳入了 76 例 ALS 患者和 100 例健康对照，发现 ALS 患者不安腿综合征发病率高于对照组（25% vs 8%，$P=0.002$）。另一项法国的研究纳入了 69 例 ALS 患者，ALS 患者中不安腿综合征发病率为 18.8%，高于文献中法国同年龄的普通人群中的不安腿综合征发病率。但 Panda 在印度 ALS 患者中并未发现不安腿综合征发病率明显增加。我国崔丽英等的一项横断面研究纳入 ALS 患者和对照者各 109 例，发现 ALS 患者中不安腿综合征的发病率明显高于对照组（14.6 vs 0.9%，$P<0.05$）。研究者认为，进行性的脊髓功能障碍可能是 ALS 患者不安腿综合征发病率增高的原因。

六、脊髓小脑共济失调

目前已经识别了 40 多种常染色体显性遗传的脊髓小脑共济失调（SCA）。SCA 是一大类复杂的遗传性神经变性疾病，表现为特征性的进行性小脑性共济失调、眼球运动异常及其他多样化的神经系统病变，包括视网膜病变、视神经萎缩、周围神经病变、锥体外系症状和认知功能障碍。通常 SCA 包括 SCA1、SCA2、SCA3、SCA6、SCA7、SCA17 和齿状核红核苍白球路易体萎缩症（dentatorubral-pallidoluysian atrophy，DRPLA），是由相关基因 CAG 三核苷酸扩增所引起的。其他的 SCA 同单核苷酸变异或其他类型的重复扩增相关。这些其他类型的 SCA 更为罕见，通常在有限的家系中被报道。

SCA 包含了一系列病因导致的中枢神经系统相关的运动和非运动症状。睡眠障碍是其非运动症状中的重要组成部分，包括 RBD、不安腿综合征、PLMS、EDS、失眠和睡眠呼吸暂停，其中不安腿综合征和 PLMS 是 SCA 最常见的睡眠障碍类型，尤其在 SCA1、SCA2、SCA3 和 SCA6 患者中。目前研究显示，SCA 患者中不安腿综合征发病率达到 20%～30%，高于普通人群。Abele M 等研究了 58 例 SCA1、SCA2 和 SCA3 患者，发现 SCA 患者不安腿综合征发病率高于对照（28% vs 10%）。SCA1 中的不安腿综合征研究不多。小样本研究显示 SCA1 的不安腿综合征发病率在 23%左右。SCA2 中的不安腿综合征发病率据报道在 18%～27%。SCA3（又称为 Machado-Joseph 病）是被研究得最多的，SCA3 是由 14q21 染色体上多聚谷氨酰胺序列扩增导致。一项研究显示，45%～56% SCA3 患者根据 IRLSSG 诊断标准，存在不安腿综合征。有意思的是，有研究观察到染色体 14q 可能同部分不安腿综合征相关，但随后的研究并不支持这一结果。SCA6 中有散在包括不安腿综合征/PLMS 等睡眠障碍的报道。一项纳入 6 例 SCA6 患者的研究发现患者 PLMS 指数增高。

七、进行性核上性麻痹

进行性核上性麻痹（progressive supranuclear palsy，PSP）为神经系统退行性疾病，临床表现为认知功能减退、对左旋多巴反应较差的帕金森综合征、垂直性凝视麻痹、反复跌倒。PSP 是一种 tau 蛋白病，影响脑干、基底节和许多其他的脑区。

PSG 研究显示，PSP 患者具有和 PD 类似的 REM 睡眠比例下降及一些其他的特征，如睡眠总体时间缩短、睡眠纺锤波或 K 复合波减少。患者通常表现为失眠和一些提示为 RBD 的临床表现。PSP 作为 tau 蛋白病，其可以出现 RBD 的表现对传统所认为的 RBD 是共核蛋白病（PD、DLB 和 MSA）特异表现的观点提出了质疑。关于 PSP 患者不安腿综合征的研究很少，两项小规模的研究显示，PSP 患者不安腿综合征的发生率在 3.7%～58%。Moccia 等报道了一例 PSP-P 患者，服用左旋多巴 800mg/d 和罗替戈汀 8mg/d 治疗，在罗替戈汀逐渐减量过程中（减量到 4mg/d 时）出现较为严重的不安腿综合征症状（IRLS-RS 评分为 27 分），将罗替戈汀剂量逐渐增加至 6mg/d 后，患者不安腿综合征症状完全缓解，罗替戈汀增加剂量对患者 PSP 的运动症状没有显著改善作用。总之，对于 PSP 和不安腿综合征的关联，目前研究仍较少，至少在 PSP 患者中有必要对不安腿综合征症状加以关注。

　　总体而言，不安腿综合征，尤其是晚发性不安腿综合征在神经退行性病变中发病增加。神经退行性病变合并不安腿综合征是一个值得关注的临床表现，正确处理识别并处理神经退行性疾病患者的不安腿症状将有助于改善患者生活质量。不安腿综合征和神经退行性疾病的确切关联与机制仍有待于更多的研究。

（吴云成　朱潇颖）

参 考 文 献

董素艳，张小瑾，吴云成，2014. 不宁腿综合征的遗传学研究进展. 中华神经科杂志，47：133-135.

冯娅，张小瑾，吴云成. 2013. 铁在不安腿综合征发病机制中的作用、中国神经精神疾病杂志，39：566-568.

郭彦杰，朱潇颖，张小瑾，等，2014. 帕金森病与不安腿综合征关联研究进展. 上海医学，37：259-262.

Abele M，Bürk K，Laccone F，et al，2001. Restless legs syndrome in spinocerebellar ataxia types 1，2，and 3. J Neurol，248：311-314.

Auger RR，Boeve BF，2011. Sleep disorders in neurodegenerative diseases other than Parkinson's disease. Handb Clin Neurol，99：1011-1050.

Cochen De Cock V，2018. Sleep abnormalities in multiplesystem atrophy. Curr Treat Options Neurol，20：16.

Connor JR，Patton SM，Oexle K，et al，2017. Iron and restless legs syndrome：treatment，genetics and pathophysiology. Sleep Med，31：61-70.

Hibi S，Yamaguchi Y，Umeda-Kameyama Y，et al，2012. The high frequency of periodic limb movements in patients with Lewy body dementia. J Psychiatr Res，46：1590-1594.

Iranzo A，2016. Sleep in neurodegenerative diseases. Sleep Med Clin，11：1-18.

Iwaki H，Hughes KC，Gao X，et al，2018. The association between restless legs syndrome and premotor symptoms of Parkinson's disease. J Neurol Sci，394：41-44.

Limousin N，Blasco H，Corcia P，et al，2011. The high frequency of restless legs syndrome in patients with amyotrophic lateral sclerosis. Amyotroph Lateral Scler，12：303-306.

Liu S，Shen D，Tai H，et al，2018. Restless legs syndrome in Chinese patients with sporadic amyotrophic lateral sclerosis. Front Neurol，9：735.

Lo Coco D，Piccoli F，La Bella V，2010. Restless legs syndrome in patients with amyotrophic lateral sclerosis. Mov Disord，25：2658-2661.

Malhotra RK，2018. Neurodegenerative disorders and sleep. Sleep Med Clin，13：63-70.

Möller JC，Unger M，Stiasny-Kolster K，et al，2010. Restless Legs Syndrome（RLS）and Parkinson's disease（PD）-related disorders or different entities？J Neurol Sci，289：135-137.

Pedroso JL，Braga-Neto P，Felício AC，et al，2011. Sleep disorders in cerebellar ataxias. Arq Neuropsiquiatr，69：253-257.

Peter-Derex L，Yammine P，Bastuji H，et al，2015. Sleep and Alzheimer's disease. Sleep Med Rev，19：29-38.

Rijsman RM，Schoolderman LF，Rundervoort RS，et al，2014. Restless legs syndrome in Parkinson's disease. Parkinsonism Relat Disord，20：S5-S9.

Rose KM，Beck C，Tsai PF，et al，2011. Sleep disturbances and nocturnal agitation behaviors in older adults with dementia. Sleep，34：779-786.

Ward RJ，Zucca FA，Duyn JH，et al，2014. The role of iron in brain ageing and neurodegenerative disorders. Lancet Neurol，13：1045-1060.

Zhu XY，Liu Y，Zhang XJ，et al，2015. Clinical characteristics of leg restlessness in Parkinson's disease compared with idiopathic Restless Legs Syndrome. J Neurol Sci，357：109-114.

第十六章

不安腿综合征与周期性肢体运动综合征

周期性肢体运动综合征以睡眠过程中发生的周期性、刻板性的肢体活动为特征，是较为常见的睡眠运动障碍。这种疾病与不安腿综合征等其他形式的睡眠障碍疾病有密切的关联。随着神经病学的发展，人们目前对于周期性肢体运动综合征的发病机制、临床诊断、治疗及与不安腿综合征等其他睡眠障碍疾病的关联较以往已经有了更为深层的认识。本章将对周期性肢体运动综合征的发病机制、临床诊治及其研究进展进行论述。

第一节　周期性肢体运动综合征的历史和流行病学特征

一、概　　述

周期性肢体运动综合征（periodic limb movement disorder，PLMD）目前被认为是一种常见的睡眠运动障碍。其特点之一是在睡眠过程中发生的周期性、刻板性的肢体活动，又常被定义为睡眠周期性肢体运动（PLMS）。从严格意义上讲，PLMD 应当分为睡眠周期性肢体运动（PLMS）和觉醒状态下的周期性肢体运动（PLMW）两类。PLMD 可被 PSG 发现。这种症状常常在有精神疾病或是睡眠暂停的儿童中出现。在成人中，PLMD 者则常在不安腿综合征、发作性睡病、快速眼动睡眠行为障碍等疾病中同时出现。PLMD 的确切发病机制不明确，由于 PLMD 患者半数以上 S2 期睡眠波有所减少，瞬目反射异常，因此认为本病的发病可能与脑干及丘脑皮质通路对脑干网状结构的抑制作用受损有关。但目前研究认为 PLMD 可能与中枢多巴胺能神经元功能异常相关。在临床工作中，需要与 PLMD 鉴别的疾病包括睡眠惊跳症、夜间腿疼痉挛、新生儿良性肌阵挛、夜间发作性肌张力障碍、REM 睡眠相关行为异常、睡眠相关癫痫等。尽管这些疾病与 PLMD 的临床表现有相似之处，但发生机制可能涉及癫痫发作、离子通道异常等原因而与 PLMD 完全不同。

二、历　　史

PLMD 最先由 Symonds 于 1953 年描述，当时用的名称是夜间肌阵挛，因此 Symonds

认为 PLMD 是一种形式的夜间癫痫发作。显然，从当前观点出发，把 PLMD 归为癫痫发作是错误的。Lugaresi 等于 1972 年报道了首例 PLMD 的 PSG 特征，从电生理的角度分析了 PLMD 的发病机制。Coleman 于 1982 年提出了 PLMD 的评分原则，这一原则被美国睡眠障碍疾病协会（ASDA）认可和接受。

三、病因和流行病学特征

PLMD 原因不明。文献报道的神经系统疾病，如脊髓损伤、脊髓囊肿等；躯体疾病，如雷诺病、缺铁性贫血、尿毒症；精神疾病，如老年性痴呆、轻微脑功能障碍；药物影响，包括长期使用抗抑郁药物等可能与 PLMD 相关。

本病的病理生理机制尚未明确，主要有两种学说。

（1）脑干中枢学说：Briellman 对 19 名患者使用了反射中枢位于脑干的瞬目反射检查，并与年龄、体重指数和睡眠通气指数相匹配的 18 名正常人进行对比。发现在颜面给以刺激后，早成分的 R1 和晚成分的 R2 反射潜伏期与正常无差异。但第一次刺激后相隔 500 毫秒给予第二次刺激时，则第二次刺激时为 59.5%，远较对照组的 18.8% 为高。因此，认为 PLMD 的控制中枢可能位于脑干；而多巴胺药物可以明显地抑制本病，提示其发病机制还可能与纹状体和苍白球有关。Bink 根据半数患者 2 期睡眠纺锤波有减少现象，进一步认为由丘脑皮质通路对脑干网状结构的抑制作用受损所致，因为纺锤波的产生与丘脑皮质通路有关。

（2）脊髓中枢学说：根据 PLMD 可见于脊髓横贯性损害，且足趾背屈伴膝髋屈曲，类似巴宾斯基征，认为其中枢位于脊髓腰骶段。此外，肢动发生的间期长短与睡眠深浅无关。因此，进一步认为其产生是由睡眠时脊髓以上运动通路的抑制解除所致的。

流行病学调查研究显示，PLMD 的患病率为 4%～11%。目前国内尚无针对 PLMD 的样本的流行病学调查数据。与 PLMD 相关的因素包括女性、咖啡因摄入、压力和精神疾病病史。PLMD 在儿童中少见。在一项针对 591 名儿童的调查中发现，5.6% 的儿童 PLM 指数＞5。90% 以上的具有 PLMS 特征的患儿同时合并包括睡眠呼吸暂停（obstructive sleep apnea syndrome，OSAS）、纤维肌痛症、注意力缺陷多动障碍（ADHD）在内的其他疾病。PLMS 单独出现的患儿仅占 1.2%。随着年龄的增长，PLMD 的发病率逐渐增高。30～50 岁的人群为 5%，60 岁以上为 34%～44%，尤其在不安腿综合征和 RBD 的患者中。在一项针对 133 位不安腿综合征患者的调查中，PLM 指数＞5 者占 80% 以上；而在 40 例 RBD 的患者中，PLM 指数＞10 者占 70%，且 PLM 症状常发生于 REM 时期。PLMD 偶尔可以发生在正常的成年人中。PLM 指数成为预测潜在睡眠疾病的参数之一。PLM 指数＞5 者中 80% 的存在其他异常的睡眠主诉。PLMD 在发作性睡病中发生率较高，发作性睡病中的 PLM 症状应用左旋多巴有效。另一种与 PLMD 密切相关的疾病是 OSAS，无论儿童或是成人 OSAS 均与 PLMD 有关。在其他的内科疾病中，特发性高血压、终末期肾病及酒精依赖与 PLMD 的关联最为密切。此外，一些药物可诱发或加重 PLMD。最先报道的是在双相情感障碍治疗过程中使用锂盐、氯米帕明、氟西汀、文拉法辛等药物可能诱发和加重 PLMD。多巴胺受体拮抗剂或突然中断苯二氮䓬类、苯巴比妥类等药物也能诱发症状的出现。表 16-1 列举了与 PLMD 相关疾病的研究。

表 16-1　与 PLMD 相关疾病的研究

研究者	疾病	病例数	结果
Hanly 和 Zuberi-Khokhar，1996	重度充血性心力衰竭	23	中重度 PLMS（＞25 次/小时）较对照组高 52%
Voderholzer 等，1997	抽动秽语综合征	7	PLMS 指数为 19
Espinar-Sierra 等，1997	特发性高血压	91	PLMS 指数与高血压严重程度相关
Benz 等，2000	终末期肾功能不全	29	平均 PLMS 指数 119.1 vs 19.8（$P<0.01$）
Nogues 等，2000	脊髓空洞症	26	PLMS 指数>5 占 61%
Tayag-Kier 等，2000	少年纤维肌痛症	16	PLMS 指数>5 占 38%
Prado 等，2002	系统性硬皮病	27	PLMS 指数>5 占 48%，PLMS 指数>25 占 26%
De Mello 等，2002	脊髓损伤	12	PLMS 指数为 35.1
Gann 等，2002	酒精依赖	40	PLMS 指数升高 23.7
Arnulf 等，2002	帕金森病/左旋多巴治疗	54	15%患者存在 PLMS，指数为 16～43
Wetter 等，2000	帕金森病/未治疗	10	PLMS 指数较对照明显升高，68.3 vs 19
Wetter 等，2000	多系统萎缩	10	PLMS 指数与对照无明显差异
Brown 和 Oudewyns，1996	外伤后应激性精神障碍（PTSD）	25	PLMS 存在于 76%的患者中

注：PLMS 指数，每小时肢动次数；PLMS 指数＞5 反映肢动活跃。

第二节　周期性肢体运动综合征的临床特征

　　PLMD 的临床特征是诊断疾病的重要依据。PLMD 的发作非常具有特征性，特点为睡眠过程中刻板、重复、周期性地出现踇趾背屈、踝背屈和膝关节部分屈曲，有时亦可累及髋关节。每次持续时间为 0.5～5 秒，呈周期性出现，5～90 秒出现 1 次。PLMD 的发作多集中在前半夜。通过视频观察发现 PLMD 的这种发作症状十分类似自发的巴宾斯基征，症状较轻的患者可仅表现为趾、踝频繁轻微的运动，严重的患者可表现为反复发作的猛烈的踢腿样动作，并可造成自身或他人的伤害。PLMD 症状也可累及上肢，表现为发作性双肘关节的屈曲，要与癫痫发作相鉴别。PLMD 的严重程度可以用 PLM 觉醒指数来评价。PLM 指数反映了单位每小时内肢体运动的次数和脑电觉醒。PLM 指数＞5 被认为是异常的。轻度 PLMD 被定义为每小时 5～25 次肢体运动；中度为每小时 25～50 次；重度为每小时大于 50 次或每小时大于 25 次但存在觉醒，或 PLM 觉醒指数＞10。部分患者可以合并失眠或者日间睡眠过度。原发性 PLMD 可无任何体征发现，继发性 PLMD 可有相关病因的症状和体征。在儿童，若出现 PLMD 症状需要排除并存 ADHD 及其他器质性精神障碍疾病的可能。在成人，OSAS 是最常见的引起 PLMD 的可治性疾病之一。由 OSAS 引起的 PLMD 可由经鼻气道持续正压通气的治疗而改善。PLMD 需要与夜间癫痫发作相鉴别，后者常有遗尿及发作后意识模糊等症状，EEG 提示痫样放电。RBD 多发生在入睡后 90 分钟，REM 睡眠肌肉无张力时期。其特点为暴力性行为发作，无规律和周期。对于 60 岁以上老年患者突然出现的 PLMD 症状者要注意排查有无肾功能不全等内科疾病。PLMD 的诊断主要根据与患者同睡者的描述，确诊需要进行 PSG 检查。

　　PLMD 的主要诊断标准可以参考以下方面：①患者主诉睡眠紊乱或日间疲乏，睡眠中出现反复发作、高度刻板的肢体活动，下肢运动最具特异性；②PSG 有以下表现，反复出现肌肉收缩（持续 0.5～5 秒），中间间隔为 20～40 秒；与运动相关的唤醒或觉醒；③临床症状不能够用躯体或精神疾病来解释；④可同时存在其他类型睡眠障碍，如 OSAS、RLS、RBD 等。

值得关注的是，80%～85% 的不安腿综合征患者同时伴有 PLMD，在这些患者中，部分患者睡眠中存在下肢肌肉的收缩但无觉醒；部分患者因下肢异样的难以忍受的感觉和肌肉的抽动而从睡眠中觉醒。值得关注的是，在不安腿综合征合并 PLMD 中，PLM 可以在觉醒的情况下出现 PLMW，且 PLMD 症状持续的时间更长。在不安腿综合征中，PLMW 较 PLMD 具有更高的诊断特异性和敏感性。此外，PLMD 的症状存在夜-夜变异，尤其在不安腿综合征的患者中更为显著，因此连续监测两个夜间的 PLMS 是必要的。

Coccagna 和 Lugaresi 最先报道了不安腿综合征患者中存在 PLMD 症状，尽管当时这两种疾病的病理生理学机制和关联不明确。要明确 PLMD 是否伴随不安腿综合征也需要通过 PSG 来提供诊断的依据。日常的问卷筛查对于不安腿综合征和 PLMD 也有帮助，但要注意的是对于筛查提示两者中的一者疾病的同时，不要忽略了共存另一者的可能性。

在睡眠障碍疾病中，不安腿综合征、RBD、PLMD 和发作性睡病均被认为与多巴胺能神经元功能障碍有关。多巴胺能药物能够有效缓解不安腿综合征中 PLMD 的症状。因此，PLMD 也被认为是多巴胺能神经功能不足的生物学标志物。在正常的老年人中，若出现 PLMD 的症状则提示多巴胺能神经元有衰退的可能。PLMD 引起的生理学指标的改变包括心率、脑电波和血压等指标；然而，这些指标可能是非特异的。在一些研究中发现，PLMD 能够诱发觉醒，觉醒亦能够引起 PLMD。Karadeniz 等研究发现在 41% 的受试者中，觉醒先于 PLMD 的出现，23% 者觉醒后于 PLMD 出现。PLMD 和觉醒的联系会受到睡眠周期稳定性的影响。循环交替模式（CAP）预示着不稳定或睡眠动态的改变在此过程中可能扮演一定的角色。

第三节　周期性肢体运动综合征的治疗

原发性 PLMD 患者的病程较长，可有间歇和复发现象，目前的治疗措施并不能根治。继发性病例可通过治疗原发病而得到治愈。针对 PLMD 症状的药物治疗和治疗策略的制定多是来源于基于不安腿综合征患者治疗的研究。能够改善 PLMD 症状的药物主要包括多巴胺类药物、多巴胺受体激动剂、氯硝西泮、加巴喷丁、巴氯芬等。有关 PLMD 治疗药物的研究见表 16-2 和表 16-3。

表 16-2　PLMD 药物治疗研究

研究者	药物	研究设计	病例数	效果
Ohanna 等，1985	氯硝西泮（0.5～2mg）	开放性研究	20	减少 PLM
Kavey 等，1988	阿片类药物	开放性研究	4	减少 PLM，增加慢波睡眠
Hornyak 等，1998	镁（12mmol）	开放性研究	10（RLS 6 例，PLMD 4 例）	减少 PLM，改善 PLM 唤醒指数
Grewal 等，2002	司来吉兰	开放性研究	31	改善 PLM 症状,但延长睡眠潜伏期

续表

研究者	药物	研究设计	病例数	效果
Ehrenberg 等，2000	丙戊酸（125～600mg）	开放性研究	6	显著减少 PLMS
Kunzund Bes，2001	褪黑素 3mg	开放性研究	10	显著改善 PLMS
Saletu 等，2001	罗匹尼罗 0.5mg	安慰剂对照	12	减少 PLMS，改善睡眠晨起表现
Saletu 等，2001	氯硝西泮 1mg	安慰剂对照	16	改善 PLMD 症状
de Mello 等，2004	左旋多巴 200mg 辅以运动康复治疗	随机对照	13	改善 PLMD

表 16-3　2016 美国 AAN 指南关于不安腿综合征和 PLMD 的治疗推荐

药物	FDA 推荐的初始剂量，治疗剂量（mg/d）	治疗不安腿综合征症状	PLM 指数（PLMI）	治疗心理症状	症状恶化现象	其他副作用
罗匹尼罗	0.25，0.25～4.0	B 级证据	A 级证据	抑郁：C 级证据 焦虑：B 级证据	有	恶心、嗜睡、脉搏紊乱
普拉克索	0.125，0.25～0.5	A 级证据	B 级证据	抑郁：C 级证据 焦虑：C 级证据	有	参见罗匹尼罗
罗替戈汀	1.0，1.0～3.0	A 级证据	B 级证据		有	参见罗匹尼罗；皮疹
卡麦角林	未知	A 级证据	B 级证据		有	参见罗匹尼罗；心脏瓣膜病
普瑞巴林	未知	B 级证据	B 级证据		无	嗜睡

欧洲神经科学协会联盟（EFNS）针对 PLMD 和不安腿综合征的治疗指南目前被广泛地认可和推荐。其具体内容主要包括以下方面。

（一）作用于肾上腺素受体的药物

作用于肾上腺素受体的药物主要包括可乐定（clonidine，中枢 α2 受体激动剂）和他利克索（talipexole，中枢 α2 的 D2 受体激动剂）。可乐定 0.5mg，发病前 2 小时口服能够改善原发性不安腿综合征症状，但对于继发性不安腿综合征和 PLMD 的症状未显示出疗效。他利克索 0.4～0.8mg 睡前口服能够改善 PLMD 的症状（临床Ⅲ类证据）。可乐定的不良反应包括头痛、头晕、口干、降低性欲等。

（二）抗癫痫药物

抗癫痫药物包括卡马西平、拉莫三嗪、加巴喷丁、丙戊酸等。目前有临床Ⅰ级证据显示加巴喷丁 1800mg/d（600mg 12：00 给予，1200mg 20：00 给予）短期（6 周时）能够改善不安腿综合征和 PLMS 的评分。临床Ⅱ级证据显示丙戊酸 600mg 能够改善不安腿综合征症状，但对于 PLMD 效果不确切。一项研究显示，每天使用 1200mg 加巴喷丁进行治疗，用 PSG 测定 136 名受试者在治疗 4 周和 10 周后睡眠中的觉醒时间及睡眠中每小时周期性肢体运动次数，两组结果均有统计学显著性降低。目前针对抗癫痫药物的推荐意见为加巴喷丁 800～1800mg/d 治疗原发性不安腿综合征（A 级证据），卡马西平 100～300mg/d 或丙戊酸缓释片 600mg/d 治疗原发性不安腿综合征（B 级证据），但对于抗癫痫药物治疗 PLMD，目前尚未达成共识。

（三）苯二氮䓬类药物和镇静催眠剂

目前对于治疗 PLMD，氯硝西泮是最常用的药物。结合临床观察和 PSG，发现氯硝西泮组比安慰剂组的 PLM 次数要少，其他各种睡眠参数（入睡潜伏时间、总睡眠时间、睡眠效率、觉醒次数）也有改善。氯硝西泮可显著提高客观睡眠效率和主观睡眠质量。临床Ⅲ类证据显示氯硝西泮 0.5～2mg 睡前服用改善 PLM 指数。临床Ⅱ级证据显示氯硝西泮 1mg 与替马西泮 30mg 对于 PLMD 症状改善疗效相当。替马西泮比氯硝西泮血中半衰期短，应用替马西泮时出现白天嗜睡的现象较少。三唑仑尽管能够改善睡眠质量，但对于 PLM 的治疗未显示出价值。此外，氯硝西泮 1mg 睡前服用对于改善不安腿综合征症状亦有作用（B 级证据）。有研究者对氯硝西泮治疗不安腿综合征的疗效进行观察，给 15 例不安腿综合征患者睡前口服 0.5～1.5mg 氯硝西泮，所有患者的不安腿综合征症状均有改善。在氯硝西泮应用前和应用中分别进行了 PSG 检查，氯硝西泮应用前 15 例患者全部存在 PLMS，用药后不安腿综合征改善时，PLMS 也有减少，但 PLMS 周期间隔的变化不明显。目前的推荐意见包括针对 PLMD，可以尝试氯硝西泮 0.5～2mg 睡前服用（B 级证据）；对于原发性不安腿综合征合并 PLMD 的患者可首选氯硝西泮治疗。然而，该药物对于控制继发性不安腿综合征症状未获得推荐。

（四）左旋多巴制剂

左旋多巴制剂对 PLMD 有效。Bedard 等对 5 例 PLMD 患者应用左旋多巴和苄丝肼复合制剂治疗，5 例 PLMS 次数均减少，并经 PSG 检查证实。Askenasy 等对 3 例有 PLMD 的帕金森症患者应用左旋多巴和卡比多巴治疗，经 PSG 随访发现 3 例 PLMS 次数都减少，其中 1 例应用左旋多巴/卡比多巴后，PLMS 完全消失。在一项长期开放性临床Ⅲ期研究中，也证实了左旋多巴对于 PLMD 和原发性不安腿综合征的治疗效果。由脊髓损伤导致的 PLMD 和不安腿综合征伴随 PLMD 症状者均可以从左旋多巴治疗中获益。目前针对左旋多巴的推荐意见是原发性不安腿综合征和 PLMD，左旋多巴能够有效控制症状（A 级证据）。B 级证据显示左旋多巴对于短期缓解继发性不安腿综合征及改善觉醒状态下周期性肢体运动和睡眠中周期性肢体运动指数有效。左旋多巴对于那些不需要每日治疗的间歇性不安腿综合征症状的患者来说是最有利的。长期左旋多巴治疗可能会出现治疗效果减退的现象。治疗应根据患者的具体情况和需要进行调整。

（五）多巴胺受体激动剂

在麦角类多巴胺受体激动剂中，培高利特（pergolide）0.4～0.55mg/d 能有效改善原发性不安腿综合征及 PLMD 的症状（A 级证据）。卡麦角林（cabergoline）0.5～2mg/d 也获得了同样的推荐用于治疗原发性不安腿综合征及合并 PLMD。溴隐亭（bromocriptine）7.5mg 对于控制症状也有效（B 级证据）。对于 PLMD 合并发作性睡病，可以尝试使用溴隐亭治疗（B 级证据）。麦角类多巴胺受体激动剂不良反应主要包括头痛、恶心、直立性低血压，心脏瓣膜损害、特发性肺间质纤维化等少见，但严重的不良反应限制了该类药物的应用。

常用的非麦角类多巴胺受体激动剂包括普拉克索（pramipexole）、罗匹尼罗（ropinirole）、罗替高汀（rotigotine）。一项针对 266 例原发性不安腿综合征患者的治疗研究发现，罗匹尼罗 1.5mg/d 能够有效缓解症状。罗匹尼罗 1.8mg/d 能够显著减缓 PLMS-I 达 76.2%。对于普拉克索，一项临床研究发现 0.75～1.5mg/d 睡前 1 小时口服能够显著减轻不安腿综合征并 PLMS 症状，改善 PLM 指数（图 16-1）。长期口服普拉克索在 Ⅲ 期临床研究中也被证实有效。其主要的不良反应为恶心、呕吐、食欲下降、便秘、白天的嗜睡和鼻咽炎。停用药物后，不良反应会消失。目前针对非麦角类多巴胺受体激动剂的推荐意见：罗匹尼罗 1.5～4mg/d 或罗替高汀经皮贴剂治疗原发性不安腿综合征（A 级证据），普拉克索（B 级证据）。普拉克索和罗匹尼罗可尝试用于不安腿综合征并 PLMD 的治疗。但是需要警惕药物相关冲动控制障碍的发生。

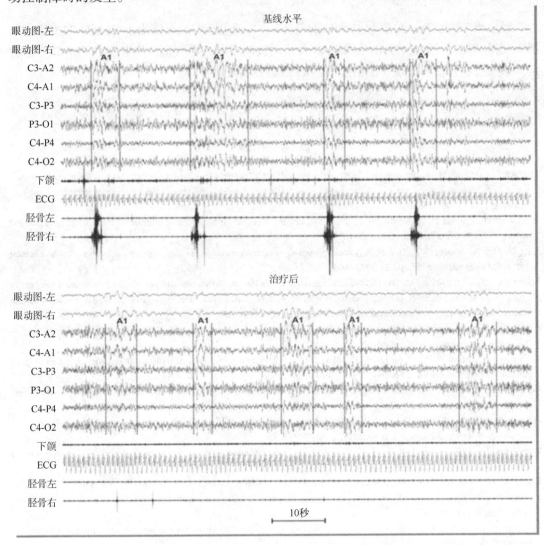

图 16-1 普拉克索治疗不安腿综合征并 PLMS

PSG 发现基线水平存在睡眠周期性交替模式（CAP）及 PLMS；普拉克索治疗后 PSG 发现 CAP 但不伴随 PLMS

（六）阿片类药物

阿片类药物主要包括羟考酮（oxycodone）、丙氧芬（propoxyphene）等，对于缓解不安腿综合征和 PLMS 的症状显示出了一定的效果，但国内很少应用。不良反应主要包括非特异性疲劳和便秘。针对阿片类药物的推荐意见为羟考酮 11.4mg 可用于短期治疗原发性不安腿综合征和 PLMS-I、PLMS-A（B 级证据），不良反应主要是镇静和便秘，大多可逆，罕见成瘾和依赖。丙氧芬短期应用治疗 PLMS 效果不显著（B 级证据）。对于其他药物包括吗啡、曲马多、右美沙芬等均没有获得充分的证据。长期使用阿片类药物有一定效果，但长期服用阿片类药物的患者应定期进行临床或多导睡眠图监测，以监测睡眠呼吸暂停的发生。经皮吗啡贴剂或皮下吗啡注射对于缓解脊髓外伤导致的 PLMS 可能有效。

（七）其他治疗方法

经皮雌二醇贴剂、莫达菲尼（modafinil）、5-羟色胺均被尝试用于 PLMD 的治疗，但都未获得确切的疗效。PLMD 伴 OSAS 者采用夜间 CPAP 通气是否能够改善 PLMS 并不肯定。认知行为疗法和心理疗法治疗 PLMD 也在逐步发展中。

（乐卫东　陈　晟　倪　优）

参 考 文 献

Allen RP，Armstrong MJ，Winkelman JW，et al，2016. Practice guideline summary：treatment of restless legs syndrome in adults：Report of the Guideline Development，Dissemination，and Implementation Subcommittee of the American Academy of Neurology. Neurology，87（24）：2585-2593.

Anderson WM，Kushida C，Littner MR，et al，2004. Practice parameters for the dopaminergic treatment of restless legs syndrome and periodic limb movement disorder. Sleep，27：557-559.

Aricò D，Ferri R，Manconi M，et al，2010. Acute dopamine-agonist treatment in restless legs syndrome：effects on sleep architecture and NREM sleep instability. Sleep，33：793-800.

Aurora RN，Bista SR，Kristo DA，et al，2012. The treatment of restless legs syndrome and periodic limb movement disorder in adults——an update for 2012：practice parameters with an evidence-based systematic review and meta-analyses：an American Academy of Sleep Medicine Clinical Practice Guideline. Sleep，35：1039-1062.

Barrella M，Kotzalidis GD，Rizzi M，et al，2011. Periodic limbic movement disorder during sleep as diabetes-related syndrome？A Polysomnographic Study. ISRN Endocrinol，2011：246157.

Billiard M，Clarenbach P，Vignatelli L，et al，2006. EFNS guidelines on management of restless legs syndrome and periodic limb movement disorder in sleep. Eur J Neurol，13：1049-1065.

Durmer JS，Quraishi GH，2011. Restless legs syndrome，periodic leg movements，and periodic limb movement disorder in children. Pediatr Clin North Am，58：591-620.

Feige B，Hornyak M，Riemann D，et al，2006. Periodic leg movements in sleep and periodic limb movement disorder：Prevalence，clinical significance and treatment. Sleep Med Rev，10：169-177.

Leary EB，Moore HE，Schneider LD，et al，2018. Periodic limb movements in sleep：prevalence and associated sleepiness in the Wisconsin Sleep Cohort. Clin Neurophysiol，129：2306-2314.

Leissner L，Sandelin M，2002. Periodic limb movements in sleep：to treat or not to treat？Sleep Med，3：S27-S30.

Picchietti DL，Picchietti MA，2008. Restless legs syndrome and periodic limb movement disorder in children and adolescents. Semin Pediatr Neurol，15：91-99.

Picchietti DL，Rajendran RR，Wilson MP，et al，2009. Pediatric restless legs syndrome and periodic limb movement disorder：parent-child pairs. Sleep Med，10：925-931.

Pigeon WR，Yurcheshen M，2009. Behavioral sleep medicine interventions for restless legs syndrome and periodic limb movement disorder. Sleep Med Clin，4：487-494.

第十七章

继发性不安腿综合征

不安腿综合征分为原发性和继发性两大类。其中继发性不安腿综合征病因复杂，与以下因素有关：遗传、糖尿病、慢性肾衰竭、缺铁性贫血、叶酸和维生素 B_{12} 缺乏、周围神经病、帕金森病、妊娠、长期受凉、服用三环类抗抑郁药或饮用含咖啡、酒精的饮料等。确切的发病机制尚不十分清楚，目前有多巴胺能神经元损害、铁缺乏、内源性阿片释放、肢体血液循环障碍等多种假说。找到继发不安腿综合征的原因对于临床医师来说是十分困难的。此外，如何通过更有效地实施对症治疗和对因治疗来改善患者的症状是困扰学术界的难题。继发性不安腿综合征较原发性不安腿综合征更为重要，继发性不安腿综合征发生率至少占不安腿综合征的 20%，且涉及神经科、内科及其他学科的疾病谱，容易造成误诊或漏诊，从而导致患者的长期痛苦。因此，对于医疗工作者，掌握不安腿的继发性原因是十分重要的。本章将重点介绍神经系统疾病、其他内科疾病及药物导致的不安腿综合征。

第一节　神经系统疾病与继发性不安腿综合征

一、帕 金 森 病

（一）流行病学

帕金森病（PD）患者的不安腿综合征患病率明显高于一般人群（OR=4.65，95% CI 2.39～9.03，$P<0.001$），且 PD 与不安腿综合征的相关性比其他帕金森综合征更强。不安腿综合征在中国 PD 人群中的患病率为 33%，中国 PD 人群中的不安腿综合征患病率要明显高于一般人群，与日本（12.00%）和印度（7.90%）等国家的研究结果相一致。一项意大利随访 4 年的研究发现，与初诊 PD 患者不安腿综合征的患病率（4.6%）相比，4 年后患病率达到 14.6%。欧美国家报道，在普通人群中不安腿综合征的总患病率为 10.6%，PD 合并不安腿综合征患病率为 20.8%，女性高于男性。关于 PD 伴不安腿综合征患者的性别差异，文献报道不尽一致。有研究发现女性 PD 患者发生不安腿综合征的发病率高于男性；而日本的一项研究则显示，PD 伴不安腿综合征的患者无明显性别差异。

（二）发病机制

PD 患者的不安腿综合征症状通常短暂且不严重，部分患者确诊 PD 前即出现睡眠障碍，但不安腿综合征不是 PD 患者的前驱疾病，大多数情况下 PD 发生在不安腿综合征之前，虽然对于 PD 和不安腿综合征关系的研究很多，但两者的确切关系仍未明确，可能与脑内多巴胺能、阿片及铁调节系统有关。

（1）多巴胺能药物治疗有效且有症状波动现象，夜间多巴胺活性降低的时间与不安腿综合征症状加重一致，提示两者之间可能有着相似的发病机制，且与多巴胺能通路有关。然而矛盾的是病理和影像学检查却不同，某些方面甚至截然相反，PD 最显著的病理特征为黑质-纹状体多巴胺能神经元内 α 突触核蛋白的沉积及多巴胺能神经元的退变，而不安腿综合征患者多巴胺能神经元功能增强。一些影像学的研究也发现，合并不安腿综合征的 PD 患者的黑质在经颅超声检查中的信号强度要比不合并不安腿综合征的 PD 患者低。FP-CIT SPECT 的研究也发现合并不安腿综合征的 PD 患者较不合并不安腿综合征的 PD 患者有着相对保存完善的黑质-纹状体多巴胺能通路。Linke 等应用 ^{123}I-I-PT SPECT 技术对 28 例不安腿综合征患者、29 例早期 PD 患者和 23 例年龄匹配的健康对照者的纹状体多巴胺能转运体进行研究，结果显示，不安腿综合征患者与健康对照者 ^{123}I-I-PT 结合率差异并无统计学意义。该研究对不安腿综合征与 PD 之间基于黑质-纹状体多巴胺能系统功能异常的联系提出了质疑。Mrowka 等对不安腿综合征患者和对照者进行 ^{123}I-β-CIT SPECT 扫描，不安腿综合征患者则显示尾状核和壳核 ^{123}I-β-CIT 结合率轻微变化，差异有统计学意义，但系数比相对较低，其临床意义尚待进一步探讨。总结文献后得出的临床观点是，PD 及不安腿综合征均与多巴胺能系统有关，PD 主要累及黑质-纹状体多巴胺能系统，不安腿综合征可能是影响到了黑质-纹状体多巴胺能通路以外的多巴胺能通路，除了黑质-纹状体外还可能有间脑、下丘脑和脊髓的多巴胺能系统功能障碍，但是仍需要进一步的病理、影像学的研究以进一步明确。

（2）铁离子在两种疾病中扮演的不同角色也从另外一方面说明了两者发病机制的差异。在 PD 患者的黑质中，铁蛋白和相应的铁离子水平的升高可能是引起氧化应激反应而导致多巴胺能神经元退变的关键因素。不安腿综合征患者则较普遍地存在铁离子的缺乏。赵路清等研究发现，合并不安腿综合征的 PD 患者的血清铁蛋白含量要明显低于不合并不安腿综合征的 PD 患者及正常对照组人群的含量，尽管三组之间血清铁的水平无明显的差异。

（三）危险因素

PD 患者处于抑郁状态、运动症状较严重、并发症较多时合并不安腿综合征的可能性相对较大，而伴发不安腿综合征的 PD 患者运动症状更重，非运动症状中焦虑、抑郁、疲劳更重，睡眠质量更差。PD 合并不安腿综合征患者，PD 的发病年龄越小，不安腿综合征程度越严重。接受多巴胺能药物治疗的 PD 患者，其不安腿综合征发病率增加，并随着药物剂量的加大，不安腿综合征的病情可能加重。

二、周围神经病和脊髓疾病

临床诊断原发性不安腿综合征时经常需要与周围神经疾病相鉴别。两者的关系比较复杂，两者可能作为无关的两种疾病共同存在，但是有时两者之间可能具有相关性：不安腿综合征可能是周围神经病变的前驱症状，或是周围神经病变的表现之一；周围神经病变诱发了不安腿综合征或增加了不安腿综合征的发生率，但现有文献还没有证据说明周围神经疾病单独引发了不安腿综合征，而可能只表明是不安腿综合征的危险因素。有研究发现，继发性不安腿综合征患者存在冷热觉减退（σ 纤维）、痛觉过敏（C 纤维），推测不安腿综合征可能与小纤维神经元传入通路损伤有关。

关于脊髓的研究显示，不安腿综合征和周期性肢体运动障碍（PLMD）是在脊髓水平产生，或至少是在脊髓水平进行调节的，目前尚不确定。据相关文献报道，不安腿综合征患者脊髓水平兴奋性增加，提示脊髓损害（如炎症、出血、缺血、外伤、肿瘤、脱髓鞘、脊髓空洞等）可能诱发其发生。脊髓麻醉会引起或加重不安腿综合征，拟多巴胺能药物治疗有效说明在脊髓水平存在多种调节机制。下丘脑后部 A11 区的多巴胺能神经元投射到脊髓，与脊髓前角和后角的神经元或突触发生联系。脊髓存在多种多巴胺受体，兴奋性的 D1 受体主要位于脊髓前角，与运动支配有关；抑制性的 D2、D3 受体主要位于脊髓后角，与感觉传导有关。不安腿综合征的症状同时包含感觉和运动成分，脊髓感觉系统过度兴奋引起运动冲动和不适感，可能与脊髓后角 D3 受体减少有关；脊髓运动系统过度兴奋引起周期性肢体运动，可能与脊髓前角 D1 受体增加有关。*MEIS1* 基因是与基底节发育有关的基因，在杂合敲除的小鼠模型中，小鼠对 D3 受体激动剂的敏感性降低；而该基因突变正是与不安腿综合征发病有关的遗传机制之一。也有动物模型显示，在铁缺乏的情况下，D3 受体功能障碍加重了动物的感觉和运动症状。随着年龄的增长，D1 受体表达逐渐增加，D3 受体则没有明显增加，所以不安腿综合征的发病率也随年龄的增长而升高；较低浓度的多巴胺主要激活 D2、D3 受体，介导脊髓背侧的抑制性活动；高浓度的多巴胺倾向于激活 D1 受体，促进脊髓前角所支配节段的运动。因此，低剂量的多巴胺能药物起初主要作用于 D3 受体，抑制了脊髓的过度兴奋，可以明显缓解症状，但动物实验显示长期使用 D3 受体激动剂后，D1 受体表达会上调，脊髓兴奋性反而增加，导致不安腿综合征恶化。

多巴胺受体与脑铁缺乏、低氧通路和不安腿综合征潜在的治疗靶点有关。在基底节和脊髓中，D3 受体可以与 D1 受体形成功能性的异二聚体，D1 受体则可与腺苷 A1 受体形成异二聚体，以这种方式调节 D1 受体的功能；脑铁缺乏可以导致低腺苷能状态，从而调节 A1 受体的表达。如果能找到合适的方式干预这一通路，通过 A1~D1 的相互作用降低 D1 受体的功能，进而使基底节和脊髓多巴胺通路的兴奋性降低，也许能对不安腿综合征起治疗作用。

总结文献后得出的临床观点是，在脊髓水平感觉缺失的过程或最后阶段，不安腿综合征及周期性肢体运动障碍更可能是一种感觉运动整合功能或大脑感觉传入通路障碍的疾病，并不仅仅涉及外周神经本身，但外周神经损伤引起继发性不安腿综合征的机制尚不明确。

三、缺血性脑血管病

（一）流行病学

卒中患者不安腿综合征的发病率明显升高，不安腿综合征也会增加卒中的发病风险并可能会影响卒中患者预后。Lee 等选择 137 例既往无不安腿综合征病史的急性脑卒中患者，结果发现新发不安腿综合征的患病率为 12.4%。Elwood 等发现不安腿综合征患者脑卒中的患病风险是普通人群的 1.67 倍。Molnar 等发现不安腿综合征患者发生脑卒中的风险是不伴有不安腿综合征人群的 3.89 倍。

（二）脑血管病引起不安腿综合征可能的发病机制

（1）梗死的部位：Lee 等发现大脑皮质下梗死，尤其是基底节区（30.3%）和脑桥（22.2%）梗死最常见，可能与病灶部位的铁含量异常、多巴胺功能障碍相关。与国外相关研究结果一致，通过对正常人群的头颅 MRI 研究发现，黑质、丘脑、壳核、齿状核、尾状核、苍白球等处的铁含量较丰富，而铁的代谢又与中枢神经系统多巴胺代谢密切相关，因此目前铁代谢异常及多巴胺功能障碍均是不安腿综合征可能的发病机制。

（2）脑血管疾病导致的脑和外周血流减少，并引起交感神经活性增加，可能使脑血管疾病后不安腿综合征风险增高。

（3）卒中后抑郁：抑郁症是脑血管病的常见并发症，其发生率可达 40%～60%。脑血管病后 5-羟色胺、去甲肾上腺素和多巴胺能神经递质的减少及神经传导通路的异常导致抑郁症的发生，而这些机制同时也可能使卒中后不安腿综合征的发病率升高，抑郁症和不安腿综合征的共病率也很高（具体见下文抑郁症）。脑血管病治疗药物也可能对不安腿综合征的发生和进展产生影响。

（4）脑血管病后常遗留后遗症，使患者劳动能力、生活自理能力及精神状态、社会经济水平下降，增加不安腿综合征的患病风险。

（5）两者常合并出现，有着共同的危险因素，如高血压、糖尿病、血脂异常等。

（三）不安腿综合征对脑卒中的影响

不安腿综合征可能增加卒中的发病风险，并可能影响脑血管病的预后。一项关于不安腿综合征患者卒中发病率的研究发现，较普通人群，不安腿综合征患者卒中的发病率更高。Cosentino 等发现在连续入院的不安腿综合征患者中有 16.1% 的患有卒中，也认为脑血管疾病在不安腿综合征患者中更常见。关于不安腿综合征对脑血管疾病患者预后影响的研究较少。Medeiros 等对 96 例急性脑卒中患者进行前瞻性随访研究，发现伴有不安腿综合征的脑卒中患者预后更差。我国也有相关报道，丁晓和邓丽影研究显示急性缺血性脑卒中后不安腿综合征的患病率为 6.91%（19/275），并且进一步随访观察发现伴有不安腿综合征的患者预后更差。

关于不安腿综合征促进心脑血管疾病发生可能的机制：①交感神经活性增加，有研究发现，间脑 A11 区域多巴胺能神经元对脊髓交感神经节前纤维有抑制作用，因此当不安腿综合征患者多巴胺功能障碍或缺乏时，机体交感神经紧张性增加，副交感神经被抑制，下丘脑-垂体-肾上腺轴活动增加，导致夜间微觉醒增加、睡眠时间减少，心率增快、日间血压增高与波动、加速糖耐量异常和胰岛素抵抗的发生、促进动脉粥样硬化斑块的形成和破裂，对糖尿病和心血管疾病的发生、发展有重要的影响，从而直接或间接地增加脑血管病的风险。②昼夜节律因素，不安腿综合征有明显的节律性，这可能与多巴胺的节律性释放有关，多巴胺在夜间水平最低，而高血压、交感神经活动、皮质激素、心率也表现出明显的昼夜节律性，故不安腿综合征通过影响昼夜节律增加心脑血管疾病的发病率。③伴随多种疾病，如肾衰竭、糖尿病、高血压、高脂血症等，这些疾病均是脑血管疾病的危险因素，可能与不安腿综合征共同促进脑血管疾病患病风险增加。④细胞炎症因子，研究明确发现炎性因子与心脑血管疾病的关系密切，有研究也发现不安腿综合征常伴随炎性因子的改变，但尚有待进一步研究。

不安腿综合征影响脑血管疾病功能恢复，产生不良后果，其可能原因包括：①不安腿综合征常伴有睡眠紊乱，睡眠紊乱可影响脑血管疾病患者的长期功能康复和内源性脑康复过程。②不安腿综合征还可能引起抑郁、日间嗜睡、疲乏和执行功能障碍等症状，这些因素都可能影响患者的康复。③伴有未经治疗的不安腿综合征可导致患者缺少动力和注意力下降，这都影响患者积极参与功能康复过程。

四、抑　郁　症

（一）流行病学

不安腿综合征和周期性肢体运动与抑郁和焦虑的共病率很高。Winkelmann 等采用定式化访谈（DSM-IV的慕尼黑复合国际诊断访谈）评估了 130 例不安腿综合征患者的精神病理学情况，与 2265 例社区居民相比，不安腿综合征患者在一年中患抑郁焦虑障碍的风险更高，一些流行病学研究报告也发现不安腿综合征患者的焦虑和抑郁发生率增高。巴尔的摩流行病学的研究资料显示了 104 例社区居民在过去一年中，不安腿综合征与重度抑郁障碍（OR=4.7，95% CI 1.6～14.5）、惊恐障碍（OR=12.9，95% CI 3.6～46.0）高度相关。

（二）发病机制

不安腿综合征和周期性肢体运动与抑郁和焦虑共病的高发生率的潜在原因还不明确。可以肯定的是，症状的重叠在重度抑郁障碍与不安腿综合征和周期性肢体运动中是存在的，因为不安腿综合征和周期性肢体运动至少可以诱发或加重 DSM-IV中重度抑郁障碍 9 项抑郁症状中的 4 项：烦躁不安、失眠或嗜睡（尤其是白天）、注意力不集中、疲劳感或无力感和精神运动性迟滞在不安腿综合征患者中是常见的。

（1）Becker 等研究了不安腿综合征与抑郁的关系，结果显示两者可能有共同的生理机制：多巴胺系统参与个体积极性、注意力及快感表达的调控，而抑郁患者这三个方面亦缺失。多巴胺受体激动剂能治疗抑郁，也说明多巴胺代谢障碍可能参与抑郁的发生，而多巴胺代谢障碍也是不安腿综合征的发病机制之一，这提示抑郁与不安腿综合征之间可能存在发病机制上的联系。

（2）Baughman 等报道 SSRI 抗抑郁药物如西酞普兰、氟西汀、帕罗西汀等也能导致不安腿综合征的发生，其机制可能与此类药物提高 5-羟色胺、去甲肾上腺素水平的同时也减少多巴胺能神经递质有关。

鉴于多种精神科药物对不安腿综合征和周期性肢体运动障碍症状存在潜在影响，药物的选择需谨慎以避免加重不安腿综合征和周期性肢体运动障碍。随着更多的精神障碍患者被诊断为不安腿综合征和周期性肢体运动障碍，并接受多巴胺受体激动剂治疗，不安腿综合征和周期性肢体运动障碍的药物治疗所致的精神症状（如嗜睡、头痛、幻觉、失眠等）副作用虽不常见，但仍可能发生。因此，进一步探索共病精神障碍，特别是焦虑和抑郁患者的不安腿综合征和周期性肢体运动的最优化治疗方案是十分必要的。加巴喷丁和普瑞巴林更适合伴有焦虑的不安腿综合征患者。

五、脊髓小脑共济失调

（一）流行病学

脊髓小脑共济失调（SCA）患者中不安腿综合征发病率较普通人群高，为 20%～30%，甚至高达 55%。这种高发病率提示两者之间存在某种病理生理机制方面的联系。

（二）发病机制

脊髓小脑共济失调 3 型（spinocerebellar ataxia type 3，SCA3）是遗传性脊髓小脑共济失调常见的亚型，临床症状多样，以广泛而复杂的神经系统退行性改变为特征，这引发了该病的非运动症状，如睡眠障碍等，而睡眠障碍最常见的为不安腿综合征。大量数据表明在原发性不安腿综合征患者中，并未发现与 SCA3 位于同一位点的 CAG 核苷酸序列的异常扩增，故可排除原发性不安腿综合征。纹状体多巴胺系统、纹状体外多巴胺系统、大脑边缘系统及非多巴胺系统均可能参与其中。

六、多发性硬化

（一）流行病学

研究发现，多发性硬化（MS）的不安腿综合征患病率高，提示两者有关联性。然而，报道频率变化很大，为 13.3%～65.1%。Schürks 和 Bussfeld 对 24 项研究进行 Meta 分析，结果显示 MS 患者不安腿综合征患病率为 12.12%～57.50%，而无 MS 的患者为 2.56%～18.33%，表明 MS 使不安腿综合征的发病风险增加 4 倍（OR=4.190，95% CI 3.110～5.660）。Minar 等研究 200 例 MS 患者中 26% 的（95% CI 0.2～0.32）患有不安腿综合征，其中 44% 的有不安腿综合征家族史阴性。

（二）发病机制

MS 伴不安腿综合征可能的机制是脊髓损伤增加周期性肢体运动和主观感觉障碍，但仍需要进一步研究。MS 患者发生不安腿综合征的危险因素如下：

（1）原有疾病的加重。

（2）疾病过程呈缓慢进展形式。

（3）颈髓的疾病，随着脊髓病变（尤其颈髓）的出现，MS 患者发生不安腿综合征的风险增加（P=0.01）。脊髓病变的存在与不安腿综合征发展的高风险相关（OR=3.846，95% CI 1.304~11.346），在红细胞水平、铁代谢参数、维生素 B、维生素 D 水平方面没有统计学上的显著相关性。

七、偏 头 痛

（一）流行病学

偏头痛患者尤其是慢性偏头痛患者不安腿综合征发生率较普通人群高，患病率在 8.7%~39.0%，一项研究发现，发作性偏头痛组的不安腿综合征患病率高于对照组，但差异无统计学意义（P>0.05）；慢性偏头痛组的不安腿综合征患病率显著高于对照组，差异有统计学意义（P>0.05）。此外，不安腿综合征患者偏头痛发生率也较普通人群高，一项纳入 277 例偏头痛患者（偶尔发作 175 例、慢性偏头痛 102 例）和 200 例健康对照的研究显示，22.70%的不安腿综合征患者发生偏头痛，而对照组仅为 7.50%（P<0.01）；与偶尔发作患者相比，慢性偏头痛患者更易发生不安腿综合征（16% vs 34.30%，P=0.001）。

（二）发病机制

目前关于偏头痛与不安腿综合征之间的联系机制，主要有多巴胺能系统功能和铁代谢假说。首先，有研究表明不安腿综合征和偏头痛患者都存在多巴胺系统功能的紊乱。多巴胺受体激动剂能缓解不安腿综合征的症状，却能诱发偏头痛，而多巴胺拮抗剂虽可改善偏头痛，却容易诱发不安腿综合征的症状。其次，铁代谢异常或储备不足也是不安腿综合征发病的一个重要原因，尤其是继发性不安腿综合征。然而，在偏头痛患者颅内，特别是在中脑导水管周围灰质和红核等处发现铁质沉积，并且铁含量的不断累积与反复的偏头痛发作相关，确切机制还需进一步研究。

（三）不安腿综合征对偏头痛的影响

伴有不安腿综合征的偏头痛患者比单纯偏头痛患者的年龄大、病程长，其原因可能是不安腿综合征的患病率随年龄的增长而增加，而偏头痛主要发生在 20~50 岁的人群。随着偏头痛病程的增加，偏头痛患者可能会因长期服用止痛药物，出现肾功能不全而引发的症状性不安腿综合征。此外，由于老年人的神经功能退变，也可能导致症状性不安腿综合征。共病不安腿综合征的偏头痛患者睡眠质量更差，焦虑和抑郁障碍的发生率也高，进而可能引起新的头痛发作，患者焦虑抑郁与不安腿综合征的严重程度呈正相关，随着不安腿综合征症状的加重，其情绪和睡眠质量随之恶化。不安腿综合征患者夜间常常伴有频繁的肢体运动而影响睡眠质量，进而加重抑郁和焦虑的症状。

第二节　内科疾病与不安腿综合征

一、肾衰竭与不安腿综合征

（一）流行病学

普通人群中不安腿综合征的发病率为 3%～7%，而慢性肾脏病（chronic kidney disease，CKD）患者有更高的不安腿综合征发生率，其中非透析慢性肾脏病患者发生不安腿综合征的风险就比普通人群高出 5 倍。据调查，欧美国家透析人群中不安腿综合征的发病率为 12%～25%，国内这一数字为 13.3%～27.4%。对于不同肾脏替代治疗方式下不安腿综合征的发病率是否不同的研究结论并不一致。但相比较而言，行肾移植术后的 CKD 患者不安腿综合征的发病率大大减低，仅为 4.8%。研究表明，不安腿综合征不仅与慢性肾脏病患者睡眠障碍、抑郁有关，还会加重患者心血管疾病的发病率和死亡率，有 85%～90% 的不安腿综合征患者存在夜间血流动力学的改变，这就可能导致高血压和心血管疾病的增加，并改变心脏结构。因此，临床应当足够重视。然而，Wertenteil 等在对儿童肾病综合征中不安腿综合征的流行状况所做的研究发现，与健康对照组相比，不安腿综合征在患有肾小球疾病的儿童中并不常见。

（二）发病机制

（1）非透析 CKD 患者体内各种毒素的蓄积，如酚类、尿素氮及其代谢产物氰酸盐会影响到神经系统功能。国外有研究报道称，成功行肾移植治疗的尿毒症患者，不仅各种毒素得以清除，而且不安腿综合征也被治愈，这也从侧面说明了毒素的蓄积可能与不安腿综合征的发生有关。

（2）非透析 CKD 患者血液中存在红细胞转酮酶活性抑制物，可使维生素 B_1 的代谢异常，中枢及周围神经的髓鞘发生退行性变，使轴索变性，最终导致神经传导速度减慢，所以不安腿综合征的发生可能与周围神经系统受损有关，但目前具体作用机制仍不清楚。

（三）危险因素

（1）流行病学调查显示不安腿综合征在女性中的发病率约为男性的 2 倍，也有研究证明女性是不安腿综合征发病的危险因素。

（2）芬兰一项研究发现不安腿综合征症状与外周性组织缺氧存在高度相关性。

（3）研究报道血液透析患者应用镇静催眠药比例、国际不安腿综合征评估量表（IRLS）评分和失眠严重指数问卷（ISI）评分均高于对照组。ISI 评分＞7 分是血液透析患者发生不安腿综合征的独立危险因素。

（4）来自日本的研究显示，血液透析患者不安腿综合征与高磷血症和抑郁焦虑情绪有关，尽管发病机制尚不清楚，但考虑与尿毒症毒素和微炎症反应状态有关。

（5）研究发现糖尿病是血液透析患者发生不安腿综合征的独立危险因素。除引起多神经病变外，糖尿病还可以降低中脑和纹状体多巴胺水平，影响中枢儿茶酚胺系统，从而导致不安腿综合征。

（6）年龄、体重指数、吸烟、透析充分性等均是血液透析患者发生不安腿综合征的相关危险因素。

（7）非透析慢性肾脏病患者体内内环境紊乱、营养不良、贫血、维生素缺乏等均可能与不安腿综合征发病相关。

（四）治疗

（1）国内学者采用中医温阳通经柔筋缓急法治疗不安腿综合征取得一定效果。

（2）临床医师在为不安腿综合征患者选择药物治疗时应充分考虑药物对非透析 CKD 患者的安全性。

1）常用药物包括多巴胺能药物及二类治疗药加巴喷丁、普瑞巴林。

2）非药物治疗包括透析相关治疗、铁剂治疗、生活方式干预。一项针对 235 例非透析 CKD 患者的队列研究发现，行简短日常血液透析可以改善不安腿综合征症状。另外，高通量透析器和中大分子清除率高的透析模式均可改善不安腿综合征的症状。

由于非透析慢性肾脏病患者的不安腿综合征继发性因素难以去除，肾功能的下降难以逆转，虽然已有一些治疗方式的治疗效果得到了临床证实，但是还需要有更多的循证医学证据来证实适合非透析慢性肾脏病患者合并不安腿综合征的治疗方法。

二、铁缺乏与不安腿综合征

（一）流行病学

贫血尤其是缺铁性贫血，在普通人群和血液透析患者的不安腿综合征发病中起重要作用。据文献报道，血液透析患者发生不安腿综合征与贫血有关，出现不安腿综合征的患者血红蛋白水平较低（82g/L），与无不安腿综合征患者（95g/L）相比，差异具有统计学意义（P=0.030）。

（二）发病机制

1. 多巴胺在不安腿综合征发病中起重要作用，而多巴胺在脑内的合成需要铁的参与，铁是酪氨酸羟化酶的重要辅助因子，所以缺铁条件下酪氨酸羟化酶活性下降，可直接干扰多巴胺的合成，导致多巴胺分泌减少。

2. 过去认为缺铁所致的多巴胺合成障碍可能是不安腿综合征发病的关键因素之一，但最近的研究结果又提出了新的看法。在不安腿综合征患者中，缺铁可能通过影响多巴胺受体的分布而发病。通过观察铁缺乏饮食组小鼠脑组织中多巴胺及其受体发现，其纹状体细胞外的多巴胺含量上升，细胞内的多巴胺含量下降，提示多巴胺能神经元对多巴胺的再摄取功能降低。而将生理浓度的铁定向注射到中脑腹侧区之后，细胞内外的多巴胺分布异常可以逆转，但多巴胺的再摄取功能仍处于较低的水平，这说明在缺铁条件下，多巴胺再摄取功能减退，多巴胺在神经元内外的分布异常与多巴胺受体功能改变有关。而对小鼠睡眠-觉醒周期变化的观察中发现，铁缺乏饮食组小鼠觉醒-睡眠转换期时纹状体区多巴胺含量较对照组约高 53%，这一现象可能与不安腿综合征患者休息期或睡眠前期感觉-运动症状相关。因此，虽然铁缺乏可以直接影响多巴胺的合成，但在不安腿综合征患者中，缺铁可能更多地通过影响多巴胺受体的分布而导致发病。

3. 有研究显示，血浆铁蛋白的浓度低于 75μg/L 时可出现不安腿综合征症状，甚至在血清铁和血红蛋白没有下降时也可出现。随着不安腿综合征的深入研究，越来越多的证据表明，铁代谢异常在不安腿综合征的发病机制中起着非常重要的作用。

（1）影像学、组织学及尸检研究均发现不安腿综合征患者脑组织中铁代谢异常的证据。但临床观察发现单纯通过口服或静脉补铁治疗并不能改变不安腿综合征的病情，因此铁代谢异常与不安腿综合征的关系可能并不是单纯的铁缺乏问题。

（2）虽然铁是中枢神经系统中非常重要的金属元素，但其总体含量在脑组织中并不多。这与血脑屏障限制了铁离子内流有关。近年来，有关脑组织铁代谢的研究发现，血脑屏障作为脑组织摄取铁的关键环节，其对铁的摄取是脑组织补充铁消耗的重要途径。之后仅有少量铁内流来补充消耗的铁。中枢神经系统中的铁有一种双向的保护机制，即自血脑屏障发育完善后即处于一个相对封闭且稳定的状态，在周围组织缺铁的条件下保证中枢神经系统铁的供应，以满足脑代谢的需求；在铁摄入过多时，保护脑组织不受过多的铁引起的氧化毒性影响。因为血脑屏障的这种保护机制，外周补充的铁可能难进入中枢神经系统中来纠正脑组织的铁缺乏，所以口服或静脉补铁治疗并不能影响不安腿综合征的病情。当血脑屏障对铁的摄取减少时，神经系统中缓慢消耗的铁将难以及时补充，继而出现铁耗竭，引起相应临床症状。因为脑组织中铁的消耗需要一定过程，所以不安腿综合征多为慢性发病过程。

（3）对脑细胞的铁代谢研究发现，不安腿综合征患者脑中转铁蛋白、转铁蛋白受体等表达和分布的变化及铁利用的变化可能是引起不安腿综合征患者铁缺乏的原因。

（4）缺铁提示多巴胺转运体活性降低。

1）Earley 等在两项独立研究中发现多巴胺转运体显著下降。这些结果与之前的不安腿综合征、SPECT 和多巴胺转运体的尸检研究及缺铁性和多巴胺转运体的细胞培养研究共同显示，不安腿综合征中膜结合的纹状体多巴胺转运体可能会减少，但不是全部细胞多巴胺转运体。

2）大多数不安腿综合征患者都不存在多巴胺能神经元的退化，这意味着合成多巴胺的组织并没有受损。提示不安腿综合征的发病可能并非与细胞直接死亡有关，而与神经递质的合成和调节密切相关。结合多巴胺在不安腿综合征发病中的重要作用，可将铁代谢异常与多巴胺功能障碍联系起来。

3）研究发现，虽然缺铁环境并不改变多巴胺合成，但可明显改变多巴胺受体的表达和分布；尤其是 D2 样受体，缺铁条件可能从转录和翻译水平上来改变 D2 样受体的表达。铁缺乏饮食的小鼠中多巴胺转运体活性降低，多巴胺转运体 mRNA 表达减少，组织中和细胞膜上的多巴胺转运体密度下降。将 D2 受体激动剂注入铁缺乏饮食的小鼠脑中后，多巴胺转运体的活性并没有改变。给铁缺乏饮食组小鼠脑中补充左旋多巴（L-DOPA）并不能提高细胞中的多巴胺含量。研究人员推测，因为 D2 样受体可通过细胞外信号调节通路影响多巴胺转运体的表达，下调的 D2 样受体引起了多巴胺转运体表达下降。因此，缺铁主要是影响 D2 样受体的功能。随着对不安腿综合征研究的深入，有研究者认为 D3 受体功能障碍可能是不安腿综合征发病的基础。这一理论是建立在对脊髓中分布的多巴胺受体的进一步认识之上的。脊髓中分布的多巴胺能神经纤维是由下丘脑背侧后部的 A11 区细胞群投射而来的，与脊髓反射的兴奋性调节有关。将小鼠的 D3 基因敲除后可观察到类似不安腿综合征样的兴奋性增加、活动性增加的现象。由于 D3 受体与多巴胺的亲和力最高，可能在多巴胺浓度极小时即被激活，并且考虑到不安腿综合征患者症状常见于夜间及中枢神经系统中多巴胺浓度的昼夜节律性变化，可以认为，在正常昼夜节律中，夜间多巴胺浓度逐渐下降，逐渐倾向于激活 D3 受体，抑制脊髓反射的兴奋性；但在不安腿综合征患者中，由于 A11 区至脊髓 D3 受体的投射通路功能障碍，使这种抑制作用消失，以致出现脊髓反射过度兴奋的现象。这一理论可以解释不安腿综合征患者睡眠中周期性肢体运动的增加，因此不安腿综合征发病的基础可能是 D3 受体。但此假说仍有许多细节上的不明确，仍需要进一步的研究探索。

（三）治疗

目前补铁是一线治疗，有研究发现，与口服硫酸铁相比，静脉注射蔗糖铁能够更有效地替代献血者的铁流失，尤其是女性。

三、妊娠与不安腿综合征

（一）流行病学

有调查显示，不安腿综合征的总体发病率为 5%～15%，女性和男性发病率约为 2∶1，妊娠妇女是不安腿综合征的高危人群。发病率及严重程度随妊娠妇女的年龄增长、生育子女数的增多而增高。妊娠晚期患者比例高于妊娠早期，年龄较大的妊娠妇女更容易患不安腿综合征。对 41 例妊娠前健康女性的随访发现，12.5% 的妇女妊娠早期患不安腿综合征，妊娠晚期患病比例也高达 23%。针对 16 000 例妊娠妇女的研究显示，15% 的患者在妊娠 3～4 个月时主诉存在不安腿综合征症状，妊娠晚期患者比例增加至 23%。超过 50% 的不安腿综合征妇女在分娩后症状逐渐缓解。

（二）发病机制

由于妊娠妇女在妊娠期间体内激素、代谢水平发生改变，易发生精神行为异常和生理性贫血、长期处于钙流失状态等原因。因此，不安腿综合征在妊娠妇女中的发生率较高，并可显著降低妊娠妇女的睡眠质量，进而影响胎儿健康。报道显示，与没有不安腿综合征的人相比，每周经历不安腿综合征的人白天过度嗜睡的频率更高，高血压、心血管疾病和子痫前期的发病率也更高。在妊娠前出现中度或严重症状的不安腿综合征妇女，产前和产后抑郁的风险均增加。不安腿综合征在孕妇中的发生率较高，并可显著降低妊娠妇女的睡眠质量，进而影响胎儿健康。

（1）妊娠期不安腿综合征的发病可能与妊娠期的激素变化相关。

1）妊娠期不安腿综合征的发生发展与性激素变化一致。妊娠期催乳素、雌激素、孕酮分泌逐渐升高，且于妊娠后 3 个月达高峰。随着妊娠的进展，不安腿综合征的发病率也逐渐升高。除催乳素以外的其他性激素水平在分娩后快速下降，许多患者在妊娠结束后症状会逐渐好转。

2）雌激素可促进去甲肾上腺素的更新，降低多巴胺水平及其活性；可在基底节处拮抗多巴胺，从而增加行为和运动活性。

3）孕酮可以提高神经系统的兴奋性，引起机体反射亢进。

4）多巴胺强烈抑制下丘脑催乳素释放因子的分泌。妊娠期催乳素增加可能与多巴胺水平的降低有关。

（2）叶酸、铁缺乏亦是不安腿综合征发病的原因。由于胎儿的生长需求、孕妇血液稀释等代谢改变，孕妇血浆内叶酸和铁水平下降，与不安腿综合征密切相关。

1）研究发现妊娠期补充叶酸后，孕妇发生不安腿综合征的发生率仅为 9%，而不补充叶酸的孕妇则高达 80%。

2）研究显示不安腿综合征患者脑脊液中的铁和铁蛋白含量一般都低于正常值，并且不安腿综合征症状的严重程度与其呈负相关。在针对 27 例症状性不安腿综合征孕妇和 20 例健康妇女的对照研究中，患不安腿综合征的孕妇血清铁蛋白含量显著降低［（29.3±3.2）μg/L vs（36.8±5.9）μg/L］，血清可溶性转铁蛋白受体（sTfR）也显著升高［（38.24±8.5）nmol/L vs（27.9±4.3）nmol/L］。

（3）随着孕周的增加，孕妇由于生活习惯改变、睡眠质量下降等产生的紧张焦虑情绪、压力和疲劳是导致不安腿综合征症状加重的重要因素。

（4）孕妇的贫血及妊娠期间由腹内压增高导致的下肢血流受阻变慢，易导致局部组织缺血、缺氧、代谢产物积聚。

（5）孕妇活动时间少、维生素 D 相对缺失、成骨细胞和破骨细胞的失衡等原因，使其骨质长期处于钙流失状态，从而增加了不安腿综合征的患病率。

（三）治疗

非药物治疗和药物治疗是目前对于孕妇不安腿综合征的两种治疗方式。

（1）非药物治疗是患不安腿综合征孕妇的首选治疗方式，尤其是轻度患者。

1）应尽量避免咖啡因、酒精、尼古丁摄入和过度运动，避免苯海拉明、三环类、吩噻嗪类等药物的使用。

2）多食用动物肝脏、瘦肉等含铁丰富的食物能增加体内铁储备，并可食用叶酸丰富的食物如菠菜、新鲜水果。

3）教导患者保持规律的生活作息，养成良好的睡眠习惯等。①通过放松肌肉、腹式呼吸、冥想、瑜伽、自我暗示训练等方法来减轻躯体紧张；②通过运动、热水浴、按摩、伸展运动缓解疼痛。

（2）目前对患不安腿综合征的孕妇行药物治疗的指南亟待完善。

1）药物治疗中首选口服铁剂和叶酸片。

2）对于中重度不安腿综合征或频发不安腿综合征（每天都出现）、顽固性不安腿综合征患者，建议给予小剂量的多巴胺受体激动剂治疗，如罗匹尼罗或普拉克索。

3）对多巴胺受体激动剂治疗疗效不佳的中重度患者可给予小剂量阿片类药物。

4）苯二氮䓬类药物须慎用，且应告知孕妇使用阿片类药物的意义、潜在危险（睡眠影响及成瘾作用）及对胎儿（致畸性）和新生儿（新生儿戒断综合征）的影响。

5）中医活血化瘀和扩血管类药物、针灸治疗等对不安腿综合征孕妇可能效果良好。

第三节 药物诱发的不安腿综合征

不安腿综合征会因服用抗抑郁药、抗精神病药、抗癫痫药等后出现。一些文献报道药物能引起不安腿综合征或导致不安腿综合征症状加重，但具体机制有待进一步研究。目前不安腿综合征的病理生理模型集中在中枢多巴胺能系统、中枢铁通路及内源性阿片系统的功能异常。另外，5-羟色胺能、去甲肾上腺素能及 γ-氨基丁酸能等系统也参与其中，至少部分参与了不安腿综合征的发生机制。因此，影响神经递质系统的药物也会影响不安腿综合征的出现。文献报道称，引起运动障碍及不安腿综合征的药物有共同的药理学特征，如抗多巴胺能、抗 5-羟色胺能、抗肾上腺素能、抗胆碱能及抗组胺能作用。尽管药物诱导的不安腿综合征不常见，但容易漏诊和误诊，临床医师应用相关药物时应关注诱导不安腿综合征发生的可能性，因为不安腿综合征可能导致治疗依从性差，引起显著心理社会及职业危害。

一、抗 抑 郁 药

1. 三环类抗抑郁药（TCA） 常见的 TCA 诱导的运动障碍包括静坐不能，仅报道过去甲普林、阿米替林导致不安腿综合征的病例。但若考虑到药理学因素，其诱导不安腿综合征的可能性显然是存在的。

2. 选择性 5-羟色胺再摄取抑制剂（SSRI） 包括舍曲林、西酞普兰、帕罗西汀、氟伏沙明、氟西汀、草酸艾司西酞普兰。中枢神经系统 5-羟色胺与多巴胺能之间有弥散性交互作用。5-羟色胺抑制多巴胺通路多巴胺能轴突终末释放多巴胺，导致多巴胺缺失。SSRI 类抗抑郁药物通过增加 5-羟色胺能利用度继而降低多巴胺能效应来引起或导致不安腿综合征加剧，这可能是 SSRI 类抗抑郁药导致不安腿综合征的原因之一。一项对欧洲人群的调查研究显示，应用 SSRI 类抗抑郁药的患者更易发生不安腿综合征，这些包括西酞普兰、舍曲林、帕罗西汀、艾司西酞普兰、氟西汀，且均有报道（表 17-1）。

表 17-1　抗抑郁药诱发不安腿综合征

作者	药物	服药剂量（mg/d）	性别	年龄（岁）
Perroud	西酞普兰	20	女性	48
Hargrave	舍曲林	25	男性	71
Sanz-Fuentenebro	帕罗西汀	20	男性	33
Ozturk	帕罗西汀	40	男性	36
Page	艾司西酞普兰	10～20	女性	34
Bakshi	氟西汀	20～60	女性	22
颜瑜章	文拉法辛	75	女性	20
Nikolaou	度洛西汀	60	女性	52
Chopra	米氮平	15	女性	85
Agargun	米氮平	15～30	女性	45
Chang	米氮平	30～60	女性	32
Bahk	米氮平	15	男性	56
Pae	米氮平	15～30	女性	58
Bonin	米氮平	15	女性	33
Prospero-Garcia	米氮平	15	女性	63
Park	米氮平	15	女性	64
Makiguchi	米氮平	7.5～45	男性	88
王海丽	米氮平	15～30	男性（3 例） 女性（10 例）	平均年龄 38.6

3. 5-羟色胺去甲肾上腺素再摄取抑制剂（5-hydroxytryptamine norepinephrine reuptake depressants，SNRI）　包括文拉法辛、度洛西汀和米那普仑，目前文拉法辛和度洛西汀致不安腿综合征的报道极少。仅国内报道过 1 例文拉法辛导致不安腿综合征，患者为 20 岁女性，服用 75mg/d 时出现了双侧小腿酸麻胀痛感，难以忍受，活动后减轻。国内暂无度洛西汀致不安腿综合征的报道，国外仅报道 1 例，患者 52 岁女性，服用 60mg 度洛西汀时出现了小腿和前臂抽搐及不舒服的刺痛感，夜间感觉强烈，活动后改善。目前尚无米那普仑诱发不安腿综合征的报道。

4. 去甲肾上腺素能及特异性 5-羟色胺能抗抑制剂（noradrenergic and specific 5-hydro-xytryptamine antidepressants，NaSSA）　此类药物为米氮平。通过 PubMed 数据库进行 MEDLINE 检索，共有 9 篇相关文献报道的 11 例米氮平致不安腿综合征，其中最小剂量为 10mg/d 出现不安腿综合征，最大剂量为 60mg/d，年龄为 32～80 岁，平均年龄约为 55 岁，且女性（7 例）多于男性（4 例）。国内一篇研究报道了 13 例患者被给予米氮平 15～30mg/d 治疗后出现了不安腿综合征症状，女性（10 例）多于男性（3 例），平均年龄约为 38 岁。

二、抗精神病药

非典型抗精神病药中奥氮平和喹硫平是最常见的与不安腿综合征症状相关的药物（表 17-2）。这可能归因于药物对 D2 受体的可变亲和力及血清素受体活性。国外文献报道奥氮平及喹硫平致不安腿综合征的病例较多，通过 PubMed 数据库进行 MEDLINE 检索，共 14 例患者服用奥氮平后出现不安腿综合征，国内仅有 2 例报道。患者服用奥氮平剂量为 2.5～20mg/d，女性（9 例）多于男性（7 例），平均发病年龄约为 45 岁。文献报道了 12 例服用喹硫平的患者出现不安腿综合征，服用剂量为 50～600mg/d，且女性（9 例）多于男性（3 例），平均发病年龄约为 44 岁。仅有一篇文章报道了阿立哌唑诱发不安腿综合征的报道，也有文章报道奥氮平诱发的不安腿综合征，通过改用阿立哌唑而消失。目前尚无齐拉西酮和帕利哌酮导致不安腿综合征的报道。

表 17-2 非典型抗精神病药诱发不安腿综合征

作者	药物	服药剂量（mg/d）	性别	年龄（岁）
Aggarwal	奥氮平	15	男性	25
Aggarwal	奥氮平	2.5	男性	62
Aggarwal	奥氮平	10	男性	36
Kang	奥氮平	5	女性	36
Kang	奥氮平	10	男性	55
Kang	奥氮平	5～20	男性	34
Kang	奥氮平	20	女性	28
Kang	奥氮平	5～20	男性	59
Kraus	奥氮平	10	男性	41
Khalid	奥氮平	20	女性	54
Basu	奥氮平	10～15	男性	38
Kumar	奥氮平	10	女性	56
张海山	奥氮平	10	女性	32
张海山	奥氮平	10	女性	26
Chou	喹硫平	200	男性	47
Pinninti	喹硫平	100	女性	68
Rittmannsberger	喹硫平	50	男性	65
Rittmannsberger	喹硫平	25	女性	41
Rittmannsberger	喹硫平	20	女性	54
Rittmannsberger	喹硫平	50	女性	33
Rittmannsberger	喹硫平	100	女性	49
Rittmannsberger	喹硫平	150	男性	61
Rittmannsberger	喹硫平	50	女性	66
Urbano	喹硫平	600	男性	53

作者	药物	服药剂量（mg/d）	性别	年龄（岁）
Webb	喹硫平	600	男性	44
Michopoulos	喹硫平	150	男性	47
Vohra	喹硫平	未报道	女性	40
Vohra	喹硫平	300	女性	43
Vohra	喹硫平	250	女性	39
Vohra	喹硫平	300	女性	38
Chen	喹硫平	100	男性	46
Soyata	喹硫平	100	女性	39
Bolaños-Vergaray	阿立哌唑	15	女性	45

三、抗组胺药物

抗组胺药是导致医源性不安腿综合征的常见药物。抗组胺药物阻断组胺受体，也具有多巴胺阻滞活性，因此可以作为抗过敏药、止吐药和止痒药。苯海拉明是主要的抗组胺药。许多非处方药如感冒药、退热药、非处方睡眠药都含有苯海拉明。这类药物有助于睡眠但可诱发不安腿综合征。许多止吐药如甲氧氯普胺、氯丙嗪也能通过抗组胺作用诱发不安腿综合征。文献报道服用甲氧氯普胺（75%）的患者比未服用该药的患者（26.3%）更容易发生不安腿综合征（P=0.02）。

四、锂　　剂

锂剂可加重不安腿综合征。国外报道 2 例应用锂剂（800～1800mg/d）后原有的轻微不安腿综合征症状加重。提示血浆锂含量与不安腿综合征的严重程度之间可能具有一定的关联性。

五、抗癫痫药

抗癫痫药卡马西平和加巴喷丁可以有效治疗不安腿综合征，然而有文献报道，部分抗癫痫药能够诱发不安腿综合征。国外报道 2 例癫痫患者应用甲琥胺和苯妥英钠后发生不安腿综合征，分别换用丙戊酸钠和卡马西平后临床症状消失。唑尼沙胺也可能诱发不安腿综合征，国外报道 1 例 55 岁女性患者服用 200mg/d 的唑尼沙胺后出现了不安腿综合征。文献报道 2 例患者服用 100mg/d 的托吡酯后诱发了不安腿综合征。

六、咪唑吡啶类催眠药

目前国内报道 1 例 65 岁女性服用 10mg 酒石酸唑吡坦后出现不安腿综合征，表现为夜间卧床时，双腿出现难以名状的不适感，患者活动或捶打双腿后不适感可缓解，减量至 5mg 时仍出现上诉症状，停药后缓解。

（顾　平）

参 考 文 献

付英，敦昌平，田亚云，等，2017. 酒石酸唑吡坦导致不宁腿综合征 1 例. 临床荟萃，32（3）：259-260.

扈杨，李丽霞，朴英善，等，2017. 帕金森病伴发不宁腿综合征的临床特征及神经病理生化机制. 中国神经免疫学和神经病学杂志，1：7-11.

贾福军，张斌，2014. 不安腿综合征和周期性腿动综合征与抑郁和焦虑的关系. 世界睡眠医学杂志，1（1）：34-38.

刘彬，杨兴隆，朱扬帆，等，2018. 中国帕金森病患者不宁腿综合征患病率的 Meta 分析. 国际神经病学神经外科学杂志，45（3）：255-260.

田爱军，赵仁亮，2017. 缺血性卒中对不宁腿综合征发病率的影响. 中国煤炭工业医学杂志，20（3）：290-293.

王秀川，朱卫国，2018. 慢性肾脏病患者不宁腿综合征研究进展. 中国血液净化，17（1）：54-56.

Alagöz AN, Acar BA, Acar T, et al, 2016. Relationship between primary restless legs syndrome and migraine with aura. Kaohsiung J Med Sci, 32：420-426.

Allen R, Högl B, Trenkwalder C, et al, 2016. Restless legs syndrome associated with major diseases：a systematic review and new concept. Neurology, 86：1336-1343.

Allen RP, Hening WA, Lee HB, et al, 2008. Restless legs syndrome is associated with DSM-Ⅳ major depressive disorder and panic disorder in the community. Neuropsychiatry Clin Neurosci, 20：l01-105.

Ardestani PE, Ghasemi M, Shaygannejad V, et al, 2013. Restless legs syndrome in Iranian multiple sclerosis patients：a case-control study. Int J Prev Med, 4：189-193.

Bachmann CG, Rolke R, Scheidt U, et al, 2010. Thermal hypoaesthesia differentiates secondary restless legs syndrome associated with small fibre neuropathy from primary restless legs syndrome. Brain, 133：762-770.

Becker L, Lieske B, Schulz RJ, 2016. Intravenous iron administration in restless legs syndrome：an observational study in geriatric patients. Z Gerontol Geriatr, 49：626-631.

Bollu PC, Thakkar MM, Yelam A, 2018. Sleep medicine：restless legs syndrome. Mo Med, 115：380-387.

Carli G, Casoni F, Ferini-Strambi L, et al, 2018. Restless legs syndrome and Parkinson Disease：a causal relationship between the two disorders? Front Neurol, 9：551-568.

Chen PH, 2016. Restless leg syndrome induced by escitalopram and lithium combined with quetiapine treatment in bipolar Ⅱ disorder：a case report. Clin Neuropharmacol, 39：118-119.

Comtet H, Hamdaoui M, Ruppert E, et al, 2018. Restless legs syndrome related to hemorrhage of a thoracic spinal cord cavernoma. J Spinal Cord Med, 41：245-247.

Corrado G, Mauro M, 2018. Management strategies for restless legs syndrome/Willis- Ekbom disease during pregnancy. Sleep Med Clin, 13：335-348.

Demirci S, Göksan B, Sevindik MS, et al, 2017. Accompanying migrainous features in pediatric migraine patients with restless legs syndrome. Neurol Sci, 38：1677-1681.

Deng Y, Jia Q, Wu J, 2017. Efficacy of intravenous iron sucrose in hemodialysis patients with restless legs syndrome（RLS）：a randomized, placebo-controlled study. Med Sci Monit, 23：1254-1260.

Douzenis A, Michopoulos I, Nikolaou KN, et al, 2015. Restless legs syndrome associated with the combined use of duloxetine plus paroxetine. J Clin Psychopharmacol, 35：345-346.

Geng T, Qiao L, Zhao M, et al, 2014. Olanzapine-induced restless legs syndrome. J Clin Neurosci, 21：1622-1625.

Hwang KJ, Lee D, Woo HG, et al, 2017. Post-stroke restless leg syndrome and periodic limb movements in sleep. Acta Neurol Scand, 135：204-210.

Japaridze G, Kasradze S, Maisuradze L, et al, 2018. The restless legs syndrome. Georgian Med News, 285：74-81.

Kalantar-Zadeh K, Lu JL, Molnar MZ, et al, 2016. Association of incident restless legs syndrome with outcomes in a large cohort of US veterans. J Sleep Res, 25：47-56.

LaBarbera V, Rye D, Trotti LM, 2017. Restless legs syndrome with augmentation successfully treated with IV iron. Neurol Clin Pract, 7: e26-e28.

Li JJ, Shi YY, Song Y, et al, 2018. Analysis of related factors for restless legs syndrome in hemodialysis patients. Chin J Contemp Neurol Neurosurg, 18: 55-59.

Liu G, Li L, Zhang J, et al, 2016. Restless legs syndrome and pregnancy or delivery complications in China: a representative survey. Sleep Med, 17: 158-162.

Makiguchi A, Nishida M, Shioda K, et al, 2015. Mirtazapine-induced restless legs syndrome treated with pramipexole. J Neuropsychiatry Clin Neurosci, 27: e76.

Minár M, Petrleničová D, Valkovič P, 2017. Higher prevalence of restless legs syndrome/Willis -Ekbom disease in multiple sclerosis patients is related to spinal cord lesions. Mult Scler Relat Disord, 12: 54-58.

Vohra A, 2015. Quetiapine induced restless legs syndrome: a series of four cases. Asian J Psychiatr, 16: 73-74.

第十八章

不安腿综合征药物治疗

不安腿综合征临床治疗取得一定进展，已有多个药物有显著疗效。自 20 世纪 90 年代以来，多巴胺能疗法被认为是不安腿综合征成人患者的一线治疗，既能改善睡眠障碍，又能缓解白天症状。在过去的 5 年中，美国食品药品监督管理局和欧洲药品管理局批准用于治疗不安腿综合征的多巴胺受体激动剂（如普拉克索、罗匹尼罗和罗替戈汀）的治疗效果已在随机对照临床实验中得到进一步证实。替代疗法包括 α2δ 配体类药物、阿片类药物和铁制剂（尽管没有任何铁制剂获批）等。不过，现有所有疗法均只能缓解不安腿综合征症状，无法治愈本病。本章根据最新国内外不安腿综合征诊疗指南或研究对目前用于不安腿综合征治疗的常见药物进行了总结概述。

第一节　不安腿综合征药物治疗的种类和特点

一、多巴胺能药物

多巴胺受体激动剂是不安腿综合征的一线治疗药物。在过去的 5 年中，美国食品药品监督管理局和欧洲药品管理局批准用于治疗不安腿综合征的多巴胺受体激动剂（如普拉克索、罗匹尼罗和罗替戈汀）在改善症状严重程度和睡眠质量方面的作用已经在多个随机对照试验中得到证实，但长期使用可能会出现疗效下降。

已有几项随机安慰剂对照临床试验证明了普拉克索在 1200 多名患者中的疗效。一项荟萃分析报道，与安慰剂相比，国际不安腿综合征研究组评定量表（International Restless Legs Syndrome Study Group rating scale，IRLS）分值改善了 6.7 分，而在无对照的长期研究中，观察到 17 分的改善。

一些随机对照试验也证明了罗匹尼罗在不安腿综合征患者中的优势。在 900 多名患者中，与安慰剂相比，IRLS 评分的平均改善为 4 分。推荐的有效剂量为每天 1 次，0.785～4.6mg。一项安慰剂对照研究评估了罗匹尼罗在 66 周治疗中的疗效和耐受性，证实该药的有效性及较低的恶化发生率（≤4%）。

罗替戈汀也被认为是不安腿综合征的首选多巴胺受体激动剂。常用的为 1mg/24h 的透皮贴剂，剂量可以增加至最大剂量 3mg/24h。一项对 5 项随机对照试验的荟萃分析显示，与安慰剂相比，罗替戈汀治疗后不安腿综合征评分下降 4 分，长期随访调查 104 周后，患者的 IRLS 评分下降了 15～17 分。

因为所有这些药物在治疗不安腿综合征方面都表现出相似的疗效，如何选择这三种药物将取决于患者的发病特征。普拉克索和罗匹尼罗能对多巴胺能系统产生脉冲刺激，从而可以快速有效地缓解症状，并持续 2～12 小时。连续多巴胺能刺激（如罗替戈汀透皮贴剂）也可改善白天和夜间症状。但不管是脉冲刺激还是持续刺激，均会随着时间的推移出现症状加重现象。药物半衰期的作用可能与恶化的风险有关，尤其是短效多巴胺受体激动剂，而长效多巴胺受体激动剂在减少恶化中的作用尚未达成共识。

左旋多巴是第一种用于治疗不安腿综合征的多巴胺能药物，能够改善睡眠质量并改善睡眠中周期性肢体运动（PLM），但与其他多巴胺能药物相比，其疗效随着时间的推移而逐渐降低，并且已证实并发症的风险更高。其他多巴胺能药物，如培高利特和卡麦角林，其疗效明确，但由于相关的副作用，特别是纤维化和瓣膜病，它们的使用并不值得推荐。

在开始多巴胺能药物治疗之前，应提醒患者这些药物所引起的副作用，主要表现为嗜睡、强迫性赌博、性欲亢进、刻板重复且无目的的行为、强迫购物和暴饮暴食。

1. 多巴胺前体（左旋多巴-卡比多巴或左旋多巴-苄丝肼）　左旋多巴，为抗震颤麻痹药，是第一个用于治疗不安腿综合征的多巴胺能药物。左旋多巴在脑内通过脱羧酶转换为多巴胺，补充脑内多巴胺的不足，使脑内多巴胺与乙酰胆碱的比例失衡得到改善，从而发挥治疗不安腿综合征的作用。但长期使用左旋多巴会带来明显的不良反应和药效减退，同时引起许多外周性和中枢性的副作用。所以通常采用多巴胺脱羧酶抑制剂（如卡比多巴、苄丝肼）与其合成复方制剂，这样不仅可以增强药效、减少副反应，还能减少用药剂量，常见的复方制剂有多巴丝肼片（商品名美多芭）、卡比多巴-左旋多巴双多巴控释片（商品名息宁），多巴丝肼用于治疗不安腿综合征的适应证最早于 2001 年在德国和瑞士获得批准，随后在其他国家也陆续获批。

有研究显示，左旋多巴（100～200mg）可改善不安腿综合征患者的症状严重程度（4 项Ⅲ类研究，其中 2 项研究单独使用显示有效，另外 2 项在 Meta 分析中提高统计精确度后显示有效）。左旋多巴可改善主观睡眠测量结果（4 项Ⅲ类研究，至少改善一些主观睡眠测量结果）和 PLMI（3 项Ⅲ类研究具有足够的精确度和 1 项Ⅲ类研究精确度不足；荟萃分析显示效果显著）。没有足够的证据支持或驳斥左旋多巴对不安腿综合征生活质量（QoL）的影响（2 个Ⅲ类研究中仅有 1 个且精确度足够）。

左旋多巴在原发性不安腿综合征及进行血液透析的不安腿综合征患者中都是有效的治疗药物。但是在其使用的过程中要特别注意"恶化"（augmentation）的风险（后面会详细介绍），而且研究报道恶化的风险在各个剂量都可能发生，但是最常发生的剂量是≥200mg/d。恶化风险是长时间使用左旋多巴的主要问题，在 6 个月的随访过程中，恶化的发生率为 40%～60%，甚至高达 71%。间歇给药可以是单一用药或者联合用药，可以降低左旋多巴的恶化风险。

2. 非麦角类的多巴胺受体激动剂　多巴胺受体激动剂是一种在功能上和多巴胺相似、但化学结构不同的药物，能像多巴胺一样激活多巴胺受体，从而起到类似多巴胺受体的作用，多巴胺受体激动剂分为麦角类的多巴胺受体激动剂（ergot-derived dopamine agonists）

和非麦角类的多巴胺受体激动剂。由于麦角类的多巴胺受体激动剂有造成肺与心脏瓣膜纤维化的风险，现已经少用，但由于既往不安腿综合征的治疗有提及，故仍列在下面。推荐使用非麦角类的多巴胺受体激动剂，常见的药物为普拉克索、罗匹尼罗和罗替戈汀。

一般来说，由于在不安腿综合征中，非麦角多巴胺受体激动剂比在 PD 中使用剂量更低，并发症的发生率更低，在该人群中耐受性更好。非麦角多巴胺受体激动剂中低强度药物的副作用很少见，常见的有多巴胺失调综合征（如冲动控制障碍）、恶心、头痛、嗜睡、直立性低血压、精神错乱、情绪激动、幻觉和鼻咽炎，发生率约为 23%，但通常可以通过停药或减药来逆转这种影响。在使用该类药物时必须始终提醒患者有冲动控制障碍的风险，恶化也是该类药物治疗的主要副作用，可以通过低剂量用药加以避免。

（1）普拉克索（pramipexole）：又称米拉帕，是一种非麦角类多巴胺受体激动剂，高选择性作用于 D2 和 D3 受体，对 D3 受体的亲和力明显高于 D2 受体。普拉克索对多巴胺 D1 和 D5 受体、α 肾上腺素能受体、β 肾上腺素能受体、乙酰胆碱受体和 5-羟色胺受体均无作用。普拉克索由德国勃林格殷格翰（Boehringer-Ingelheim）公司研发，盐酸普拉克索速释片于 1997 年首先在美国上市；2007 年，盐酸普拉克索片（森福罗）在中国上市。其由肾脏排泄，半衰期为 8~12 小时，起效时间为 1~2 小时。

在一项综述中提到，根据 3 项 I 级研究和 6 项 II 级研究，普拉克索可以改善不安腿综合征症状（A 级证据）。在 3 项 II 级研究中可以看到普拉克索对 PLM 的改善，给予 B 级证据。两项开放性研究报道显示，不安腿综合征的症状持续改善。一项比较普拉克索与双释放左旋多巴/苄丝肼的研究表明，两种药物均可有效改善不安腿综合征症状和 PLM，但与普拉克索（6%）相比，左旋多巴具有更高的恶化率（21%）。

2017 年修订的不安腿综合征的循证医学研究表明，在 2007 年循证医学研究的 5 项 I 级研究的基础上，又纳入了 6 项符合标准的研究。在此指南上给出的结论是剂量为 0.25mg、0.5mg、0.75mg 的普拉克索对治疗不安腿综合征具有显著疗效。普拉克索虽然具有恶化的风险，但是在可接受的范围之内。所以，有充足的证据得出普拉克索对中到重度的不安腿综合征患者具有显著疗效，在服药后，患者的主观睡眠状况、不安腿综合征的严重程度、抑郁及焦虑症状都得到改善。普拉克索也具有一定的恶化发生率，因此需要更进一步的研究探索恶化的生理学机制，以及减低恶化风险和严重程度的方法。

（2）罗匹尼罗：为选择性多巴胺受体激动剂，对 D2 受体和 D3 受体均有激动。口服后吸收迅速，平均达峰时间为 1.5 小时，平均半衰期为 6 小时。1997 年首次被批准用于治疗帕金森病，后被批准用于治疗中度到重度的不安腿综合征。在研究中，平均剂量为 2~3mg/d 的罗匹尼罗可改善不安腿综合征症状（根据 IRLS 评分量表、大体评定量表和患者的大体评定量表结果）并降低 PLMI。美国和欧洲的共识都给予罗匹尼罗与普拉克索相同程度的推荐。

2007 年的循证医学研究纳入了 7 项罗匹尼罗的 I 级试验。这些研究的持续时间为 4~26 周，发现平均剂量为 0.78~4.6mg 的罗匹尼罗可有效减少不安腿综合征症状，改善生活质量和睡眠参数。然后又有两项新的研究纳入 2017 年的循证医学研究。罗匹尼罗的安全性被认为具有可接受的风险，并对恶化进行了特殊监测。有 1 项研究前瞻性地评估了恶化的风险，26 周时恶化发生率为 4%。现有的、已发表的临床试验中，没有证据表明罗匹尼罗不良反应的发生率低于或高于任何其他可用的多巴胺受体激动剂，并且已有的研究没有特别关注不安腿综合征患者的过度嗜睡，已有的研究对多巴胺失调综合征也没有具体的监测。罗匹尼罗的大多数 I 级研究持续 12 周，而最近的一项长期研究总共 66 周（26 周双盲研究和 40 周开放标记研究）。

罗匹尼罗在临床实践中应用的意义：有足够的证据可以得出结论，罗匹尼罗在中度至重度患者中对改善不安腿综合征症状和睡眠有临床意义。鉴于罗匹尼罗的恶化率很高，需要进一步研究探索恶化的生物学机制，找到减少其发生风险和严重程度的可能方法。

（3）罗替戈汀：是新型非麦角类多巴胺受体激动剂，可以激动 D1、D2、D3、D4、D5、5-HT 1A 受体和 α2 肾上腺素能受体，其激动 D2 受体的作用是 D1 受体的 15 倍。罗替戈汀是一种经皮贴剂，每天仅需给药一次，粘贴后药物以 $0.2mg/（24h \cdot cm^2）$ 的吸收速度持续进入体内，罗替戈汀代谢产物主要从尿中排泄，去除贴剂后血药浓度每 5～7 小时降低一半。在 2012 年时获 FDA 批准用于治疗成人不安腿综合征和 PLMD。

2017 年不安腿综合征的循证医学研究中纳入了 5 项新的临床研究，时间范围为 1 周至 6 个月，这些新的 I 级研究使 2～3mg 的罗替戈汀透皮贴剂的效果结论从"可能有效"变为"有效"，但 1mg 剂量的有效性证据不足，0.5mg 被认为是无效的。在为期 6 周的研究中，1mg/24h、2mg/24h、3mg/24h、4mg/24h 的罗替戈汀改善了不安腿综合征的 IRLS 严重程度评分，并且对比安慰剂显著有效，同时也显著改善了生活质量（通过不安腿综合征 QoL 评分测量）。欧洲的一项为期 6 个月的研究也证明了 1～3mg 罗替戈汀的疗效，其可以显著改善 IRLS 评分和大体评定量表评分（第 1 项）；而生活质量的改善是剂量依赖型的。一项使用 PSG 的研究显示，在使用罗替戈汀后，清醒期的 PLMI 显著减少。尚没有罗匹尼罗中期或长期的 I 类研究，但有一个安慰剂对照研究的开放延伸的报道，其在第 1 年和第 5 年分别进行分析：在第 1 年时，罗替戈汀的平均剂量为（2.8±1.2）mg/24h，有 74.6% 的患者继续接受治疗直到研究结束；在第 5 年时，罗替戈汀的平均剂量为 3.09mg/24h；在研究结束时，39% 的患者使用罗替戈汀后症状消失，30% 的患者由于副作用而终止治疗，11% 的患者由于无效而终止治疗。

罗替戈汀最重要的副作用是应用部位的过敏反应，但局部位置的反应和恶化风险都在可接受的范围之内。足够的证据支持罗替戈汀透皮贴剂可以用于中度至重度不安腿综合征。没有发现有关"睡眠发作"（sleep attacks）的报道。目前尚需要对罗替戈汀进行长期试验以监测局部反应和恶化的风险，并且需要考虑剂量和治疗持续时间的依赖性。

3. 麦角类的多巴胺受体激动剂　麦角类的药物（如培高利特、卡麦角林）具有致纤维化（肝、肺、心包和腹膜后）和心脏瓣膜病的风险。

卡麦角林为麦角衍生物，具有多巴胺受体激动作用，其特点是强力、长效并有选择性，与 D2 受体有高度亲和力。最初用于高催乳素血症，此后用于治疗震颤麻痹。有报道称卡麦角林治疗不安腿综合征出现症状恶化的风险（5.6%）要比左旋多巴（14.2%）低很多。

曾有三项随机对照试验（ I 级）被纳入 2007 年的不安腿综合征循证医学评价，但只有其中 Trenkwalder 等的研究符合 2017 年循证医学研究的纳入标准。与左旋多巴/苄丝肼（300mg/75mg）相比，卡麦角林（2～3mg）可以显著改善不安腿综合征的症状，因此卡麦角林（2～3mg）被认为对治疗不安腿综合征有效。但卡麦角林的使用需要进行特殊监测，其禁用于有心、肺或腹膜后纤维化病史或心脏瓣膜异常症状的患者。因此，专家小组得出结论，卡麦角林具有可接受的风险，但必须对心肺进行纤维化监测及对其进行恶化风险的监测。

卡麦角林临床实践的意义（与之前的循证医学证据相同）：有足够的证据可以得出结论，卡麦角林对于中度至重度不安腿综合征患者（包括白天不安腿综合征患者）的管理是有效的，可以显著改善睡眠和不安腿综合征的严重程度。在大规模对照试验中，卡麦角林是唯一与左旋多巴相比的多巴胺受体激动剂，并且已被证明优于后者。目前美国 FDA 已从美国市场上撤回麦角类的多巴胺受体激动剂培高利特，而卡麦角林也仅被批准用于高催乳素血症。

二、α2δ 钙通道配体类药物

α2δ 钙通道配体类，如加巴喷丁、加巴喷丁缓释剂和普瑞巴林，已经发现它们和治疗剂量的多巴胺受体激动剂相比具有更多或相当的功效，并且没有多巴胺能导致的恶化风险、强迫行为或严重的白天嗜睡的问题，是可以替代多巴胺用于治疗慢性不安腿综合征的药物，特别适用于初始治疗。

加巴喷丁治疗疼痛已经多年，没有出现任何特殊的长期并发症，但在不安腿综合征治疗中却没有类似的经验。其他 2 个 α2δ 配体类药物，如加巴喷丁缓释剂和普瑞巴林在不安腿综合征中的应用是相对较新的，超过 2～4 年的临床使用经验也是有限的，但到目前为止，还没有长期使用这些药物产生意外不良反应的报道。α2δ 配体具有改善睡眠和无明显恶化的优点，但该类药物具有头晕等不良反应，其使用受到限制，特别是对于老年患者需要特别关注。此外药物引起的白天嗜睡可能也需要关注。在用药过程中，应该考虑到不安腿综合征患者服药时饮酒或同时服用其他类药物治疗合并症的情况，如与抗惊厥药合用会产生相互作用和累加效应。

1. 普瑞巴林 为 γ-氨基丁酸（GABA）类似物，结构和作用与加巴喷丁相似，具有抗癫痫、镇痛和抗焦虑活性，开始用于治疗外周神经痛或辅助治疗部分性癫痫发作。普瑞巴林较少在肝脏代谢，92%～99% 以原形经肾排泄，低于口服量的 0.1% 随粪便排泄，半衰期为 5～6.5 小时。

已有 3 项 I 级随机对照试验检测了普瑞巴林治疗超过 900 例不安腿综合征患者的疗效，时间为 6～52 周。另有研究指出，普瑞巴林可能在至少 150mg/d 的剂量下才能改善 IRLS 评分（1 项 I 级研究和 3 项 II 级研究，没有足够的证据支持或反驳 50～100mg/d 剂量的效果，因为数据没有达到统计学意义）。但是还需要进一步研究以确定更低剂量在某些患者中是否有效。普瑞巴林已被证明可改善睡眠结构，可能会降低 PLMI，并且可能至少改善其他的一些客观睡眠测量参数；也可能改善主观睡眠质量；300mg 普瑞巴林可能改善不安腿综合征相关生活质量（QoL）。但目前没有足够的证据支持或反驳使用普瑞巴林用于治疗不安腿综合征的情绪问题。

循证医学的证据显示，普瑞巴林被认为在临床上对不安腿综合征有效，疗效不劣于普拉克索。该药最常报告的副作用是头晕、嗜睡、疲劳和头痛，但与治疗癫痫发作/癫痫和神经性疼痛相比，普瑞巴林在治疗不安腿综合征中没有观察到新的副作用。该研究的循证医学结论是 150～450mg/d 的普瑞巴林在睡前 1～3 小时给药时可以有效治疗中度至重度特发性不安腿综合征。鉴于普瑞巴林是经过肾脏代谢的，老年人群可能需要降低用药剂量，且更可能出现头晕和嗜睡等症状。该药物的副作用可能是剂量依赖性的。有建议称普瑞巴林可能对以疼痛为主诉的感觉异常效果更好，然而尚缺乏更有效的证据。临床研究的意义：虽然有证据证明普瑞巴林具有临床实用性，但是缺乏更长期的研究，缺乏对肾功能不全患者的研究及停药后的研究。

普瑞巴林与普拉克索的比较：在改善不安腿综合征的症状上，没有足够的证据支持或反驳普瑞巴林优于普拉克索（2 项 Ⅱ 级研究的荟萃分析）。普瑞巴林可能比普拉克索更能改善主观睡眠质量（2 项 Ⅱ 级研究）。普拉克索可能比普瑞巴林更能改善 PLMI（1 项 Ⅱ 级研究），而普瑞巴林与普拉克索相比可能更能改善其他客观睡眠参数（1 项 Ⅱ 级研究）。普瑞巴林更能改善生活质量（2 项 Ⅱ 级研究的荟萃分析，但每项研究的精确度都不足以作此推荐）。与普拉克索相比，普瑞巴林可能在 52 周时恶化的可能性较低（1 项 Ⅱ 级研究），但是没有足够的证据支持或反对在 40 周的恶化率上存在差异（1 项 Ⅱ 级研究）。

普瑞巴林与加巴喷丁的比较：有研究报道，与加巴喷丁相比，普瑞巴林对不安腿综合征的有效性更强，但加巴喷丁的镇静作用更小。

2. 加巴喷丁（gabapentin） 又称诺立汀、盖巴潘汀、卡巴番定、GO-3450，是美国 Warner-Lambert 公司首先开发的抗癫痫药，于 1993 年首次在英国上市。临床上主要用于治疗癫痫和疼痛。它是 GABA 的衍生物，但并非 GABA 受体的激动剂，有研究表明其能改变 GABA 代谢，其治疗不安腿综合征的机制尚未明了。可能由于不安腿综合征患者伴随有感觉运动兴奋性的增加，加巴喷丁能借助氨基酸转移体通过体内一些屏障，同其他抗惊厥药相比，具有较小的行为和心血管副作用。加巴喷丁的半衰期为 5～7 小时，以原型从肾脏代谢。

一项 2017 年的循证医学研究评估了 4 项加巴喷丁的 Ⅰ 级试验效果，这些研究的持续时间为 4～12 周。加巴喷丁与其他药物进行的比较研究：与多巴胺受体激动剂比较了治疗特发性不安腿综合征的效果，加巴喷丁的有效剂量为 800mg；与左旋多巴制剂比较了治疗肾衰竭后透析的不安腿综合征的效果，加巴喷丁的有效剂量为 200mg。因为加巴喷丁需要在肾脏清除，故在肾病或接受透析的不安腿综合征患者中比正常剂量要低得多。

如果患者全天都出现症状并且治疗耐受良好，则可以考虑早晨给药。与多巴胺能药物单次用药不同，加巴喷丁已在试验中采取分剂量给药。加巴喷丁也可以和其他药物联合使用，有临床学者建议加巴喷丁可能是不安腿综合征多巴胺能治疗者的有效补充药物，应该进一步探索合适有效的联合治疗方案。有报道建议加巴喷丁可能优先适用于主诉疼痛和感觉不适的不安腿综合征患者，以及那些主要在睡前或睡眠期间出现不安腿综合征的患者。但非常严重的不安腿综合征可能对加巴喷丁没有反应。由于该药的镇静作用，最好睡前服用。

加巴喷丁的安全性也在可以接受的范围而不需要特殊的监测，但在一些国家治疗不安腿综合征属于超说明书用药。常见的副作用有嗜睡、头晕、疲劳、头痛和颤抖，而且可能是剂量依赖性的，老年患者更有可能出现头晕、嗜睡和外周水肿。

3. 加巴喷丁缓释剂 加巴喷丁恩那卡比（gabapentin enacarbil）是加巴喷丁的前体，能够克服加巴喷丁在药代动力学上的缺陷，其在体内被非特异性的酯酶水解成加巴喷丁而发挥药理学作用。

2017 年的循证医学研究总结了已有的 7 项加巴喷丁恩那卡比在不安腿综合征中的随机对照试验（Ⅰ级）。这 7 项高质量研究的持续时间为 2～12 周，结果表明 1200mg 的加巴喷丁恩那卡比治疗不安腿综合征的有效性可长达 12 周。然而在一些研究中，与安慰剂相比其治疗中断率很高。结论：1200mg 的加巴喷丁恩那卡比治疗不安腿综合征是有效的。纳入标准的 7 项研究中只有 1 项研究显示 600mg 的疗效，而有 2 项研究显示没有效果，没有足够的证据证实 600mg 加巴喷丁恩那卡比是有效的。加巴喷丁缓释剂可能降低 IRLS 评分（4 项持续时间不同的Ⅰ类研究），非常有可能改善主观睡眠测量结果（4 项Ⅰ类研究），并且可能至少改善除了 PLMI 以外的一些客观睡眠测量结果（1 项Ⅰ类研究），可以减少睡眠期间的唤醒时间和与每小时 PLM 相关的觉醒，但目前没有足够的证据支持或反驳加巴喷丁恩那卡比对 PLMI 的影响。加巴喷丁恩那卡比可能改善不安腿综合征相关生活质量（1 项Ⅰ级研究证明）和情绪问题（1 项Ⅰ级研究证明）。

加巴喷丁恩那卡比的安全性也在可以接受的范围，而无须特殊的监测；没有重大安全问题，但不良反应相当常见，包括头晕和嗜睡，在老年患者中应该尤其注意，其副作用可能是剂量依赖性的。加巴喷丁恩那卡比在上述试验中未以分剂量使用。没有超过 12 周的长期研究，需要研究加巴喷丁恩那卡比的长期疗效。现有证据证明了加巴喷丁恩那卡比短期内治疗不安腿综合征的有效性，并可能作为不安腿综合征的初始治疗方法。与所有 α2δ 配体类药物一样，加巴喷丁恩那卡比可能优先适用于主要表现为感觉不适症状的不安腿综合征患者，该药镇静作用也适用于主要在睡眠中出现症状或伴有额外失眠的不安腿综合征患者。该药的长期疗效和安全性仍需进一步研究。目前，加巴喷丁恩那卡比被认为对治疗不安腿综合征有效（A 级证据），国际不安腿综合征研究组、不安腿联盟和欧洲不安腿综合征组都推荐其作为一线用药。

三、铁剂和维生素

（一）铁剂类

研究显示，低铁储备的患者不安腿综合征风险增加，不安腿综合征症状的严重程度与血清铁水平相关；此外，缺铁与恶化的发生率密切相关。铁代谢也表现出类似于不安腿综合征症状的昼夜节律模式，但其在不安腿综合征中的病理生理学作用尚未完全阐明。目前仍需要更深入地了解不安腿综合征患者的铁代谢，以及缺铁对某些不安腿综合征患者的因果作用。此外，由于不安腿综合征是一种异质性疾病，可能不同患者对铁有不同的反应，这都需要进一步研究。

不安腿综合征患者若血清铁蛋白（serum ferritin，SF）水平≤75μg/L 和（或）转铁蛋白饱和度（transferrin saturation，TSAT）＜45%，常被建议补充铁剂。铁剂补充包括口服补铁和静脉补铁。铁制剂形式不同，其在生物利用度、作用方式和施用途径（口服与静脉内）

方面也不同，因此将其作为不同的药物分开讨论。

1. 口服补铁剂　常用的口服补铁剂有琥珀酸亚铁、硫酸亚铁、富马酸亚铁、多糖铁复合物（力蜚能）等，在不安腿综合征研究中最常使用的药物是硫酸亚铁。

硫酸亚铁（ferrous sulfate）属于无机铁，铁元素含量为20%，是常用的口服补铁制剂。2018年国际不安腿研究小组对于不安腿综合征的铁剂治疗有了新的循证医学证据和实用指南：硫酸亚铁325mg（含有65mg元素铁），每天2次口服，每次联合使用100mg维生素C，对于治疗血清铁蛋白≤75μg/L的不安腿综合征患者可能有效（C级证据），但用于治疗血清铁蛋白＞75μg/L的成人不安腿综合征患者可能无效（C级证据）。

文献检索确定了有关成人不安腿综合征口服铁剂的2项Ⅱ类研究、1项Ⅲ类研究及1项Ⅳ类研究。其中1项小样本量Ⅱ类研究评估了18名非贫血不安腿综合征患者（IRLS评分≥11，血清铁蛋白15～75μg/L）口服325mg硫酸亚铁（65mg元素铁）和100mg维生素C的效果，每天使用2次，共计12周，IRLS评分显著下降。另一项Ⅱ类研究（＜80%的受试者完成了该研究）评估了28名非贫血患者（血红蛋白＞10g/dl）口服325mg硫酸亚铁（65mg元素铁）共12周的有效性，受试者包括8名使用铁剂的患者和13名使用安慰剂的患者，该研究没有发现在视觉模拟量表上评测的睡眠质量或不安腿综合征症状有显著改善。一项Ⅲ级研究（未采用盲法，无主要结果和＜80%完成者）比较每天2次口服325mg硫酸亚铁（65mg元素铁）与普拉克索（睡前0.125～0.75mg）的效果，试验持续12周，共纳入30名不安腿综合征患者入组（入组要求血清铁蛋白在15～50μg/L），结果为与基线相比，口服硫酸亚铁组和口服普拉克索组IRLS评分均显著改善（$P<0.001$），且两个治疗组之间没有差异，口服硫酸亚铁组患者的血清铁蛋白平均上升50.8μg/L（±20.69μg/L），而口服普拉克索组血清铁蛋白下降4μg/L（±12.56μg/L）。一项开放的Ⅳ类研究，评估了年龄为70～87岁的15名不安腿综合征患者（中位血清铁蛋白32.5μg/L，范围为6～100μg/L）每日口服3次200mg硫酸亚铁（含40mg元素铁）的效果，2个月后，根据研究特定的不安腿综合征评分得分判断，患者的不安腿综合征症状得到改善，并且血清铁蛋白平均增加34μg/L（范围为10～69μg/L）。

安全性和耐受性：最常见的副作用是恶心和便秘。在一项报道对口服铁有不良影响的Ⅱ类研究中，21%的患者因不良反应而停药，36%的接受铁治疗的患者出现恶心和便秘，未报道严重不良事件。因此，胃肠道副作用是口服铁剂应用的限制因素。一项Ⅳ级研究提供了不充分的证据（U级证据），表明口服铁剂对炎症性肠病患者的肠道细菌多样性和组成有不利影响。

循证医学的结论：口服硫酸亚铁325mg（65mg元素铁），联合100mg维生素C，每天2次，可能对治疗血清铁蛋白≤75μg/L的不安腿综合征患者有效。这一结论得到了一项Ⅱ级研究的支持，该研究提供了C级证据，显示口服硫酸亚铁325mg（65mg元素铁）和维生素C 100mg对血清铁蛋白15～75μg/L的患者比安慰剂更有效。此外，一项Ⅲ类和一项Ⅳ类研究也支持该建议。在血清铁蛋白＞75μg/L的成人中，口服硫酸亚铁325mg（65mg元素铁）每天2次，可能对治疗不安腿综合征无效，一项Ⅱ类研究支持这一结论，提供C级证据。

专家共识给予的临床建议为在血清铁蛋白≤75μg/L的不安腿综合征患者中，应考虑口服铁（相当于 325mg 硫酸亚铁）联合每天 2 次口服 100mg 维生素 C。维生素 C 通过细胞内还原机制增强铁摄取，并且还能够调节铁响应元件结合蛋白（iron-responsive element-binding proteins，IRP-IRE）和缺氧诱导因子（hypoxia inducible factor，HIF）系统。这些机制在全身和细胞铁稳态中发挥着重要作用。新的研究还表明，每天服用一次铁剂几乎与每日服用两次一样有效，因为伴随更频繁的剂量可能会导致更多的铁调素诱导。因此，根据临床共识，每天一次给药可能比每天两次给药更好，因为它减少了不良反应，也同样能增加外周铁状态。而考虑隔天服药一次可能会降低用药的依从性。如果患者对药物耐受性不好，可以与食物一起服用，但这可能会减少药物吸收。

2. 静脉注射铁剂 静脉补铁制剂包括葡萄糖酸铁、蔗糖铁、羧基麦芽糖铁、右旋糖酐铁、异麦芽糖酐铁、超顺磁纳米氧化铁（ferumoxytol）等，只有几种铁剂在治疗不安腿综合征中有报道。

（1）羧基麦芽糖铁（ferric carboxymaltose）：主要用于治疗口服铁剂疗效不满意或不能耐受口服铁剂的缺铁性贫血成年患者及非透析依赖的慢性肾脏病的缺铁性贫血成年患者。

循证医学证据表明，在血清铁蛋白 <300μg/L 且转铁蛋白饱和度 <45% 的患者中，1000mg 羧基麦芽糖铁被认为治疗中度至重度不安腿综合征有效（A 级证据）。

三项 I 类研究和三项 IV 类研究评估了羧基麦芽糖铁 500～1000mg 用于治疗非贫血成人不安腿综合征的效果。在 I 类研究中，不安腿综合征患者不使用任何不安腿综合征药物，血清铁蛋白水平 <300μg/L，且转铁蛋白饱和度 <45%。在 Allen 等的 I 类研究中，46 名患者被随机分配到 2 组，实验组间隔 5 天输注 2 次 500mg 羧基麦芽糖铁，而另一组则使用安慰剂对照。与安慰剂相比，实验组的不安腿综合征患者在治疗 4 周后的 IRLS 评分（$P<0.04$）及大体评定量表（clinical global impressions scale，CGI）（$P<0.004$）均显著改善。Cho 等的第二个 I 类研究，共有 64 人纳入研究（实验组和安慰剂组均为 32 人），入选患者均不符合贫血诊断。接受羧基麦芽糖铁（输注 1000ml 超过 15 分钟）治疗的患者在治疗 6 周后，与安慰剂组相比有显著改善：IRLS 量表（$P<0.03$）和严重程度的视觉模拟量表（$P<0.001$）。Trenkwalder 等的第三次 I 级研究与早期的两项研究不同，患者（$n=110$，58 名使用羧基麦芽糖铁，52 名使用安慰剂）需要有缺铁的指征，可以是血清铁蛋白 <75μg/L，或转铁蛋白饱和度 <20% 且血清铁蛋白 <300μg/L。本研究起初认为在治疗 4 周后会发现两组结果的差异，但未能在治疗 4 周后发现差异，直到治疗 12 周后实验组在 IRLS 评分上有显著改善。在第 12 周时，27% 的受试者未能完成该研究（实验组 14 例，对照组 16 例）。末次观测值结转（last observation carried forward，LOCF）用于分析，实验组中 27% 的患者报道了治疗后出现不良事件，最常见的不良事件为头痛（12%）。Allen 等报道，治疗 4 周后，与安慰剂组相比，羧基麦芽糖铁的治疗会使不安腿综合征缓解更多（缓解标准：IRLS 评分 ≤10）（实验组 29% vs 对照组 5%，$P=0.051$），反应更好（反应的标准：IRLS 评分减少 40%）（实验组 45% vs 对照组 14.3%）。该研究还提供了其随访阶段的 II 类数据，其中在初始治疗后 20 周，25% 接受过羧基麦芽糖铁的患者和 60% 具有良好反应者不需要进一步的不安腿综合征治疗。同样，Cho 等报道在治疗 6 周后，使用羧基麦芽糖铁的不安腿综合征患者比使用安慰剂的反应比例更高（IRLS 评分减少 >40%；59.4% vs 28.1%），且症状缓解的比例也更高（IRLS 评分 ≤10；37.5% vs 9.4%）。来自该研究的后续阶段的 II 类数据显示，在治疗后

30 周，约 1/3（37.5%）的铁剂治疗的患者不需要继续使用治疗不安腿综合征的药物。在这些研究中，没有预处理措施预测不安腿综合征患者对铁的反应。Trenkwalder 等报道基于最后一次的观察 LOCF，在第 12 周时使用羧基麦芽糖铁的不安腿综合征患者比安慰剂组有显著的、更大的反应（IRLS 评分降低≤50%）（铁剂组 37% vs 安慰剂组 20%，P=0.042）。在之前两项Ⅰ类研究中，不安腿综合征患者血清铁蛋白水平范围很广。在 Allen 等的研究中，女性治疗前的血清铁蛋白平均值±标准差为（28.1±22.9）μg/L（范围为 4.7～79.0μg/L），男性为（70±22.8）μg/L（范围为 29.9～113.3μg/L）。在 Cho 等的研究中，治疗组的平均值±标准差为（53.5±41）μg/L。血清铁蛋白水平为 5～153μg/L 时，每一个研究中的治疗前血清铁蛋白水平与结果均不相关。值得注意的是，在 Cho 等的研究中，实验组中有 6 名患者的血清铁蛋白水平＞100μg/L，其中 3 例对治疗有反应（血清铁蛋白为 102.61～153.34μg/L，转铁蛋白饱和度为 25%～43%），而 3 例没有反应（血清铁蛋白为 108.65～116.55μg/L，转铁蛋白饱和度为 16%～43%）。

两项Ⅳ类研究报道，在给药后第 8 天、第 2 周和第 12 周，羧基麦芽糖铁可有效改善不安腿综合征症状。一项Ⅳ级研究评估了妊娠期间羧基麦芽糖铁的有效性，结果显示不安腿综合征症状在治疗后 28 天内逐渐改善。

安全性和耐受性：最常报道的羧基麦芽糖铁的副作用包括恶心（3%～5%）和头痛（3%～12%），但这些副作用大多是轻度至中度，并且不会导致实验终止，也未报告其他严重不良事件。

循证医学有效性的结论：两项Ⅰ类研究提供了 A 级证据，建议在血清铁蛋白水平＜300μg/L 和转铁蛋白饱和度＜45%的患者中，使用 1000mg 羧基麦芽糖铁可有效治疗中度至重度不安腿综合征，其在治疗后 4 周和 6 周为主要终点时提示具有治疗效果。一项Ⅰ类研究，以治疗后 4 周的主要终点评定了 1000mg 静脉补铁制剂对中度至重度不安腿综合征的效果，但在治疗 12 周后才显示有效，且脱落率超过 20%。

专家的临床推荐：羧基麦芽糖铁应被视为缺铁不安腿综合征患者的最初治疗方法之一。对于血清铁蛋白水平＞300μg/L 或转铁蛋白饱和度＞45%的患者，不应给予静脉铁治疗。值得注意的是，那些Ⅰ类研究中平均血清铁蛋白＜154μg/L 的患者，这些研究未提供更高血清铁蛋白值的反应情况。此外，在一项Ⅰ类研究中只有 6 名患者的血清铁蛋白水平＞100μg/L。当然也没有证据表明那些血清铁蛋白水平较高的人不会有反应。尽管如此，由于缺乏对较高血清铁蛋白水平的治疗经验，专家的建议是仅在血清铁蛋白水平≤100μg/L 的患者中使用静脉补铁治疗。缺铁性贫血患者虽然未在上述研究中评估，但预计对口服铁治疗反应良好，并且对静脉补铁治疗也有很好的反应，特别是贫血得到纠正后。

（2）右旋糖酐铁：循证指南没有足够的证据（U 级证据）可以对低分子量（LMW）右旋糖酐铁治疗不安腿综合征的效果或安全性做出任何结论。

只有两项Ⅳ类研究评估了 LMW 右旋糖酐铁在不安腿综合征中的效果。在对病例的回顾性评估中，Mehmood 等报道，76%不安腿综合征患者（n=42）单次输注 1000mg LMW 右旋糖酐铁后，缺铁性贫血患者不安腿综合征症状减轻，而 65%的患者症状持续改善超过 6 个月。第二项Ⅳ类研究是一个由 25 名非贫血不安腿综合征患者组成的前瞻性开放病例系列研究，每周输注一次 250mg 的 LMW 右旋糖酐铁，持续 4 周给药，作为当前不安腿综合征治疗的补充治疗。一些患者在最后一次使用 LMW 右旋糖酐铁治疗后 1 周减少或停止其他口服药物治疗，1~6 周后不安腿综合征症状开始改善。与治疗前基线相比，治疗 3 周后患者 IRLS 评分显著降低（$P < 0.001$）。约有 68% 的患者（$n=17$）有了中等至完全的症状改善，有 32% 的患者（$n=8$）症状缓解（IRLS 评分≤10），包括 4 名已停止使用口服药。

安全性和耐受性：未观察到临床相关毒性或持续不良反应。

基于证据的有效结论：两项Ⅳ类研究没有提供足够的数据（U 级证据）得出 LMW 右旋糖酐铁具有治疗不安腿综合征效果的结论。

专家共识的临床建议：缺乏 LMW 右旋糖酐铁治疗不安腿综合征的数据，但有大量的临床经验表明它在贫血和非贫血不安腿综合征患者中具有临床疗效。其成本和可及性在全世界范围内变化不一，然而在可获得的国家，它通常用于临床实践，因为它通常比其他的静脉补铁制剂更具成本效益。它可以单次 1000mg 输注。这是一种葡聚糖制剂，因此它可能存在过敏反应，尽管这似乎很少见。在给予完全治疗剂量之前的 10~30 分钟，需要输注 25mg 的小剂量以检验是否过敏。

（3）蔗糖铁（iron sucrose）：适用于不适宜口服铁剂而需要静脉铁剂治疗的患者。

循证医学的指南：在血清铁蛋白<45μg/L 的患者中，输注 5 次 200mg 的蔗糖铁对于治疗不安腿综合征可能无效（B 级证据）；并且间隔至少 24 小时，输注 2 次 500mg 的蔗糖铁对于血清铁蛋白<300μg/L 的不安腿综合征可能是无效的（C 级证据）。

一项Ⅰ类研究、一项Ⅱ类研究、两项Ⅲ类研究和一项Ⅳ类研究评估了蔗糖铁治疗不安腿综合征的效果。Ⅰ类研究观察了对治疗前 IRLS 评分≥10 且血清铁蛋白<45μg/L 的不安腿综合征患者（共纳入 60 人，蔗糖铁组 29 人，对照组 31 人）给予 5 次 200mg 蔗糖铁共计 3 周的效果。他们在治疗前至少停用所有治疗不安腿综合征的药物 4 天。主要观察结果在两组之间没有显著差异：初始治疗后 11 周的绝对 IRLS 评分（而不是与基线的变化值）在蔗糖铁组的中位数为 7，范围为 0~31；在对照组的中位数为 17，范围为 0~33（$P > 0.1$）。蔗糖铁与安慰剂相比在一些次要的结果上有更大的改善：在治疗开始后 11 周的初步评估中，蔗糖铁组比对照组反应更好（IRLS 评分降低>50%）（蔗糖铁组反应好的比例 65% vs 对照组反应好的比例 35%，$P=0.02$）；在开始治疗后 7 天，蔗糖铁组绝对 IRLS 评分显著低于对照组（$P < 0.05$）；在治疗后持续 12 个月的盲法评估期间（提供Ⅱ类数据），由于缺乏治疗效果而退出的受试者数量对照组（70%）高于蔗糖铁组（31%）（$P < 0.001$）。在一项Ⅱ类研究中（由样本量小而导致的证据等级较低），对 PLMI≥15 且血红蛋白≥12g/dl，血清铁蛋白<300μg/L 且至少停药 7 天的不安腿综合征患者，在 24 小时内给予 2 次 500mg 的蔗糖铁，给药速度比Ⅰ类研究更快。2 周治疗后，实验组与安慰剂组相比，若根据大体评定量表得分，蔗糖铁可显著改善不安腿综合征症状；但若根据 PLMI 或 IRLS 评分，两组之间没有显著差异。

在两项Ⅲ类研究中，其中一项评估了两种给药方案的有效性：1000mg 蔗糖铁以高剂量（500mg×2）给药或较低剂量（200mg×5）给药的差异。在治疗后 2 周、4 周和 6 周，两种剂量方案的 IRLS 评分与基线相比都显著得到改善（$P < 0.05$），并且在 6 周时，5 次给药与 2 次给药相比 IRLS 评分效果更佳。另一项Ⅲ类研究评估了在过去 2 年中曾多次献血的

120 名患者使用蔗糖铁（200mg）与口服硫酸铁（100mg×20）相比的效果。这些人中有 22 名患有不安腿综合征（蔗糖铁组中有 8 名，硫酸亚铁组中有 14 名）。所有患者的平均血清铁蛋白水平均较低。在治疗后 4 周和 8 周时，与口服铁治疗的患者相比，蔗糖铁组的 IRLS 评分显著改善（在治疗后的第二次和第四次献血时也是如此，但第三次献血时并非如此）。在Ⅳ类研究中，评估了 35 例充血性心力衰竭患者使用蔗糖铁（每周一次 200mg 蔗糖铁，直至铁参数增加）的效果。有不安腿综合征的患者（n=15）其血清铁蛋白水平低于没有不安腿综合征的患者，这些患者在 3 个月或 12 个月时观察到不安腿综合征的发生率和发作频率没有任何变化。

安全性和耐受性：静脉注射蔗糖铁治疗后最常见的副作用包括感觉迟钝（7.1%）、味觉改变（4.8%）、手/脚水肿（36%）、恶心/呕吐（36%）。

循证医学的结论：一项Ⅰ类研究提供了 B 级证据，即在治疗后 11 周和 12 个月进行评估时，在 3 周内给予 5 次 200mg 的蔗糖铁对于治疗无贫血的缺铁不安腿综合征可能无效。一项Ⅱ类研究提供了 C 级证据表明，对没有贫血的铁缺乏不安腿综合征患者，24 小时内给予 2 次 500mg 蔗糖铁，持续治疗 2 周后可能无效。

专家共识的临床建议：一项Ⅰ类研究表明，蔗铁糖在使用 7 周时是有效的，但在其他时间点都没有发现有效的结果。然而，该分析未针对基线分数进行调整。通过反应更好的数目（治疗开始后 11 周）来评定与基线之间的变化，蔗糖铁的效果显著好于安慰剂组（65% vs 35%，$P<0.02$）。专家共识认为蔗糖铁对于不安腿综合征的治疗是有效的，但是效果弱于羧基麦芽糖铁或 LMW 右旋糖酐铁。蔗糖铁的效率较低可能是铁与碳水化合物的快速解离，导致铁更快速地释放到血液中，其分布和储存比羧基麦芽糖铁更快。这可以减少升高的血清铁运输到大脑的时间。巨噬细胞摄入蔗糖铁以进行组织再分布的量也少于羧基麦芽糖铁或 LMW 右旋糖酐铁。这些分布差异被认为是蔗糖铁与羧基麦芽糖铁相比具有较低效率的原因之一。较快的解离也限制了每次输注的最大剂量，以避免血液中过量的游离铁。需要间隔 2～3 天多次重复输注，以达到通常的 1000mg 最小剂量。因此，与使用羧基麦芽糖铁或 LMW 右旋糖酐铁相比，蔗糖铁使用不方便。

（4）葡萄糖酸铁（iron gluconate）：循证医学指南没有足够的证据（U 级）可以对葡萄糖酸铁治疗不安腿综合征的效果或安全性做出任何结论。

一项Ⅳ级研究，一个前瞻性病例系列的 5 名不安腿综合征患者对 1000mg 静脉注射葡萄糖铁有反应，评估了当不安腿综合征症状再出现时给予静脉注射葡萄糖酸铁（每次 150mg，输注 3 次）的效果，并表明血清铁蛋白<300μg/L。在 2 年的观察期内根据需要重复这种葡萄糖酸铁的剂量。对这些患者进行 1～4 次重复治疗。经过葡萄糖酸铁治疗后，所有患者的不安腿综合征严重程度评分有所改善。

专家共识的临床建议：临床经验不足以就使用葡萄糖酸铁治疗不安腿综合征达成任何临床共识。

（5）高分子量葡聚糖铁：该配方已经不再使用。

（6）超顺磁纳米氧化铁和异麦芽糖酐铁：没有足够的证据可以对超顺磁纳米氧化铁和异麦芽糖苷铁治疗不安腿综合征（U 级证据）的效果或安全性做出任何结论。

（二）维生素

一项 2017 年的循证医学研究纳入了维生素 C 和维生素 E 治疗尿毒症继发不安腿综合征的随机对照研究。该研究报道了维生素 C 和维生素 E 在尿毒症患者中可短期内改善不安腿综合征症状。结论：维生素 C（200mg）和维生素 E（400mg）治疗尿毒症可能是有效的。安全性：维生素 C 和维生素 E 具有可接受的风险，而不需要特殊的监控。临床实践的意义：维生素 C 和维生素 E 被认为可能对接受血液透析的患者的不安腿综合征治疗有用。临床研究的意义：需要更大的样本来评估长期疗效和可能的作用机制。

四、阿片和阿片类受体激动剂

阿片类药物是治疗严重的不安腿综合征患者的另一种选择。多年来，阿片类药物经验性地用作不安腿综合征替代性治疗，其有效性早已得到认可，但它们的功效、机制尚未完全阐明。一些数据表明，中枢神经系统中的内源性阿片系统可能与不安腿综合征的病理生理学有关。与对照组相比，不安腿综合征患者死后的丘脑和黑质中 β 内啡肽与脑啡肽显著减少。羟考酮-纳洛酮在临床上可用于治疗药物耐受的严重不安腿综合征，单独使用羟考酮也可能有效。

在阿片类药物中，羟考酮-纳洛酮在每天两次低剂量使用时有效，可改善严重或难治性不安腿综合征患者的白天和夜间症状。羟考酮-纳洛酮在欧洲被作为不安腿综合征的二线治疗药物。在美国，除了羟考酮-纳洛酮外，美沙酮还用于难治性不安腿综合征，其剂量远低于用于治疗慢性疼痛的剂量。美国神经病学学会最近发布的指南指出，对于未能对其他治疗有反应的患者可考虑使用羟考酮-纳洛酮，但是没有足够的证据推荐使用曲马多、美沙酮、吗啡或羟考酮。使用阿片类药物治疗时，可以是单一给药，也可以与多巴胺能药物联合使用。

目前关于阿片类药物的对照研究数量较少。足够的镇痛剂量的阿片类药物会引起一系列轻微和重大的不良反应，头晕、恶心、呕吐、尿潴留和便秘都可能在推荐的剂量下发生，需要特别关注呼吸抑制的问题，特别是在较高剂量或使用强效的药物时，对于那些可能出现呼吸损害的人要特别注意。当使用阿片类药物时，有必要了解成瘾的可能性，特别是那些已经存在成瘾倾向或已知成瘾史的患者。在临床实践中治疗不安腿综合征或其他疼痛病症的患者时，医师应提醒患者注意阿片类药物之间的相互作用。由于担心阿片类药品的滥用和副作用，如呼吸抑制、便秘和嗜睡，这种治疗选择成为二线治疗方法。

最后，在评估共病医学问题（如已经存在的严重便秘、睡眠呼吸暂停、心电图 QTc 间期延长）或成瘾风险后，阿片类药物可以作为严重恶化患者的选择。

（一）羟考酮

2017 年的循证医学研究只纳入了既往的一篇 I 级证据的研究，没有新的关于羟考酮的单独的研究发表，故和之前的结论保持一致。结论：根据一项对照研究，羟考酮可有效缓解日间不安腿综合征明显者的症状，并且广泛用于各种疼痛综合征。为缓解疼痛，羟考酮通常与其他非阿片类镇痛药配合使用。它的速释剂型或缓释剂型使用不当时可能会造成滥用。安全性：具有成瘾倾向的人应该接受特殊监测，同时应注意监测可能与睡眠有关的呼吸问题。

（二）羟考酮-纳洛酮

2016 年的美国指南中提到，羟考酮-纳洛酮的缓释剂（羟考酮的平均剂量 21.9mg±15.0mg，纳洛酮 11.0mg±7.5mg）可改善那些对其他药物治疗无反应的不安腿综合征患者的临床症状、睡眠质量、睡眠持续时间和不安腿综合征特异性生活质量（1 个 Ⅱ 级研究）。

2017 年循证医学研究中纳入的一项有 304 名受试者且为期 12 周的研究，旨在评估固定剂量组合的缓释羟考酮-纳洛酮（5.0mg，每次 2.5mg，每天两次上调）的疗效和安全性。严重不安腿综合征患者的最大剂量为羟考酮-纳洛酮（40mg，每次 20mg，每天两次）。基于这项高质量的 Ⅰ 级研究，羟考酮-纳洛酮被认为对其他药物治疗严重抵抗的不安腿综合征患者有效。

有研究评估了羟考酮-纳洛酮对 276 例疼痛性不安腿综合征患者的疗效。结果显示，与安慰剂组相比，实验组 12 周时 IRLS 评分显著降低，该疗效持续 40 周。使用长效作用的羟考酮-纳洛酮（10mg，每次 5mg，每天两次）可有效降低不安腿综合征的严重程度，改善白天症状，而且严重不良事件发生率很低。此外，经过 1 年的治疗，IRLS 评分稳定，而且没有恶化发生，表明使用羟考酮-纳洛酮可以成为不安腿综合征的有效替代治疗方法。与镇痛中使用的剂量相比，应用在不安腿综合征的剂量较小，长效作用可能对恶化风险的降低具有重要意义。

安全性：主要的副作用是在双盲阶段报道的疲劳、便秘、恶心、头痛、出汗、嗜睡、口干和瘙痒，这些副作用在 40 周时发生频率降低，5 名患者在初始阶段出现严重副作用，3 名患者在延长期出现严重副作用。具有成瘾倾向者需要接受特殊的监测，可能的睡眠呼吸问题也应该被监测。

（三）美沙酮、曲马多、鞘内泵入吗啡

其他阿片类药物似乎也是有效的，但没有评估其有关安全性的确切数据。可以考虑使用低剂量美沙酮（每天 2.5～20mg），即使长期使用也是有效的。报道的副作用是白天疲劳、偏头痛、便秘、抑郁和意识改变。曲马多（每次 50～150mg，每天三次）的使用与恶化的发生有关。鞘内泵入吗啡被认为可以减少使用口服阿片类药物的全身副作用，从而显著降低药物剂量。在 Ⅳ 类证据研究中，鞘内泵入吗啡会使不安腿综合征症状明显减轻，而不会随着时间的推移疗效减弱。

五、苯二氮䓬类药物

苯二氮䓬类药物（benzodiazepines），特别是氯硝西泮（clonazepam）已经广泛应用于治疗不安腿综合征。已经证明氯硝西泮可以减少因 PLM 引起的觉醒次数，从而改善睡眠启动和维持。它们通过 γ-氨基丁酸的受体起作用，因此引起中枢神经系统的抑制。此外，苯二氮䓬类药物可减少不安腿综合征常伴随的焦虑。医师在开具这些药物时必须注意可能会

产生的耐受性和依赖性，尤其是长期治疗时。

由于氯硝西泮的医源性风险，如精神和身体依赖、认知功能的改变（警觉性、记忆力、注意力）和跌倒风险（特别是老年人），美国睡眠医学临床实践指南建议不要将苯二氮䓬类药物作为一线药物，但可以用作联合治疗的一部分。此外，循证医学小组最近的一项综述显示，没有良好的数据支持或反驳使用苯二氮䓬类药物可以改善不安腿综合征的症状，而IRRLS 小组表示没有足够的证据支持或反驳使用氯硝西泮治疗不安腿综合征。

六、其他种类的药物

（一）安非他酮

安非他酮（bupropion）是一种抗抑郁药，也属于多巴胺增强物质。1 例随机对照研究（Ⅰ级证据）将 58 例特发性不安腿综合征患者纳入 2017 年的循证医学研究中。在双盲随机对照研究中进行了评估。与安慰剂相比，安非他酮（每天一次，每次 150mg）使用 3 周时导致 IRLS 评分显著下降，但在 6 周时却没有下降。这种抗抑郁药不会加剧不安腿综合征的症状，适合于不安腿综合征伴抑郁的患者行抗抑郁治疗。这项小规模研究提供的证据尚不足以证实安非他酮治疗不安腿综合征的有效性。尚未有充足的证据证实安非他酮治疗不安腿综合征患者的安全性。所以，安非他酮治疗不安腿综合征患者的疗效有待进一步的研究。

（二）可乐定

可乐定（clonidine）是 α2 肾上腺受体激动剂，是一种传统降血压药，现在很少使用。有一项关于可乐定的Ⅰ级研究纳入 2007 年的循证医学研究中，此后没有更进一步的研究发表，根据 2017 年循证医学的纳入标准，可乐定的效果从之前的被认为"有效"到如今的"有待进一步的研究"。可乐定治疗在睡前受不安腿综合征困扰的患者的效果有待进一步的观察。可乐定的主要副作用是口干和镇静，一些患者可能有精神变化和头痛。可乐定对不安腿综合征患者或睡前不安腿综合征发作的不安腿综合征患者的亚类需要通过更大、更精心设计的对照试验来加以证实。但考虑到可乐定的副作用，其是否可以用于不安腿综合征的治疗仍需要进一步的讨论研究。

（三）双嘧达莫

基于啮齿类动物脑缺铁中低氨基甾醇能状态的证据，对 15 名特发性不安腿综合征患者进行了开放的、非安慰剂对照的双嘧达莫疗效临床试验，中位剂量为 300mg/d 的双嘧达莫使 IRLS 评分显著降低，PLMI 和其他睡眠结果也都得到改善。需要进一步的研究来证实这些初步结果。

（四）沙茶酚胺

目前只见于两例病例报告，主要是用于 PD 患者来作为左旋多巴的附加治疗，结果报道了不安腿综合征症状的改善且在 PSG 上提示 PLM 指数显著降低。需要对更大的患者人群进行研究以证实这一观察结果。

（五）吡仑帕奈

吡仑帕奈是一种选择性 AMPA 受体拮抗剂，被批准用于治疗部分性癫痫，用作初治药物。最近的一项前瞻性试验研究了吡仑帕奈的疗效，2 个月后，显示出 IRLS 评分和平均PLMI 降低。

（六）伊曲茶碱

两项已发表的研究报道了这种选择性腺苷 A2A 受体拮抗剂在降低不安腿综合征症状方面的积极结果。但是需要进一步研究才能复制这些初步结果。

第二节　不安腿综合征药物治疗的选择

一、一般药物选择

根据 2016 年美国神经病学会（AAN）推出的全新的实践指南，探讨了不安腿综合征安全有效的治疗方案。根据证据级别划分了推荐等级（表 18-1）。

表 18-1　AAN 指南推荐等级的分类

指南推荐等级	定义
A 级	对于特定人群的给定条件，确定（established）为有效、无效或有害（或者确定为有用/具有预测性，或无用/不具预测性）
B 级	对于特定人群中的给定条件，很可能（probably）为有效、无效或有害（或者很可能为有用/具有预测性，或无用/不具预测性）
C 级	对于特定人群中的给定条件，或许（possibly）为有效、无效或有害（或者或许为有用/具有预测性，或无用/不具预测性）
U 级	数据不足或相互矛盾；鉴于目前的知识，疗效或预测性未经证实

资料来源：Winkelman JW, Armstrong MJ, Allen RP, et al. Practice guideline summary：Treatment of restless legs syndrome in adults：Report of the Guideline Development, Dissemination, and Implementation Subcommittee of the American Academy of Neurology. Neurology，2016，87（24）：2585-2593。

实践建议汇总（表 18-2）：

1. 对于中度至重度原发性不安腿综合征患者，临床医师应考虑开具药物以缓解不安腿综合征症状。

（1）强有力的证据支持使用普拉克索、罗替戈汀、卡麦角林和加巴喷丁恩那卡比（A 级推荐）。

（2）中度证据支持使用罗匹尼罗、普瑞巴林和麦芽糖酸铁（B 级推荐）。

（3）弱证据支持使用左旋多巴（C 级推荐）。

表 18-2 不安腿综合征治疗药物总结

药物	FDA 推荐的起始剂量；推荐剂量	最大推荐剂量；临床试验中的平均有效剂量治疗剂量	支持使用的证据水平				有无病情恶化风险	其他常见或重要不良事件	双盲随机对照最长持续时间（n）
			不安腿综合征症状改善	周期性肢体运动改善	主观睡眠程度改善	精神症状改善			
罗匹尼罗	0.125mg/d；0.25～4mg/d（有研究推荐的起始剂量为 0.25mg/d）	4mg/d；2mg/d	B 级推荐	A 级推荐	B 级推荐	抑郁：C 级推荐 焦虑：B 级推荐	有	多巴胺激动剂副作用包括恶心、嗜睡、冲动控制障碍	26 周（n=404）
普拉克索	0.125mg/d；0.25～0.5mg/d	美国：0.75mg/d；0.5mg/d（三种剂量有效：0.25mg/d、0.5mg/d、0.75mg/d）	A 级推荐	B 级推荐	B 级推荐	抑郁：C 级推荐 焦虑：C 级推荐	有	参见罗匹尼罗	52 周（n=719）
罗替戈汀贴片（24 小时更换）	1.0mg/d；1.0～3.0mg/d	3mg/d；2mg/d	A 级推荐	B 级推荐	B 级推荐		有	参见罗匹尼罗，药物特异性副作用：皮肤反应	26 周（n=505）
卡麦角林	美国 FDA 未批准用于不安腿综合征		A 级推荐	B 级推荐	A 级推荐		有	参见罗匹尼罗，药物特异性副作用：心脏瓣膜病变	
左旋多巴	美国 FDA 未批准用于不安腿综合征（根据欧洲国家指南：左旋多巴 100mg/d 与多巴脱羧酶抑制剂 25mg/d）	最大推荐剂量未定义（200～300mg/d）	C 级推荐	C 级推荐	C 级推荐		有	恶心	30 周（n=361）
加巴喷丁（2016 年 AAN 指南中未列）	美国 FDA 未批准用于不安腿综合征（专家共识推荐：300mg/d，>65 岁为 100mg/d）	美国 FDA 未批准用于不安腿综合征（最大推荐剂量未定义（800mg/d，尿毒症患者 200mg/d）			A 级推荐		有	嗜睡和头晕	6 周（n=24）
加巴喷丁恩那卡比	600mg/d（>65 岁为 300mg/d）；600mg/d	1200mg/d；600mg/d	A 级推荐	U 级推荐	A 级推荐	整体心境：A 级推荐	未知	嗜睡、头晕	12 周（n=325 或 n=469，取决于研究）

续表

药物	FDA推荐的起始剂量；治疗剂量	最大推荐剂量；临床试验中的平均有效剂量	支持使用的证据水平				有无病情恶化风险	其他常见或重要不良事件	双盲随机对照最长持续时间（n）
			不安腿综合征症状改善	周期性肢体运动改善	主观睡眠程度改善	精神症状改善			
普瑞巴林	美国FDA未批准用于不安腿综合征（专家共识推荐：75mg/d；>65岁为50mg/d）	450mg/d	B级推荐	B级推荐	B级推荐	U级推荐	无	不安、嗜睡	52周（n=719）
口服铁剂	美国FDA未批准用于不安腿综合征		B级推荐				未知	便秘、恶心	
羧基麦芽糖铁	美国FDA未批准用于不安腿综合征（专家共识推荐：血清铁蛋白<100μg/L、转铁蛋白<45%的患者输注1000mg，共一次）	未定义	B级推荐	U级推荐	U级推荐		未知	静脉铁剂可能导致危及生命的过敏反应	评估12周（n=110）
蔗糖铁	美国FDA未批准用于不安腿综合征（专家共识推荐：血清铁蛋白<100μg/L和转铁蛋白<45%的患者每次输注200mg，共5次）	临床试验未显示有效，共识认识为有效	U级推荐，但专家		U级推荐		未知		评估1年（n=38）
羟考酮-纳洛酮缓释剂	美国FDA未批准用于不安腿综合征（欧洲批准推荐：5~10mg羟考酮，2.5~5mg纳洛酮，2次/天）	40mg羟考酮-20mg纳洛酮，2次/天；22mg羟考酮-11mg纳洛酮，2次/天	C级推荐（对其他治疗失败的患者）		C级推荐		未知	便秘、恶心、镇静、抑郁、药物戒断	12周加1年开放试验（n=306）

资料来源：Winkelman JW, Armstrong MJ, Allen RP, et al. Practice guideline summary: Treatment of restless legs syndrome in adults: Report of the Guideline Development, Dissemination, and Implementation Subcommittee of the American Academy of Neurology. Neurology, 2016, 87 (24): 2585-2593; Trenkwalder C, Allen R, Högl B, et al. Comorbidities, treatment, and pathophysiology in restless legs syndrome. Lancet Neurol, 2018, 17 (11): 994-1005。

（4）很少有头对头的比较研究提示应该优先使用哪种药物，在临床实践中，临床医师经常基于患者的合并症或潜在副作用来考虑，如多巴胺能类药物引起的病情恶化风险。当单独考虑功效时，临床医师可以考虑选择卡麦角林而非左旋多巴（C级推荐）。然而，卡麦角林很少在临床实践中用于不安腿综合征，因为较高剂量的该药有导致心脏瓣膜病的风险。

（5）没有足够的证据支持或反驳优先使用普瑞巴林还是普拉克索（U级推荐）。

2. 对于原发性不安腿综合征患者，当临床医师旨在改善患者的睡眠时，应当考虑开具可以在客观或主观上（或两者兼备）改善睡眠质量的药物。证据支持药物对主客观睡眠结果不同程度的改善。

（1）对于睡眠周期性肢体运动的患者，特别是通过多导睡眠监测存在周期性肢体运动。

1）强有力的证据支持使用罗匹尼罗（A级推荐）。

2）中度证据支持使用普拉克索、罗替戈汀、卡麦角林和普瑞巴林（B级推荐）。

3）弱证据支持使用左旋多巴（C级推荐）。

4）没有足够的证据支持或反驳对睡眠周期性肢体运动患者使用加巴喷丁恩那卡比、麦芽糖酸铁或蔗糖铁（U级推荐）。

5）较弱证据支持单独使用普拉克索优于普瑞巴林（C级推荐）。

（2）关于其他客观睡眠参数改善（如总睡眠时间、睡眠效率、睡眠潜伏期和入睡后觉醒）。

1）至少一些客观睡眠测量参数下有足够的证据支持使用罗匹尼罗、加巴喷丁和普瑞巴林（B级推荐）。

2）没有足够的证据支持或反驳使用普拉克索、罗替戈汀、卡麦角林或左旋多巴（U级推荐）。

3）除周期性肢体运动参数之外的客观睡眠测量参数下，较弱证据支持使用普瑞巴林优于普拉克索（C级推荐）。

（3）关于主观睡眠质量改善

1）强有力的证据支持使用卡麦角林和加巴喷丁恩那卡比（A级推荐）。

2）中等证据支持使用罗匹尼罗、普拉克索和普瑞巴林（B级推荐）。

3）弱到中等证据支持使用罗替戈汀（B级推荐和C级推荐）。

4）支持使用左旋多巴的证据不足（C级推荐），其证据强度随度和用药剂量而变化。

5）没有足够的证据支持或反驳使用麦芽糖酸铁（U级推荐）。

6）有适度的证据支持使用普瑞巴林代替普拉克索（B级推荐）。

3. 旨在改善不安腿综合征患者的情绪障碍时。

（1）应该考虑对焦虑患者使用罗匹尼罗（B级推荐），并且可以在患者抑郁的情况下考虑使用罗匹尼罗（C级推荐）。

（2）在中度至重度不安腿综合征相关情绪障碍时，可考虑使用普拉克索治疗抑郁和焦虑（C级推荐）。

（3）对于整体心境，临床医师应考虑开具加巴喷丁恩那卡比（B级推荐）。

4. 旨在改善不安腿综合征患者生活质量时

（1）应考虑罗匹尼罗、普拉克索、卡麦角林、加巴喷丁恩那卡比或静脉麦芽糖酸铁（B级推荐）。

（2）可考虑开具罗替戈汀或普瑞巴林（C级推荐）。

（3）没有足够的证据支持或反驳使用左旋多巴来改善不安腿综合征患者的生活质量（U级推荐）。

5. 为避免患者症状恶化时

（1）可以考虑优先给予普瑞巴林而不是普拉克索，在52周治疗时，考虑使用普瑞巴林，病情恶化风险上升的可能性较低（C级推荐）。

（2）临床医师也可在30周治疗时考虑使用卡麦角林而不是左旋多巴，因为卡麦角林导致病情恶化的风险较低（C级推荐），然而这需要权衡高剂量卡麦角林导致的心脏瓣膜病的风险。

（3）没有足够的证据支持或反驳哪种多巴胺能药物导致病情恶化的风险最低（U级推荐）。

6. 对于其他治疗效果不佳的不安腿综合征患者，临床医师可考虑羟考酮-纳洛酮缓释剂（如果可用）来控制不安腿综合征症状、主观睡眠症状和改善生活质量（C级推荐），但潜在获益需要与阿片类药物使用风险相权衡。

7. 没有足够的证据支持或反驳在治疗不安腿综合征中使用加巴喷丁、蔗糖铁、羟考酮、氯硝西泮、安非他酮、可乐定、硒制剂、利福昔明、肉毒杆菌神经毒素、丙戊酸、卡马西平或缬草（U级推荐）。

8. 对于想要使用非药物方法治疗不安腿综合征的患者或临床医师

（1）应考虑在普通症状发作之前使用充气加压治疗（B级推荐）。

（2）可考虑使用近红外光谱或重复经颅磁刺激（C级推荐）。

（3）可以考虑对存在主观睡眠问题的患者使用振动刺激（C级推荐），而不推荐对不安腿综合征症状使用（C级反对）。

（4）可以不考虑经颅直流电刺激来改善不安腿综合征症状（C级反对）。

（5）没有足够的证据支持或反驳使用针灸治疗不安腿综合征（U级推荐）。

9. 在不安腿综合征伴血清铁蛋白≤75μg/L的患者中，临床医师应考虑使用硫酸亚铁与维生素C以改善不安腿综合征症状（B级推荐）。

10. 对于终末期肾病血液透析的继发性不安腿综合征患者

（1）应考虑单独或组合应用维生素C和维生素E支持治疗（B级推荐），并可考虑使用罗匹尼罗、左旋多巴或运动（C级推荐）。

（2）没有足够的证据支持或反驳对与终末期肾病/血液透析相关的不安腿综合征患者使用加巴喷丁或静脉葡聚糖铁（U级推荐）。

（3）没有足够的证据支持或反驳这类患者使用加巴喷丁或左旋多巴优先于其他药物（U级推荐）。

在治疗开始前，应该在第一次检查期间向患者清楚地解释该病的病理生理学，以确保他们理解该病无根除方法，而不同的治疗仅为对症治疗。不安腿综合征是一种慢性疾病，故一线治疗药物的选择应以患者的临床状况和每种治疗的短期与长期副作用为指导。在治疗过程中，不同药物带来的获益与风险也应当考虑其中（表 18-3）。

表 18-3 不安腿综合征治疗药物的益处和风险临床共识

作用	左旋多巴	非麦角类多巴胺受体激动剂		麦角类多巴胺受体激动剂	α2δ 配体类药物	阿片类	氯硝西泮
		短效	长效				
可能造成的不良事件							
症状恶化	+++	++	+	++	无影响	未知	无影响
药效丧失	+++	++	未知	++	无影响	+	未知
冲动控制障碍	无影响	+	无/+	未知	无影响	无影响	无影响
白天过度嗜睡	未知	++	++	++	+++	+	++
消极情绪	无影响	无影响	无影响	无影响	+	+	++
体重增加	无影响	无影响	无影响	无影响	++	无影响	无影响
一般毒性	+	+	++	+++		++	+
可能带来的获益							
主观夜间睡眠改善	无影响	+	+	++	++	++	++
经典夜间不安腿综合征症状控制	+	++	++	++	++	+++	无影响
生活质量	未知	++	++	++	++	未知	未知
疼痛减轻	+	+	+	+	++	+++	无影响

资料来源：Garcia-Borreguero D，Cano-Pumarega I. New concepts in the management of restless legs syndrome. BMJ，2017，356：j104。

2018 年一项关于不安腿综合征治疗的更新研究中指出，合并其他疾病的不安腿综合征处理时要尤其注意，因为许多药物会加剧不安腿综合征症状（表 18-4）。

表 18-4 可能诱发或加重不安腿综合征症状的药物

抗抑郁药	SSRI	依他普仑	度洛西汀
		氟西汀	西酞普兰（较少见）
		舍曲林	
	其他	米氮平	米安色林
		锂剂	
多巴胺能药物		左旋多巴/卡比多巴	培高利特
抗癫痫类药物		唑尼沙胺	托吡酯
精神抑制药		奥氮平	氯氮平
		喹硫平	鲁拉西酮
		氟哌啶醇	阿立哌唑（较少见）
其他		L-甲状腺素	

由于可能诱导或加剧不安腿综合征的药物有很多，在评估患者病史时应该始终考虑药

物（尤其是精神药物）的潜在作用，具体如下：

（1）在伴有情感障碍和焦虑障碍的情况下，抗抑郁药物的选择应该在不太可能诱导不安腿综合征的药物中选择。

（2）在伴有纤维肌痛的患者中，不鼓励使用抗抑郁药。

（3）在躯体形式疼痛障碍中，非阿片类镇痛药与抗抑郁药联合使用可能会增加发生不安腿综合征的风险。

（4）治疗失眠症患者时，必须避免使用抗精神病药物，优先使用中度或短效苯二氮䓬类药物。药物加重的不安腿综合征通常可以通过停药或减少剂量来解决。

必须向患者明确指出，不安腿综合征治疗的目的是减轻而不是根除患者症状。当治疗效果差或根本无效时，更改药物的治疗类别或许有用。如果治疗仅部分有效，则双药治疗可避免单一药物超量。无论选择哪种治疗方法，医师必须开具医疗处方，必须确保在治疗开始后密切随访，治疗稳定后，建议每年一次随访咨询（可参考的初始治疗见图 18-1）。

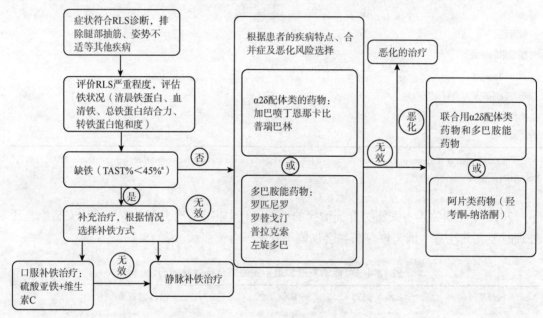

图 18-1　原发性不安腿综合征的初始治疗

a TAST%（percentage transferrin saturation）：转铁蛋白饱和度分数。参考自 Allen RP，et al. Sleep Med. 2018。也有文章将血清铁蛋白≤75μg/L 作为标准，但血清铁蛋白水平常受急慢性炎症影响

（引自 Anguelova GV，Vlak MHM，Kurvers AGY，et al. Pharmacologic and nonpharmacologic treatment of restless legs syndrome. Sleep Med Clin，2018，13（2）：219-230.）

二、治疗失败的管理

多巴胺能药物在过去几十年被广泛用于治疗不安腿综合征，虽然大多数患者的症状有初步改善，但更长时间的研究和临床经验表明，治疗效果随着时间的推移而降低，部分患者出现了症状恶化，症状恶化是不安腿综合征治疗中断和治疗失败的主要原因。

临床工作中常需要对治疗失败和症状恶化进行评估与干预，因而 2015 年由国际不安腿

综合征研究小组（IRLSSG）与欧洲不安腿综合征研究小组（EURLSSG）及不安腿综合征基金会（RLS-F）共同组建了一个工作小组，为预防和治疗长期使用多巴胺能药物治疗不安腿综合征中出现的症状恶化制定共识。

（一）治疗失败的回顾

很多回顾性研究强调，不安腿综合征患者长期治疗中，症状无改善或加重的比例很高。Mitterling 等在（8.1±2.9）年内对 160 名不安腿综合征患者进行了评估。其中 59.4% 的患者需要一种或多种药物治疗。55% 的患者症状得到改善，而另外 45% 的患者症状加重或无变化。Silver 等对接受了 10 年多巴胺受体激动剂（普拉克索和培高利特）治疗的患者资料进行了分析，发现 10 年中间断治疗的年增长率相对稳定，其中普拉克索的年停用率为 9%，培高利特的年停用率为 8%。在使用多巴胺受体激动剂治疗的患者中，只有 58% 坚持使用普拉克索 5 年以上，35% 坚持使用培高利特 5 年以上。Lipford 等进行了一项回顾性分析，50 名不安腿综合征患者使用普拉克索治疗，平均使用时间为 8 年（0.6～12 年），60% 的患者应用普拉克索效果一般或无效。研究中每日中位剂量从最初稳定后的 0.38mg 增至最后的 1mg。28% 的患者需额外使用非多巴胺能药物。必须指出的是，上述研究是在三级医疗中心进行的，因此存在较高的偏倚风险。尽管如此，仍有数项在英国社区进行的研究显示了类似的结果：Allen 等对正在接受多巴胺受体激动剂治疗的 266 名不安腿综合征患者进行了在线调查，75% 的患者临床治疗效果不佳。Tzonova 等对正在接受治疗且平均治疗时间为（5.9±4.5）年的 224 名不安腿综合征患者进行调查发现，68.6% 的患者仍存在白天症状。Godau 等报道了使用多巴胺能药物治疗 12 个月的德国不安腿综合征患者，国际不安腿综合征量表和不安腿综合征生活质量评分有所改善，但缺乏统计学意义。

综合来看，在专业中心进行的长期回顾性评估和横断面研究显示，多巴胺受体激动剂部分或完全治疗失败，导致剂量增加和非多巴胺能药物联合使用。

（二）治疗失败的主要原因

1. 一般毒性

（1）多巴胺受体激动剂：治疗第一年中，使用多巴胺受体激动剂的患者 75%～78% 会出现副作用。其主要的副作用包括恶心（>41%）、呕吐、头痛、腹痛、疲劳和白天嗜睡。

非麦角类衍生物导致的恶心和呕吐比较少见，分别为 14.4% 和 5.6%，通常轻微且短暂，恶心和呕吐可用多潘立酮治疗（10～30mg/d）。19.4% 和 12.2% 的患者出现头痛和疲劳，但持续时间短暂。白天嗜睡通常是剂量依赖性的，并且在不安腿综合征治疗中使用多巴胺受体激动剂剂量较低，因此相对少见（7.8%）。此外，晚上用药也不易引起白天嗜睡。当使用罗替戈汀贴剂时，在治疗的前 5 年多达 52% 的患者会出现皮肤反应，尤其是在使用的第一年（35%），并导致高达 25% 的患者停药。

冲动控制障碍（impulse control disorder, ICD）是长期的多巴胺能治疗后出现的特异和严重并发症。它包括病态赌博、盗窃癖、拔毛癖、间歇性狂暴症（intermittent explosive disorder, IED）和纵火狂。在使用多巴胺受体激动剂的不安腿综合征患者中，有 6%～17% 的患者发生 ICD，药物剂量的增加可能会使 ICD 的发生率增加。在每次患者就诊时应询问确定其是否存在 ICD。如果存在显著的 ICD，则应停止使用该药物或至少将剂量降至 ICD 停止的水平，同时可补充使用非多巴胺能药物或使用非多巴胺能药物进行替代。

（2）α2δ 配体：300mg/d 的普瑞巴林和 0.25mg/d、0.5mg/d 普拉克索的 1 年对比研究表明，85.2%使用普瑞巴林的患者出现副作用，与同一研究中 0.5mg/d 普拉克索（79.8%）相似，其由于副作用而导致的药物停用率也在同一范围内，分别为 27.5%和 23.9%。

在使用加巴喷丁缓释片治疗不安腿综合征共 12 个月的研究中，80.1%的患者出现不良反应并导致 10.3%的患者停药。

α2δ 配体最常见的副作用包括头晕（21.4%）、白天嗜睡（17.6%）、疲劳（12.6%）、头痛（12.1%）和体重增加（8.8%）。

（3）阿片类药物：研究最多的阿片类药物是羟考酮-纳洛酮。在一项为期一年的试验中，57%的患者出现与治疗相关的不良事件，最常见的为便秘（15.2%）、恶心（10.2%）、疲劳（9.6%）、白天嗜睡（8.1%）和酸痛（7.1%）；2%的患者出现严重的不良事件（呕吐伴十二指肠溃疡、便秘、肠梗阻、急性腹痛）。

总之，多巴胺受体激动剂和 α2δ 配体类药物之间的副作用发生率与严重程度相似。α2δ 配体常与头晕和白天嗜睡有关，而多巴胺受体激动剂常出现恶心、呕吐和头痛等。其他副作用如疲劳和鼻咽炎在两类药物中同样常见。此外，在有药物滥用史的患者中应避免使用 α2δ 配体类药物和阿片类药物。

此外，多巴胺受体激动剂可导致长期并发症，即症状恶化和 ICD，这是多巴胺受体激动剂特异的。这些并发症隐匿发作且严重，因此需要临床医师的特别关注。

2. 最初缺乏对治疗的反应　缺乏反应可能是由于几个因素，如初始剂量不足，缺铁患者所需剂量可能更高。但是，即使使用治疗剂量，至少有 20%～30%的患者最初没有反应。缺乏反应也可能是由于使用血浆半衰期短的药物，因为这可能导致夜间药效过去后症状再次出现。

在某些患者中，不安腿综合征症状改善，但失眠持续存在。尽管药物达到治疗性血浆水平就可以观察到临床疗效，但在某些患者中，在全面起效发生之前可能需要一段时间的延迟。

3. 初始有效，此后效果逐渐下降　在完全达到初始治疗效果后逐渐失效的原因如下。

（1）缺铁。

（2）使用降低多巴胺能药物功效的药物，如 5-HT 再摄取抑制剂、抗组胺药或多巴胺阻滞剂。

（3）生活方式的变化。

（4）症状恶化：是药物失效的最常见的原因，后文将着重探讨。

（三）症状恶化

1. 症状恶化定义　症状恶化是在初始治疗起效后发生的，并且与其他因素无关，如医疗状况、生活方式或疾病的自然进展的改变。症状程度较基线时更严重，或至少提前 4 小时出现症状。如果小于 4 小时，标准指出症状应伴随着休息时症状潜伏期缩短、症状扩散至身体其他部位、症状加重和症状缓解持续时间缩短。这一现象由 Allen 和 Earley 在 1996

年首次描述，后来人们将其称为症状恶化（augmentation）。

症状恶化的主要特点是症状的普遍增加，表现为与治疗前相比症状更严重，以及比以前出现得更早。Max Planck 学会（Max-Planck Institute，MPI）针对症状恶化制定了如下诊断标准：

需要满足 A 中的所有标准：

A. 基本特征。

（1）在过去的 1 周内，有 5 天的症状严重程度有所增加。

（2）症状严重程度的增加不能由其他因素来解释，如其他医疗情况、生活方式或疾病的自然进展。

（3）认为患者对既往的治疗有积极的反应。

需要满足 B 或 C 中的所有标准：

B. 对治疗一致存在矛盾的反应（虽然不是即时出现的）。

有时不安腿综合征症状的严重程度在增加药物剂量时加重，在减少药物剂量时改善。

C. 症状出现较早。

（1）症状提前发作至少 4 小时。

（2）与治疗前的症状相比，以下之一较早发作（2～4 小时）。

1）休息时症状潜伏期缩短。

2）症状蔓延到身体其他部位。

3）症状强度增加。

4）治疗后缓解的持续时间较短。

2. 不同多巴胺能药物的症状恶化发生率 正如不安腿综合征一线治疗指南所指出的那样，药物类型、剂量、持续时间和研究类型不同，用于评估恶化的标准和受试者的数量不同，因此很难评估症状恶化的发生率。然而，随着研究时间的延长，症状恶化的报道也随之增加：短期研究报道症状恶化的发生率<10%，而在2～3年的研究中，其发生率达30%，两项长期研究（约 10 年）报道的发生率为42%～68%。

3. 识别症状恶化的主要难点 最初的症状恶化诊断标准和最新的 MPI 诊断标准被用于临床研究当中。这些标准在很大程度上依赖于症状发作的时间应该较基线提前，因此也需要先前对基线进行评估。当使用长效药物（如罗替戈汀）或分剂量方案时，使用上述标准的敏感度较差。此外，鉴于这些标准并非设计为初步诊断工具，很难在日常临床实践中使用。

4. 临床中症状恶化的识别 国际不安腿综合征研究组（IRLSSG）国际指南中提出若患者接受至少 6 个月的稳定治疗后仍需更多药物治疗时，应该考虑是否存在症状恶化。IRLSSG 概述了四项筛查问题，可用于多巴胺能药物治疗的患者，但尚待验证。对这四个问题中任何一个的肯定答案都应考虑存在症状恶化。

（1）不安腿综合征症状的出现时间是否比刚开始药物治疗时要早。

（2）为了控制症状，现在是否需要更高剂量的药物，或者需要更早服用药物。

（3）自开始治疗以来，症状的严重程度是否越来越重。

（4）开始治疗后，症状会扩展到身体的其他部位（如手臂）吗？

　　症状恶化可以随着时间而波动，并应与类似情况进行鉴别。其包括不安腿综合征的自然进展、疾病严重程度的波动、药物耐受、终末剂量反弹及外在因素引起的症状恶化。不安腿综合征症状也会随着病程进展逐渐加重，但与症状恶化不同，随着剂量增加，症状可以得到改善。药物耐受性指随着用药时间增加而药效逐渐下降，并且需要增加药物剂量以维持症状的早期缓解。耐受性症状不会在白天提前出现，也不会比基线时更差。但是似乎症状恶化由耐受性发展而来，或者耐受性是症状恶化的一种分型。有报道显示，高达 35% 的不安腿综合征患者的终末剂量反弹（症状在清晨再次出现），与血浆药物浓度下降有关，常见于使用半衰期短的药物（如左旋多巴）的患者。与症状恶化类似，反弹出现的症状比基线时更差，但没有症状扩展到手臂，也没有随剂量增加而加重或随剂量降低而改善。目前已发现的可能加剧不安腿综合征症状的因素：缺铁、服药依从性差、睡眠剥夺、生活方式改变（如久坐）、出现其他引起或加重不安腿综合征的生理或病理状况（妊娠、肾功能不全、其他睡眠障碍特别是睡眠呼吸障碍）和药物如抗组胺药、多巴胺受体阻滞剂或 5-羟色胺抗抑制剂。

　　（四）如何预防恶化及其他原因导致的治疗失败

　　1. 减少危险因素影响　由于一些危险因素可增加症状恶化风险，因此应对其进行评估和关注，从而预防症状恶化的发生。

　　（1）预防铁缺乏：应定期对血清中铁相关指标进行监测，特别是当患者症状恶化时。在治疗过程中铁水平可能会下降，导致症状恶化，因而在症状加重时需要检测血清铁蛋白。如果血清铁蛋白水平降至 75μg/L 以下或转铁蛋白饱和度＜20%，应口服铁剂补足铁储备；若存在口服铁剂禁忌或不耐受，可考虑静脉补铁。

　　（2）其他因素：应询问患者是否有生活方式改变，或药物治疗变化（使用多巴胺拮抗剂或抗抑郁药）或其他外在因素如睡眠剥夺、静止不动、失血或乙醇使用等方面的问题，这些都可能导致症状的提前发作或严重程度的增加。某些药物与多巴胺能药物共同服用所产生的效果可能会被误认为出现症状恶化，这些药物包括选择性 5-羟色胺再摄取抑制剂、多巴胺能拮抗剂和抗组胺药，因此需要谨慎使用。

　　2. 初始治疗的选择　IRLSSG 症状恶化指南提出多巴胺能药物治疗是出现症状恶化的最大危险因素，并指出症状恶化可能只与多巴胺能系统的特定作用有关，并且该风险与剂量、治疗时间密切相关。

　　因此，最有效的预防策略除非绝对必要，否则不使用多巴胺能药物。但是，如果需要多巴胺能药物治疗才能有效缓解症状时，指南建议在尽可能短的时间内使用最低有效剂量以减少多巴胺能负荷。

　　其他能够增加症状恶化发生风险的因素如下：

　　（1）铁储存低。

　　（2）开始治疗前不安腿综合征加重。

　　（3）有不安腿综合征家族史或存在神经系统疾病。

　　3. 使用非多巴胺能药物治疗　由于初始治疗成功后症状恶化的发展非常缓慢，因而很难将其与不安腿综合征的自然发展区分开来。因此，很难在其早期阶段诊断症状恶化。

出于这些原因，IRLSSG 指南确定了预防策略：应该尽可能降低先前未经治疗的不安腿综合征患者的多巴胺能负荷，并考虑使用对初始不安腿综合征治疗有效而几乎没有症状恶化风险的药物。由于 α2δ 配体没有这种长期风险，可考虑用于不安腿综合征的初始治疗。

4. 调整每日治疗，防止恶化出现 如果患者已接受多巴胺能药物治疗，那么医师应尽可能使用最低的日剂量，并且每日总剂量不应超过 IRLSSG 建议的最高水平。增加使用剂量时需要特别谨慎。

5. 间歇治疗，预防症状恶化 如果症状发作不频繁（小于 1~2 次/周），则可以采取间歇性服药。左旋多巴可用于间歇治疗，每周最多 2~3 次，但考虑到发生症状恶化的高风险，不应将其用于日常治疗。应尽可能延迟每日服药治疗的时间，直到症状几乎每天发生，或者在患者不能活动的情况下（如长时间驾车或飞机旅行、医疗要求）。

6. 使用长效多巴胺受体激动剂 关于长效多巴胺受体激动剂（如罗替戈汀透皮贴剂）是否比短效多巴胺受体激动剂引起症状恶化的风险更小，目前尚无共识，但无论选择哪种多巴胺受体激动剂，都不应超过最大推荐剂量。

7. 不安腿综合征症状波动 不安腿综合征症状强度存在波动，并且在某些情况下患者似乎可以自发缓解。IRLSSG 指南建议临床医师确保以最低的有效剂量治疗，可以间断减量或停药。然而，戒断症状可能非常严重，可能出现在剂量减少后的数天或数周内，应与"需要继续药物治疗"或"不安腿综合征症状恶化"进行鉴别。

（五）治疗失败的处理

1. 消除恶化因素 IRLSSG 建议治疗症状恶化的第一步是消除和（或）纠正任何恶化因素，如缺铁或改变生活方式。

2. 轻度的症状恶化 继续当前药物治疗出现轻度症状恶化，医师可按照 IRLSSG 指出的方法，根据患者个人情况，选取 1~2 种治疗策略继续目前多巴胺受体激动剂治疗。

以下 3 种情况可继续按目前多巴胺受体激动剂进行治疗：

（1）总剂量保持不变，但可分次服用或服药时间提前至症状出现之前。

（2）若（1）中方法无效，可以增加或提高白天剂量，而不增加夜间使用剂量。如果患者常在夜间出现不适，则应增加夜间使用剂量。但增加剂量不应超过最大推荐剂量，同时应仔细检测患者是否出现症状恶化。两种增加剂量的方案只能选取一种。

（3）如果上述方法失败，应考虑完全更换成另一种药物。

根据患者的临床特征，可将多巴胺类药物换成 α2δ 配体类药物（如普瑞巴林、加巴喷丁缓释剂和加巴喷丁）或者罗替戈汀。然而，关于长效多巴胺受体激动剂与短效多巴胺受体激动剂相比是否引起较少的症状恶化，目前还没有共识，因为这些类型的药物实际上可能在下午/傍晚掩盖症状的存在而不是治疗症状恶化。一般来说，当使用罗替戈汀或任何其他长效多巴胺受体激动剂时，临床医师应该意识到尽管这些可能会对不安腿综合征症状带来短暂的缓解，但长期使用会导致症状恶化。

更换为 α2δ 配体类药物时，既可以逐渐减少多巴胺能药物使用剂量并在短时间内让患者停用所有药物，也可以在多巴胺能药物减量或逐步停药期间加用非多巴胺能药物。

由于症状恶化或戒断反应可能需要数天到数周才能改善，必须等到戒断反应后才能评估新的非多巴胺药物的疗效。如果这种方案失败了，应选用针对重度症状恶化的治疗方案。

3. 重度的症状恶化　严重的症状恶化既不符合轻度症状恶化的标准（如总多巴胺受体激动剂剂量超过了推荐水平或症状导致的不适超过了轻度症状恶化的水平），同时也对以上列出的轻度症状恶化治疗方法无效。最初，应采取以下方法之一（大多数主要基于个别中心的经验，没有得到研究数据的充分证实）。

（1）替代或交叉滴定：IRLSSG 建议可将患者用药更换为 α2δ 配体类药物或罗替戈汀，并且在非常严重的情况下应该考虑高效阿片类药物。如果更换为罗替戈汀，那么可以停用短效多巴胺受体激动剂，并在批准的剂量范围内调整罗替戈汀的剂量。而如果选择 α2δ 配体类药物，则应将其滴定至有效剂量（因此患者暂时使用两种不安腿综合征治疗药物）。随后逐渐减少多巴胺受体激动剂的剂量，并提醒患者撤药可能会暂时出现恶化症状。

最终目标是停止多巴胺能药物治疗，或者至少确保最低的多巴胺剂量，以使症状恶化的风险降到最低。如果完全停用多巴胺能药物治疗失败，则可维持低剂量多巴胺受体激动剂，并联合使用 α2δ 配体类药物。

（2）10 天洗脱期：洗脱期多为 10 天，包括逐渐停用多巴胺能药物，然后在没有任何药物的情况下进行洗脱期。在洗脱期结束后，可使用新药。但是，这种方案对于患者来说可能很难忍受。

（3）考虑使用阿片类药物：若患者出现严重的全天症状，应考虑使用低剂量阿片类药物（长效羟考酮或美沙酮）进行治疗，而不是使用 α2δ 配体类药物。如果上述方法失败，应该考虑使用阿片类药物。然而，IRLSSG 强调了使用阿片类药物需要考虑的因素，同时医师有必要评估成瘾风险（家族或个人乙醇或药物滥用史、精神病合并症），非医学使用风险或合并医疗问题（如使用前存在严重便秘、睡眠呼吸暂停、心电图 QT 间期延长）。若患者适合选用阿片类药物，即使用于长期治疗（基于相当的临床经验），低剂量阿片类药物治疗通常也是非常有效且安全的。指导不安腿综合征患者关于药物使用剂量、效果和安全性是十分重要的。如果医师不愿开具阿片类药物，他们应该将患者转诊给有不安腿综合征治疗经验的医师处理。具体流程参见图 18-2。

三、药物难治性不安腿综合征的治疗

多巴胺受体激动剂、α2δ 配体类药物和阿片类药物作为单药治疗不安腿综合征，尽管治疗有效，但随着时间的推移可能出现不安腿综合征的恶化或效果差，有些出现复发而又不符合恶化的标准，此为"药物难治性不安腿综合征"。其发展下去可导致疼痛、严重失眠和精神疾病，进而严重影响患者的生活质量。可能的机制：与治疗效果下降和（或）疾病的自然进展有关，此外还有对合并症没有给以相应的治疗。为减少抗药性的发生，医师和患者应该了解治疗的目的是减少症状严重程度，只有少数患者需要治疗，应该仅对不安腿综合征严重或非常严重的患者进行用药治疗。一旦确认了药物难治性不安腿综合征诊断，

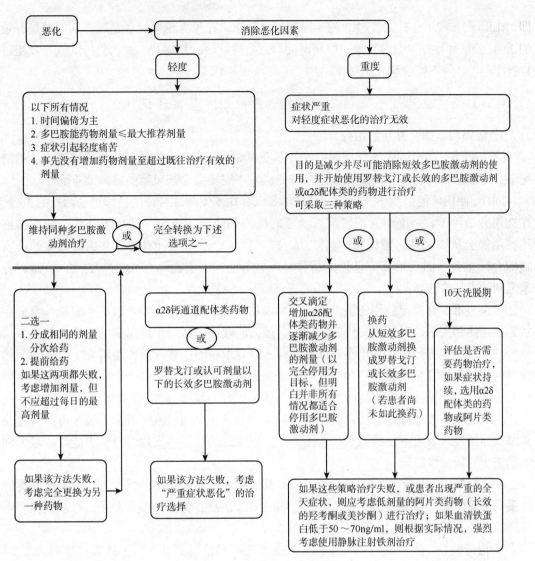

图 18-2 症状恶化治疗流程

（引自 Garcia-Borreguero D，Cano-Pumarega I. New concepts in the management of restless legs syndrome. BMJ，2017，356：j104.）

建议进行必要的检查，包括视频多导睡眠图和生物学评估。治疗主要依赖于合并症的治疗：多巴胺受体激动剂可用于抑郁症或相关的周期性肢体运动，α2δ 配体类药物可用于合并失眠、疼痛或广泛性焦虑的患者，必要时与低剂量阿片类药物联合使用。对于多种药物抗药的不安腿综合征，应优先使用强阿片类药物。

（一）定义

对"药物难治性不安腿综合征（drug-resistant RLS）"没有统一的定义，也称为"难治性"（refractory）或"顽固性"（intractable）不安腿综合征。Silber 等提出了一个实用的临床定义，但这仅限于接受多巴胺受体激动剂（DA）治疗的患者。IRLSSG 未提供耐药不安腿综合征的定义。法国对耐药不安腿综合征的定义为：①不安腿综合征从严重到非常严重，即 IRLS 评分>20 分；②经过 2 种不同类别的药物治疗（无论单独还是联合使用都是有效的），且依从性良好，剂量足够，服药时间合适、持续时间足够长，症状仍持续或复发超过1 个月；③必须不符合恶化的标准。

（二）药物难治性不安腿综合征的治疗策略和基本建议

1. 精神和躯体合并症的治疗

（1）抑郁：多巴胺受体激动剂可改善不安腿综合征患者的情绪，但在确诊抑郁症的情况下，应根据精神科医师的意见使用具有低触发不安腿综合征风险的抗抑郁药治疗。

同样，使用可能引发不安腿综合征或加重已存在不安腿综合征的抗抑郁药治疗的患者，在选用另一种不太可能引发不安腿综合征的抗抑郁药后，或合并使用无禁忌证的抗抑郁药，可能会从中受益。建议精神科随访，以巩固治疗效果。针对患有共病抑郁症的不安腿综合征患者，需要治疗抑郁症的精神科医师与治疗不安腿综合征的神经病学家/睡眠专家之间的密切合作。

（2）焦虑：普瑞巴林用于治疗广泛性焦虑症。$\alpha2\delta$ 配体类药物可改善不安腿综合征症状、焦虑症和失眠。对情绪障碍的精神病学随访的建议也适用于焦虑症的治疗。

（3）多发性神经病：对于多发性神经病，应寻求病因。建议单独使用 $\alpha2\delta$ 配体类药物或与阿片类药物联合治疗。在与多发性神经病相关的不安腿综合征中，应避免使用其他经证实的治疗多发性神经病的药物，如 5-羟色胺去甲肾上腺素再摄取抑制剂（SNRI）。

（4）睡眠呼吸暂停综合征：使用持续的无创辅助正压通气或下颌前移装置可以通过改善睡眠连续性来改善不安腿综合征。然而，应该注意的是，不安腿综合征可能导致对无创辅助正压的依从性降低。

（5）纤维肌痛：在存在纤维肌痛或任何其他慢性疼痛综合征的情况下，$\alpha2\delta$ 配体类的药效优于多巴胺。如果上述无效，可以使用 SNRI 治疗，优选在早晨服用，以避免加剧不安腿综合征。阿片类药物应被视为三线选择。

2. 治疗缺铁

不安腿综合征中铁处理的有效性早已得到认可。当铁蛋白<75μg/L 时有效，但必须查明和治疗缺铁的原因。如果口服补铁无效，可以考虑将静脉途径作为替代方案。

3. 停止可能触发不安腿综合征的药物

如果可能，必须停止抗抑郁药、抗精神病药和抗组胺药等其他可能诱发或加重不安腿综合征的药物。

（三）难治性不安腿综合征的药物治疗建议

法国专家组提出的所有药物难治性不安腿综合征的建议都是基于临床经验，并且被认为是专家共识，除了在其他药物治疗失败后使用的羟考酮（C 级证据）。

区分原发性和继发性耐药不安腿综合征对治疗很重要。对于原发性耐药不安腿综合征，按推荐剂量、推荐的服药方式至少单独或联合使用两种类别的药物对患者没有益处，或者没有良好的耐受。此时，建议使用第三类药物。对于继发性耐药不安腿综合征，用药数月或数年一直有效，后逐渐或突然无效，如果药物治疗无效是突然的，必须寻求治疗依从性和顺应性原因（即治疗不规则或在不适当的时间治疗），然后检查外部和内部原因。

对于阿片类药物，起点通常是弱阿片类药物（盐酸曲马多、对乙酰氨基酚-可待因、二氢可待因），如果必要的话，根据有效性和耐受性，使用强阿片类药物（羟考酮、吗啡、芬太尼）。强效阿片类药物的替代方案必须考虑到分子的镇痛等效性，以避免过量或不足。专家指出，药物抵抗有时可能是短暂的，在几个月内，并且一旦患者病情稳定，治疗量应该降低，因为有报道称长期使用吗啡衍生物会导致痛觉过敏。

在一种或两种类别的药物治疗效果不佳时可以联合第三种药物。这种联合用药方案的好处是可提供足够的疗效并降低高剂量相关的副作用风险，如多巴胺类药物导致的恶化。α2δ 配体类药物和小剂量多巴胺类药物的联合使用可能是有效的。

若对三种治疗类别的药物都存在耐药性，则可考虑使用 5mg/d 的美沙酮。在美国，美沙酮更常用于治疗抗药不安腿综合征。

第三节　特殊类型不安腿综合征的处理

一、妊娠期不安腿综合征的治疗

（一）铁剂等矿物质和维生素

（1）口服补铁：在妊娠期间，母亲血清铁蛋白在妊娠中期时降低至约 50%，并且持续至妊娠晚期，同时不安腿综合征症状也会更频繁或更严重。这种减少是由母体红细胞数目的增加及胎儿和胎盘结构的增长所导致的。

在妊娠和哺乳期口服补铁治疗被认为是安全的，并且可能对母亲和婴儿都有潜在的益处。因此，当铁蛋白低于 30μg/L 时，通常建议所有孕妇补铁。如果在妊娠期间发生不安腿综合征且铁蛋白水平低于 75μg/L 时，临床指南建议以含有 65mg 元素铁的硫酸亚铁口服，每天使用 1～2 次。

同时摄入维生素 C 且避免随食物口服铁可以促进铁的吸收，但妊娠期间使用维生素 C 的安全性仍然存在争议，因此应该避免使用。虽然在妊娠期补铁对不安腿综合征有益的作用的直接证据很少，应该考虑到铁超负荷对女性的危险，甚至对婴儿来说也是致命的。因此，在开始补铁疗法后应定期复检铁蛋白水平。

（2）静脉注射铁：可用于治疗妊娠中期或妊娠晚期的难治性不安腿综合征、口服铁治疗失败或铁蛋白值低于 30μg/L 的产后不安腿综合征。由于妊娠期间铁的需求量很高，在有些女性中铁的肠道吸收减少，静脉注射铁可能是一种有效的替代方案。多数开放性研究显示妊娠期不安腿综合征静脉补充铁剂有效。

妊娠期补充铁剂总体是安全的，但静脉注射铁必须谨慎使用，因为其具有可能的、罕见的但严重的过敏反应，特别是女性首次使用静脉注射铁时。

（3）维生素和其他矿物质：尽管在妊娠期间它们具有独立的安全性，但是没有足够的证据证明维生素（叶酸、维生素 C、维生素 D 和维生素 E）或镁可用于不安腿综合征的治疗。叶酸是孕妇的常见补充剂，因为它具有防止神经管缺陷的保护作用。然而，除了一项小型研究外，没有确凿的证据支持叶酸对不安腿综合征的有效性。

（二）药物治疗

迄今为止，缺乏对妊娠期不安腿综合征药物治疗的随机对照试验。IRLSSG 工作组最近发布了关于妊娠期和哺乳期不安腿综合征管理策略的共识，用于临床实践。

目前批准用于治疗特发性不安腿综合征的药物包括罗匹尼罗、普拉克索、罗替戈汀、加巴喷丁恩那卡比和左旋多巴，其他药物都是超说明书用药。

这些药物对胎儿的副作用或潜在危险知之甚少，因此不建议在妊娠期间使用。因此，仅在临床症状明显的不安腿综合征的女性中使用药物治疗，如每周发生两次以上、IRLS 评分＞20 分（疾病严重或非常严重）的女性，以及对先前的非药物干预及补铁治疗反应差的不安腿综合征女性。

任何药物治疗都应以最低有效剂量、最短用药时间使用，并且尽可能不在妊娠的前 3 个月使用，因为此时胚胎畸变的风险最大。如果偶尔出现不安腿综合征症状，可以考虑按需治疗。一旦开始药物治疗，医师必须定期关注患者的状况。

（1）多巴胺能药物：多巴胺受体激动剂被认为是特发性不安腿综合征的一线治疗药物。这些药物通常对不安腿综合征患者具有良好的耐受性。然而，由于长期使用恶化的风险和妊娠期间使用安全性未知，因此需要谨慎使用。

1）左旋多巴：可以作为单药使用或与卡比多巴结合使用，左旋多巴曾在青少年帕金森病或 Segawa 综合征的患者的妊娠期间使用，也曾联合应用不同的多巴胺受体激动剂应用于一些前瞻的病例系列报道中。总体而言，这些患者未发现严重畸形或其他不良妊娠结局。然而，苄丝肼可能对胎儿骨骼发育产生不利影响，因此应避免联合使用左旋多巴与苄丝肼。

2）普拉克索、罗匹尼罗和罗替戈汀：妊娠期间使用这些药物的安全性数据有限，IRLSSG 工作组认为"证据不足以达成共识"。

3）溴隐亭和卡麦角林：主要用于妊娠的前 3 个月，用于治疗高催乳素血症。这两种麦角类衍生物及培高利特都可以诱导严重的纤维化反应，在妊娠期间应避免使用。

应该强调的是，所有多巴胺能药物都是通过 D2 受体抑制催乳素分泌，故可能干扰泌乳。因此，它们不适用于正在哺乳期的妇女。但是，如果仅在妊娠期使用卡比多巴/左旋多巴，在停药后催乳素水平会迅速反弹，并且可以继续哺乳。

（2）α2δ 配体类药物：考虑到它们的积极作用和较好的耐受性，加巴喷丁恩那卡比、加巴喷丁和普瑞巴林是二线或某些情况甚至成为慢性特发性不安腿综合征的一线治疗。但关于这些药物在妊娠期间的使用的安全性数据不足，目前没有达成共识。

一项研究显示，在妊娠期间接受加巴喷丁单药治疗对新生儿头围没有影响。加巴喷丁可能降低血清叶酸水平，因此在妊娠期间推荐补充 4mg/d 的叶酸，来降低神经管缺陷的风险。接受加巴喷丁治疗的哺乳期女性，其新生儿没有观察到不良反应，可能是因为婴儿期通过母乳分泌的量只是母体剂量的 1%～4%。但加巴喷丁在哺乳期间的使用目前仅限于难治性不安腿综合征。

（3）苯二氮䓬类药物

1）氯硝西泮：苯二氮䓬类药物用于多巴胺受体激动剂和α2δ配体类药物治疗特发性不安腿综合征后的二线或三线治疗。它在减少觉醒、促进和稳定睡眠方面特别有效，部分有效控制了不安腿综合征的感觉症状。即使氯硝西泮和一般的苯二氮䓬类药物似乎没有明显的致畸风险，但应尽量避免在妊娠的前3个月使用。多数病例系列报道中并没有描述服用氯硝西泮的孕妇或哺乳期妇女的婴儿具有镇静或戒断症状。但在初始时要小心谨慎，避免与其他中枢神经系统抑制剂（包括乙醇）联合使用，并仔细观察婴儿也尤为必要，特别是对于早产儿或者出生时患有疾病的婴儿。为降低孕产妇和婴儿镇静风险，建议将剂量限制在不超过0.5mg/d，并在晚上给药。

2）替马西泮：这种苯二氮䓬类药物仍然用于特发性不安腿综合征，但在妊娠期间没有证据表明可以使用。有动物研究的数据和病例报告显示，替马西泮联合苯海拉明时，胎儿死亡率增加。

3）艾司佐匹克隆和唑吡坦：这两种苯二氮䓬类受体激动剂被批准用于治疗失眠症，但在妊娠期间对其安全性的评估有限，无法支持其在临床实践中的使用。所有这些药物都可能比氯硝西泮引起更大的母体镇静作用，并可能与健忘症或精神错乱行为（confusional behaviors）有关。该药治疗特发性不安腿综合征的疗效数据很少。

（4）阿片类药物：为治疗严重特发性不安腿综合征患者的三线治疗策略，在所有阿片类药物中，羟考酮和曲马多可分别用于治疗妊娠期或哺乳期非常严重、非常难治的不安腿综合征。

其副作用和成瘾/滥用风险不容忽视，但目前尚无用于妊娠相关不安腿综合征的研究。在一项阿片类镇痛药对妊娠早期的大型研究中显示，阿片类药物可能会导致婴儿出现畸形，如先天性心脏病，故不应在妊娠早期给药。但也有相反的报道，有三个原因值得关注。

1）对母亲的镇静作用，特别是那些携带超快代谢遗传变异体CYP2D6的母体，可导致服用正常剂量的个体产生过量样反应，对进行母乳喂养的婴儿也同样有影响。但是，羟考酮似乎没有引起这种反应的报道。

2）新生儿戒断综合征或新生儿阿片类戒断综合征（neonatal abstinence syndrome或neonatal opioid withdrawal syndrome）是一种影响新生儿的严重情况，尤其是对于那些在妊娠期间经常使用阿片类药物（尤其是海洛因或美沙酮）的母亲。

3）妊娠和哺乳期间的阿片类药物治疗与婴儿猝死综合征之间可能存在关联。①羟考酮：在最近的大型试验中，这种阿片类药物显示出稳定的疗效和良好的耐受性，并且没有显著的成瘾风险。因此，可以在妊娠的中晚期使用低剂量的羟考酮（5～10mg/d），用于治疗非常罕见、非常严重、非常难治的不安腿综合征。这种不安腿综合征的标准定义为：IRLS评分＞30分，且对至少任一种非药物干预、铁剂（如果铁蛋白＜75μg/L）、非阿片类药物治疗都没有反应。②曲马多：这种非典型弱μ受体激动剂也可能对特发性不安腿综合征有效。有研究报道，于妊娠和哺乳期使用曲马多似乎不太可能对健康足月婴儿造成伤害。此外，虽然转移到母乳并到达婴儿体内的药量是未知的，但在哺乳期低剂量使用曲马多（50～100mg/d）应优于经典阿片类药物。

不安腿综合征是妊娠期间常见的伴发疾病，影响多达 1/3 的女性，在妊娠晚期出现典型的症状峰值，并且在分娩后症状迅速减轻。不安腿综合征可以显著影响母亲及其孩子的健康，包括临床不适、无法妊娠和远期不良影响。妊娠相关不安腿综合征的病理生理学机制尚未完全阐明，可能与某些因素相关，如妊娠期内分泌和代谢变化及遗传易感性等。

对患者进行仔细的临床评估，包括用药史、遗传因素及可能引起不安腿综合征或重叠不安腿综合征可能共病的情况，是妊娠期间正确治疗不安腿综合征的必要基础。临床实践中提供了一系列药物和非药物或自我管理策略，其使用应个性化，以最大限度地提高效益并降低可能的风险。

二、儿童不安腿综合征的治疗

关于儿童不安腿综合征和周期性肢体运动障碍（periodic limb movement disorder，PLMD）的用药数据有限。目前，没有 FDA 批准的治疗儿童不安腿综合征和 PLMD 的药物。尽管有新的文献支持儿童不安腿综合征和 PLMD 的用药，但这些药物在儿童中的总体使用经验仍然有限。表 18-5 总结了治疗方案和推荐剂量。由于证据不足，美国睡眠医学学会实践标准委员会的指南指出，针对儿童不安腿综合征和 PLMD 患儿的治疗没有提出具体建议。

表 18-5　儿童不安腿综合征和 PLMD 的治疗建议

药物	治疗的选择	推荐剂量
铁剂	硫酸亚铁	3mg/kg（元素铁），每天 1 次
多巴胺类药物	普拉克索	0.062 5～0.25mg
	罗匹尼罗	0.25～0.5mg
	罗替戈汀（透皮贴剂）	0.5～3mg/24h
α2δ 配体类药物	加巴喷丁	5～15mg/kg
	普瑞巴林	2～3mg/kg
苯二氮䓬类药物	氯硝西泮	0.1～1mg
α2 肾上腺素能激动剂	可乐定	0.05～0.4mg

注：由于一些研究样本量较小且研究的对应症可能不是不安腿综合征或 PLMD，这些推荐使用应该谨慎考虑。

资料来源：Rulong G, Dye T, Simakajornboon N. Pharmacological management of restless legs syndrome and periodic limb movement disorder in children. Paediatr Drugs, 2018, 20（1）: 9-17。

（一）铁剂

血清铁蛋白水平通常被认为是铁储存的可靠临床标志。已经证明铁缺乏与成人和儿童的不安腿综合征的症状及 PLMS 的频率相关。虽然各种研究数据的可变性导致难以确定铁治疗的临界水平，但根据成人标准，血清铁蛋白低于 45μg/L 的水平已被证明与生理性缺铁性贫血的风险增加有关。因此，有症状的不安腿综合征患者的建议包括开始补铁的水平为 50μg/L。但是儿童的正常数据的范围很大。此外，在儿童常见的病毒性呼吸道感染期，血清铁蛋白的间歇性不稳定会使储存铁难以准确性评估。

对于儿童和青少年，有几个病例系列报道了口服补铁治疗可以改善不安腿综合征和PLMS症状。在对30例连续病例的回顾性综述中，Mohri等报道，受试者接受平均剂量为元素铁（3.2 ± 1.3）mg/（kg·d）的口服硫酸亚铁治疗，90%的病例症状有所改善。在一项前瞻性开放性研究中，经过3个月的口服补铁治疗，口服铁的剂量为元素铁3mg/（kg·d），PLMS指数得到改善。最近一项针对23名儿童的前瞻性研究显示，单独口服铁剂或与其他药物联合应用（如苯二氮䓬类药物、多巴胺能药物）可改善不安腿综合征症状和日间功能。大多数研究中，推荐的口服铁剂量约为元素铁3mg/（kg·d），与治疗缺铁性贫血的剂量一致，有些报道提示儿童可同时服用维生素C来改善铁的吸收。最近的研究显示，铁治疗后1~2年临床症状都会获得改善，血清铁和铁蛋白保持在足够的水平。这项长期回顾性研究包括105名患有不安腿综合征或PLMD的儿童和青少年，他们都接受硫酸亚铁治疗。在超过2年的时间内，大多数患者（62.86%）的主观症状持续改善，并且PLMI降低了52%。基于该研究，铁治疗的疗程一般为3个月，然后缓慢延长至1~2年。铁疗法似乎可以使临床症状持续改善，当血清铁蛋白<50μg/L时，应该将其视为首选方案。建议在使用铁剂过程中，要定期检查血清铁和铁蛋白并相应调整铁剂量以降低铁超负荷的风险，每3个月检查血清铁和铁蛋白，一旦血清铁蛋白达到50μg/L的水平，考虑减少铁的剂量。

与治疗不安腿综合征和PLMD的其他药物相比，口服铁疗法相对安全，最常见的副作用是便秘，其他副作用包括黑便、恶心和上腹疼痛，以及牙齿染色（液态铁）。患有溶血性贫血和血色素沉着症等血液系统疾病的儿童应避免使用铁治疗。

（二）多巴胺能药物

有较多证据证明多巴胺能药物也可以应用于儿童。Walters及其同事首次发表了用卡比多巴–左旋多巴和培高利特成功治疗患有不安腿综合征/PLMD和ADHD儿童的病例系列。也有报道显示了卡比多巴-左旋多巴、普拉克索、罗匹尼罗治疗儿童和青少年的不安腿综合征及PLMD的有效性，并可以改善不安腿综合征的临床症状，对伴有PLMS的患者可以降低PLMI及PLMS相关的觉醒，且症状改善可以持续很长时间。在合并嗜睡的不安腿综合征儿童中，嗜睡症状在使用多巴胺能药物治疗后也得到改善。有两项儿童使用多巴胺能药物的前瞻性研究。2011年，England及其同事进行了一项双盲对照试验，评估了16名患有ADHD和不安腿综合征/PLMD的儿童中卡比多巴-左旋多巴的使用情况，使用后儿童的不安腿综合征症状和PLMS有显著改善。另一项对13~18岁中度至重度不安腿综合征的青少年患者进行的开放、多中心、剂量递增型研究发现，罗替戈汀可有效改善不安腿综合征症状，其通常可耐受剂量为3mg/24h。

关于儿童多巴胺能药物治疗的副作用数据有限。Gingras和同事报告了28例接受普拉克索或罗哌唑治疗PLMD儿童的副作用，包括矛盾警觉反应（7%）、头痛（3%）和恶心（1%）。关于青少年罗替戈汀贴剂的研究中，副作用包括恶心（29%）、接触部位反应（17%）、呕吐（8%）、头痛（8%）、头晕（6%）、鼻咽炎（8%）和胆红素升高（8%）。对于长期接受治疗的儿童，可能会出现恶化的问题，因为恶化的发生取决于多巴胺能药物治疗的持续时间，但目前没有关于儿童恶化发生率的数据。

（三）α2δ 配体类药物

加巴喷丁和普瑞巴林，起初 FDA 批准用于治疗癫痫和神经病变，后来发现它们具有治疗不安腿综合征的效果。加巴喷丁恩那卡比已获 FDA 批准用于带状疱疹后神经痛和中度至重度不安腿综合征患者（未在儿童中获批）。目前缺乏 α2δ 配体类药物在患有不安腿综合征和 PLMD 儿童中使用的前瞻性研究。癫痫患儿的用药经验表明，加巴喷丁和普瑞巴林通常是安全，而且耐受性良好，最常见的副作用是嗜睡和头晕。目前没有用于治疗儿童不安腿综合征和 PLMD 的 α2δ 配体类药物的剂量指导。在评估加巴喷丁治疗儿童失眠症的研究中，开始使用了加巴喷丁 5mg/kg 的睡前剂量，并根据疗效滴定至 15mg/kg。对于普瑞巴林或加巴喷丁恩那卡比，剂量为 2～3mg/kg 已用于儿童疼痛性神经病变的治疗。

（四）苯二氮䓬类药物

氯硝西泮是一种长效苯二氮䓬类药物，常用于治疗小儿睡眠障碍，目前尚未开展任何专门针对儿童和青少年不安腿综合征患者使用氯硝西泮的研究，只有少数儿科病例报道了氯硝西泮在不安腿综合征和 PLMD 研究中的应用。氯硝西泮单独使用或与铁剂或与多巴胺能药物（普拉克索）联合，对于治疗儿童不安腿综合征和 PLMD 都有效。副作用包括矛盾警觉反应、嗜睡、行为改变和睡眠呼吸问题的"恶化"。

（五）α2 肾上腺素能受体激动剂

可乐定是一种 α2 肾上腺素能激动剂，常用于患有 ADHD 和入睡困难（sleep onset insomnia）的儿童。然而，对于患有不安腿综合征和 PLMD 的成人与儿童使用可乐定的数据有限。一项双盲安慰剂对照研究显示，可乐定显著改善了成人不安腿综合征患者的症状、主观测量结果和睡眠潜伏期。

成人研究中的副作用是轻微的，包括口干、认知能力下降、头晕、嗜睡、便秘、性欲降低、头痛、直立性低血压和心动过缓，在儿童中可能会有抑郁和烦躁，而直立性低血压和心动过缓在儿童中很少见。一般来说，可乐定应考虑用于患有不安腿综合征/PLMD 和入睡困难的儿童。对于学龄儿童的剂量通常为睡前服用 0.05～0.4mg。由于该药具有镇静和潜在的心血管副作用，建议以低剂量开始并缓慢滴定。

（六）阿片类药物

阿片类药物包括可待因、羟考酮、曲马多、丙氧嘧啶和美沙酮在内的阿片类药物已被证明可有效治疗成人的不安腿综合征和 PLMD。但目前没有可用的数据支持阿片类药物在儿童不安腿综合征管理中的使用。

（七）其他种类

1. 褪黑素　为期 6 周的开放临床试验中，褪黑素已被证明可以降低 PLMD 患者的 PLM 指数。然而，另一项研究表明，夜间使用褪黑素会导致不安腿综合征症状加重。一项研究报道了 97 例不安腿综合征患儿中有 23 例单独使用褪黑素或与其他药物联合使用，在部分患者中观察到不安腿综合征症状改善，但未能明确褪黑素对儿童不安腿综合征的确切效果，故其疗效仍需进一步验证。

2. 维生素 D 维生素 D 缺乏已被证明与成人不安腿综合征的频繁发作和严重程度有关，一项研究显示，患有生长痛的儿童缺乏维生素 D，而这种生长痛与儿童的不安腿综合征相关。此外，在只有 12 名维生素 D 缺乏的成年受试者的小型研究中，补充维生素 D 可以改善不安腿综合征症状的严重程度。这需要进一步的研究来评估维生素 D 的作用，以及维生素 D 补充剂对不安腿综合征和 PLMD 患儿的作用。

儿童中不安腿综合征和 PLMD 的管理主要是非药物治疗，在儿科人群中没有 FDA 批准的用于治疗不安腿综合征和 PLMD 的药物。尽管有新的文献支持儿童不安腿综合征和 PLMD 的药物治疗，但这些药物在儿童中的总体经验仍然有限。大多数患有不安腿综合征和 PLMD 的儿童与青少年铁储存量低，因此铁治疗应被视为儿童的一线治疗。尽管越来越多儿童使用多巴胺能药物的证据，但目前证据仍然有限。其他药物如 α2δ 配体类药物、苯二氮䓬类药物和可乐定虽经常使用，但尚未在儿童中得到充分研究。定期随访对于评估临床改善和改变药物治疗方案非常重要。需要进一步的研究来评估药物治疗对儿童不安腿综合征和 PLMD 的安全性和有效性。

三、肾透析患者不安腿综合征的治疗

一项对患有慢性肾病并进行肾脏替代治疗的不安腿综合征患者的循证医学研究，共纳入了 9 项研究（ *n*=220），但所有研究规模较小，随访时间较短（2~6 个月）。其中 7 项研究被认为具有中度至高度偏倚风险。该研究评估了六种不同干预措施与安慰剂（或标准治疗）相比对慢性肾病相关不安腿综合征患者的影响，这些干预措施包括有氧运动及使用加巴喷丁、罗匹尼罗、左旋多巴、右旋糖酐铁、维生素 C 和维生素 E（单独使用或联合使用）等。

研究报道，与不运动相比，有氧运动显示可以显著改善不安腿综合征的严重程度，与无阻力运动相比也有同样改善，但与罗匹尼罗相比没有发现显著改善，对睡眠质量的改善结果不一。运动组与非运动组的主观睡眠质量无差异。一项研究显示，与阻力运动相比，罗匹尼罗可以显著改善主观睡眠质量。与安慰剂或左旋多巴相比，加巴喷丁可以显著改善不安腿综合征的严重程度。研究报道，与左旋多巴相比，加巴喷丁可以改善患者的睡眠质量、睡眠潜伏期和睡眠紊乱。研究中，有 3 名患者因昏睡（2 名患者）、嗜睡、晕厥和疲劳（1 名患者）退出实验。该循证医学纳入的研究提示，右旋糖酐铁在第 1 周和第 2 周降低了该人群不安腿综合征的严重程度，但在第 4 周则没有显示改善。维生素 C、维生素 E 和联用维生素 C 加维生素 E 可以帮助改善患有慢性肾病并进行肾脏替代治疗的不安腿综合征患者症状，副作用小（恶心和消化不良），但尚需要更多证据得出结论。

已有的研究规模小、随访时间短，因此只能得出结论：药物干预和运动对患有慢性肾病并进行肾脏替代治疗的不安腿综合征患者作用不确定。有氧运动和罗匹尼罗可能是该部分患者的合适干预措施，仍有必要进行进一步的研究。

四、睡眠呼吸暂停合并不安腿综合征

一直认为不安腿综合征和阻塞性睡眠呼吸暂停（OSA）之间关联密切，但近年来受到质疑，因为 OSA 患者和一般人群中不安腿综合征的患病率明显相似。有报道称，经过持续气道正压通气（CPAP）治疗的 OSA 患者，其不安腿综合征症状也会明显改善。除 CPAP 以外的其余 OSA 治疗方式对不安腿综合征的作用仍然未知。有报道称，上呼吸道刺激装置是不能耐受常规 CPAP 治疗的 OSA 合并严重不安腿综合征患者的新选择，但这仍需要进一步研究证实。

小　　结

随着关于不安腿综合征病理生理机制研究的深入，不安腿综合征遗传背景和分子机制的进一步阐明必将有助于推动神经科学界提供更佳治疗的新方法。新近全基因组关联分析（GWAS）研究已经找到不安腿综合征变异区域，这些新进展将有助于未来推出不安腿综合征的个性化治疗。

（宿长军　邱　健）

参 考 文 献

Allen RP，Picchietti DL，Auerbach M，et al，2018. Evidence-based and consensus clinical practice guidelines for the iron treatment of restless legs syndrome/Willis-Ekbom disease in adults and children：an IRLSSG task force report. Sleep Med，41：27-44.

Anguelova GV，Vlak MHM，Kurvers AGY，et al，2018. Pharmacologic and nonpharmacologic treatment of restless legs syndrome. Sleep Med Clin，13：219-230.

Chenini S，Arnulf I，Monaca CC，et al，2018. French consensus：pharmacoresistant restless legs syndrome. Rev Neurol（Paris），174：522-531.

Garbazza C，Manconi M，2018. Management strategies for restless legs syndrome/Willis-Ekbom disease during pregnancy. Sleep Med Clin，13：335-348.

Garcia-Borreguero D，Cano-Pumarega I，2017. New concepts in the management of restless legs syndrome. BMJ（Clinical Research ed.），356：j104.

Garcia-Borreguero D，Cano-Pumarega I，Marulanda R，2018. Management of treatment failure in restless legs syndrome（Willis-Ekbom disease）. Sleep Med Clin，41：50-60.

Limousin N，Flamand M，Schroder C，et al，2018. French consensus：treatment of newly diagnosed restless legs syndrome. Rev Neurol（Paris），174：515-521.

Picchietti DL，Hensley JG，Bainbridge JL，et al，2015. Consensus clinical practice guidelines for the diagnosis and treatment of restless legs syndrome/Willis-Ekbom disease during pregnancy and lactation. Sleep Med Rev，22：64-77.

Rulong G，Dye T，Simakajornboon N，2018. Pharmacological management of restless legs syndrome and periodic limb movement disorder in children. Paediatr Drugs，20：9-17.

Sinclair PM，2018. Interventions for chronic kidney disease-associated restless legs syndrome. Int J Evid Based Healthc，16：182-184.

Trenkwalder C，Allen R，Hogl B，et al，2018. Comorbidities，treatment，and pathophysiology in restless legs syndrome. Lancet Neurol，17：994-1005.

Wijemanne S，Ondo W，2017. Restless legs syndrome：clinical features，diagnosis and a practical approach to management. Pract

Neurol，17：444-452.

Winkelman JW，Armstrong MJ，Allen RP，et al，2016. Practice guideline summary：treatment of restless legs syndrome in adults：Report of the Guideline Development，Dissemination，and Implementation Subcommittee of the American Academy of Neurology. Neurology，87：2585-2593.

Winkelmann J，Allen RP，Hogl B，et al，2018. Treatment of restless legs syndrome：evidence-based review and implications for clinical practice（Revised 2017）（section sign）. Mov Disord，33：1077-1091.

Xu XM，Liu Y，Jia SY，et al，2018. Complementary and alternative therapies for restless legs syndrome：an evidence-based systematic review. Sleep Med Rev，38：158-167.

Zucconi M，Galbiati A，Rinaldi F，et al，2018. An update on the treatment of restless legs syndrome/Willis-Ekbom disease：prospects and challenges. Expert Rev Neurother，18：705-713.

第十九章

不安腿综合征非药物治疗

　　不安腿综合征是一个终身的疾病，发病机制尚不十分清楚，所以还没有彻底治愈的方法。如前所述，目前认为遗传因素、机体铁代谢异常、中枢多巴胺能神经元功能异常及脊髓传导通路病变等因素与其发病相关，所以当前的治疗主要是补充铁剂和多巴胺能药物。但不安腿综合征是一种进行性疾病，随着时间的推移，在严重程度和发作频率上都会恶化。人们经常发现药物会随着时间的推移而失去效力，这会导致药物剂量的增加和添加额外的药物。每次剂量增加和药物添加，药物副作用和药物相互作用的可能性都会增加。药物治疗存在长期服药、疗效下降、剂量增加和"症状恶化"（augmentation）现象，这也越来越受到关注，对于不安腿综合征的非药物治疗研究也成为热点。

　　不安腿综合征的非药物治疗与药物治疗一样重要，在患者不愿或不能使用药物时，如轻度、间歇性发作病例和妊娠期，非药物治疗可以作为主要的治疗方法。一些非药物干预措施在减轻不安腿综合征症状的严重程度或提高睡眠质量方面证明是有效的。非药物治疗与药物治疗相比具有副作用小或无副作用、不增加风险、费用低等优点。通常可建议症状轻微的患者进行非药物治疗，这样可以避免或推迟服用药物。非药物治疗往往可以帮助患者得到一定的或完全的缓解，当非药物治疗没有效果时，再开始使用药物。非药物治疗包括行为和生活方式改变、神经调控治疗及仪器装置的使用等。

第一节　行为和生活方式改变

　　生活中可加重不安腿综合征症状的因素包括不良睡眠习惯、睡眠剥夺或使用某些药物如乙醇、尼古丁和咖啡因。适当的睡眠卫生对不安腿综合征患者来说是一种基本的非药物治疗（表19-1）。另外应避免可能导致或恶化这一问题的物质或食物，远离乙醇、咖啡因和尼古丁。乙醇最初可以缓解焦躁不安，促进镇静，但是乙醇代谢后，反弹的交感神经冲动可能会加重不安和干扰睡眠。研究发现，每天咖啡摄入与PLM相关。限制乙醇和咖啡因的摄入可对睡眠产生积极影响。对于饮食调整，目前没有统一推荐，患者可通过日常观察发现，消除某些食物或采用某些饮食习惯对于不安腿综合征症状缓解有帮助，就应该采取相应的饮食改变。有学者认为高碳水化合物饮食与不安腿综合征加重之间也有联系。因此，限制高碳水化合物食物和添加含铁的食物可能会有所帮助。

表 19-1 睡眠卫生指导

1. 保持规律充足的睡眠	7. 睡前避免饱食
2. 如果需要的话，可安排 10～20 分钟的小睡	8. 睡前避免摄入咖啡因、乙醇和尼古丁
3. 加强"床是用来睡觉"的观念	9. 睡前避免运动或剧烈的身体活动
4. 卧室整洁，光线、温度舒适	10. 避免在睡前看电视、电脑或其他电子设备等屏幕
5. 舒适的床垫和被褥	11. 睡前避免工作或思维活动，如思考、计划和回忆等
6. 睡前保持安静、放松	

一项临床试验表明，每周进行 3 次有氧运动和下肢阻力训练可以显著降低不安腿综合征症状的严重程度。其可能的机制是运动会增加血液流向四肢，从而改善外周组织缺血缺氧。另外运动可能增加脑内内啡肽和多巴胺的释放，内啡肽是产生镇痛作用的内源性阿片类化合物，从而缓解了不安腿综合征症状。

第二节 神经调控治疗

最近关于不安腿综合征发病机制的研究认为大脑皮质感觉运动整合功能失调是可能的原因之一，大脑皮质运动区兴奋性的抑制机制衰退，导致患者出现了运动皮质兴奋性增加。还有学者提出可能是中枢神经系统下行抑制通路功能失调，导致脊髓神经元过度兴奋。基于这些新的认识，针对大脑皮质和脊髓神经元兴奋性调节的神经调控治疗逐渐受到重视。

一、重复经颅磁刺激

经颅磁刺激（TMS）技术是一种利用时变的脉冲磁场作用于中枢神经系统（主要是大脑），改变皮质神经元的膜电位，使之产生感应电流，影响脑内代谢和神经电活动，从而引起一系列生理生化反应的磁刺激技术。TMS 是目前用于研究、调节和干预大脑功能的一种重要方法。TMS 产生的磁场可以穿透皮肤和颅骨，使作用区域内的神经元发生去极化而产生动作电位，并且磁场只作用于大脑皮质而不会影响大脑的深部结构。TMS 的作用机制包括：①影响中枢神经可塑性，包括神经元的突触兴奋、突触抑制和突触的可塑性，产生长时程增强效应（LTP）和长时程抑制效应（LDP）。②产生远隔效应。TMS 不仅有局部皮质的刺激作用，而且通过刺激区域的神经网络连接产生远程作用，可以兴奋大脑深部的神经核团引起脑血流量、神经递质的变化及大脑基础活动频率、共振频率的变化。③TMS 刺激特定的部位能够引起大脑皮质广泛性同步振荡，可以作为一种研究大脑同步振荡的工具。TMS 主要包括三种刺激模式：单脉冲 TMS（sTMS）、双脉冲 TMS（dTMS）和重复频率 TMS（rTMS）。sTMS 主要用于脑皮质功能区定位和检测 MEP 相关参数（如波幅、潜伏期、中枢运动传导时间等），评价运动神经兴奋性及功能状态。dTMS 用于研究大脑皮质内抑制和易化机制。rTMS 可以调控神经功能，通过对靶点皮质的重复刺激达到调节皮质神经元兴奋性的作用，具有临床治疗价值。进入 21 世纪以后，TMS

在临床治疗领域取得突破进展,相继得到各国权威机构认可批准,进入飞速发展期。2008年美国FDA批准TMS用于治疗抑郁症,2013年深部TMS被FDA批准用于治疗抑郁症,2014年FDA批准TMS用于治疗偏头痛。2016年CFDA批准经颅磁刺激可用于人体中枢神经和外周神经刺激,用于神经电生理检查,配合药物,用于心境低落、焦虑、失眠的辅助治疗。

rTMS是一种非侵入性技术,是在某一特定皮质部位给予重复的磁刺激,这种连续有规律的刺激能产生积累效应,实现皮质功能区域性重建,而且这种效应可持续一段时间,产生长时程效应。它通过改变大脑皮质的可塑性来改善大脑功能,对脑内多种神经递质、受体及调节神经元兴奋性基因的表达产生明显的影响,可运用于各种神经系统疾病的治疗。并且重复刺激可以较长时间地使运动系统发生可塑性的改变,大大促进了在临床上的应用。

rTMS通过给予大脑特定部位刺激,变化磁场在大脑产生感应电流,从而影响大脑皮质的代谢及局部的血流,调节脑部神经细胞的功能和活动。通过改变rTMS的刺激部位,刺激脉冲的数量、强度、频率、周期、连续性和间隔时间等参数来改变中枢神经系统细胞的兴奋性。研究证实,不同频率的作用效果不同,刺激强度足够时,刺激频率决定皮质兴奋性的调制方向,高于5Hz的刺激频率可增加皮质兴奋性,低于1Hz的刺激频率可降低皮质兴奋性。目前,rTMS在精神疾病(如抑郁症、精神分裂症、强迫症),运动障碍性疾病(如帕金森症、局部肌张力障碍、癫痫及慢性疼痛)等方面的应用已经取得了比较满意的疗效,对中枢及外周神经损伤性疾病也具有较好的治疗效果。

目前常用的刺激线圈为"8"字线圈和圆形线圈。"8"字线圈中间联合处的磁感应强度最大,刺激面积小,刺激深度比较浅,空间分辨率高,有聚焦刺激作用,而且定位精确,一般用于科研和要求比较精确的功能区定位,也可以用于治疗,但刺激面积和刺激强度比较小。圆形线圈刺激面积大、刺激作用强。高频刺激时,线圈作用面积大,容易对神经刺激产生时间和空间叠加作用,导致非靶组织受到刺激而兴奋,达到强刺激的效果。在不安腿综合征患者中,其大脑皮质不同功能区域的兴奋性不同,所需的刺激频率可能也有所不同,而弥散的刺激可能会影响相邻区域组织的兴奋性而产生不良的影响。因此,不安腿综合征的经颅磁刺激治疗选用的是"8"字线圈,该线圈副反应少,有利于发挥对患者的治疗作用。

磁刺激包括4个主要参数:刺激强度、刺激时间、刺激频率和串间歇。①刺激强度:是指刺激线圈表面产生的磁感应强度,单位是特斯拉(T),以运动阈值(MT)为100%作为基本单位,加减多少百分比来决定相对刺激强度。科研和临床上用得最多的刺激强度为80%～120%MT。②刺激时间:低频rTMS可以连续刺激,刺激时间指刺激从始至终的时间。高频rTMS常用成串刺激,刺激时间指每一个脉冲串的时间。③刺激频率:是指每秒输出多少个脉冲。④串间歇:是指多少秒有一串刺激,包括串刺激时间和每串之间没有输出的间隔时间。

重复经颅磁刺激治疗不安腿综合征目前并无推荐的治疗参数。下面对首都医科大学宣武医院神经调控室所用的治疗参数进行介绍。rTMS治疗不安腿综合征时采用高频、中等强度的磁场刺激患者皮质的腿部运动代表区。在治疗过程中,患者佩戴耳塞以减少噪声刺激,坐位于舒适的椅子上。头部保持固定位置，调整线圈支架使其保持在一个固定的位置，线圈平行于顶点，切面紧贴向患者的头部表面。刺激部位：刺激直接作用于下肢初级运动皮质（M1），线圈中点置于下肢胫骨前肌对应的皮质代表区。通常从顶点旁开 0~2cm，再向后 1~2cm 的位置。刺激强度是对侧胫前肌活动运动阈值（AMT）的 120%。刺激频率为 5Hz。一串刺激包括 5Hz 刺激 10 秒，间歇 50 秒。每日治疗量为给予左右侧下肢胫骨前肌运动皮质各 20 串 rTMS 刺激，或左右侧各 10 串 rTMS 刺激，间隔 10 分钟，再给予 10 串 rTMS 刺激。通常治疗 10 天为一个治疗周期。

安全性：随着 TMS 的发展和临床应用范围的扩大，其安全性也应关注。TMS 设备的安全性在于高电压、大电流、强磁场和温度保护。操作时，线圈内设有温度传感器，一旦超过安全温度，马上停止设备输出，保护头部不会引起高温烫伤。强电磁场：线圈周围的电磁场会对周围的金属物质和磁性物质产生作用，操作时应去除身上的金属和磁性物品。TMS 对人体最严重的风险是诱发癫痫，治疗时应注意并做好应急处理。唯一的绝对禁忌证是靠近线圈刺激部位有金属和电子仪器，特别是医用体内植入装置，如电子耳蜗、心脏起搏器、颅内电极等。国际经颅磁刺激学会制订了 TMS 的安全指南，规定了 rTMS 的最大刺激强度、频率、作用时间、刺激间歇等参数的限制，提出了安全注意事项和禁忌证。

二、脊髓电刺激

在不安腿综合征的发病机制研究中，有学者认为，局灶性脊髓多巴胺传递通路异常或脊髓病变使脊髓上位神经元对脊髓的抑制作用减弱，导致脊髓神经元过度兴奋，引起脊髓屈肌反射敏感性增高，从而出现不安腿综合征症状。因此，不安腿综合征症状的产生和调节可以发生在脊髓水平。于是研究人员尝试在脊髓水平通过神经调控技术治疗不安腿综合征。

神经电刺激术是通过外接脉冲发生器发放脉冲电流作用于神经系统的功能性电刺激技术。在过去的几十年里，神经直流电流刺激已经被应用到头皮上，作为一种非侵入性的技术来调节大脑的兴奋性。经颅直流电刺激（tDCS）提供了一种简单而又强大的工具，通过在头皮上的两个电极，形成一个恒定的电场来影响神经元功能，改变大脑活动。直接电流刺激被认为是一种安全的工具，不会造成任何组织损伤。直流电刺激也可以调节脊髓神经元的兴奋性。脊髓电刺激技术包括经皮脊髓直流电刺激（transcutaneous spinal direct current stimulation，tsDCS）和植入式脊髓电刺激。

（一）经皮脊髓直流电刺激

经皮脊髓直流电刺激是将表面电极直接放置于相应脊髓节段的皮肤表面给予局部刺激，通过皮肤直接电流刺激，影响上行和下行的脊髓通路及脊髓反射的兴奋性。tsDCS 不是通过阈上刺激引起神经元放电，而是通过调节神经网络的活性发挥作用。在神经元水平，tsDCS 对脊髓兴奋性调节的基本机制是刺激的极性不同引起静息膜电位超极化或者去极化的改变。阴极刺激对下肢体感诱发电位无明显影响，阳极刺激可以降低下肢体感诱发电位的波幅，但潜伏期不受影响，达到"阳极阻滞"的效果。膜的极化是 tsDCS 刺激后即刻作用的主要机制，除了即刻作用外，tsDCS 同样具有刺激后效应。如果刺激时间持续足够长，刺激结束后神经兴奋性的改变可持续存在，这种现象不能单一地用神经元膜电位极化来解释。进一步的研究证实，tsDCS 除了改变膜电位的极性外，还可以调节突触的微环境，如改变 NMDA 受体或 GABA 的活性，从而起到调节突触可塑性的作用。tsDCS 还可以调节脊髓传导束的兴奋性，包括脊髓后索和脊髓丘脑束。另外，tsDCS 可以通过直接激活脊髓节段水平的中间神经元或调节脊髓后索与后角之间的信息传输，影响脊髓水平的反射活动及脊髓环路的电活动，发挥抑制脊髓传导通路的效应。tsDCS 的后效应机制类似于突触的长时程易化。在人体和动物实验中，tsDCS 技术被证明对于脊髓兴奋性的调节是有效的。通过 tsDCS 对脊髓 H 反射的影响的研究表明，经皮脊髓直流电刺激不影响脊髓 a 运动神经元的兴奋性，推测 tsDCS 可能通过调整单突触反射部分传导通路的兴奋性来抑制神经反射。

已经有研究将 tsDCS 用于治疗不安腿综合征，观察其疗效并探讨机制。其方法是使用厚的矩形海绵电极片（5cm×7cm，厚 6mm），电极浸泡生理盐水以增加导电性和避免皮肤受损，阳极电极放置于背部的 T_{11} 水平，阴极电极放置于右肩部，刺激电流强度为 2.5mA，刺激时长为 15 分钟，仅刺激一次。结果显示阳极刺激患者症状缓解明显，VAS 评分在治疗后显著降低。通过对下肢 H 反射在治疗前后变化的研究表明，在不安腿综合征患者中，tsDCS 可能抑制脊髓背柱和脊髓丘脑束的脊髓通路。此外，tsDCS 可能抑制脊髓背角的活动，并连续减少两个上行感觉束的活动，从而在短期内改善不安腿综合征的临床症状。这项研究结果支持了不安腿综合征患者脊髓过度兴奋的病理生理学机制，为 tsDCS 作为一种新的非药物治疗手段提供了依据。

不管将直流电刺激应用于头颅还是脊髓，目前最大的限制因素是后续效应仅能持续数小时甚至数分钟。而延长后续效应依赖于更优化的刺激参数。重复刺激是解决后续效应维持的方法之一，但是如何设计重复刺激参数使治疗效应最大化而又安全可行，亟须进一步探索。经皮脊髓直流电刺激用于治疗不安腿综合征也需要探讨最佳的治疗参数，包括刺激强度、单次刺激时间、每日刺激次数、刺激天数等，以达到更长时间的疗效维持，甚至可能完全逆转不安腿综合征患者脊髓高兴奋性的状态，以期达到完全治愈的效果。

安全性：虽然经皮脊髓直流电刺激是无创的神经调控技术，但对于安全问题的重视仍必不可少。决定 tsDCS 安全性的变量为电流密度和单位面积所接受的总电量。文献描述电流密度＜25mA/cm^2 及总电量＜216C/cm^2 时不会引起组织损伤。目前研究采用的刺激参数远低于这一标准，只会引起刺激开始时及结束后短时间内电极片覆盖区域的麻木感。有研究表明，tsDCS 刺激前和刺激结束即刻，血清神经元非特异性烯醇化酶（反映神经元损伤的敏感性和特异性指标）没有显著性差异，提示直流电刺激并不造成神经损伤。

（二）植入式脊髓电刺激

通常所说的脊髓电刺激（spinal cord stimulation，SCS）指的是植入式脊髓电刺激，是将刺激电极直接放置于相应节段椎管硬膜外，紧邻脊髓后柱，通过脉冲刺激器发放电刺激作用于脊髓后柱传导束和脊髓后角感觉神经元的技术。

脊髓电刺激是基于疼痛信号传递的"闸门控制"理论发展来的。"闸门控制"理论认为疼痛信号传入的节段性神经网络包括初级传入 Aδ 纤维和 C 纤维、脊髓后角投射神经元和胶状质区（substantia gelatinosa，SG）抑制性中间神经元，其中 SG 起关键的闸门作用。Aδ 纤维和 C 纤维传入冲动抑制 SG，脊髓后角投射神经元活化，使闸门打开，疼痛信号传入中枢，产生痛觉；大直径的粗纤维（Aβ 纤维）传入冲动兴奋 SG，脊髓后角投射神经元受抑制，闸门关闭，阻止疼痛信号的传导。SCS 通过刺激脊髓后柱 Aβ 纤维从而激活抑制性中间神经元，关闭疼痛信号传递的通路。SCS 作为治疗慢性疼痛的有效方法在欧美等发达国家临床应用已 50 年。人们对 SCS 技术的病理生理、适应证、预期疗效及可能出现的并发症进行了大量深入的研究，使 SCS 成为当今临床疼痛治疗领域里的一项重要技术。随着该技术的不断发展完善，适应证越来越广，目前已应用于治疗心绞痛、多发性硬化、周围血管疾病引起的休息痛、周围神经损伤性疼痛、植物状态唤醒等疾病的研究。

脊髓电刺激的作用机制包括：①刺激脊髓后柱 Aβ 纤维激活抑制性中间神经元，从而关闭痛觉信号传入的闸门。②刺激脊髓中间神经元释放抑制性神经递质，抑制兴奋性氨基酸的释放，减少伤害性信息的传递，激活脊髓上位中枢神经的下行疼痛抑制通路。③调节交感神经，血管舒张物质释放增多，增加局部组织血流。

不安腿综合征的发病机制中，脊髓神经元兴奋性增高，引起脊髓屈肌反射敏感性增高，以及下肢微血管功能障碍、血流减少导致远端组织缺氧都是可能的原因。还有学者甚至认为不安腿综合征是由脊髓上位神经元下行调节障碍引起的疼痛控制失调，不安腿综合征本身是一种慢性疼痛。有病例报道指出，一位慢性背部疼痛合并重度不安腿综合征的患者，在接受植入式脊髓电刺激治疗后（$T_{10} \sim T_{11}$ 水平），背部疼痛缓解的同时不安腿综合征的症状完全缓解，IRLS 评分从 33 分降低为 0 分。患者仅在睡觉前打开刺激器给予约 30 分钟的电刺激，不再需要口服药物。在植入后 2 年患者复诊评估时，这种效果一直持续存在。报告中 SCS 的显著疗效表明脊髓电刺激在不安腿综合征中的治疗作用值得进一步研究，为难治性不安腿综合征患者提供了新的治疗方法。

由于脊髓电刺激用于治疗不安腿综合征的研究较少，需要进一步研究和多中心试验观察疗效及探讨最佳的治疗参数。在这里对脊髓电刺激技术仅做简要介绍。脊髓电刺激系统由发放电脉冲的神经刺激器、传递脉冲至脊髓的电极、连接电极和刺激器的导线及体外程控仪组成。电极植入硬膜外腔后，由刺激器发出电流，经延长导线到达电极，刺激脊髓神经达到治疗效果。刺激电极的植入方法分为经皮穿刺和外科手术两种。手术中电极的定位以受刺激脊髓节段产生的麻木感或麻刺感覆盖下肢不适的区域为标准，充分确认电极位置后，再连接体外便携式刺激器，调节刺激参数观察效果 2 周。如果症状缓解 50% 以上，认为治疗有效，可以更换永久性刺激器，将其植入上腹部皮下。患者可以在睡前打开刺激器，进行定时的治疗，具体的参数是根据患者的反应而定的。

安全性：脊髓电刺激技术在疼痛治疗领域应用广泛，技术成熟，安全性高。但也存在一些可能的并发症：①脑脊液漏，电极一旦穿破硬脊膜后导致脑脊液外渗常引发低颅压头痛。②电极移位，通常发生于置入后数天内。电极植入早期应避免剧烈身体活动。③局部感染，大多数为表浅的，一般行 SCS 术后预防性地使用抗生素，降低术后感染的发生率。④硬脊膜血肿、局部损伤，多见于椎板切除术植入电极后发生，是 SCS 中较为严重但少见的并发症。因此，为了提高电极植入位置的准确性并减少损伤等并发症，应尽可能采用经皮穿刺法植入电极。

总之，脊髓电刺激具有安全、微创的优势，能够有效减少患者的口服用药量，患者可以根据自己的感受调节刺激参数，获得个体化的治疗效果。脊髓电刺激在不安腿综合征的疗效还需要更多的临床研究以进一步证实。

第三节 仪器装置

一些仪器装置可直接作用于出现不愉快感觉的部位，通过给予下肢局部振动、压力、光照等刺激缓解症状。Relaxis 和 Restiffic 是两种 FDA 批准的用于治疗不安腿综合征的设备，该设备是需要医师处方来使用的。

一、Relaxis

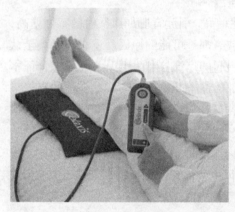

图 19-1　Relaxis

2013 年美国 FDA 批准了首个改善不安腿综合征患者睡眠的设备——Relaxis（图 19-1）。FDA 基于两项临床试验的结果批准 Relaxis 作为不安腿综合征非药物治疗的选择。临床试验证实，使用 Relaxis 的不安腿综合征患者睡眠障碍明显减少，整体睡眠质量也更好。

Relaxis 由一个数字控制器和一个垫子组成，在启动时垫子提供振动刺激，作用于出现不愉快感觉的部位。Relaxis 提供的振动反刺激可以掩盖不愉快的感觉来中断不安腿综合征发作。下肢受到真实的感官信号的刺激，类似于按摩放松和移动腿一样，不同的是这种刺激是被动的，而非主动活动。振动反刺激是一种公认的医疗方法用于治疗疼痛和不适。当振动反刺激作用于疼痛区域时，患者对疼痛的感知会减弱。其机制类似于疼痛信号传递的"闸门控制"理论，振动反刺激信号通过 Aβ 纤维激活抑制性中间神经元，从而关闭了疼痛信号传递的通路。不安腿综合征患者为了缓解症状而活动下肢其实就是制造反刺激，但这种反刺激是有意识的、主动的动作，使患者保持清醒而影响睡眠。Relaxis 提供了一个新的解决方案，给患者提供被动的振动反刺激，这样可以缓解症状而不影响睡眠。该设备的使用非常简单，患者卧床休息，把腿放在垫子上，用控制器选择感觉最好的振动强度，通常振动刺激时间为 30 分钟，垫子提供的振动会逐渐减弱，然后在患者继续休息时自动停止。

安全性：研究者指出，Relaxis 可能会加重不安腿综合征症状，在停止使用该设备 3 周内症状就会好转。其他副作用包括腿部抽筋、疼痛、刺痛和晕车。由 Relaxis 提供的振动反刺激应该是舒缓和愉快的，如果振动使患者感觉不舒服，那么它可能会引起进一步的不适，这时应该停止使用 Relaxis。在两项临床研究中，个别受试者报告了腿部抽筋、刺痛感、疼痛和晕车的情况，在停止使用设备后，这些不适症状均自行缓解，无须任何医疗干预或其他治疗。Relaxis 使用振动作为不安腿综合征患者感觉的反刺激，因此下肢深静脉血栓应是其禁忌证，避免静脉血栓脱落，造成肺栓塞。目前该装置只供处方使用，适用于治疗原发性不安腿综合征，而不适用于继发性不安腿综合征。

二、Restiffic

Restiffic 也是美国 FDA 批准用于治疗不安腿综合征的一种装置（图 19-2）。它是一种足部绑带，由压缩垫和钩环系统组成。其原理是设备对足部的踇展肌和短屈肌施加温和的压力，脚内侧应感受到一种坚实而舒适的压力，减少无法控制的移动双腿的冲动，从而减轻不安腿综合征的症状。该设备易于调整，患者根据自身感受自行调节压力强度，能够给予个体化的治疗。在临床研究中，个别受试者出现了疼痛、刺痛和易怒的情况。这些不适症状在松开设备的绑带、停止使用设备后均自行缓解，无须任何医疗干预或其他治疗。注意事项：不要在从事对脚有压力的活动时使用（如走路、跑步、驾驶车辆）。相对禁忌证：循环不良、周围血管疾病、静脉曲张、深静脉血栓形成、血栓形成史、足部或腿部肿胀、足外伤等。

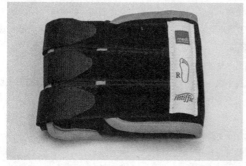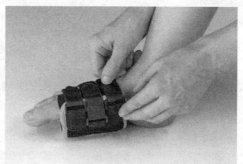

图 19-2　Restiffic

三、近红外光治疗

在不安腿综合征的发病机制中，有一种假说认为肢体血流减少、组织缺血缺氧与不安腿综合征的症状有关。运动的冲动可能是一种下意识的促进血液流动和组织灌注的机制，患者通过活动下肢、增加运动而改善局部血流，可短暂缓解症状。2009 年一项关于近红外光治疗不安腿综合征的随机对照研究显示，近红外光照射治疗下肢明显改善了不安腿综合征患者的症状，且这种效果可以持续一段时间。研究者认为近红外光治疗不安腿综合征的机制可能是通过激活一氧化氮合酶，在内皮细胞中增加一氧化氮的生成，引起血管扩张，改善局部血流。这一机制类似于运动诱导的一氧化氮合酶激活。另外，近红外光照射也能使一氧化氮从血红蛋白中释放出来，从而使其具有生物可利用性。研究者也评估了不同波长和频率的近红外光是否会影响治疗效果的临床研究，结果显示波长和频率的不同对不安腿综合征的治疗效果并无影响，均明显改善了患者的症状。总之，下肢近红外光治疗对不安腿综合征症状产生积极影响，近红外治疗可能是一种新的非药物或辅助治疗选择。

　　综上所述，长期以来，药物治疗一直被认为是治疗不安腿综合征的唯一方法，但现有的药物治疗方法需要长期服药，这就将患者置于成瘾、症状恶化、与其他药物治疗产生不良反应及其他副作用的危险之中。相反，根据目前的研究显示，非药物治疗在特发性和继发性不安腿综合征患者中没有发现任何恶化现象或严重不良反应，因此更安全，应该加以考虑。非药物治疗方法可能会使许多患者完全避免药物使用，一些患者则可以减少控制症状所需的药物用量。在选择治疗方法时，对中枢神经系统不造成负面影响的有效治疗都应该首先尝试，因此提高对安全有效的非药物治疗方法的认识非常重要。

　　与不安腿综合征的药理学治疗一样，不同方案的疗效也存在个体差异，这些差异强调了个体化治疗的重要性。在不安腿综合征治疗过程中，非药物治疗可以作为一种单一替代疗法，也可以作为药物的辅助治疗方法（表 19-2）。与药物治疗的研究相比，非药物治疗的研究非常少，尽管有部分证据支持，但仍然需要更多的多中心研究证实其治疗不安腿综合征的有效性，且由于缺乏高质量研究，尚不能作为临床应用的指导。

表 19-2　不安腿综合征非药物治疗

治疗方法	优点	缺点	风险
重复经颅磁刺激	非侵入性 无辐射 易穿透颅骨到达颅内深部组织	设备昂贵 安全性要求高 操作相对复杂 刺激范围弥散 作用机制尚不清楚	诱发癫痫或惊厥 头皮刺痛、灼热感 影响体内植入的其他电子医疗设备 听力损害
经皮脊髓直流电刺激	非侵入性 设备简单 使用方便	治疗参数尚不统一 作用机制尚不清楚	极少见不良反应包括局部皮肤过敏、灼伤
植入式脊髓电刺激	疗效肯定 治疗参数个体化 长期植入，疗效持续 参数调整简便	需行有创性手术操作 需专业医师进行操作 需要住院观察确定有效性 费用昂贵 体内植入金属电子设备 植入的刺激器需更换电池或充电	脑脊液漏 硬脊膜血肿 电极移位 感染
仪器装置	设备简单 使用方便 患者可自行使用	疗效短暂，仅有即时的作用 仅适用于原发性不安腿综合征	症状加重 腿部抽筋、刺痛
近红外光治疗	设备简单 使用方便 患者可自行使用	无推荐的治疗参数	过热、灼伤

　　总之，随着人们对这些非药物治疗方法的认识的增加，以及进一步的临床试验证明它们的有效性，非药物疗法将在未来几年稳步增长。医疗专业人士和患者可以期待看到不同的设备，通过提供不同类型的刺激，以帮助减少不安腿综合征症状。

（王玉平　王　黎）

参 考 文 献

Aldrich MS，Shipley JE，1993. Alcohol use and periodic limb movements of sleep. Alcohol Clin Exp Res，17：192-196.

Aukerman MM，Aukerman D，Bayard M，et al，2006. Exercise and restless legs syndrome：a randomized controlled trial. J Am Board Fam Med，19：487-493.

Burbank F，Buchfuhrer M，Kopiar B，et al，2013. Sleep improvement for restless legs syndrome patients. Part I：pooled analysis of two prospective，double-blind，sham-controlled，multi-center，randomized clinical studies of the effects of vibrating pads on RLS symptoms. Journal of Parkinsonism and Restless Legs Syndrome，3：1-10.

Burbank F，Buchfuhrer M，Kopjar B，2013. Improving sleep for patients with restless legs syndrome. Part II：meta-analysis of vibration therapy and drugs approved by the FDA for treatment of restless legs syndrome. Journal of Parkinsonism and Restless Legs Syndrome，3：11-22.

De Mello M，Lauro F，Silva AC，et al，1996. Incidence of periodic leg movements and of the restless legs syndrome during sleep following acute physical activity in spinal cord injury subjects. Spinal Cord，34：294-296.

Heide AC，Winkler T，Helms HJ，et al，2014. Effects of transcutaneous spinal direct current stimulation in idiopathic restless legs patients. Brain Stimul，7：636-642.

Holland MT，Rettenmaier LA，Flouty OE，et al，2016. Epidural spinal cord stimulation：a novel therapy in the treatment of restless legs syndrome. World Neurosurg，92：582.

Lin YC，Feng Y，Wang YP，et al，2015. Repetitive transcranial magnetic stimulation for the treatment of restless legs syndrome. Chin Med J（Engl），128：1728-1731.

Liu C，Dai Z，Zhang R，et al，2015. Mapping intrinsic functional brain changes and repetitive transcranial magnetic stimulation neuromodulation in idiopathic restless legs syndrome：a resting state functional magnetic resonance imaging study. Sleep Med，16：785-791.

Mitchell UH，Myrer JW，Johnson AW，et al，2011. Restless legs syndrome and near-infrared light：an alternative treatment option. Physiother Theory Pract，27：345-351.

Ohayon MM，Roth T，2002. Prevalence of restless legs syndrome and periodic limb movement disorder in the general population. J Psychosom Res，53：547-554.

Rijsman RM1，Stam CJ，De Weerd AW，2005. Abnormal H-reflexes in periodic limb movement disorder；impact on understanding the pathophysiology of the disorder. Clin Neurophysiol，116：204-210.

Rizzo V，Aricò I，Liotta G，et al，2010. Impairment of sensory-motor integration in patients affected by RLS. J Neurol，257：1979-1985.

Tyvaert L，Houdayer E，Devanne H，et al，2009. Cortical involvement in the sensory and motor symptoms of primary restless legs syndrome. Sleep Med，10：1090-1096.

第二十章

不安腿综合征康复治疗

不安腿综合征是临床常见的神经系统感觉运动障碍性疾病。其主要临床表现为夜间睡眠时，双下肢出现极度的不适感，迫使患者不停地移动下肢或下地行走，导致患者严重的睡眠障碍，严重影响患者的生活质量。

被用于治疗不安腿综合征的不同药物，似乎都缓解了症状，而不是治愈不安腿综合征。不安腿综合征最有效的治疗药物是多巴胺受体激动剂，它具有一定的副作用。其他用于治疗不安腿综合征的药物包括左旋多巴、普瑞巴林、加巴喷丁、苯二氮䓬类药物、抗焦虑药物、氯尼丁、抗惊厥药物巴氯芬和卡马西平及阿片类药物曲马多等，这些药物已获得循证医学推荐，但也有一定的副作用。由于不安腿综合征的治疗是一个长期慢性的过程，因此还需要多种非药物治疗选择来缓解不安腿综合征症状，帮助不安腿综合征患者康复，这些方法包括运动、电刺激、近红外光治疗和针灸等。每一种不安腿综合征康复的方法都有不同程度的疗效证据，可以与标准治疗结合使用。下面将分别概述这些不安腿综合征康复治疗的相关研究及进展。

第一节 运 动 疗 法

流行病学研究证据表明，缺乏运动是不安腿综合征的一个强有力的预测因素和一个重要的危险因素。根据定义，不安腿综合征是一种移动的冲动，它至少可以通过移动双腿而部分缓解症状。一些研究主张通过轻、中度的运动来缓解不安腿综合征症状，尽管在临床指南中只有Ⅲ类证据支持这一建议。

Aukerman 等研究检验了有氧运动和抵抗运动对原发性不安腿综合征症状的有效性。实验参与者被随机分为运动组和对照组。运动组每周进行 3 天有氧和下肢阻力训练。在试验开始时及 3 周、6 周、9 周和 12 周时进行评估。运动干预持续 12 周，23 名参与者完成了试验。6 周后，运动组的不安腿综合征总严重程度评分和等级均显著降低，表明不安腿综合征症状有所改善。对照组的严重程度评分在 6 周内下降了不到 8%，而运动组的严重程度评分在同一时期下降了 39%。两组的评分在 6～12 周保持相对稳定，只有运动组的症状较基线水平有明显改善。

运动已被证明可以改善脊髓损伤患者的不安腿综合征症状和周期性肢体运动障碍。一项比较多巴胺能药物与体育锻炼治疗脊髓损伤患者周期性肢体运动障碍的疗效的研究结果显示，两种方法都可改善不安腿综合征患者的症状。

对尿毒症型不安腿综合征患者的研究也发现运动疗法的益处。一项研究评估了单次运动是否可以减少血液透析过程中周期性肢体运动障碍（PLMD）的发生。18 例血液透析患者符合条件并参与研究。符合不安腿综合征标准，并通过睡眠中 PLMD 的存在进一步验证，将患者分为非不安腿综合征组和不安腿综合征组。在三个不同的阶段中，研究了三种情况：①轻度运动，包括骑行 45 分钟不增加阻力；②重度运动，包括骑行 45 分钟，阻力为运动能力的 60%；③不运动，在同一时间休息。在所有治疗过程中，记录每小时血液透析（PLM/h HD）的 PLM 值。与不运动的情况相比，轻度和重度运动的血液透析的不安腿综合征患者的 PLM/h 分别降低 34% 和 29%，且耐受性良好。这项研究表明，在尿毒症型不安腿综合征患者血液透析过程中，不依赖于强度的非传统有氧运动可以有效减轻不安腿综合征患者的运动症状。

Sakkas 等也提出有氧运动是治疗慢性血液透析患者不安腿综合征的一种合适的方法。研究者将 14 例未经治疗的血液透析患者按意愿分为运动组（7 例）和对照组（7 例），分别进行为期 16 周的有监督的非传统有氧运动训练。运动训练方案包括在 4 小时血液透析的 2～3 小时内，使用床头循环测力计以 45～50 转/分的转速连续骑行 45 分钟。运动阻力设置为最大功率（瓦特）的 65%～75%。结果显示，16 周有氧运动训练对降低尿毒症不安腿综合征症状安全有效，IRLS 评分降低 42%。患者功能能力（$P=0.02$）、运动能力（$P=0.01$）、生活质量（$P=0.03$）、睡眠质量（$P=0.01$）等指标均有显著提高。对照组未见明显变化。随后进行类似的 RCT，对尿毒症型不安腿综合征患者进行 16 周运动训练，不安腿综合征症状严重程度降低 28%，再次证实了 Sakkas 之前的发现。Pigeon 等也研究发现运动可明显降低不安腿综合征的严重程度。综上所述，有氧运动训练在减轻不安腿综合征症状对血液透析患者生活质量的影响方面是安全有效的。

Giannaki 等对 24 例尿毒症型不安腿综合征患者进行了为期 6 个月的研究，发现运动的类型很重要。有氧运动与渐进式有氧训练相比，渐进式有氧运动训练组不安腿综合征症状严重程度较基线降低 58%，而仅进行有氧运动组不安腿综合征症状严重程度较基线降低 17%。这一结果表明，长期运动引起的适应性改善了不安腿综合征症状，而不是由腿部运动带来的不安腿综合征症状的快速缓解。

另一项研究比较了运动训练与多巴胺受体激动剂治疗降低尿毒症不安腿综合征严重程度的有效性。在减轻不安腿综合征症状方面，6 个月的运动训练（46% 的改善）与 6 个月的低剂量多巴胺受体激动剂治疗（54% 的改善）一样有效。而安慰剂组的 IRLS 评分没有显著变化（改善 6%）。

运动改善不安腿综合征症状的作用机制还不清楚。有学者提出，运动能通过改善血液循环或释放内啡肽来改善不安腿综合征症状。有学者认为不安腿综合征相关的不适症状可能是由组织缺氧引起的，而组织缺氧会被血流增加所抵消。因此，有研究者推测，通过运动引起血液流动的增加发挥了作用。血管内皮内壁与流动血液之间的剪切力激活一氧化氮合酶（NOS）。NOS 一旦生成，扩散到内皮平滑肌，然后迅速扩散到血管的肌肉组织，在那里 NOS 激活了鸟氨酸环化酶，然后鸟氨酸环化酶激活第二信使 cGMP（环鸟苷一磷酸）。

经过一系列过程，最后血管平滑肌松弛，导致血管扩张，从而引起局部血流的增加。NOS也被血液中的血红蛋白清除。在低氧分压条件下，在生理"缺氧"过程中，红细胞释放NOS增加血流量。运动在治疗不安腿综合征症状中取得成功的另一个可能原因是运动引起内啡肽的释放。内啡肽是内源性阿片类多肽化合物，由脑垂体和下丘脑产生，产生镇痛和愉快感。运动的另一个重要变化是多巴胺的释放增加，这是一种潜在的机制，通过运动可以帮助减轻不安腿综合征症状。已有研究表明，尤其是在高强度运动时，多巴胺能神经传递发生变化。一项评估脊髓损伤患者急性体力活动后睡眠中不安腿综合征发生率的研究发现，通过多导睡眠图对睡眠参数进行测量，不安腿综合征发生率显著降低，腿部运动减少。作者否认多巴胺缺乏症可能与脊髓损伤的不安腿综合征患者因脊髓损伤而产生的症状有关。相反，他们认为运动后内啡肽的释放可能是症状减轻的原因。

研究发现瑜伽是改善不安腿综合征症状的一种有效运动。瑜伽是一种独特的运动形式，已被证明可以显著改善健康老年人的步态、灵活性、肌肉力量、疲劳度和生活质量，以及患有背痛、关节炎、高血压、焦虑和抑郁等疾病的人的生活质量。瑜伽是一种身心结合的运动方式，它可以降低皮质醇水平，增加γ-氨基丁酸的能量活动；另外，其也可以改善情绪，减少焦虑。瑜伽可能适合不安腿综合征患者，因为它可以改善不安腿综合征和心血管疾病的危险因素。其他疾病状态的研究表明，瑜伽可以通过影响下丘脑-垂体-肾上腺轴和交感神经来恢复交感神经/副交感神经平衡，进一步降低血压、改善葡萄糖耐量和改善自主功能。它也被证明可以改善老年患者的睡眠质量。Tergau等和Scalise等发现不安腿综合征患者均表现出过度的肌肉兴奋性和延迟的肌肉松弛，瑜伽有可能降低肌肉兴奋性，诱导更快的肌肉松弛。最后，和其他运动一样，瑜伽可能通过释放和传递与疼痛、情绪和脊髓抑制有关的神经化学物质（如多巴胺、氨基丁酸和内啡肽）来影响不安腿综合征的化学生理。尽管人们对瑜伽越来越感兴趣，但只有一项RCT研究了瑜伽对不安腿综合征患者的影响。Kim等研究表明瑜伽可以提供一种安全、有益的干预，与对照组相比，瑜伽组在睡眠质量、失眠发生率和平均睡眠时间方面都有显著改善。相对于对照组，瑜伽组参与者还显示压力减轻得更显著，情绪干扰减少，焦虑状态减轻，收缩压和舒张压降低（$P \leq 0.05$）。目前尚无明确的关于练习瑜伽治疗不安腿综合征的建议或瑜伽与传统体育活动相比治疗不安腿综合征效果更优的结论。相关研究数据证实了瑜伽治疗不安腿综合征的疗效，但进一步的研究是有必要的。

随后Kim初步研究了8周瑜伽干预对不安腿综合征症状的疗效。这项初步研究的结果显示，瑜伽可以显著缓解不安腿综合征症状，改善睡眠和情绪，减轻中度至重度不安腿综合征患者的感知压力。除了一名女性外，所有人都在8周瑜伽项目后进行了不安腿综合征最小到轻微症状的测试，表明这种非药物治疗的反应率很高。值得注意的是，在这项研究中，经8周瑜伽项目后观察到的不安腿综合征症状、睡眠质量和情绪的改善与最近在不安腿综合征患者中进行的药物试验中所报道的情况相似，没有不良事件的报告，保留率和依从性总体上非常好，参与者对该计划的满意度很高。总的来说，这些研究表明，瑜伽可能为这种难以负担的疾病患者提供一种安全可行的补充或替代药物的治疗方法。鉴于这个小的试验研究的令人充满希望的结果，进一步进行更多的瑜伽对不安腿综合征管理的有效性的对照试验研究将非常有意义。

多项研究都表明，运动对改善不安腿综合征症状的严重程度有益处，但这些研究在改善不安腿综合征患者睡眠质量或生活质量方面得出的结论不十分一致。一项研究表明，运动和多巴胺受体激动剂都能改善生活质量和抑郁，但只有多巴胺受体激动剂能改善自我报告的睡眠质量。与此相反，也有些作者在他们最初的运动研究中确实报道了运动组的睡眠质量有所改善，Sakkas 等在一项研究（16 周）中也报道了睡眠质量的改善。

上述研究显示，定期运动对健康有益处，运动可以改善不安腿综合征的症状，因此应建议定期运动训练治疗不安腿综合征，特别是那些并存尿毒症的不安腿综合征患者。目前尚不能从有限的数据中确定最有益的运动类型，但下肢阻力训练在大多数研究中都获得成功。当然，也有研究认为过度运动对不安腿综合征患者有不利影响。有必要进一步研究不安腿综合征运动疗法的最佳运动时间、运动量等。

第二节 电刺激疗法

一、经皮脊髓直流电刺激

经皮脊髓直流电刺激（tsDCS）是一种新的非侵入性脊髓活动调节技术。Heide 等利用 tsDCS 降低病理性增强的脊髓兴奋性，以改善不安腿综合征的临床症状。在本研究中，20 名特发性不安腿综合征患者和 14 名健康受试者参与了这项双盲安慰剂对照研究。所有的不安腿综合征参与者在晚上的症状期随机接受一段 15 分钟（2.5mA）的胸段脊髓阴极、阳极和假刺激。不安腿综合征患者在晚上的症状期显示出 H2/H1 比率增加，证实了 Rijsman 等之前的研究。这项研究发现阳极刺激的应用导致患者 0.2 秒和 0.3 秒间期的 H2/H1 比率降低。此外，阳极和阴极刺激的应用改善了不安腿综合征的视觉模拟评分，而假刺激的应用对患者的视觉模拟评分或 H2/H1 比率没有影响。

作用机制：在不安腿综合征患者中，阳极 tsDCS 导致 H2/H1 比率显著降低。这种抑制作用可能是由 tsDCS 诱导、调节投射在 α 运动神经元上的下行脊髓束的活动引起的。有几项研究支持阳极 tsDCS 抑制作用的结果：应用于胸脊髓的阳极 tsDCS 已被证明可以抑制人体的伤害性脊髓弯曲反射。不安腿综合征患者的这种反射病理性增强，表现为阈值较低和空间传播增大。此外，Truini 等研究表明，阳极 tsDCS 对上行损害性脊髓通路的抑制作用可调节激光诱发电位并增加疼痛耐受性。Cogiamanian 及其同事测量了在胸部水平应用阳极 tsDCS 后胫后神经体感诱发电位的振幅降低，而正中神经体感诱发电位的振幅保持不变。

根据 Clemens 等的说法，不安腿综合征症状可能由下丘脑 A11 区到背角细胞的多巴胺能投射抑制功能障碍所致。这可能导致对背角的感觉输入的抑制作用减弱，从而导致脊髓本体感觉束的活动增加。如上所述，在健康受试者中，阳极 tsDCS 已经被证明能够抑制脊髓丘脑损害性通路，如通过降低激光诱发电位振幅和背柱通路及降低胫神经 SEPS 振幅，可以推测，在不安腿综合征患者中，阳极 tsDCS 可能抑制脊髓背柱和脊髓丘脑束的脊髓通路。此外，阳极 tsDCS 可能抑制背角活动，并连续减少两个上行感觉束的活动。这些神经生理机制最终可减轻阳极 tsDSC 引起的不安腿综合征感觉症状。

二、硬膜外脊髓刺激

硬膜外脊髓刺激是一种相对安全、广泛应用的神经调节形式，常用于背部手术治疗失败综合征和神经性疼痛。Holland 等在 1 例不安腿综合征患者中，给予直接硬膜外脊髓刺激缓解了患者的不安腿综合征症状。基于目前的研究，认为血液流动的减少会导致不安腿综合征患者报告的不舒服感觉，从而产生移动的冲动。肢体的运动会增加血液流动，纠正缺氧，从而改善不适的感觉。硬膜外脊髓刺激可通过减少交感神经输出导致血管扩张和血流量增加来调节下肢血流，进而改善患者不安腿综合征症状。

上述两种治疗不安腿综合征的脊髓刺激方法，研究结果证明有效，但缺乏更多临床研究。脊髓刺激在治疗不安腿综合征中的作用机制尚未明确，脊髓刺激的安全性也受到质疑，所以有必要进行进一步的研究。

三、经颅直流电刺激

不安腿综合征目前被视为一种大脑网络功能障碍，包括涉及体感知觉和运动功能的不同区域。经颅磁刺激（TMS）和脑电图（EEG）研究表明，不安腿综合征的病理生理学可能与抑制性皮质控制功能障碍和感觉运动整合功能的同时改变有关。MRI 研究也表明，在不安腿综合征中，感觉运动皮质和相关白质束发生了改变。因此，不安腿综合征是一种大脑感觉运动网络的功能障碍，涉及躯体感觉、知觉的结构及运动的产生，皮质水平的感觉运动控制可能在其中发挥重要作用。简而言之，患有不安腿综合征的人似乎改变了其感觉运动网络的皮质兴奋性。

经颅直流电刺激（tDCS）是一种非侵入性脑刺激方法，它能诱导人类大脑皮质兴奋性的持久性和极性特异性变化。阳极刺激增加了刺激期间和刺激之后的皮质兴奋性，而阴极刺激导致皮质内兴奋性降低。通过调节各种疾病的皮质兴奋性，如抑郁症、慢性疼痛、脑卒中和帕金森病等，经颅直流电刺激已被研究作为一种潜在的治疗工具。除了皮质兴奋性的改变，特别是在感觉运动区，患有不安腿综合征的人的针刺痛觉过敏、触觉减退和反常的热感觉均表明脊髓或脊髓上中枢敏化是不安腿综合征的病理生理学。因此，研究者有理由认为，通过在大脑中，尤其是在感觉运动皮层中，应用刺激或调节技术来改变这种病理状态，可能为不安腿综合征提供了一个新的治疗靶点。

但一项为期两周的双盲随机对照试验结果表明，tDCS 在感觉运动区的电极刺激对药物不敏感的不安腿综合征患者无明显影响。因此，有研究者提出躯体感觉皮质的高兴奋性可能是不安腿综合征的一种副现象，而非主要原因。值得注意的是，这些兴奋性降低的结果可能是由 tDCS 刺激的强安慰剂效应引起的。安慰剂效应可以激活伏隔核中多巴胺和内源性阿片类肽，这些肽与不安腿综合征的治疗有关。因为该研究的样本量较小，无法做出任何确定的结论，因此应进一步进行参与人数较多、参数不同的 tDCS，如电极位置、疗程长短、疗程数量、随访时间长短等的研究。

其他研究已经表明，tDCS 刺激前额叶皮质与调制相关联的大型神经元网络与边缘系统，包括扣带回、海马旁区域，增加健康受试者的痛阈和缓解慢性疼痛，之前的 tDCS 研究显示，不安腿综合征患者的前额叶功能障碍或活性增加，提示额叶区电极的 tDCS 可能在治疗不安腿综合征患者中发挥作用。在这方面，前额皮质的刺激在未来的研究中值得一试。

四、重复经颅磁刺激

重复经颅磁刺激（rTMS）是一种通过改善皮质可塑性来改变大脑功能的无创技术，可用于各种神经障碍，如帕金森病。然而，rTMS 治疗作用的机制尚不清楚，这可能可以用多巴胺能系统的变化来解释。针对 rTMS 用于治疗帕金森病的研究指出，通过刺激额叶皮质可对中脑边缘和中脑纹状体多巴胺能系统产生调控效应，采用脑内微量渗析技术检测 20Hz rTMS 对成年雄性 Wistar 大鼠海马、伏核、纹状体内多巴胺释放的影响，发现 rTMS 可使背侧海马、伏核外缘、背侧纹状体的多巴胺浓度明显升高，且 rTMS 刺激运动皮质也可促进腹侧纹状体内源性多巴胺释放。

然而，在之前的文献中，还没有研究描述刺激辅助运动区后多巴胺的释放。在一项研究中，Khedr 等提出，TMS 脉冲激活的皮质纹状体末端的突触前活动可能涉及纹状体多巴胺能输入的突触前活动，也可能涉及从皮质到脑干多巴胺能神经元的更复杂的输入路径。然而，在同一项研究中也指出，这些效应只会导致多巴胺水平的短暂增加。Khedr 等也认为 rTMS 的重复使用可能会导致多巴胺发生更持久的变化，而多巴胺的变化可能通过不同的机制导致持久的临床效果。

一项随机双盲研究评估了高频（5Hz）rTMS 在辅助运动区对特发性不安腿综合征患者症状的影响。在这项小型试验研究中，患者被随机分为真实刺激组（11 例）和虚假刺激组（8 例），采用双盲法。在第 5 和第 10 次治疗后，真实刺激组的 IRLS 评分有统计学意义的改善，而虚假刺激组的 IRLS 评分无统计学意义。另外，5 名同时接受假刺激和真实刺激的患者的 IRLS 评分没有随假刺激而改变，而真实刺激的 IRLS 评分有显著改善。

14 例不安腿综合征患者接受高频 rTMS（15Hz，100%运动阈值），在 18 天内对额叶的腿部代表性运动皮质区域进行 14 次治疗。这项小型实验报道显示，高频 rTMS 能明显缓解不安腿综合征患者的运动系统症状、睡眠障碍和焦虑。这些结果表明 rTMS 可能是治疗不安腿综合征的一种选择。

经颅磁刺激（TMS）揭示了皮质兴奋性的变化，即功能失调性抑制控制和感觉-运动一体化，被认为是不安腿综合征发病机制的一部分。总的来说，这些发现似乎反映了不安腿综合征疾病特有的模式，而不是睡眠结构改变的一般结果。只有少数的 TMS 研究对不安腿综合征的皮质可塑性进行了研究。之前研究发现，在配对联想刺激（PAS）后，运动后促进作用减弱，皮质可塑性缺乏；然而，使用 rTMS 直接显示受损的神经可塑性仍然缺乏。

Lanza 等进一步研究反复低频经颅磁刺激对不安腿综合征患者感觉运动网络的临床及电生理影响。采用临床量表和 TMS 对不安腿综合征患者的初级运动（M1）和体感皮质区域（S1）进行了低频重复 TMS 研究。测量指标包括静息运动阈值（rMT）、运动诱发电位

（MEP）、皮质静息期（CSP）和中央运动传导时间（CMCT）。单次夜间 rTMS（1Hz，20 次训练，各 50 次刺激）分别在左侧 M1、左侧 S1 和 M1 上随机给予虚假刺激。在每种刺激方式后重复临床和 TMS 测量。在运动和躯体感觉刺激方面，患者的 CSP 基线较对照组短，且持续时间较短。患者主观评估显示，经过 S1 以上的 rTMS 后，其在入睡和维持睡眠方面都有了改善。患者仅在 S1 的 rTMS 后 rMT 出现下降，尽管效果小于对照组。MEP 潜伏期和 CMCT 仅在刺激后的对照中发生变化。假刺激对观察变量没有影响。研究结果表明，S1～M1 连接性的 rTMS 缓解了不安腿综合征患者的感觉运动症状。TMS 兴奋和抑制指数表明皮质与皮质脊髓失衡，主要涉及 γ-氨基丁酸和谷氨酸循环，以及对皮质可塑性短期机制的损害。rTMS 诱导的背侧纹状体活化伴随多巴胺释放的增加，可能有助于临床和神经生理结果。这项研究的结果虽然是初步的，但可能被定为无创脑刺激的潜在目标方案，这将是为不安腿综合征开发新的药理学和非药理学治疗方案的第一步。rTMS 与临床、睡眠相关，以及和神经影像学数据相结合被证实是一种在不安腿综合征中短暂调节皮质兴奋性和诱导短期突触可塑性的有效工具。为了验证这些结果，应鼓励更多的参与者进行进一步的研究，优化 RTMS 设置和临床随访。

五、外部感觉刺激

一项随机交叉研究测量了外部感觉刺激对不安腿综合征严重程度的影响。Rozeman 等在应用外部触觉和（或）本体感受性电刺激后，无法显示出视觉模拟评分上不安腿综合征症状的显著改善。PLMW 患者接受了三种随机顺序的连续固定试验：无电刺激、触觉刺激和感官刺激、仅触觉刺激。然而，PLMI 在不同的固定试验中没有发现任何显著的差异。但是，研究者确实发现在有外部感觉刺激的情况下，视觉模拟分数有降低趋势，这一潜在的益处值得进一步研究，因为这可能为更好地理解不安腿综合征的病理生理学和非药理学康复治疗开辟新途径。

六、经皮神经电刺激

经皮神经电刺激（TENS）是通过放置在皮肤上的电极施加电流，通常用于疼痛控制。电流是由一种便携式电池驱动的装置产生的，这种装置通常用两个或两个以上的电极连接到皮肤上。脉冲宽度、频率和强度可以根据期望的结果进行更改。高频率（>50Hz）的刺激通常只在感觉较低的强度下进行，而低频率（<10Hz）的刺激通常用于较高强度的肌肉收缩。低频的 TENS 也会导致阿片类物质的释放，因此具有更持久的影响。长期 TENS 治疗会导致脊髓受体阿片类药物耐受，这意味着它的疗效会降低。

关于 TENS 在减轻不安腿综合征相关症状方面的有效性的信息很少。一份病例报告提供了一名有类似不安腿综合征症状的患者的信息，该患者通过数十次振动联合治疗完全缓解了疼痛。

第三节 光 照 疗 法

近几年，已有多项研究结果表明近红外光治疗可明显改善不安腿综合征症状，提高患者睡眠和生活质量。一些作者也试图进一步描述这种治疗的作用机制。

在 2006 年进行的一项研究中，34 名有不安腿综合征症状的志愿者被随机分为治疗组和对照组。在 4 周的时间里，治疗组接受了 12 次 30 分钟的下肢近红外光治疗。采用国际不安腿综合征评分量表（IRLS）对患者症状进行评估和跟踪。在 4 周内，与对照组相比，治疗组不安腿综合征相关的症状明显减轻。与治疗后 4 周相比，基线仍有显著改善（$P<0.001$）。如 IRLS 评分较低所示，近红外光治疗确实能减轻与不安腿综合征相关的症状。随后有学者开展了一项临床研究，评估不同波长和频率是否影响治疗的有效性。患者被随机分为两组，接受两种不同类型的红外光治疗。结果表明波长和频率对结果没有影响，这两个近红外光装置在治疗 4 周后均显著改善不安腿综合征症状。一项研究表明，应用近红外光照射腿部和足部穴位可有效减轻血液透析患者不安腿综合征症状。这项单盲随机对照试验对 60 例伴有不安腿综合征的血液透析患者进行了研究。符合入选标准的受试者随机分为干预组（$n=30$）和对照组（$n=30$）。干预组在血液透析过程中，每周 3 次对腿部和足部穴位进行 12 次近红外光治疗（940nm），对照组进行假刺激治疗。干预组的平均不安腿综合征评分在干预治疗期间显著下降；中断治疗后，差异无临床意义（MD=1.67）。近红外光刺激穴位被认为比针刺更安全，需要的时间也更少。此外，这种方法的非侵入性防止了传染病的传播，避免了疼痛的发生和对针头的恐惧。

近红外光的波长为 750～1000nm，而可见光的波长为 380～740nm。正因为如此，它能比可见光更深地穿透皮肤，影响血液流动。近红外光疗法使用一种装置，通过放置在下肢的二极管来传送波长为 890nm 的脉冲单色光。近红外光在神经病变的治疗中已被用于增加感觉和减轻疼痛，愈合伤口，最近应用于治疗不安腿综合征。近红外光治疗的机制是通过激活一氧化氮合酶（NOS）-3 在内皮细胞中生成一氧化氮，类似于运动诱导 NOS-3 激活。例如，在近红外光处理过程中，强烈的光照也可以使血红蛋白释放一氧化氮，从而使其具有生物可利用性。与不安腿综合征相关的运动冲动带来的不适可能是由组织缺氧引起的，而组织缺氧会被血流增加所抵消。运动的冲动可能是一种潜意识驱动的机制，以增加血液流动和组织灌注。运动，如走路或揉腿，可以减少不安腿综合征症状，因为它能促进血液循环。因此，使用血管舒张剂（如 NIR 诱导的一氧化氮）治疗可以暂时减轻与不安腿综合征相关的症状。甚至可以观察到症状的长期缓解（治疗后数周），这解释了光治疗的潜在全身效应。这种全身效应可能导致组织持续不产生任何物质或发生其他变化，从而导致症状减轻。此外，一氧化氮对神经传递有影响。它是影响神经冲动传递的物质之一，在神经信号交叉突触时帮助转换神经信号。一氧化氮的这种性质也可能与减少同不安腿综合征相关的症状有关。近红外光治疗也会影响疼痛，这是与不安腿综合征相关的因素之一。近红外光可改变细胞膜的通透性，增加内啡肽的产生，增加神经细胞动作电位的阈值，最终缓解疼痛。因此，近红外光治疗可以影响与不安腿综合征相关的三个因素：血液循环、神经递质和疼痛。

　　基于这些有限的数据，近红外光治疗有可能对不安腿综合征的症状改善有所帮助，但在提出任何明确的建议之前，还需要进一步的研究，包括长期随访研究。这种新的无创治疗不安腿综合征的方法可能成为一种有价值的新的管理选择。需要更多的研究来确定红外光治疗不安腿综合征的潜在机制。

第四节　中医治疗

　　中医学认为不安腿综合征属"痹证""血痹"范畴，早在《黄帝内经》中就有"厥气生足悗，悗生胫寒，胫寒则血脉凝涩"的论述。其病因病机在于气血亏虚、外感风寒湿邪，正虚邪恋，局部经气不利，肌肉筋脉失养而致气滞血瘀、脉络不通，发为本病。《黄帝内经》曰："风寒湿三气杂至，合而为痹也。"在治疗上宜疏导脉络、宣通闭阻，使经气流畅、卫外有权。因此，对于不安腿综合征的中医药治疗，已有众多研究支持中医药治疗可改善不安腿综合征的症状。

一、针灸治疗

　　针灸一直是中医学不可或缺的一部分（图 20-1）。近年来，针灸已被证明是一种非常有效和耐受性良好的治疗严重神经与精神疾病的方法。针灸取穴主要以下肢穴位为主，也有根据下病上治原则用上肢穴位治疗，或用耳针治疗取得一定疗效者。研究证明针灸能增强血管的张力，促进局部血液循环和代谢产物的排泄，减轻或消除局部肌肉和软组织的压迫与阻滞。针刺既能使升高的交感神经兴奋性降低又能使升高的副交感神经兴奋性下降，还能使不对称的自主神经功能恢复对称并趋于稳定，故针灸对神经系统具有双向调节作用。

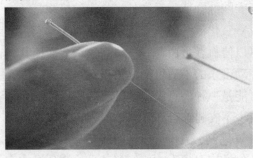

图 20-1　针灸

不安腿综合征属中医学"痹证"范畴，多因素体虚弱，卫气不固，腠理空疏，风寒湿邪乘虚侵入，致局部经气不利，气滞血瘀，肌肉筋脉失养而致肢体不宁。治宜行气活血，舒筋通络。下肢尤其小腿，以膀胱经脉分布最广，故主取膀胱经穴位委中、承山、承筋穴疏通经气，佐以"筋会"阳陵泉穴加强疏通作用，另取三阴交穴养血活血。

　　张志勇等取阿是穴、风市、委中、阳陵泉、承山、三阴交、太溪等穴位治疗 32 例不安腿综合征患者，大部分患者症状较前明显缓解。赵文等根据阳性反应部位结合神经走行解剖特点取穴，治疗组选取发病侧腰 4 腰 5 和腰 5 骶 1 夹脊穴为主穴，沿腰骶神经根及主要神经干的解剖走向，选取腰宜、臀中、胞盲、秩边、环跳为配穴；对照组采用传统循经取穴方法，选用血海、阳陵泉、三阴交、承筋、承山。结果治疗组有效率为 97.6%，愈显率为 90.3%，明显高于对照组。

针灸取穴诸家虽各不相同，但大多以补益肝肾、调理气血、舒筋通络为治则，常用穴位有足三里、阳陵泉、承山等，多注重阿是穴的应用，也有结合神经走行解剖特点取穴者。针灸取三阴交、太溪、风市滋阴柔肝驱风，阳陵泉舒筋活络，阿是穴、委中、承山理气活血化瘀，全方共达补益肝肾，调理气血，通经活络之功。

卢勤姝等研究发现头体针结合治疗不安腿综合征临床效果优于对照组。头针可调整大脑皮质功能，改善其所支配区域的血液循环，缓解肌肉痉挛，促进局部组织功能恢复。另外，配合局部 TDP 照射及拔罐疗法加强活血化瘀、疏通经络作用，更能增强针刺治疗效果。

二、穴 位 按 摩

研究发现中药足浴加穴位按摩治疗尿毒症患者不安腿综合征具有良好效果。30 例患者分为对照组和治疗组。治疗穴位按摩选取胃经的足三里，脾经的阴陵泉、三阴交，胆经的阳陵泉，膀胱经的委中、承山，肝经的太冲，肾经的涌泉，诸穴合用共达滋肾养肝、健脾补肾、宁心安神、疏通经络之效。治疗 3 个月后，治疗组患者不安腿综合征症状及睡眠质量评分较治疗前显著改善，较对照组也显著改善。

现代医学认为不安腿综合征多与机体新陈代谢产物聚集于下肢引发下肢血管痉挛、缺血缺氧、末梢神经紊乱有关。通过穴位按摩可以放松肌肉、加速下肢血液循环、促进代谢产物的排出。同时，通过特定中药煎煮出的药液进行足浴可起到镇静、止痛、扩血管、改善微循环及缓解肌肉痉挛的作用。高温足浴可使腿部皮肤毛孔扩张，血液循环加速，药物直接渗入机体，提高药物吸收的浓度，加强药物的效果。

其他中医疗法包括穴位中药注射、推拿、点穴、火罐、耳穴贴压法等多种方法。

尽管多项研究证明针灸对不安腿综合征的益处，但没有足够临床研究证据推荐针灸用于治疗不安腿综合征。目前不安腿综合征尚无统一的中医病名、诊断标准、辨证分型和疗效标准。按照循证医学规律研究的中医治疗较少，说服力不强。治疗本病的实验研究目前尚无报道，因此中医学方面应进行不安腿综合征的大规模多中心的临床研究及相关基础研究，为中医学在不安腿综合征的治疗方面走向世界奠定基础。

第五节 其他非药物康复疗法

一、振 动 刺 激

在 1984 年的研究中，患者在每晚睡觉前将一个小型电动电池驱动的机械振动器（4.5 V，120Hz）应用于腓肠区域至少 15 分钟。对下肢的振动刺激，主要是激活肌肉梭形传入放电，但效果不明显。强调的是，这种刺激仅仅使用了 1 周，因此其长期疗效仍有待评估。一份非医学文献索引的期刊发表了两项随机研究的结果，该研究调查了振动垫与假性治疗之间的关系。两项研究均得出不安腿综合征症状改善的结论。然而，当使用国际不安腿综合征研究小组（IRLSSG）评分或不安腿综合征生活质量评分对结果进行分析时，结果没有发现实质性的益处。

　　一些作者认为，典型的不安腿综合征运动冲动是肌肉或其他组织发出低氧信号的反馈机制的结果，随后的运动和肌肉收缩导致所需的氧供应增加。在体外施加低频振荡或振动至全身已被证明可导致健康个体皮肤血流量（SBF）的增加，并在不安腿综合征受试者中使浅表血流量得到更大的增加。研究发现不安腿综合征患者的基线血流量明显高于对照组，并且与对照组相比，振动使不安腿综合征患者的血流量显著增加。因此，这些结果表明不安腿综合征患者存在外周血流量相关问题。基于这些研究结果，Mitchell 及其同事对 11 例不安腿综合征患者进行 2 周 14 分钟间歇性全身振动治疗和 2 周随机假性治疗。比较干预前后不安腿综合征症状的严重程度，以及确定症状改善的机制是否与皮肤血流量增加有关。研究结果表明，对全身振动（WBV）进行为期 2 周的干预可减轻与不安腿综合征相关的症状，但这似乎与静息 SBF 的增加无关。

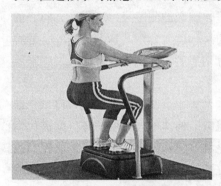

图 20-2　WBV 装置

　　目前，WBV 装置（图 20-2）使用两种不同的系统通过振动板传递振动：一种是支点左右两侧的往复垂直位移，另一种是整个板上下均匀振动。振动频率和垂直位移根据不同的设置而变化，产生不同的加速度。对健康人群的调查显示，WBV 导致内皮剪切应力，足以产生强大的血管扩张剂，即一氧化氮。这将导致血管阻力降低、皮肤血流量增加、肌肉血容量增加。一项研究评估了 10×30 秒 WBV 前后不安腿综合征受试者脚部的血流反应，并与对照组进行比较。结果显示，不安腿综合征组与健康组的血流反应有显著性差异。

　　根据目前的数据，可能未能找到支持使用振动治疗减轻不安腿综合征症状的显著好处的重要证据。而且，对于振动治疗改善不安腿综合征症状的机制是否与皮肤血流量增加有关，仍有不同的观点。但有必要进行进一步的研究，使振动治疗成为患者的一种安全、有效的选择。

二、增强外部反搏

　　增强外部反搏（EECP）是在舒张期通过增加静脉回流到心脏的血流量来改善冠状动脉血流的一种辅助手段，用于治疗心绞痛。持续的治疗可以增加冠状动脉和全身的侧支循环。EECP 包括小腿、大腿下部和大腿上部三套压缩袖口的膨胀与收缩。舒张期袖口依次从小腿膨胀至大腿上部和臀部，压缩腿部血管床，增加静脉回流心脏，增加舒张压和冠状动脉灌注压。研究认为 EECP 通过增加血流量起作用，因此如果不安腿综合征的血管假说是正确的，它可能有助于改善不安腿综合征的症状。也有作者认为，通过 EECP 治疗流向神经系统的血液增加，可能导致神经系统所需营养物质的供应增加，如铁和镁，不安腿综合征被发现缺乏这些营养物质。

　　在一项开放的研究报道中，EECP 显著改善了不安腿综合征症状。6 例不安腿综合征患者（1 例女性，5 例男性，年龄 55～80 岁）接受了 EECP 治疗。所有患者均在 EECP 治疗前 35 天及治疗后立即接受国际不安腿综合征研究组的不安腿综合征评分量表（IRLS）。6 例患者治疗前 IRLS 评分量表平均得分为 28.8 分（范围 23～35 分），提示不安腿综合征频繁、中度至重度。EECP 治疗 35 天后，IRLS 评分为 6 分（$P < 0.03$）。3 例患者的长期随访显示，在 EECP 完成后 3～6 个月，这 3 例患者不安腿综合征症状均有持续改善（IRLS 评分为 28.3～3.33 分）。进一步随访 4 例患者，2 例患者在 EECP 完成 1 年后持续好转。研究结果表明，EECP 显著改善症状，可作为不安腿综合征患者的辅助治疗。在某些情况下，这种改善会持续数月。此外，研究结果也表明，血管流量的减少影响周围或中枢神经系统，导致不安腿综合征感觉症状加重。研究者也认为需要更多的患者在盲法条件下研究才能得出进一步的结论。然而，随后 Rajaram 等又进行了一项平行双盲研究。6 位患者被随机分到治疗组和对照组，患者接受 EECP 或安慰剂 EECP（袖口充气和放气，不像 EECP 那样达到最大压力），每周 5 天，连续 7 周，共 35 天。研究结果表明，与对照组相比，EECP 治疗并没有短期或长期地改善不安腿综合征症状。

发现一些因心绞痛或充血性心力衰竭而接受 EECP 治疗的患者同时也有严重的不安腿综合征。可能在未来的试验中，这些亚群的患者是不安腿综合征的 EECP 治疗更好的候选者。也可以想象，由于其血管病因，糖尿病周围神经病变可能对 EECP 做出反应，即使没有不安腿综合征。这种可能性也应在今后加以研究。

三、空气压缩设备

不安腿综合征症状的特点是通过运动得到改善，并且症状与慢性静脉疾病有关联，这自然导致了气动压缩装置（PCD）作为一种潜在的不安腿综合征症状治疗的研究（图 20-3）。除了 EECP 外，PCD 在不安腿综合征治疗中也被评估用于加强静脉和淋巴引流。关于在不安腿综合征中使用 PCD 的数据有限。Eliasson 等进行了一项不受控制的、前瞻性的、便利的抽样研究，10 名不安腿综合征患者在使用 PCD 后，不安腿综合征症状的

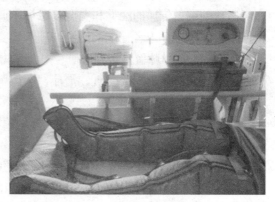

图 20-3 气动压缩装置

严重程度、睡眠和生活质量均有所改善，3 名患者描述了 3 个月试验期间症状的完全缓解。Lettieri 和他的同事在他们的治疗性 PCD 的研究中分别招募了 21 名治疗受试者和 14 名假性受试者，受试者在出现症状前至少每天 1 小时佩戴设备或假设备治疗，其研究持续了 4 周。与没有使用该设备的受试者相比，治疗受试者报告不安腿综合征严重程度显著降低 58.62%，1/3 报告完全缓解。

PCD 通常由放置在脚和小腿周围的充气套管组成。脚和小腿的套筒以间歇性和周期性的方式膨胀以提供高压，然后无压力。PCD 常用于预防深静脉血栓形成。对于使用 PCD 患者的症状改善，可能的解释是 PCD 的血管压迫刺激内皮介质一氧化氮的释放，从而增加血流，可以改善局部灌注。还可以假设间歇性压迫可增强静脉和淋巴引流，可缓解亚

临床缺血。

然而，并不是所有的研究都显示了相同的积极结果。一学者描述了一项使用PCD对不安腿综合征患者进行的随访研究，但治疗组与对照组没有取得任何不同的结果。一项针对外周动脉疾病患者的研究发现，PCD实际上减少了足部的氧合，并显示出血流量的平均减少。

这些发现需要在更大的样本中重现，也许还需要检查特定的组，如静脉停滞和肾小管综合征。亚组分析对于检查PCD是否对特定人群的不安腿综合征患者（如静脉淤血患者）有特殊益处，或是否对所有不安腿综合征患者都有益，将十分重要。

四、按　摩

触觉和温度刺激，包括按摩或热水澡，也可以成功地减少与不安腿综合征相关的症状。尽管许多作者提到这些模式是潜在的治疗选择，许多网站也推荐它们，但目前还缺乏科学实验来证实它们的疗效。然而，一份病例报告描述了一个3周的按摩方案，可以显著降低不安腿综合征症状。这种按摩每周进行2次，每次45分钟，使用的技术有瑞典式按摩（外翻、僵硬）、肌筋膜松解、肌腱附着的摩擦、拉伸及臀部和下肢肌肉的直接压力。治疗2周后症状复发。作者认为，按摩后多巴胺的自然释放可能是改善症状的原因。在不同的情况下，按摩能使尿液中的多巴胺水平平均增加28%。另一个关于按摩在不安腿综合征治疗中的作用机制的推测是它对大脑皮质的反向刺激，触觉刺激可以取代与不安腿综合征症状相关的传入输入，或至少部分调节腿部不适的感觉。另一种与中枢神经系统有关的解释是，在脊髓丘脑束中传递的触觉和温度刺激可能调节丘脑的神经活动，Bucher等研究表明，特发性不安腿综合征患者丘脑的激活与腿部感觉不适有关。第四种解释可能是机械引起的循环增加，按摩把静脉血输送到心脏，把营养物质输送到组织，把代谢产物从组织输送出去。因此，潜在的乏氧组织接受氧气治疗，然后可以恢复血管内的血气平衡。

五、认知行为疗法

大量的证据已经证实基于认知的干预对焦虑、抑郁、慢性疼痛的疗效。Hornyak等发表了一项认知行为疗法的研究，以接受为基础的方法改善了不安腿综合征患者的应对策略和生活质量。在这项研究中，25名患者接受了8次90分钟的治疗。治疗结束时，受试者的不安腿综合征相关生活质量和心理健康状况均有显著改善[QoL-RLS量表：从28.6（12.8）到23.4（13.1）；SCL-90-R：从51.3（37.0）到45.9（32.9）]。3个月后随访仍有改善。在治疗结束和随访时，对不安腿综合征严重程度的主观评分有所改善。这项研究确立了新设计的治疗方案的可行性和高接受度。以不安腿综合征为导向的特定心理策略的应用是向不安腿综合征综合治疗方法迈出的一步。

六、冷冻疗法

Happe等对特发性不安腿综合征患者进行的随机、单盲、对照的平行组研究中，发现在-60℃下全身冷冻治疗、在-17℃下局部冷冻治疗或在-10℃下全身冷冻治疗均能成功缓解不安腿综合征症状。verum组（-60℃下的冷气室）的结果显示，不安腿综合征症状、生活质量和睡眠质量均有改善。局部冷冻治疗（在-17℃）也发现了一些改善不安腿综合征症状的证据，尽管与在-60℃的全身冷冻治疗相比，在症状严重程度、睡眠质量和生活质量方面的改善不那么明显。全身冷冻治疗的改善在干预期间直接开始，在随访期间继续。假治疗组（在-10℃下的冷气室）作为verum组的对照组，为了研究可能的安慰剂效应，我们几乎没有发现不安腿综合征症状、睡眠和生活质量的变化。所有这些发现表明，在-60℃下的全身冷冻治疗可改善不安腿综合征症状（在-17℃下的局部冷冻治疗程度较低）。

目前为止还不存在关于冷在不安腿综合征中的作用的随机数据。冷的应用，特别是在低温空气室中的应用，由于其镇痛和消炎的作用在风湿病学中得到了广泛的应用。已有研究表明，冷冻治疗后白细胞数量增加，白细胞介素浓度的变化及组胺水平的降低主要导致免疫调节作用。长期应用冷对多发性硬化患者抗氧化状态有积极影响。此外，研究表明，肌酸激酶和乳酸氢化酶的活性增加有助于受损心肌和骨骼肌组织更好地再生，从而对心血管疾病产生积极的影响。另一项研究发现，血浆去甲肾上腺素升高表明，外周冷却会导致中枢神经系统释放神经递质。除了对中枢神经系统的影响外，还提到了关节冷却的外周效应和中心效应。冷冻疗法的积极作用似乎不仅局限于身体状况，还能改善抑郁或焦虑等心理状况。所有这些由冷冻治疗引起的改变也可能对不安腿综合征的治疗有效。

研究者认为所有这些作用用于治疗风湿病，可能在较小程度上也有益于不安腿综合征。对阳性结果的另一个可能的解释，特别是在-60℃的全身冷冻疗法中可能是对脊髓兴奋性的调节作用，因为已知不安腿综合征中脊髓兴奋性增强。

鉴于这些论点，普通冷冻疗法可能在将来的不安腿综合征治疗中起到支持作用，作为减少的药物治疗的可能补充，也可能成为一些患者的一线治疗。由于迄今为止没有其他研究试图评估冷冻疗法在不安腿综合征中的疗效，因此与其他研究直接比较，目前是不可行的。

七、静脉内激光消融

静脉疾病被认为是导致不安腿综合征的原因，Hayes等进行了一项随机、无盲、对照试验，以研究静脉内激光消融（ELA）对合并不安腿综合征和双相证实的浅静脉功能不全（SVI）患者的影响。35例患者随机被分为非手术组和手术组。手术队列采用Cool Touch CTEV 1320nm激光和超声引导下的泡沫硫酸钠（STS）硬化治疗相关静脉曲张，行浅轴静脉回流ELA。所有患者随后完成一份IRLS随访问卷，比较基线和随访IRLS评分。研究结果表明，反流性浅轴静脉的ELA和相关静脉曲张的硬化治疗减轻或消除了中度至重度不安腿综合征和SVI患者的不安腿综合征症状，这表明静脉疾病在不安腿综合征中起到了一定的作用。因此，所有不安腿综合征患者应进行静脉功能不全的评估，那些被诊断为SVI的患者应在开始或继续药物治疗前进行ELA检查。

八、牵引直腿抬高法

原发性不安腿综合征的确切病因已被广泛研究，而且个体之间似乎存在差异。一些解释不安腿综合征机制的常见假设包括多巴胺水平的变化、铁缺乏和营养不良。很少考虑治疗周围神经系统来管理特发性不安腿综合征症状。Dinkins 等进行了运用牵引直腿抬高法（tSLR）治疗不安腿综合征症状的试验。经过一系列的 tSLR 治疗，本队列研究中的个体症状减轻了 63%，这些患者主要诊断为特发性不安腿综合征。不安腿综合征序贯量表的结果与基线相比都有相似的改善模式。这一改善表明，在本研究中，受试者的临床和生活质量都得到了改善。这些改进的性质可以部分地用以前的作者提出的关于在 tSLR 技术中受到影响的系统的假设来解释。Hall（2001）报道了使用 tSLR 技术相比于其他动员技术，单反运动范围有了明显的改善。他推测，单反过程中肢体的牵拉可能会触发中枢神经系统的各种反射通路，影响腰、下肢的机械感受器。进一步的抑制可能通过各种椎上的下降通路来实现，这些通路会改变腘绳肌和腰椎旁肌的伸展反射。这可能解释了患者在髋部活动范围的增加和感知拉伸反应方面的显著改善。

研究者认为，在 tSLR 过程中髋部运动范围的增加也可能为下肢后部提供神经动员，而不会对这些结构产生压力或张力。这些变化可能是本病例系列不安腿综合征症状改善的一个促进因素。然而，目前尚不清楚 tSLR 如何改变与不安腿综合征相关的症状的确切机制。

这项初步队列研究表明，有必要进一步研究如何利用物理治疗技术来管理不安腿综合征症状。为了更好地评估 tSLR 有效管理特发性不安腿综合征症状的潜力并更好地评估这些改善随时间的可持续性，有必要开展一项前瞻性随机对照试验，包括使用神经动力学测试来确定潜在的周围神经刺激。

不安腿综合征患者的康复，除了药物和上述治疗方法，通常还会提到一些生活方式的干预。关于不安腿综合征的生活方式，有许多地方需要强调。保持健康的体重和饮食，避免乙醇、咖啡因、尼古丁等兴奋性物质，研究发现这些物质可能是不安腿综合征症状的潜在诱因。保持有规律的睡眠模式和适度的体育锻炼，促进健康，改善循环和心血管功能，是适合治疗不安腿综合征的血管理论基础上的疾病。这一理论认为下肢微缺血可能是导致不安腿综合征症状的原因。这一点得到了不安腿综合征症状与久坐生活方式和医学共病（如肥胖和周围神经病变）、腿部运动症状的特征性改善及不安腿综合征与慢性静脉疾病的相关性的支持，其中患病率高达 36%。

这些建议主要基于血管理论的病理生理学（包括前面描述的神经化学和血管理论）和报道，其他的生活方式干预措施，如按摩、冥想、放松和精神活动，同样缺乏作为任何建议依据的证据。

基于现有证据，我们推荐：针对原发性不安腿综合征可采用运动训练、tsDCS、PCD、光疗法、rTMS 或针刺治疗；针对尿毒症不安腿综合征可采用运动训练；针对 SVI 不安腿综合征，可采用 ELA 疗法。瑜伽和 PCD 可以作为改善原发性不安腿综合征失眠患者睡眠质量的选择。对于患有不安腿综合征的绝经后妇女来说，瑜伽可能是一个不错的选择，因为据报道瑜伽可以显著减少睡眠和情绪障碍，而且没有副作用。此外，由于 PCD 在改善不安腿综合征症状的严重程度和所有 QoL 域方面似乎都很有效，因此它是一种非常有前途的不安腿综合征辅助或替代疗法。

应该指出的是，在这里讨论的许多补充和替代方法中，没有充分的研究来验证它们对不安腿综合征的治疗效果，因此证据不足。有必要为不安腿综合征的非传统和非药物治疗设计高质量的随机对照试验。考虑到不安腿综合征患者可能特别容易产生安慰剂反应，这方面的研究设计尤为重要。CAM 干预措施包括身心技术、生活方式的改变、机械干预和天然产品，可能是目前可供患者选择的有限治疗手段的宝贵补充。所描述的每一种干预措施都有可能通过生物学上合理的疾病机制影响症状的严重程度。在所有情况下，都需要更大的、设计良好的 RCT 研究来支持和验证所提供的数据。

（王　赞　王传蕾）

参 考 文 献

李亦文，赵建国，2007. 不安腿综合征的中医治疗. 实用中医药杂志，23：63-64.

卢勤妹. 2009. 头体针结合治疗不宁腿综合征 58 例. 河北中医，31：1844-1845.

王迪华，秩荣昆，赵文，等，2005. 不同循经取穴治疗不安腿综合征疗效比较. 中国针灸，25：616-618.

张志勇，2001. 针刺治疗不安腿综合征 32 例. 福建中医学院学报，11：32.

Abrahamse H, Hawkins D, 2007. Phototherapy-a treatment modality for wound healing and pain relief. Afr J Biomed Res，10：99-109.

Agarwal P, Flack KL, Innes KE, et al, 2013. Efficacy of an eight-week yoga intervention on symptoms of restless legs syndrome （RLS）: a pilot study. J Altern Complement Med，19：527-535.

Altunrende B, Cevik A, Yildiz S, et al, 2014. Repetitive transcranial magnetic stimulation in restless legs syndrome: preliminary results. Neurol Sci off J Italian Neurol Soc Italian Soc Clin Neurophysiol，35：1083-1088.

Ash C, Rajaram SS, Shanahan J, et al, 2005. Enhanced external counter pulsation（EECP）as a novel treatment for restless legs syndrome （RLS）: a preliminary test of the vascular neurologic hypothesis for RLS. Sleep Med，6：101-106.

Aukerman MM, Aukerman D, Bailey B, et al, 2006. Exercise and restless legs syndrome: a randomized controlled trial. J Am Board Fam Med JABFM，19：487-493.

Berger M, Hornyak M, Grossmann C, et al, 2008. Cognitive behavioural group therapy to improve patients' strategies for coping with restless legs syndrome: a proof-of-concept trial. J Neurol Neurosurg Psychiatry，79：823-825.

Bunten S, Evers S, Happe S, et al, 2016. Whole body and local cryotherapy in restless legs syndrome: a randomized, single-blind, controlled parallel group pilot study. J Neurol Sci，370：7-12.

Carlow J, Hayes CA, Hamby KR, et al, 2008. The effect of endovenous laser ablation on restless legs syndrome. Phlebology/Venous Forum R Soc Med，23：112-117.

Cirignotta F, Lugaresi E, Montagna P, et al, 1984. Clonazepam and vibration in restless legs syndrome. Acta Neurol Scand, 69: 428-430.

Dinkins EM, Stevens-Lapsley J, 2013. Management of symptoms of restless legs syndrome with use of a traction straight leg raise: a preliminary case series. Manual Therapy，18：299-302.

Eliasson AH, Lettieri CJ, 2009. Pneumatic compression devices are an effective therapy for restless legs syndrome: a prospective, randomized, double-blinded, sham-controlled trial. Chest，135：74-80.

Field TM, 1998. Massage therapy effects. Am Psychol，53：1270-1281.

Founta P, Hadjigeorgiou GM, Giannaki CD, et al, 2013. A single-blind randomized controlled trial to evaluate the effect of 6 months of progressive aerobic exercise training in patients with uraemic restless legs syndrome. Nephrol Dial Transplant off Publ Eur Dial Transpl Assoc e Eur Ren Assoc，28：2834-2840.

Giannaki CD, Hadjigeorgiou GM, Karatzaferi C, et al, 2010. Non-pharmacological management of periodic limb movements during hemodialysis session in patients with uremic restless legs syndrome. ASAIO J Am Soc Artif Intern Organs，56：538-542.

Grootendorst DC, Vogels OJ, Rozeman AD, et al, 2014. Effect of sensory stimuli on restless legs syndrome: a randomized crossover study. J Clin Sleep Med JCSM off Publ Am Acad Sleep Med，10：893-896.

Hadjigeorgiou GM，Giannaki CD，Karatzaferi C，et al，2008. Intradialytic aerobic exercise training ameliorates symptoms of restless legs syndrome and improves functional capacity in patients on hemodialysis：a pilot study. ASAIO Journal，54：185-190.

Harrison EG，Keating JL，Morgan PE，2019. Non-pharmacological interventions for restless legs syndrome：a systematic review of randomised controlled trials. Disabil Rehabil，41：2006-2014.

Heide AC，Helms HJ，Nitsche MA，et al，2014. Effects of transcutaneous spinal direct current stimulation in idiopathic restless legs patients. Brain Stimul，7：636-642.

Higgs EA，Moncada S，Palmer RM，1991. Nitric oxide：physiology，pathophysiology，and pharmacology. Pharmacol Rev，43：109-142.

Holland MH，Rettenmaier LA，Flouty OE，et al，2016. Epidural spinal cord stimulation：a novel therapy in the treatment of restless legs syndrome. World Neurosurgery，92：582.

Johnson AW，Hilton SC，Mitchell UH，et al，2011a. Restless legs syndrome and near-infrared light：an alternative treatment option. Physiother Theory Pract，27：345-351.

Johnson AW，Mitchell UH，Myrer B，2011b. Comparison of two infrared devices in their effectiveness in reducing symptoms associated with RLS. Physiother Theory Practice，27：352-359.

Mitchell UH，2011. Nondrug-related aspect of treating Ekbom disease，formerly known as restless legs syndrome. Neuropsychiatr Dis Treat，7：251-257.

Mohammadi MM，Raygani AAV，Ghobadi A，et al，2018. Effect of near-infrared light therapy based on acupoints on the severity of restless legs syndrome in patients undergoing hemodialysis：a single-blind，randomized controlled trial. Clin Med Res，16：1-8.

Nitsche M，Stagg CJ，2011. Physiological basis of transcranial direct current stimulation. Neuroscientist，17：37-53.

第二十一章

不安腿综合征动物模型

不安腿综合征是一个发病率高达 10% 的常见病，任何年龄段的人群都可以发病，但一般家族性不安腿综合征患者发病年龄较小。患者主要表现为双下肢深部的异常不适感，如酸痒、酸胀、麻刺、虫爬或瘙痒等感觉，症状呈现明显的昼夜节律模式，休息时或夜间为最显著。多数伴有睡眠期周期性肢体运动（PLMS）症状，严重影响生活质量。近几十年内科学家对不安腿综合征的发病机制不断进行探索，报道了一系列重要的研究进展，并相继提出了铁缺乏假说、A11 区假说、D3 受体假说等，但不安腿综合征确切的发病机制至今仍未明确。动物模型是探索疾病发病机制及治疗方法的有力工具，借此我们可以深入研究不安腿综合征的病因、病理生理及有效治疗方法。

一般来说，某一疾病完美的动物模型可以模拟疾病发生的整个过程，表现出与患者一致的临床特征和病理变化。但在现有水平下，建立这样的动物模型，实现这一目标基本上是不现实的，现行的动物模型只能模拟一部分临床表型。评价一个模型的指标在于其真实性和可靠性。可靠性的评价标准又分为以下三种：一是表现可靠性，即动物模型的行为学和（或）病理生理学变化能够模拟临床患者的疾病表现，至少是部分模拟。二是预测可靠性，即利用模型得到的实验结果能够预测到其在临床中的应用效果。高的预测可靠性不一定需要高的表现可靠性。三是病因可靠性，即动物模型是建立在疾病的某项病因学表现的基础之上，发病机制的阐明有利于可靠动物模型的建立。这三项标准互为补充，共同评价一个模型的可靠性。基于以上理论，要建立一个较为完美的不安腿综合征动物模型，至少需要两项工作。首先要明确目的模型要模拟何种临床表现；其次要明确这种临床症状出现的病因学变化。

目前，一般的实验模型对于了解不安腿综合征的准确机制是很困难的，并且很大程度上依赖实验动物或体外途径来阐明分子和系统解剖学层面上的机制。

尽管如此，动物模型在帮助揭示不安腿综合征的复杂病理生理学方面已被证明是有用的，并提出了新的治疗模式。Winkelmann 及其团队进行了不安腿综合征全基因组关联分析（GWAS），建立了几个与不安腿综合征相关的染色体位点，尤其是 *BTBD9* 和 *MEIS1*，这些基因的突变与不安腿综合征的发生风险增加有关。

MEIS1 是转录因子，属于高度保守的 TALE 同源基因家族并与 PBX、HOX 相互作用。虽然 *MEIS1* 最初是在急性髓性白血病的背景下被发现的，但近年来，其在小鼠心脏发育中的作用也被认识到，在房室传导速度中的作用也被明确。*MEIS1* 在神经系统的早期发育中

起到作用，并且对于确定四肢近轴的细胞分化至关重要。在非洲爪蟾中，*MEIS1* 参与神经嵴的发育；在成年小鼠的中枢神经系统中，已观测到其在小脑颗粒细胞、前脑和黑质中表达。Schulte 等在不安腿综合征患者和对照组中的大规模测序方法中证实了致病性，*MEIS1* 缺陷小鼠出现眼部和血管缺陷，不能产生巨核细胞并显示出广泛的出血。它们也在胚胎的第 14.5 天死亡。此外，杂合的 *MEIS1* 缺陷小鼠已经在行为水平上进行了研究，并表现出过度活跃，类似于不安腿综合征表型。更加有趣的是，在线虫中发现 *MEIS1* 同系物的功能障碍与多巴胺能神经元的投射表型改变有关，这表明 *MEIS1* 与多巴胺功能之间可能存在相互作用。

BTBD9 的功能尚未阐明，但已被认为与铁稳态和蛋白质泛素化有关。近来对一种 *BTBD9* 基因敲除的小鼠模型的研究表明，小鼠体内 *BTBD9* 的丢失导致了一些与不安腿综合征相关的行为改变，包括运动活性增强、感觉功能改变、睡眠时间缩短及单胺类和铁水平的变化。因此，*BTBD9* 参与铁代谢，并与不安腿综合征密切相关。

BTBD9 和 *MEIS1* 的确定来源于人类全基因组关联研究，进一步在小鼠、鱼蝇和蠕虫中得到验证。同时，基因的作用还得到了一组显示不安腿综合征许多表型特征的近交小鼠的进一步支持。在动物模型方面，Jones 实验室研究了 20 多例重组近交系小鼠的铁含量变化。实验结果提示，*BTBD9* 调节中脑腹侧的铁稳态，以及近交小鼠的大脑铁和外周铁对低铁饮食与行为变化的反应。Li 通过证明发生 *BTBD9* 基因的无效突变小鼠（即由于基因片段的缺失、插入与重排，无法合成相关蛋白质，或者其编码的蛋白质无功能）产生了几个类似不安腿综合征的相关表现来扩展这一点。Donelson 还指出，*BTBD9* 对果蝇的铁调节很重要，Rouleau 的工作也证明了 *MEIS1* 对线虫、秀丽隐杆线虫的铁调节十分重要。最后，Allen 等实验构建了一种既显示基本昼夜节律的生理活动又显示不安腿综合征的相关生物学表型的近交小鼠模型。

不安腿综合征主要的临床表现为静息状态尤其是睡眠状态下出现的肢体不自主运动，PLMS 也是不安腿综合征的特征性表现。而对于不安腿综合征的发病机制，研究表明其与多巴胺传递不足有关。其中，多巴胺系统在不安腿综合征发病机制中起关键作用。此外，研究表明，不安腿综合征患者脑脊液和血清中转铁蛋白水平明显降低，影像学资料显示患者脑部铁代谢水平下降，提示黑质部位神经元铁储备下降可能是导致不安腿综合征发病的关键因素。脊髓功能异常也可能在不安腿综合征的发病过程中发挥重要作用。基于现在对不安腿综合征临床症状和发病机制的研究成果，研究者建立了羟基多巴胺损毁大鼠模型、羟基多巴胺损毁伴缺铁饮食小鼠模型、D3 受体敲除小鼠模型、周期性肢体运动模型等动物模型，并借此工具深入探讨不安腿综合征的发病机制和治疗方法。我们将在本章详述以上几种不安腿综合征动物模型及其在临床和研究工作中的应用。

第一节　6-羟基多巴胺损毁大鼠模型

现在认为不安腿综合征患者病理学表现较少，从临床表现及对药物的反应入手可以对动物模型的建立提供思路。有证据提示不安腿综合征患者在接受小剂量左旋多巴

（L-DOPA）和多巴胺受体激动剂治疗后，症状获得戏剧性的改善。多巴胺受体拮抗剂可加重不安腿综合征病情，或诱导出类似于不安腿综合征的静坐不能。此外，曾有报道不安腿综合征患者脑脊液中多巴胺的代谢产物高香草酸明显增高。这些研究结果说明多巴胺系统在不安腿综合征发病中起关键作用。

尽管多巴胺系统在不安腿综合征发病机制中起重要作用，但是临床观察表明，患者始终不出现帕金森病样表现，且长期使用多巴胺类药物也不出现典型的症状波动和运动障碍，提示不安腿综合征的多巴胺系统损害部位不存在于在黑质纹状体系统，可能发生在其他部位的多巴胺系统。

多巴胺能神经元集中分布于中脑腹侧被盖区、黑质及下丘脑。来自多巴胺能的信号传递主要有如下 5 条途径：①黑质纹状体系统，即多巴胺神经元从黑质投射到纹状体，该系统是控制锥体外系活动的主要部位。②中脑边缘系统，神经元起源于中脑的腹侧被盖区，投射至伏隔核、杏仁体、嗅球及梨状皮质，与控制情感有关。③中脑皮质系统，来自于中脑腹侧被盖区的神经元向边缘皮质投射，即前额叶、扣带回及内嗅区，与认知功能有关。④结节漏斗部系统，连接下丘脑的弓状核和正中隆起，主要控制垂体的功能，受损后可引起内分泌的异常。⑤其他，起源于下丘脑的多巴胺能神经元向脊髓中间外侧核的交感神经节前神经元（sympathetic preganglionic neuron，SPN）投射，调节交感神经的自主功能。哺乳动物神经系统的活动在下丘脑视上核（SCN）的节律控制下，SCN 投射到下丘脑的 A11 区多巴胺能核团，A11 是脊髓多巴胺的唯一起源，这种在 SCN 和 SPN 之间由 A11 架起的双向神经联系提示脊髓的多巴胺能作用受节律性控制。

根据不安腿综合征患者的临床表现，研究者推测其可能存在间脑-脊髓多巴胺神经通路功能异常。为进一步研究间脑与脊髓之间的多巴胺能投射，Qu 等使用荧光示踪剂荧光金（FG）探索间脑多巴胺能神经元与脊髓的神经投射通路。将 FG 定向注射到 C57BL 小鼠脊髓的不同节段，择期取间脑进行酪氨酸羟化酶（tyrosine hydroxylase，TH）染色，并通过荧光显微镜观察间脑多巴胺能神经元中 FG 的含量。结果表明间脑多巴胺能神经元（A11核团）的轴突贯穿脊髓全长多个节段，基本影响到整个脊髓。研究结果提示 A11 核团多巴胺能神经元向脊髓的投射可能在不安腿综合征发病中发挥关键作用，定向损毁 A11 区则能够部分模拟不安腿综合征的临床症状。

为验证这一推测是否正确，乐卫东教授带领的课题组首次利用立体定位注射技术将6-羟基多巴（6-OHDA）注射入 SD 大鼠双侧间脑 A11 区域（图 21-1），对 A11 核团进行毁损，而对照组大鼠则在双侧间脑 A11 区域注射对照剂。数月后观察大鼠的行为学改变，同时观察脑内黑质致密部及腹侧背盖区多巴胺能神经元是否受 A11 区核团损毁的影响。此外，使用多巴胺受体激动剂普拉克索以检测多巴胺添加对模型大鼠的行为学和病理改变的影响。

检测发现 A11 区立体定向注射 6-OHDA 后，A11 区核团内 50% 的 TH 阳性神经元丢失，黑质致密区和中脑腹侧被盖区内 TH 阳性神经元的数目则没有明显变化。而之前的研究结果却表明 A11 区多巴胺神经元比其他部位如黑质致密区或中脑腹侧被盖区内多巴胺神经元对神经毒素的抵抗性更强。此外，与对照组大鼠相比，6-OHDA 模型大鼠表现出入睡所需时间增长、睡眠时间减少、观察时段内起立动作次数增多等改变。此时使用多巴胺激动剂

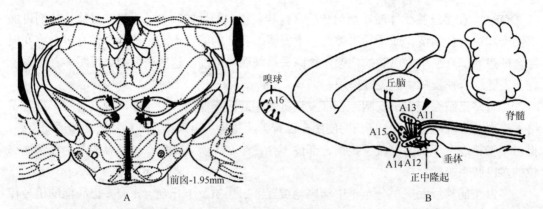

图 21-1　6-OHDA 立体定位注射 A11 区域冠状切面位置（A）；A11 区矢状切面位置，黑色箭头示 6-OHDA 立体定位损毁位置（B）

普拉克索治疗模型大鼠后，模型鼠起立次数及总站立时间显著减少，表明普拉克索对 6-OHDA 模型大鼠行为学的改善作用。在此模型大鼠中没有发现类似临床患者的 PLMS 样症状。

　　总的来说，6-OHDA 模型大鼠能够模拟临床不安腿综合征患者运动不安及睡眠障碍的表现，同时多巴胺受体激动剂能够改善模型大鼠的行为学症状。但同时我们也应注意，这一模型仅能模拟临床患者的运动障碍，对不安腿综合征患者表现出的"不愉快""急切想运动"等情绪改变则无法模拟。当然，现在也缺乏能够准确反映模型动物情绪改变的检测方法。

第二节　6-羟基多巴胺损毁伴缺铁饮食小鼠模型

　　大量证据表明铁缺陷在不安腿综合征发病机制中起重要作用。妊娠期女性因缺铁致不安腿综合征发病率增高。血清铁蛋白水平与不安腿综合征病情严重性呈负相关。口服铁剂能明显改善一些不安腿综合征患者的症状。高剂量静脉铁治疗可以使多数不安腿综合征病情完全缓解，即便这些患者治疗前血清铁含量正常。另有报道与年龄匹配的健康对照组相比，不安腿综合征患者脑脊液中铁蛋白含量降低 65%，转铁蛋白增高 3 倍。MRI 研究也显示不安腿综合征患者黑质和壳核的铁含量下降。不安腿综合征患者脑组织病理研究证实铁和铁蛋白染色减少，转铁蛋白染色增加，转铁蛋白受体减少。随后的研究表明血清铁离子水平与患者不安腿综合征症状的严重性密切相关，患者血清铁水平降低越明显，症状越严重。口服铁剂能够改善部分老年患者的症状。进一步的研究则发现即使不安腿综合征患者血清铁水平正常，高剂量间歇性铁治疗也能够显著缓解患者的临床症状。总之，上述研究表明不安腿综合征存在铁储备及转运异常，铁治疗能够在一定程度上缓解症状。

　　此外，铁与多巴胺系统关系密切，两者可能共同作用于不安腿综合征的发生发展。已知铁是多巴胺合成过程中限速酶 TH 的辅酶，铁螯合剂能有效降低多巴胺及其代谢产物的含量（图 21-2）。铁的下降可导致多巴胺合成减少，可利用的多巴胺下降。铁是多巴胺

D2 受体的成分之一，研究表明铁缺失动物模型中，D2 受体减少，多巴胺转运体功能和密度下降，细胞外的多巴胺含量升高。同时，胸腺细胞表面糖蛋白（Thy-1）是多巴胺能神经元中大量表达的一种细胞黏附分子，有稳定突触的作用，并参与调节突触囊泡释放单胺类递质，包括多巴胺。铁是调节 Thy-1 的必要成分，铁剥夺后小鼠脑组织匀浆及不安腿综合征患者脑中的 Thy-1 蛋白明显减少，由此引起突触间隙多巴胺的释放减少。铁缺失引起的基底节多巴胺代谢的改变随时间而变化。微透析技术证明黑夜来临时多巴胺及其代谢产物明显增高。

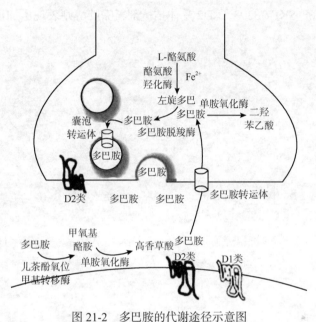

图 21-2 多巴胺的代谢途径示意图

（引自 Khan SA，Mettu K，Raja F，The restless legs syndrome diagnosis and treatment. Mo Med，2008，103（5）：518-522.）

以上研究结果提示铁缺乏和多巴胺系统功能失调相互作用，共同促进不安腿综合征的发生。为了建立更完美的动物模型，乐卫东教授课题组利用 C57BL/6 小鼠，在 A11 区立体定向注射 6-OHDA 损毁的基础上，给予模型小鼠单纯缺铁饮食，观察模型小鼠的行为学改变，检测其是否能够更好地模拟不安腿综合征患者的临床表现。具体的造模流程为小鼠分为两组，一组给予正常饮食（饲料中铁含量为 35mg/kg），一组给予缺铁饮食（饲料中铁含量为 3.5mg/kg）。饮食干预前测定小鼠的基础血清铁离子水平及运动情况。饮食干预1个月后，半数正常饮食组和低铁饮食组的小鼠双侧 A11 区立体定位注射 6-OHDA 给予损毁；半数正常饮食组和低铁饮食组的小鼠双侧 A11 区给予 PBS，造模结束。造模1个月后，分别给予小鼠三种能够治疗或加重不安腿综合征病情的药物，包括多巴胺 D2/D3 受体激动剂罗匹尼罗、D1 受体激动剂 SKF-38393 及 D2 受体拮抗剂氟哌啶醇。造模前后及药物干预前后分别检测小鼠的自主运动能力。此外，从尾静脉取血检测小鼠血清铁离子水平。脑和脊髓组织样本检测中枢神经系统内铁浓度。行为学检测结束后，收集所有小鼠中脑及间脑组织进行 TH 免疫组化染色。

虽然单纯的缺铁饮食或 A11 区 6-OHDA 损毁都可以造成模型小鼠自主运动的增加，但

6-OHDA 损毁伴缺铁饮食的模型小鼠其自主运动增加更为明显。此外，6-OHDA 损毁伴缺铁饮食的模型小鼠更易激惹，攻击性强。结果提示缺铁及多巴胺系统失调都可以改变小鼠的行为学表现，而 A11 区 6-OHDA 损毁伴缺铁饮食的模型小鼠行为改变更接近临床不安腿综合征患者的表现，是更为理想的模型动物。同时，免疫组化结果也发现 6-OHDA 损毁伴缺铁饮食的模型小鼠 A11 区 TH 阳性细胞比单纯 6-OHDA 损毁小鼠丢失更为明显（图 21-3）。但此模型小鼠仍不表现出不安腿综合征临床常见的睡眠障碍、PLMS 等典型症状。进一步观察显示，D2/D3 受体激动剂罗匹尼罗能够缓解 6-OHDA 损毁伴缺铁饮食模型小鼠自主运动症状，但 D1 受体激动剂 SKF-38393 及 D2 受体拮抗剂氟哌啶醇则表现出加重运动症状的效果。

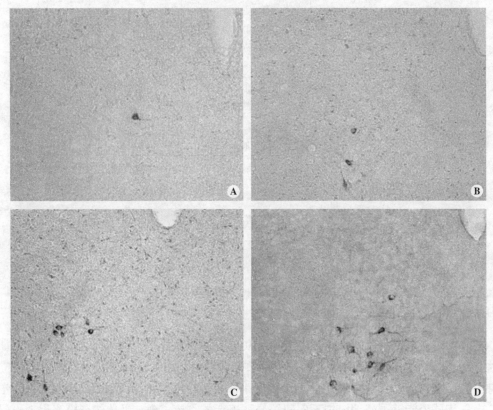

图 21-3   A11 区 TH 免疫组化染色结果

A. 6-OHDA 损毁伴缺铁饮食组；B. 6-OHDA 损毁正常饮食组；C. 单纯缺铁饮食组；D. 正常对照组

（引自 Zhao H，Zhu W，Pan T，et al. Spinal cord dopamine receptor expression and function in mice with 6-OHDA lesion of the A11 nucleus and dietary iron deprivation. J Neurosci Res，2007，85：1065-1076.）

扫封底二维码获取彩图

为证实模型小鼠的运动症状与脊髓多巴胺受体水平变化相关，研究者深入探讨了缺铁饮食和（或）A11 区 6-OHDA 损毁模型小鼠腰段脊髓组织内不同多巴胺受体的 mRNA 和蛋白水平变化。发现单纯缺铁饮食能够增加脊髓 D1 受体 mRNA 和蛋白水平，但 D2/D3 受体水平没有明显变化。而 A11 区 6-OHDA 损毁能够显著降低脊髓 D2/D3 受体 mRNA 和蛋白水平，其对 D1 受体 mRNA 水平影响很小，但能够降低 D1 受体蛋白水平，结果提示 6-OHDA 定向损毁能够改变 D2/D3 受体在脊髓组织内的转录水平，同时也能够影响 D1 受体在脊髓组织内的翻译水平。统计分析结果显示 A11 区 6-OHDA 损毁可降低特异性 D2 受体结合 ^{3}H 螺哌酮的能力，同时缺铁饮食能够增强 6-OHDA 损毁对 D2 受体结合能力的下调作用。此外，6-OHDA 损毁还能够下调特异性 D3 受体结合 ^{3}H-PD128907 的能力，而缺铁饮食则没有这方面的影响。以上研究结果提示脊髓组织内多巴胺受体水平变化可能与模型小鼠运动症状的发生密切相关。

除此之外，Dean 等研究表明，缺铁饮食的模型小鼠表现出类似不安腿综合征患者的睡眠时间减少、觉醒时间延长的症状，这些结果丰富了缺铁饮食模型小鼠非运动症状方面的表现。当然，对于缺铁饮食的不安腿综合征模型小鼠的症状表现，还存在不同的研究结果。另外，Glover 等研究发现缺铁饮食能够减少模型小鼠的自主运动，并导致小鼠昼夜节律的变化。这与前面所述的研究结果不同，分析其原因可能与缺铁饮食给予的时间段有关。总之，还需要进一步的深入研究来探讨缺铁饮食伴 6-OHDA 损毁模型小鼠的运动及非运动症状，并探索其作为不安腿综合征疾病模型的可靠性。

由于多巴胺能治疗的积极作用，推测多巴胺神经递质系统的改变在不安腿综合征病理生理学中起重要作用。有些学者认为间脑 A11 区的多巴胺神经元在这一点上至关重要，因为它们代表一个重要的多巴胺能脑脊连接。因此，在双侧 6-OHDA 诱导的 A11 多巴胺能神经元损害的小鼠模型中，也研究了缺铁饮食的作用。6-OHDA 损害 A11 导致多巴胺和 HVA 及 D2 和 D3 受体在腰髓中表达减弱。当合并缺铁饮食时，D2 受体表达进一步降低，运动活性增加。此外，6 例 OHDA 病变加重了缺铁饮食诱导的脑和脊髓的铁剥夺。综上所述，这些结果说明了中枢神经系统多巴胺能系统与铁代谢之间的密切关系。除了已知铁作为辅助因子参与多巴胺生物合成之外，Thy 1 也在神经递质释放方面起作用，因为在细胞和大鼠模型中及在不安腿综合征患者的黑质中铁的缺乏降低了其表达，因此 Thy 1 被强调为可能的连接物。总的来说，缺铁和多巴胺能改变的结合可以模拟不安腿综合征表型的运动与感觉方面，尽管仍以相当粗略的方式。然而，有一点必须注意，在某些模型中，目标 A11 区域是否真的与不安腿综合征相关，尚不确定，因为迄今为止可获得的证据仍有疑问。

第三节　多巴胺 D3 受体敲除小鼠模型

如前所述，哺乳动物神经系统的活动在 SCN 的节律控制下，投射到下丘脑的 A11 区多巴胺能核团，继续向脊髓中间外侧核的交感神经节前神经元投射，调节交感神经的自主功能。脊髓功能受到多种单胺类的调控，如 5-羟色胺、多巴胺、去甲肾上腺素，但对于这些单胺类物质如何调控脊髓功能我们还知之甚少。我们现在已知脊髓中含有 D1、D2、D3 受体，但其以何种机制参与到脊髓功能和脊髓兴奋性改变中还没有确定的解释。

神经解剖学研究表明不安腿综合征患者的间脑 A11 区和第三脑室旁 A14 区的多巴胺能神经元受累，这些神经元的投射纤维沿脊髓同侧下行，并沿途发出侧突与脊髓各级感受伤害性刺激的感觉神经元及运动神经元相联系。电生理研究发现 A11 区及 A14 区的多巴胺神经元可调节脊髓交感神经元及感受伤害性刺激的感觉神经元的活动。尽管不安腿综合征患者的临床表现为夜间或休息时下肢活动增多，但它本身并非一种运动疾患，而是由双下肢深部的异常不适导致的运动增多。而下丘脑多巴胺的分泌也表现出明显的昼夜模式，夜间水平显著减少，这与不安腿综合征患者的临床表现相一致。同时，从病理生理学观点推断不安腿综合征病变部位可能与脊髓反射弧功能异常有关。为进一步解释此现象，Levant 等采用定量放射自显影的方法检测大鼠脊髓中多巴胺受体的分布，并探讨该分布在脊髓的突触传递间所建立的联系。结果表明大鼠脊髓中存在 D1、D2、D3 受体，其 D3 受体的密度比 D2 受体高 6 倍。D3 受体的分布以颈髓、腰髓节段背角的浅层为最多，其次是脊髓的中央部和背角的深层（图 21-4）。脊髓背角的浅层 D3 受体的分布提示 D3 受体参与感觉及感受伤害刺激的传递作用，中央部 D3 受体的存在表明 D3 受体可能参与感觉和运动传导的整合。脊髓内 D3 受体的局灶分布提示可以对某些感觉和（或）运动疾患做 D3 受体靶向治疗。不安腿综合征是一种感觉运动性疾病，患者存在脊髓兴奋性的显著异常，多巴胺受体激动剂尤其是与 D3 受体优先结合的激动剂普拉克索及罗匹尼罗表现出明显的疗效，进一步证明不安腿综合征患者 D3 受体功能下降。

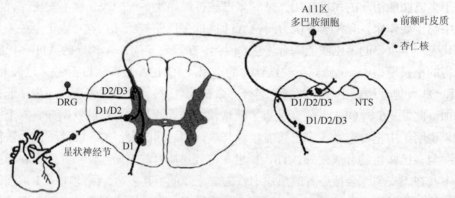

图 21-4　A11 区多巴胺神经元调控通路图及多巴胺受体在脊髓中的分布示意图

（引自 Kumar VG，Bhatia M，Tripathi M，et al. Restless legs syndrome：diagnosis and treatment. J Assoc Physicians India，2008，51：782-783.）

D3 受体敲除（D3KO）小鼠表现出与不安腿综合征患者类似的自主运动增加及睡眠时间减少等症状。Clemens 等利用电生理的方法及 D3KO 模型小鼠研究多巴胺及 D3 类受体激动剂对腰段脊髓环路的作用。研究中，小鼠麻醉后打开腰椎部分的硬脊膜，分辨出脊髓的腹侧和背侧，腰髓取出后置于人工脑脊液中维持活性。将玻璃电极分别置于脊髓的腹侧及背侧神经根，在背侧神经根利用各种电流进行脉冲性刺激，以实现最大的反射性反应。为了观察药物对电生理记录振幅的影响，首先确定在无药物刺激情况下的基础振幅值，继而利用不同浓度多巴胺受体选择性激动剂、D3 受体特异性激动剂 PD 128907 及 D3 受体特异性抑制剂 GR 103691 等对背侧神经根进行刺激，记录振幅值的变化情况，从而判断药物对脊髓环路的作用。

结果表明，低水平多巴胺可降低野生型小鼠的单突触牵张反射，而在 D3KO 小鼠则增强该反射。高浓度多巴胺明显降低野生型小鼠和 D3KO 小鼠的单突触牵张反射，在野生型小鼠中作用更强。D3 受体激动剂培高利特和 PD 128907 能降低野生型小鼠单突触牵张反射的幅度，但对 D3KO 小鼠则不起作用。反之，D3 受体拮抗剂 GR 103691 及 Nafadotride 能增强野生型小鼠的单突触牵张反射，对 D3KO 小鼠同样不起作用。同时，D2 受体激动剂溴隐亭能够同时抑制两组小鼠的单突触牵张反射。该研究表明低水平多巴胺通过激活 D3 受体而抑制脊髓反射的兴奋性，在 D3KO 小鼠中，因为 D3 受体的缺乏导致多巴胺对脊髓环路的抑制作用受损，小鼠出现后肢反射兴奋性增高，其表现类似于不安腿综合征。既然多巴胺呈剂量依赖的方式通过 D3 受体减少脊髓的兴奋性，多巴胺在低水平时对 D3KO 小鼠体内多巴胺能的抑制作用转变为兴奋作用。此外，Clemens 等证实，D3KO 小鼠脊髓内的 TH 的表达呈现出明显的节律性变化，与野生型小鼠相比，TH 在白天或夜间多个时间点均呈低表达，仅在凌晨出现短暂升高。TH 作为多巴胺合成的限速酶，D3KO 小鼠体内 TH 表达下降继而引起脑内多巴胺合成下降。多巴胺对脊髓主要表现为抑制兴奋的作用，多巴胺合成的减少相应引起脊髓的兴奋性增加。事实上 D3KO 小鼠总是表现很活跃，运动明显增加，其表型与不安腿综合征患者夜间下肢活动增多相一致。

Austin 等进一步利用特异性 D3 受体拮抗剂 SB-277011 观察 D3 受体在小鼠运动和睡眠方面的影响，以进一步评价 D3KO 小鼠能否作为不安腿综合征的动物模型。研究发现 SB-277011 能够减少小鼠的睡眠时间，而 D2/D3 受体拮抗剂舒必利则不能表现出这种作用。研究结果进一步肯定了 D3KO 小鼠在不安腿综合征研发中的应用前景。当然，我们也应该注意到 D3KO 小鼠没有 PLMS 方面的明显改变，也就是说其不能完全模拟不安腿综合征的特征性临床表现，因此研究者同时将目光聚集于 PLMS 动物模型的研发。

不安腿综合征通常用靶向抑制性 D3 受体亚型的多巴胺受体激动剂治疗，但是临床证据尚未表明不安腿综合征患者存在 D3 受体功能障碍。然而，在不安腿综合征患者中进行的全基因组关联研究已经证实，*MEIS1* 基因的突变与不安腿综合征发病风险的增加有关，但是 *MEIS1* 功能障碍对感觉运动功能的影响仍然未知。

既往的动物模型对于不安腿综合征的治疗方面研究甚少。我们知道左旋多巴制剂、阿片类药物、多巴胺受体激动剂都是治疗不安腿综合征的常见药物。Meneely 等评估了多巴胺类及阿片类物质在 MEIS1KO 和 D3KO 动物模型中的治疗效果，并且进一步评估了 D1 受体和 D3 受体在脊髓的表达。结果发现 MEIS1KO 与其野生型（WT）对照组具有大部分相同的行为特性，在吗啡、左旋多巴、D3 受体激动剂普拉克索和 D3 受体拮抗剂 SB277011 的作用下，MEIS1 KO 动物模型的临床表现与其对照组没有显著区别。然而，在用 D1 受体激动剂 SKF38393 和 D1 受体拮抗剂 SCH39166 测试时，MEIS1KO 模型和 D3KO 模型小鼠的行为更为相似，而野生型对照组对这些药物没有反应。随后对脊髓中 D1 受体和 D3 受体蛋白表达的 Western blot 分析表明，与对照组相比，MEIS1KO 和 D3KO 中 D1 受体的表达显著增加，而 D3 受体的表达在三组之间没有显著差异。实验证实，在 MEIS1KO 和 D3KO 模型中，脊髓 D1 受体的表达是相似的，小鼠对于 D1 受体激动剂和拮抗剂产生的行为变化也相似，但只有 D3KO 模型表现出增加的感觉兴奋性热刺激。由于 D3 受体主要存在于脊髓背侧，在脊髓背侧可调控感觉通路，而 D1 受体的激活可激活脊髓腹侧的运动神经元，因此推测 D3KO 和 MEIS1KO 是不安腿综合征的两种相互补充的动物模型，其机制可能是 D3 受体调控的感觉通路和 D1 受体介导的运动功能障碍的差异。

针对 D3 受体敲除和 *MEIS1* 敲除的小鼠模型是独立开发的，并且每个动物在临床中表达一些与不安腿综合征相关的特征。D3KO 和 MEIS1KO 都表达增加的运动活性，但只有

D3KO 在离体脊髓和体内中显示出增加的感觉兴奋性。实验通过小鼠对于热痛刺激的撤退反射时间来评估感觉兴奋性，热痛刺激反射依赖于脊髓回路，脊髓回路可以在实验中进一步评估脊髓和延伸至外周的基础神经网络的功能。先前报道的 D3KO 小鼠对热刺激的兴奋性增加可能是由于 C 纤维介导传递来自肌肉组织深处感觉的路径改变的作用。此外，由先前的研究得出 D1、D5 受体是多巴胺的兴奋性受体，D2、D3、D4 受体是抑制性受体。由于最近的数据表明抑制性 D3 受体可以与兴奋性 D1 受体形成功能性异构二聚体，可以推测，在 D3KO 中观察到的兴奋性增强可能是兴奋性多巴胺 D1 受体表达增强的结果。

第四节　周期性肢体运动模型

周期性肢体运动（PLM）是周期性发生的反复和高度刻板的肢体活动，常发生于下肢，可以在觉醒状态下发生，称为 PLMW，通常在睡眠中发作，称为 PLMS。PLMS 可单独作为一种临床症状发作，但绝大部分是不安腿综合征的一种临床表现，并且是不安腿综合征发作的唯一的客观诊断指标，因此建立能够模拟 PLMS 的动物模型能够深入探讨不安腿综合征的发病机制和治疗。

PLMS 和不安腿综合征的发生率随着年龄的增加而升高，多巴胺类制剂有显著的疗效。当然现在还不能确定多巴胺拮抗剂是否可以导致 PLMS 的发生，但至少可以确定其能够加重 PLMS 的症状。这些发现提示多巴胺系统参与了 PLMS 的发生，但具体的生化机制还不清晰，因此亟须利用合适的动物模型深入探讨其发生机制。

早在 2001 年 Okura 等观察嗜睡症的模型犬时就发现模型犬在睡眠期间双下肢出现自发运动。这种自发运动呈反复发作，发作间隔为 3～20 秒，每次发作持续 0.5～1.5 秒。研究者进一步发现 D2/D3 受体拮抗剂能够增加模型犬自发运动的次数。这与临床 PLMS 症状极为相似。

为研究在啮齿类动物中是否能够发生与不安腿综合征临床患者相同或相似的 PLMS 症状，Baier 等在 2002 年利用多导睡眠仪记录青年和老年大鼠睡眠过程中脑电图与肌电图变化情况，以此判断是否有类似于 PLMS 症状的发生。除脑电图和颈部肌电图外，一种特殊的磁感应装置被用来记录大鼠非快速眼动睡眠时相内的肢体运动情况。大鼠睡眠期间周期性肢体运动（称 PHLM）的记录标准与不安腿综合征患者临床检测 PLMS 的记录标准相一致。临床研究发现 PLMS 的发生与年龄密切相关，随年龄的增长而升高。在 Baier 的实验中也发现只有老年组大鼠表现出非快速眼动睡眠时相内的周期性肢体运动现象，同时多巴胺拮抗剂氟哌啶醇能够显著减少周期性肢体运动发生的时间间隔，加重 PHLM 的发生。而在青年组大鼠内没有发现明显的非快速眼动睡眠时相内的周期性肢体运动及其他 PHLM 现象，氟哌啶醇并不能改变大鼠 PHLM 发生的频率和时间间隔。以上研究结果提示大鼠也能表现出类似于 PLMS 的周期性肢体运动症状，但这种称为 PHL 的肢动症状是否与临床患者 PLMS 症状一致，还需要进一步大样本的观察。

最近，Baier 和 Manconi 各自带领研究小组，独立观察了大鼠睡眠期间胫骨前肌肌电图的情况，他们同时发现在青年大鼠非快速眼动睡眠时相内没有明显的肢体肌肉运动情况，但在快速眼动睡眠时相内能够观察到肌肉的抽搐。现在还不能确定这种肢体抽搐是否可被认为是 PLMS 的症状。

Silvani 等发现了一种分别记录自由活动大鼠和小鼠睡眠与清醒时胫骨前肌活动的技术。此外，他们还阐述了一种能够自动识别小鼠肢体运动的计算机算法，大大加快了肢体运动的计算速度。最后，他们提出并验证了肢体运动的新视觉评分规则，这样能够描述小鼠肌电图的生理时间结构，并将其与人类进行比较。与人类相比，啮齿类动物在非快速眼动睡眠期间产生的肢体运动明显更多，双侧的肢体运动也更多。肢体运动的平均持续时间相似，啮齿动物约 1 秒，人类约 2 秒。结果表明，在小鼠、大鼠和人的非快速眼动睡眠期间，生理肌电图活动的时间结构非常相似。

此外，Lai 和 Siegel 等发现中脑腹侧多巴胺能核团 A8 损毁后的猫表现出类似于 PLMS 相似的节奏性肢体运动症状，提示 A8 核团功能失常可能会增加自主运动，从而导致不安腿综合征中 PLMS 症状的发生。但在此模型中研究者并未探讨多巴胺受体激动剂或拮抗剂对运动症状的影响，因此对于 A8 核团与 PLMS 之间的关系还需要进一步的实验研究。同时，还有研究者发现脊髓损伤也会表现出睡眠期间的肢体运动现象。Esteves 等在 2004 年发现脊髓 T_9 节段损伤的大鼠在为期 8 天的观察期间，其脑电图和肌电图结果提示明显的睡眠期间肢体运动现象，而对照组大鼠则没有这种表现。这与临床上某些脊髓损伤患者会表现出不安腿综合征及 PLMS 的症状相一致。但这个实验中研究者也没有深入观察多巴胺受体激动剂或拮抗剂对模型大鼠的影响。

综上，在嗜睡症的模型犬、老年大鼠、自由活动的大鼠和小鼠、A8 核团损毁的模型猫及脊髓损伤的大鼠等动物模型中，研究者观察到了类似于人类不安腿综合征患者临床 PLMS 的运动症状，但迄今为止，还没有确切的标准来判断在以上动物模型上发现的运动症状是否与人类 PLMS 症状完全一致，因此应尽快完善对动物运动症状的评价标准，以确定其是否能够作为 PLMS 的合适模型。

小 结

随着不安腿综合征发病机制研究的不断进展，研究者已经成功建立了数种不安腿综合征的动物模型，包括 6-OHDA 损毁模型、缺铁饮食模型、PLMS 相关模型及 6-OHDA 损毁伴缺铁饮食模型。同时，这些动物模型的成功建立又为深入探讨不安腿综合征的发病机制及治疗方法提供了一个有利的研究平台。两者相辅相成，共同促进不安腿综合征研究的快速进展。

但在看到成绩的同时，我们也应关注到不安腿综合征动物模型的研发面临的难题。最重要的是如何评定动物模型表现出的运动症状，如何鉴定这些运动症状与临床不安腿综合征患者运动症状的异同。相信新的检测技术会不断出现，以帮助研究者解决运动症状的判定问题。其次，现在的动物模型都不能模拟不安腿综合征患者的非运动表现，如不适的感觉、急于动作的心理，当然部分原因也是因为这些非运动表现评价方法的缺乏。

　　总之，建立一种完美模拟不安腿综合征临床表现的动物模型是研究者的目标，而借助其治愈不安腿综合征这一困扰人们的顽固疾病则是研究者的终极目的。虽然现在动物模型的建立面临许多挑战，但相信将来借助不断创新的科技手段及深入的机制探索，最终这一目标将成为现实。

（乐卫东　陈　晟　倪　优）

参 考 文 献

Allen RP，Dean T Jr，O'Donnell CP，et al，2006. The effects of dietary iron deprivation on murine circadian sleep architecture. Sleep Med，7（8）：634-640.

Allen RP，Donelson NC，Jones BC，et al，2017. Animal models of RLS phenotypes. Sleep Med，31：23-28.

Allen RP，Earley CJ，2001. Restless legs syndrome：a review of clinical and pathophysiologic features. J Clin Neurophysiol，18：128-147.

Allen RP, Earley CJ, Heckler D，2004. The treatment of restless legs syndrome with intravenous iron dextran. Sleep Med，5：231-235.

Austin NE，Baldwin SJ，Cutler L，et al，2001. Pharmacokinetics of the novel，high-affinity and selective dopamine D3 receptor antagonist SB-277011 in rat, dog and monkey：in vitro/in vivo correlation and the role of aldehyde oxidase. Xenobiotica, 31：677-686.

Baier PC，Hohne A，Winkelmann J，et al，2002. Assessment of spontaneously occurring periodic limb movements in sleep in the rat. J Neurol Sci，198：71-77.

Baier PC，Koch R，Virley DJ，et al，2005. Circadian motor behavior of the rat after chronic treatment with a selective D3 or a D2/D3 antagonist. Sleep，28：A8.

Baier PC，Paulus W，Tings T，et al，2003. Restless legs syndrome induced by impairment of sensory spinal pathways. J Neurol，250：499-500.

Boyer PJ，Connor JR，Menzies SL，et al，2003. Neuropathological examination suggests impaired brain iron acquisition in restless legs syndrome. Neurology，61：304-309.

Brooks DJ，Lees AJ，Turjanski N，1999. Striatal dopaminergic function in restless legs syndrome：18F-dopa and 11C-raclopride PET studies. Neurology，52：932-937.

Clemens S，Hochman S，2004. Conversion of the modulatory actions of dopamine on spinal reflexes from depression to facilitation in D3 receptor knock-out mice. J Neurosci，24：11337-11345.

De Mello MT，Esteves AM，Lancellotti CL，et al，2004. Occurrence of limb movement during sleep in rats with spinal cord injury. Brain Res，1017：32-38.

Dinkins ML，Meneely S，Kassai M，et al，2018. Differential dopamine D1 and D3 receptor modulation and expression in the spinal cord of two mouse models of restless legs syndrome. Front Behav Neurosci，12：199.

Feroah TR，Hutchins W，Manconi M，et al，2007. On the pathway of an animal model for restless legs syndrome. Neurol Sci，28：S53-60.

Fujiki N，Okura M，Ripley B，et al，2001. Narcoleptic canines display periodic leg movements during sleep. Psychiatry Clin Neurosci，55：243-244.

Gavin K，Lavan JN，O'Keeffe ST，1994. Iron status and restless legs syndrome in the elderly. Age Aging，23：200-203.

Glover J，Jacobs A，1972. Activity pattern of iron-deficient rats. Br Med J，2：627-628.

He Y，Ondo WG，Rajasekaran S，et al，2000. Clinical correlates of 6-hydroxydopamine injections into A11 dopaminergic neurons in rats：a possible model for restless legs syndrome. Mov Disord，15：154-158.

Hicks A，Rye DB，Stefansson H，et al，2007. A genetic risk factor for periodic limb movements in sleep. N Engl J Med，357：639-647.

Jankovic J，Ondo WG，1997. Restless legs syndrome，In：Appel SH，editor. Current Neurology. Amsterdam：IOS Press，12：207-236.

Kousi M，Schulte EC，Tan PL，et al，2014. Targeted resequencing and systematic in vivo functional testing identifies rare variants in MEIS1 as significant contributors to restless legs syndrome. Am J Hum Genet，95：85-95.

Lai YY，Siegel JM，1997. Brainstem-mediated locomotion and myoclonic jerks. I. Neural substrates. Brain Res，754：257-264.

Le W，Qu S，Zhang X，et al，2007. Locomotion is increased in A11 lesioned mice with iron deprivation：a possible animal model for restless legs syndrome. J Neuropath Exp Neurol，66：383-388.

Le WD，Ondo WG，Zhao HR，2007. Animal models of restless legs syndrome. Sleep Med，8：344-348.

Levant B，McCarson KE，2001. D3 dopamine receptors in rat spinal cord：implications for sensory and motor function. Neurosci Lett，303：9-12.

Mihara T，Mizuno S，Miyaoka T，et al，2005. CSF iron，ferritin and transferrin levels in restless legs syndrome. J Sleep Res，14：43-47.

Oertel WH，Stiasny K，Trenkwalder C，2002. Clinical symptomatology and treatment of restless legs syndrome and periodic limb movement disorder. Sleep Med Rev，6：253-265.

Ondo WG，2014. Restless legs syndrome：pathophysiology and treatment. Curr Treat Options Neurol，16：317.

Ondo WG，Qu S，Zhang X，et al，2006. Projections of diencephalic dopamine neurons into the spinal cord in mice. Exp Brain Res，168：152-156.

Pan TH，Xie WJ，Zhao HR，et al，2007. Spinal cord dopamine receptor expression and function in mice with 6-OHDA lesion of the A11 nucleus and dietary iron deprivation. J Neurosci Res，85：1065-1076.

不安腿综合征的诊断标准和治疗指南

中华医学会神经病学分会帕金森病及运动障碍学组

不安腿综合征（restless legs syndrome，RLS）又称为 Ekbom 综合征。患病率为 0.1%～11.5%[1]，在西方人种中多发，亚洲人中发病少见，国内尚无相关流行病学资料。RLS 可分为原发性和继发性两种。前者原因不明，部分具有家族遗传性。法国和意大利报道与 12q 和 14q 基因突变有关。后者可见于尿毒症、缺铁性贫血、叶酸和维生素 B_{12} 缺乏、妊娠、干燥综合征、帕金森病、小纤维神经病、多灶性神经病、腓骨肌萎缩症、代谢病、药源性（如三环类抗抑郁剂、H_2 受体阻滞剂、镇静剂）等。

一、诊　　断

（一）临床诊断依据[2-3]

临床诊断依据必须具备以下 4 个临床特点。

1. 因腿部不适引发的腿部活动。患者腿部常有难以描述的不适感，如蠕动、蚁走、瘙痒、烧灼、触电感等；感觉异常位于肢体深部，多数以累及下肢为主，单侧或双侧，半数患者也可累及上肢。活动后上述症状可以缓解。

2. 静息后（坐和躺）可使症状出现或加重。

3. 持续活动可使症状部分或全部缓解。轻症者在床上和椅子上伸展一下肢体即可缓解症状；重症者需来回踱步、搓揉下肢、伸屈肢体才能减轻症状。重新平躺或坐下后数分钟至 1 小时，上述症状常再次出现。

4. 夜间症状加重。典型者在 23：00 至次日 4：00 最为严重，故经常严重影响患者睡眠。6：00 至 12：00 症状最轻。

（二）支持诊断证据

1. 阳性家族史者　65% 的患者有家族史，多为常染色体显性遗传。RLS 患者一级亲属患 RLS 的风险增加 3.3 倍。

2. 周期性肢体运动　多发生在快速眼动相睡眠期，表现为单侧或双侧腿部刻板、重复地快速屈曲或伸展运动。

3. 多巴胺能药物治疗有效。

（三）鉴别诊断

1. 夜间腿肌痉挛 为夜间突然起病的肌肉疼痛痉挛，伸展腿部、站立、走动时可使症状缓解，但有比较严重的肌肉疼痛，而不是感觉异常。单侧肢体和局限性多见，常可触及挛缩的肌肉。

2. 静坐不能 应用多巴胺能受体阻断剂后因内心的不安宁感而出现的坐立不安。常伴轻度锥体外系症状，无家族史、昼夜变化规律，很少影响睡眠。

二、治 疗

（一）非药物治疗[3]

1. 去除各种继发性 RLS 的病因。
2. 停用可诱发 RLS 的药物或食物：①多巴胺能阻滞剂、止吐药、镇静剂；②抗抑郁药物：舍曲林、西酞普兰等 5-羟色胺再摄取抑制剂、三环类药物；③抗组胺药物：苯海拉明等；④烟酒、含咖啡因的刺激饮食。
3. 培养健康的睡眠作息。
4. 睡前洗热水澡及肢体按摩。
5. 适度活动。

（二）药物治疗

1. 药物种类

（1）复方左旋多巴制剂（多巴丝肼、卡左双多巴控释片）：A 级证据，适用于轻症 RLS 患者。间歇出现 RLS 的患者可临时性应用复方多巴制剂，左旋多巴的最大剂量一般不超过 200mg。本类药物的优点是出现多巴胺能副作用（恶心、头晕、头痛、嗜睡等）较少，缺点是长期使用后容易出现 RLS 症状恶化，因此一般不适用于每天都出现症状的患者。

（2）多巴胺能受体激动剂：麦角类的受体激动剂（溴隐亭、培高利特等）因出现导致心脏瓣膜病和纤维化综合征的风险，已经逐步被非麦角类多巴胺受体激动剂（普拉克索[4-5]、罗匹尼罗、吡贝地尔等[6]）所取代。普拉克索（A 级证据）和罗匹尼罗（A 级证据）都被美国和欧洲批准用于治疗 RLS，剂量范围（图 18-2）显著低于帕金森病所需要的剂量，加量应尽可能缓慢滴定，一般每数天或 1 周增加 1 次剂量。普拉克索滴定增加到有效剂量的速度一般要快于罗匹尼罗。另外，新近开发的多巴胺受体激动剂缓释剂或经皮贴剂可维持 24 小时缓慢持续释放，有可能减少症状恶化并发症的风险。

（3）加巴喷丁[7-8]：A 级证据。在治疗 RLS 的各个方面显示了很好的疗效，其疗效与罗匹尼罗相当。患者服用加巴喷丁的耐受性通常较好，但在高龄患者中要注意镇静、共济失调等副作用。

（4）镇静安定剂：氯硝西泮尚无循证医学的证据，但在部分患者中显示有良好的疗效。

（5）阿片类药物[9]：相对于多巴胺能药物，证据较少。但多数专家认为阿片类药物治疗 RLS 有效，且成瘾的风险小。此类药物包括羟考酮（B 级证据，5～20mg/d）、氢可酮

（5～20mg/d）、可待因、丙氧吩及曲马多（C级证据，100～400mg/d）。长期应用需要监测呼吸系统，其他可能的副作用包括镇静、尿潴留或便秘。

2. 药物选择[10, 11]　如何选择药物取决于 RLS 是原发性还是继发性及是否因缺铁引起。具体决策流程见图 18-2。如果缺铁则需要补铁，可无须服用多巴胺能药物。需要多巴胺能药物治疗的患者，药物选择时要充分考虑 RLS 症状的出现频率和时间，根据症状预计出现的时间适当提前给药。由于绝大多数多巴胺受体激动剂起效缓慢，因此必须在 RLS 症状出现至少 1 小时前服用。

（1）间歇性 RLS：可以在症状预计出现之前临时服用治疗药物。可选用的药物：多巴丝肼或者卡左双多巴控释片、轻中度阿片类药物、镇静安定剂、小剂量多巴胺受体激动剂。

（2）频发（每天都出现）RLS：需要每天用药。多巴胺受体激动剂是目前治疗这种类型 RLS 的首选药物，其次为加巴喷丁、轻中度阿片类药物、镇静安眠药。

可选药物：①普拉克索（0.125～1.500mg/d）、罗匹尼罗（0.25～6.00mg/d）；②加巴喷丁（300～2700mg/d）；③阿片类药物：曲马多（100～400mg/d）、羟考酮（5～20mg/d）、氢可酮（5～20mg/d）、可待因、丙氧吩；④氯硝西泮（0.5～4.0mg/d），应用时应注意防止跌倒。

（3）顽固性 RLS：可换用另一种多巴胺能受体激动剂、阿片类或加巴喷丁，或添加另一类药物到多巴胺能受体激动剂，也可考虑"假日疗法"，以及高效阿片类药物如美沙酮 5～40mg/d。

（三）特殊 RLS 的治疗

1. 缺铁　血清铁蛋白＜45μg/L 提示需要补铁，推荐在两餐间歇服用硫酸亚铁 325mg 和维生素 C 250～500mg，每天 3 次。最近有研究尝试静脉补铁治疗 RLS，但目前仍处于试验阶段。

2. 孕妇[12]　易出现叶酸和铁缺乏，需及时补充。因为 RLS 症状可能导致孕妇出现睡眠障碍，增加早产、难产等并发症的风险，但考虑到孕妇应用任何药物都需要非常审慎，因此需要与患者及家属充分沟通，仔细权衡后再决定是否应用控制 RLS 的药物。

3. 尿毒症　在尿毒症 RLS 患者中，肾移植可以缓解 RLS 症状，但透析却不能，仍然需要针对 RLS 对症治疗。

4. 儿童　很少有 RLS 的患儿需要接受药物治疗，所以一直缺乏治疗儿童 RLS 的临床试验结果可供推荐参考。一般而言，治疗应该先从改善睡眠习惯、限制含咖啡因的饮料等开始。如果患儿症状仍然无显著改善，多巴胺能药物（复方多巴制剂和受体激动剂）可改善儿童的症状。

（王　坚　蒋雨平）

参 考 文 献

[1] Merlino G, Valente M, Serafini A, et al. Restless legs syndrome: diagnosis, epidemiology, classification and consequences. Neurol Sci, 2007, 28（Suppl 1）: S37-S46.

[2] Herring WA. Subjective and objective criteria in the diagnosis of the restless legs syndrome. Sleep Med，2004，5：285-292.

[3] Hening WA. Current guidelines and standards of practice for restless legs syndrome. Am J Med，2007，120：S22-S27.

[4] Silber MH，Girish M，Izurieta R. Pramipexole in the management of restless legs syndrome：an extended study. Sleep，2003，26：819-821.

[5] Winkelman JW，Johnston L. Augmentation and tolerance with long-term pramipexole treatment of restless legs syndrome（RLS）. Sleep Med，2004，5：9-14.

[6] Waiters AS，Ondo WG，Dreykluft T，et al. Ropinirole is effective in the treatment of restless legs syndrome. TREAT RLS 2：a 12 week，double-blind，randomized，parallel-group，placebo-controlled study. Mov Disord，2004，19：1414-1423.

[7] Garcia-Borreguero D，Larrosa O，De la Llave Y，et al. Treatment of restless legs syndrome with gabapentin：a double-blind，cross-over study. Neurology，2002，59：1573-1579.

[8] Happe S，Sauter C，Klosch G，et al, Gabapentin versus ropinirole in the treatment of idiopathic restless legs syndrome. Neuropsychobiology，2003，48：82-86.

[9] Walters AS，Winkelmann J，Trenkwalder C，et al. Long-term follow-up on restless legs syndrome patients treated with opioids. Mov Dimrd，2001，16：1105-1109.

[10] Earley CJ. Clinical practice. Restless legs syndrome. N Engl J Med，2003，348：2103-2109.

[11] Trenkwalder C，Hening WA，Montagna P，et al. Treatment of restless legs syndrome：an evidence-based review and implications for clinical practice. Mov，Disord，2008，23：2267-2302.

[12] Manconi M，Ferini-Strambi L，Hening WA. Response to clinical corners case（Sleep Medicine 6/2：83-84）：pregnancy associated with daytime sleepiness and nighttime restlessness. Sleep Med，2005，6：477-478.

临床指南概要：成人不安腿综合征的治疗

美国神经病学学会（AAN）指南制定、传播和执行分委会报告

不安腿综合征（RLS）是一种以移动腿或手臂的冲动为特征的运动障碍疾病。通常是对不舒服的感觉障碍的反映。临床上 RLS 影响了约 2.5%美国和北欧的成年人，并且随着年龄增长，患病率增加，女性更加易感[1]。RLS 分为原发性和继发性两种，继发性 RLS 归因于缺铁、终末期肾病（ESRD）或妊娠等。大多数 RLS 患者也有睡眠周期性肢体运动障碍（PLMS）[2]。RLS 的临床后果包括睡眠质量和数量受损[3]、情绪和焦虑障碍[4]、健康相关生活质量（QoL）[5]和工作效率降低[6]。症状恶化是长期服用多巴胺类药物治疗 RLS 的一个主要的副作用[7]，包括 RLS 症状的医源性恶化。

本实践指南涉及以下内容：针对成年人 RLS 患者的症状和临床后果（睡眠紊乱、PLMS、抑郁/焦虑和生活质量下降）安全有效的治疗方法，包括药理学和非药理学方法（附表 2-1）。

一、分析过程说明

本实践指南遵循美国神经病学学会在 2004 年出版的《指南制定过程手册》中概述的方法学[8]。对于分析过程的详细描述可在神经病学杂志官网的完整指南中找到。对于 RLS 的疗效，国际不安腿综合征研究组评分量表（IRLS）为首要的评价指标，3 分的变化被认为具有临床意义[9]。对于多导睡眠图（PSG）结果报告，专家组优先评估某些结果，如周期性肢体运动指数（PLMI）、总睡眠时间（TST）、睡眠效率、睡眠潜伏期、入睡后清醒时间（WASO）。当报告结果中有与主观睡眠、患者精神症状和生活质量相关的结果也会对其进行描述。该表显示了所选的不利因素事件（AE）、症状恶化风险因素和美国 FDA 推荐药物的批准剂量。

对于个别文章的结果，包括置信区间（CI）和统计学显著性及临床发病率评价可在杂志官网的完整指南中进行查询。对于 1 项Ⅲ类研究的具体情况（由于无法得出结论，如加巴喷丁）也只在完整指南中进行讨论。

附表 2-1 特发性不安腿综合征干预治疗评价汇总（含 A～C 级推荐）

干预措施	FDA 指南的起始剂量，治疗剂量（mg/d）	支持使用的证据等级				有无病情恶化风险 b	其他常见或重要的不良事件
		RLS 症状	PLMI	主观睡眠指标 a	精神症状		
罗匹尼罗	0.25, 0.25~4.0	B 级推荐	A 级推荐	B 级推荐	抑郁：C 级推荐；焦虑：B 级推荐	是	多巴胺激动剂 AE 包括恶心、嗜睡、冲动控制障碍
普拉克索	0.125, 0.25~0.5	A 级推荐	B 级推荐	B 级推荐	抑郁：C 级推荐；焦虑：C 级推荐	是	（参见罗匹尼罗）
罗替戈汀贴片（24h 更换）	1.0, 1.0~3.0	A 级推荐	B 级推荐	B 级推荐		是	（参见罗匹尼罗）；药物特异性副作用：皮肤反应
卡麦角林	未经 FDA 批准用于 RLS	A 级推荐	B 级推荐	A 级推荐		是	（参见罗匹尼罗）；药物特异性副作用：心脏瓣膜病
左旋多巴	未经 FDA 批准用于 RLS	C 级推荐	C 级推荐	C 级推荐		是	恶心
加巴喷丁酯	600, 600	A 级推荐	U 级推荐	A 级推荐	整体情绪：A 级推荐	未知 c	嗜睡、头晕
普瑞巴林	未经 FDA 批准用于 RLS	B 级推荐	B 级推荐	B 级推荐	U 级推荐	否	不安、嗜睡
口服铁剂 d	未经 FDA 批准用于 RLS	B 级推荐	B 级推荐	B 级推荐		未知	便秘、恶心
羧基麦芽糖铁注射剂	未经 FDA 批准用于 RLS	B 级推荐	U 级推荐	U 级推荐		未知	静脉注射铁剂可能导致危及生命的过敏反应
蔗糖铁	未经 FDA 批准用于 RLS	U 级推荐		U 级推荐		未知	静脉注射铁剂可能导致危及生命的过敏反应
羟考酮/纳洛酮缓释片	未经 FDA 批准用于 RLS（欧盟批准）	C 级推荐（在其他治疗失败的患者）	C 级推荐	C 级推荐		未知	便秘、恶心、镇静、抑郁、药物戒断
NIRS	NA	C 级推荐				未知	
充气加压	NA	B 级推荐				未知	
rTMS	NA	C 级推荐				未知 c	
震动刺激	NA	C 级反对		C 级推荐		否	
tDCS	NA	C 级反对				未知	

注：AE，不良事件；FDA，美国食品药品监督管理局；NA，不适用；NIRS，近红外光谱；PLMI，周期性肢体运动指数；rTMS，重复经颅磁刺激；tDCS，经颅直流电刺激。

a 所引用的证据等级是至少一个主观睡眠评级所确定的证据的最高级别。

b 恶化风险评级在指南文本中单独考虑，因为有时检测到的证据的等级不同。请参阅 Neurology.org 上的完整指南，了解具体细节或不同的主观检测。

c 如果当前没有研究（其中很多是 IV 类开放标签长期随访研究）中的任何时间点显示>2.4%，恶化症状被列为是，2.4%临界界值是根据 3 项研究的安慰剂恶化症状的平均值确定（见正文）。

c 恶化症状被列为未知，因为描述恶化症状的研究持续时间为 12 周或更少，故无法可靠地提供恶化症状的风险（通常治疗至少 6 个月后发生恶化症状）。

d 仅当患者有缺铁证据时才进行口服铁治疗研究。

二、证据分析

（一）多巴胺受体激动剂

1. 罗匹尼罗   服用罗匹尼罗 12 周可能会降低 IRLS 评分（基于 2 项临床 I 类研究的荟萃分析[10,11]，其中 1 项有足够的独立精确度）。罗匹尼罗极有可能改善 PLMS（2 项临床 I 类研究[10,11]），也可能改善其他一些客观睡眠指标（1 项 I 类研究[11]）和主观睡眠测量（2 项 I 类研究[10,11]和 4 项 II 类研究[12-15]的荟萃分析，使用医疗结局研究分量表）。服用罗匹尼罗 12 周可能提高 RLS 特异的 QoL（1 项 I 类研究[10]和 3 项 II 类研究[12,13,15]）。罗匹尼罗有可能改善抑郁症（1 项 II 类研究[14]和 1 项 I 类研究[10]的荟萃分析，后者精确度不充分）。服用罗匹尼罗 12 周可能改善焦虑症状（1 项 I 类研究[10]）。

2. 普拉克索   普拉克索很可能改善 RLS 症状，由 IRLS 进行评价（3 项 I 类研究[16-18]和 6 项 II 类研究[19-24]，通过不同的时间跨度）。普拉克索可能改善 PLMS（3 项 II 类研究[20,22,25]）和主观睡眠指标（1 项 I 类研究[17]和 3 项 II 类研究[19,21,23]，还有一项 II 类研究由于没有排除 1 个重要影响而缺乏精确性[24]）。目前仍没有足够的证据来支持或反驳普拉克索对其他多导睡眠测量结果（如睡眠潜伏期、睡眠效率、WASO 或 TST）方面的疗效，由于 3 项 II 类研究[20,22,25]对于统计意义和临床重要性的结果不同，有的统计报告有限。服用普拉克索 12 周可能改善 RLS 特异性 QoL 质量（1 项 I 类研究[16]和 3 项 II 类研究[19,23,24]，其中一项 II 类研究结果显示改善效应有限[24]）。服用普拉克索 12 周有可能改善中重度 RLS 相关睡眠紊乱患者的抑郁和焦虑症状（一项 II 类研究[23]）。

3. 罗替戈汀   罗替戈汀贴片可能改善 RLS 症状，由 IRLS 进行评价（2 项 I 类研究[26,27]和 3 项 II 类研究[28-30]，持续最长 6 个月）。罗替戈汀可能改善 PLMS（1 项 I 类研究[27]），但支持或反驳罗替戈汀对客观睡眠指标的影响的证据不充分（1 项 I 类研究[27]，其不具有统计学意义，但 CI 包括临床重要影响）。罗替戈汀很可能改善睡眠障碍和主观睡眠质量（基于 1 项 I 类研究[27]和 2 项 II 类研究[28,30]的荟萃分析，其中一项 II 类研究[30]达到其自身定义的统计学意义，其他的 I 类和 II 类研究达到同一个统计学意义）。罗替戈汀可能改善睡眠充分性（基于 1 项 I 类研究[27]和 2 项 II 类研究[28,30]的荟萃分析，要求所有 3 项研究都具有统计学意义）。服用罗替戈汀 12 周可能改善 RLS 特异性 QoL（基于 1 项 I 类研究[27]和 2 项 II 类研究[28,30]的荟萃分析，要求所有 3 项研究都具有统计学意义）。

4. 卡麦角林   卡麦角林很少使用，因为有关于纤维化并发症/心脏瓣膜病的担忧（参见 Neurology.org 上完整指南中的讨论部分）。

5. 左旋多巴   左旋多巴（100～200mg）可能改善患者报告的 RLS 症状严重程度（4 项 III 类研究[31-34]，其中 2 项仅显示效益，2 项当联合使用荟萃分析以提高统计精确度后显示好处）。左旋多巴可能改善主观睡眠指标（4 项 III 类研究[31-34]，至少对一些主观睡眠指标有所改善）和 PLMI（3 项 III 类研究[31,33,34]，具有足够的精确度和 1 项 III 类研究[32]，精确度不充分；荟萃分析显示效果显著）。目前尚没有充足的证据支持或反驳左旋多巴对 RLS 患者 QoL 的影响（2 项 III 类研究[31,32]，仅 1 项具有足够的精确度）。

（二）α2δ配体类药物

1. 加巴喷丁缓释片 是一种缓慢释放的加巴喷丁前体药物。应用加巴喷丁很可能降低 IRLS 评分（4 项持续时间不同的 I 类研究[35-38]），改善主观睡眠测量（4 项 I 类研究[35-38]），并且可能至少改善 PLMI 以外的一些客观睡眠指标（1 项 I 类研究[35]）。该 I 类研究的结果没有统计学意义且 CI 包括潜在的临床重要和不重要的影响，因此没有足够的证据论证加巴喷丁对 PLMI 的影响。加巴喷丁很可能改善 RLS 特异性 QoL（1 项 I 类研究[37]）和情绪改变（1 项 I 类研究[36]）。

2. 普瑞巴林 当剂量不少于 150mg/d 时，普瑞巴林可能会提高 IRLS 评分（1 项 I 类研究[39]和 3 项 II 类研究[24, 25, 40]；由于分析结果未达到统计学意义，没有足够的证据能够论证剂量为 50～100mg/d 时是否有效，但在 1 项 I 类研究中 CI 包括重要影响）。普瑞巴林可能会改善 PLMI（2 项 II 类研究[25, 40]）并且至少可能改善一些其他客观睡眠测量（1 项 I 类研究[39]和 2 项结果随剂量与测量而变化的 II 类研究[25, 40]）。普瑞巴林可能改善主观睡眠结果（1 项 I 类研究[39]和 3 项 II 类研究[24, 25, 40]，其中 1 例在许多剂量下精确度不足）。普瑞巴林 300mg 有可能改善 RLS 相关的 QoL（1 项 II 类研究[25]；有 1 项 I 类研究[39]报道 QoL 没有改善，但没有提供数据评估）。此外，没有足够的证据能够论证普瑞巴林能否应用于改善 RLS 相关的情绪改变。

3. 普瑞巴林与普拉克索 目前尚没有足够的证据支持或反驳普瑞巴林在用于治疗 IRLS 症状时优于普拉克索（基于 2 项 II 类研究[24, 25]的荟萃分析，其中平均差异点的估计未与普拉克索进行比较）。普瑞巴林可能比普拉克索更能改善主观睡眠结果（2 项 II 类研究[24, 25]）。与普瑞巴林相比，普拉克索可能更能提高 PLMI（1 项 II 类研究[25]），而普瑞巴林可能比普拉克索更能够改善其他客观睡眠结果（1 项 II 类研究[25]）。普瑞巴林在改善生活质量方面可能优于普拉克索（基于 2 项 II 类研究[24, 25]的荟萃分析，2 项研究皆因精确度不足而难以被采用）。与普拉克索相比，在 52 周时，普瑞巴林的恶化概率可能降低（1 项 II 类研究[24]），但没有足够的证据论证两者在 40 周时的差异（1 项 II 类研究[24]，其 CI 包括双向的潜在重要差异）。

（三）铁疗法

1. 硫酸亚铁（口服） 325mg 硫酸亚铁与 200mg 维生素 C 每天服用两次可能会改善血清铁蛋白小于 75μg/L 患者的 RLS 症状（1 项 I 类研究）。

2. 静脉注射铁剂 每 5 天进行一次 500mg 羧甲基三价铁（FCM）的静脉注射可能改善中度至重度 RLS 患者的 RLS 症状，且其效果与患者血清铁蛋白水平无关（1 项 I 类研究）。在此人群中，静脉注射 FCM 可能在开始治疗后的 28 天改善 RLS 特异性的 QoL（1 项 I 类研究）。没有足够的证据支持或反驳静脉注射 FCM 对主观睡眠的测量或 PLMI 的影响（1 项 I 类研究，虽没有统计学意义，但 CI 包括潜在的临床重要影响）。对蔗糖铁在 RLS 中的应用的研究由于精确度不足而不能对其治疗效果进行论证（2 项 II 类研究没有统计学意义，但 CI 包括临床重要影响）。

（四）阿片类激动剂

延长释放羟考酮-纳洛酮（羟考酮的平均剂量为 21.9mg±15.0mg，纳洛酮 11.0mg±7.5mg）可能改善 RLS 症状、睡眠质量、睡眠持续时间和未对其他治疗产生反应的 RLS 患者的 RLS 特异性 QoL（1 项 II 类研究）。

（五）其他药物和营养保健品

其他药物和营养保健品将在 Neurology.org 上的完整指南中讨论。

（六）物理措施

1. 近红外光谱（NIRS） 也许能够有效治疗原发性中度至重度 RLS（1 项含有实验对照的 II 类研究和 1 项显示两种组别间无差异的 II 类研究）。

2. 充气加压疗法 有可能有效治疗原发性中度至重度 RLS（1 项 I 类研究）。

3. 经颅直流电刺激 阴极和阳极经颅直流电刺激可能对未服用过药物的 RLS 女性患者的 RLS 症状无疗效（1 项 I 类阴性研究）。

4. 重复经颅磁刺激（rTMS） 可能在治疗原发性中度至重度 RLS 时有效（1 项 II 类研究）。

5. 振动垫 可能对 RLS 症状无治疗效果（基于 2 项 II 类研究的荟萃分析，排除了一个有重要临床意义的好处），但可能能够改善主观睡眠指标（基于 2 项 II 类研究的荟萃分析，其中只有一个充分可被推荐）。没有足够的证据能够论证振动垫对 RLS 患者 QoL 的影响（基于 2 项 II 类研究的荟萃分析，虽无统计学意义，但 CI 包括潜在的临床重要影响）。

（七）治疗继发性 RLS

继发性 RLS 的病因有很多。然而，在治疗方面，只有进行血液透析（HD）的伴有 ESRD 的继发性 RLS 患者有足够的证据支持疗效。

1. 罗匹尼罗 罗匹尼罗 0.25mg/d 或许能够有效治疗与 ESRD/HD 相关的 RLS 症状（1 项 II 类研究）。

2. 左旋多巴 左旋多巴（100～200mg）可能治疗与 RLS 相关的 PLMS 有效（2 项 III 类研究），但没有足够的证据能够论证左旋多巴对不同严重程度的 RLS 的疗效（2 项精确度/细节不足的 III 类研究）。

3. 维生素 C 和维生素 E 维生素 C（200mg）和维生素 E（400mg）单独和联合应用可能有效治疗与 ESRD/HD 相关的 RLS 症状（1 项 I 类研究）。

4. 运动 在治疗与 ESRD/HD 相关的 RLS 症状时可能有效（1 项 II 类研究和 3 项方法与结果不同的 III 类研究）。

三、治 疗 推 荐

1. 在中至重度原发性 RLS 中，可采取药物治疗以减少 RLS 症状。有强证据支持使用普拉克索、罗替戈汀、卡麦角林和加巴喷丁酯（A 级推荐）；中度证据支持使用罗匹尼罗、普瑞巴林和静脉应用 FCM（B 级推荐）；以及弱证据支持使用左旋多巴（C 级推荐）。虽然在临床实践中医师通常根据是否存在共病或药物潜在的副作用（如使用多巴胺能药物引起的症状加重）来决定是否优先使用这些药物，但几乎没有对这些药物进行面对面的比较。单独考虑药物疗效时，可选择卡麦角林代替左旋多巴（C 级推荐）。然而卡麦角林却很少应用于 RLS 的治疗当中，因为高剂量的卡麦角林存在引发心脏瓣膜病的风险。目前还没有足够的证据支持或反对优先使用普瑞巴林代替普拉克索用于治疗（U 级推荐）。

2. 对于以改善睡眠为目标的原发性 RLS 患者的治疗中，推荐使用能够改善客观或主观性睡眠障碍（或两者共同）的药物。证据支持不同程度的主观和客观性睡眠障碍的治疗结果。

（1）当针对 PLMS 时，特别是当利用 PSG 评估 PLMI 时，有强证据支持使用罗匹尼罗（A 级推荐）；中度证据支持普拉克索、罗替戈汀、卡麦角林和普瑞巴林的使用（B 级推荐）；以及弱证据支持左旋多巴的使用（C 级推荐）。没有足够的证据支持或反对使用加巴喷丁酯、FCM 或蔗糖铁用于 PLMS 治疗（U 级推荐）。关于 PLMI 的治疗，有较弱的证据表明单独使用普拉克索优于普瑞巴林（C 级推荐）。

（2）当利用其他客观性的睡眠障碍指标（如 TST、睡眠效率、睡眠潜伏期和 WASO）进行评估时，有中等证据支持使用罗匹尼罗、加巴喷丁酯和普瑞巴林应用于睡眠障碍的治疗（B 级推荐）。没有足够的证据支持或反对普拉克索、罗替戈汀、卡麦角林或左旋多巴的作用（U 级推荐）。关于除 PLMI 之外的客观性睡眠障碍，使用普瑞巴林优于普拉克索的证据较弱（C 级推荐）。

（3）关于主观性睡眠障碍，有强证据支持使用卡麦角林和加巴喷丁酯（A 级推荐）；中度证据支持使用丙哌林、普拉克索和普瑞巴林（B 级推荐）；弱到中等证据支持使用罗替戈汀治疗（B 和 C 级推荐）；支持使用左旋多巴的证据不足（C 级推荐），其证据强度随着测量，甚至是剂量而发生变化。没有足够的证据支持或反对使用 FCM 进行主观性睡眠障碍的治疗（U 级推荐）。有中等证据支持使用普瑞巴林可代替普拉克索用于主观性睡眠障碍的治疗。

3. 对于伴有精神症状的 RLS 的患者，推荐应用罗匹尼罗用于焦虑情绪的治疗（B 级推荐），罗匹尼罗也可用于抑郁的治疗（C 级推荐）。在中至重度的 RLS 相关情绪障碍的情况下，可使用普拉克索改善抑郁和焦虑（C 级推荐）。加巴喷丁酯也可应用于广泛的情绪障碍的治疗（B 级推荐）。

4. 在以缓解 QoL 为目的 RLS 治疗时，推荐应用罗哌酮、普拉克索、卡麦角林、加巴喷丁酯或静脉注射 FCM（B 级推荐），并可考虑应用罗替戈汀或普瑞巴林（C 级推荐）。没有足够的证据支持或反对使用左旋多巴可改善 RLS 中的 QoL（U 级推荐）。

5. 以避免症状加重为目的 RLS 治疗时，普瑞巴林引起症状加重的可能性较低，因此推荐应用普瑞巴林代替普拉克索进行 52 周的治疗（C 级推荐）。也可以应用卡麦角林代替左旋多巴进行 30 周的治疗（C 级推荐）；然而，这需要与高剂量卡麦角林可能引起的心脏瓣膜病风险进行权衡。

6. 对于以上治疗没有效果的 RLS 患者，可应用延长释放的羟考酮-纳洛酮改善 RLS 症状、主观性睡眠症状和 QoL（C 级推荐），但需要权衡阿片类药物带来的益处和存在的潜在风险。

7. 没有足够的证据支持或反对加巴喷丁酯、蔗糖铁、羟考酮、氯硝西泮、安非他酮、可乐定、硒、利福昔明、肉毒杆菌神经毒素、丙戊酸、卡马西平或缬草对 RLS 有治疗作用（U 级推荐）。

8. 对于有意愿施行非药物方法来治疗 RLS 的患者，推荐在常规症状出现前应用充气加压疗法（B 级推荐），并可应用 NIRS 或 rTMS（C 级推荐）。临床医师可能会考虑由于主观性睡眠问题而使用振动垫（C 级推荐），但其不能帮助改善 RLS 症状（C 级反对）。临床医师也可以选择不使用经颅直流电刺激来改善 RLS 症状（C 级反对）。没有足够的证据支持或反对针灸在 RLS 治疗中的作用（U 级推荐）。

9. 对于血清铁蛋白≤75μg/L 的 RLS 患者，临床医师应考虑使用硫酸亚铁联合维生素 C 来改善 RLS 症状（B 级推荐）。

10. 对于患有 ESRD 需要透析的继发性 RLS 患者，推荐应用维生素 C 和维生素 E 补充剂（单独或联合用药）（B 级推荐），并可应用罗匹尼罗、左旋多巴或运动疗法（C 级推荐）来改善 RLS 症状。没有足够的证据支持或反对在 ESRD 透析的继发性 RLS 患者中使用加巴喷丁酯或静脉注射铁右旋糖酐（U 级推荐）。也没有足够的证据支持或反对加巴喷丁酯或左旋多巴的优先使用有助于 RLS 的治疗（U 级推荐）。

四、临床环境

在 RLS 的治疗中，临床医师须首先确定症状是否需要治疗，以及患者的实际情况。如果 RLS 症状在很大程度上影响睡眠或日间功能，应考虑治疗。在确定最佳治疗方案之前，最重要的是首先要确保没有导致 RLS 症状的因素（如缺铁或血清素抗抑郁药）的干扰。由于铁缺乏是引起 RLS 的已知因素，可导致其他并发症，因此在 RLS 患者出现新症状或加重症状时，应及时进行铁的相关检查，并优先进行缺铁的治疗。

关于 RLS 治疗的证据还存在一定的局限性。在 RLS 试验中使用的一些结果，如 PLMI，其临床意义尚不确定。此外，在 RLS 试验中使用的测量方法与临床的相关性也是未知的。大多数研究都是短期试验，通常 12 周或更少，而 RLS 的临床治疗会进行多年。因此，短期试验不太能够反映与长期药物接触相关的风险，如多巴胺能药物引起的症状加重作用。在选择治疗方法时，症状加重作用是一个主要的关注点和重要的考虑因素。其他治疗方法的长期风险，如阿片类药物的使用，也需要谨慎对待。

在需要治疗的 RLS 患者中，需要采用个体化的方法选择最合适的干预措施，包括考虑患者因素，如最突出的症状（如睡眠障碍的存在）、与 RLS 相关的共病情况（如情绪）、其他合并症、年龄、副作用、症状加重作用的风险和患者偏好（如药物治疗或非药物治疗）等。除了在药物试验中普遍报道的 AE 外，一些 RLS 药物具有不那么常见但重要的风险，包括使用卡麦角林可引起心瓣膜病、多巴胺受体激动剂引起的冲动控制障碍等。

由于 RLS 的慢性病程，许多患者在多巴胺能药物的长期使用中出现症状加重。目前关于症状加重的治疗决策尚缺乏。对于服用多巴胺能药物的患者，应每年至少一次重新评估症状发作时间的变化、病变累积的分布范围、总用药剂量及用药时间。在缺乏证据的情况下，在症状加重的治疗中可考虑更换使用非多巴胺能药物或更长作用时间的多巴胺能药物。

（杨兆菲 译）

参 考 文 献

[1] Allen RP，Walters AS，Montplaisir J，et al. Restless legs syndrome prevalence and impact：REST general population study. Arch Inter Med，2005，165：1286-1292.

[2] Zucconi M，Ferri R，Allen R，et al. The official World Association of Sleep Medicine（WASM）standards for recording and scoring periodic leg movements in sleep（PLMS）and wakefulness（PLMW）developed in collaboration with a task force from the International Restless Legs Syndrome Study Group（IRLSSG）. Sleep Med，2006，7：175-183.

[3] Winkelman JW，Redline S，Baldwin CM，et al. Polysomnographic and health-related quality of life correlates of restless legs syndrome in the Sleep Heart Health Study. Sleep，2009，32：772-778.

[4] Hornyak M. Depressive disorders in restless legs syndrome：epidemiology，pathophysiology and management. CNS Drugs，2010，24：89-98.

[5] Reinhold T，Müller-Riemenschneider F，Willich SN，et al. Economic and human costs of restless legs syndrome. Pharmacoeconomics，2009，27：267-279.

[6] Allen RP，Bharmal M，Calloway M. Prevalence and disease burden of primary restless legs syndrome：results of a general population survey in the United States. Mov Disord，2011，26：114-120.

[7] Garcia-Borreguero D，Williams AM. Dopaminergic augmentation of restless legs syndrome. Sleep Med Rev，2010，14：339-346.

[8] American Academy of Neurology. Clinical Practice Guideline Process Manual. 2004 ed. St. Paul：American Academy of Neurology，2004：1-57.

[9] Allen RP. Minimal clinically significant change for the International Restless Legs Syndrome Study Group rating scale in clinical trials is a score of 3. Sleep Med，2013，14：1229.

[10] Bogan RK，Fry JM，Schmidt MH，et al.Ropinirole in the treatment of patients with restless legs syndrome：a US-based randomized，double-blind，placebo-controlled clinical trial. Mayo Clin Proc，2006，81：17-27.

[11] Allen R，Becker PM，Bogan R，et al. Ropinirole decreases periodic leg movements and improves sleep parameters in patients with restless legs syndrome. Sleep，2004，27：907-914.

[12] Trenkwalder C，Garcia-Borreguero D，Montagna P，et al. Efficacy and Tolerability in RLS 1 Study Group. Ropinirole in the treatment of restless legs syndrome：results from the TREAT RLS 1 study，a 12 week，randomised，placebo controlled study in 10 European countries. J Neurol Neurosurg Psychiatry，2004，75：92-97.

[13] Walters AS，Ondo WG，Dreykluft T，et al. Ropinirole is effective in the treatment of restless legs syndrome. TREAT RLS 2：a 12-week，double-blind，randomized，parallel-group，placebo-controlled study. Mov Disord，2004，19：1414-1423.

[14] Benes H，Mattern W，Peglau I，et al. Ropinirole improves depressive symptoms and restless legs syndrome severity in RLS patients：a multicentre，randomized，placebo-controlled study. J Neurol，2011，258：1046-1054.

[15] Giorgi L，Asgharian A，Hunter B. Ropinirole in patients with restless legs syndrome and baseline IRLS total scores≥24：efficacy and tolerability in a 26-week，double-blind，parallel-group，placebo-controlled study followed by a 40-week open-label extension. Clin Ther，2013，35：1321-1336.

[16] Winkelman JW，Sethi KD，Kushida CA，et al. Efficacy and safety of pramipexole in restless legs syndrome. Neurology，2006，67：1034-1039.

[17] Ma JF，Wan Q，Hu XY，et al. Efficacy and safety of pramipexole in Chinese patients with restless legs syndrome：results from a multi-center，randomized，double-blind，placebo-controlled trial. Sleep Med，2011，13：58-63.

[18] Zhang J，Liu B，Zheng Y，et al. Pramipexole for Chinese people with primary restless legs syndrome：a 12-week multicenter，randomized，double-blind study. Sleep Med，2015，16：181-185.

[19] Ferini-Strambi L，Aarskog D，Partinen M，et al. Effect of pramipexole on RLS symptoms and sleep：a randomized，double-blind，placebo-controlled trial. Sleep Med，2008，9：874-881.

[20] Partinen M，Hirvonen K，Jama L，et al. Efficacy and safety of pramipexole in idiopathic restless legs syndrome：a polysomnographic dose-finding study：the PRELUDE study. Sleep Med，2006，7：407-417.

[21] Oertel WH, Stiasny-Kolster K, Bergtholdt B, et al. Efficacy of pramipexole in restless legs syndrome: a six-week, multicenter, randomized, double-blind study (effect-RLS study). Mov Disord, 2007, 22: 213-219.

[22] Jama L, Hirvonen K, Partinen M, et al. A dose-ranging study of pramipexole for the symptomatic treatment of restless legs syndrome: polysomnographic evaluation of periodic leg movements and sleep disturbance. Sleep Med, 2009, 10: 630-636.

[23] Montagna P, Hornyak M, Ulfberg J, et al. Randomized trial of pramipexole for patients with restless legs syndrome (RLS) and RLS-related impairment of mood. Sleep Med, 2011, 12: 34-40.

[24] Allen RP. Pregabalin versus pramipexole for restless legs syndrome. N Engl J Med, 2014, 370: 2050-2051.

[25] Garcia-Borreguero D, Patrick J, DuBrava S, et al. Pregabalin versus pramipexole: effects on sleep disturbance in restless legs syndrome. Sleep, 2014, 37: 635-643.

[26] Stiasny-Kolster K, Kohnen R, Schollmayer E, et al. Patch application of the dopamine agonist rotigotine to patients with moderate to advanced stages of restless legs syndrome: a double-blind, placebo-controlled pilot study. Mov Disord, 2004, 19: 1432-1438.

[27] Oertel WH, Benes H, Garcia-Borreguero D, et al. Rotigotine transdermal patch in moderate to severe idiopathic restless legs syndrome: a randomized, placebo-controlled polysomnographic study. Sleep Med, 2010, 11: 848-856.

[28] Hening WA, Allen RP, Ondo WG, et al. Rotigotine improves restless legs syndrome: a 6-month randomized, double-blind, placebo-controlled trial in the United States. Mov Disord, 2010, 25: 1675-1683.

[29] noue Y, Shimizu T, Hirata K, et al. Efficacy and safety of rotigotine in Japanese patients with restless legs syndrome: a phase 3, multicenter, randomized, placebo-controlled, double-blind, parallel-group study. Sleep Med, 2013, 14: 1085-1091.

[30] Trenkwalder C, Benes H, Poewe W, et al. Efficacy of rotigotine for treatment of moderate-to-severe restless legs syndrome: a randomised, double-blind, placebo-controlled trial. Lancet Neurol, 2008, 7: 595-604.

[31] Benes H, Kurella B, Kummer J, et al. Rapid onset of action of levodopa in restless legs syndrome: a double-blind, randomized, multicenter, crossover trial. Sleep, 1999, 22: 1073-1081.

[32] Trenkwalder C, Stiasny K, Pollmächer T, et al. L-dopa therapy of uremic and idiopathic restless legs syndrome: a double-blind, crossover trial. Sleep, 1995, 18: 681-688.

[33] Brodeur C, Montplaisir J, Godbout R, et al. Treatment of restless legs syndrome and periodic movements during sleep with L-dopa: a double-blind, controlled study. Neurology, 1988, 38: 1845-1848.

[34] Eisensehr I, Ehrenberg BL, Rogge Solti S, et al. Treatment of idiopathic restless legs syndrome (RLS) with slow-release valproic acid compared with slow-release levodopa/benserazid. J Neurol, 2004, 251: 579-583.

[35] Kushida CA, Walters AS, Becker P, et al. A randomized, double-blind, placebo-controlled, crossover study of XP13512/GSK1838262 in the treatment of patients with primary restless legs syndrome. Sleep, 2009, 32: 159-168.

[36] Walters AS, Ondo WG, Kushida CA, et al. Gabapentin enacarbil in restless legs syndrome: a phase 2b, 2-week, randomized, double-blind, placebo-controlled trial. Clin Neuropharmacol, 2009, 32: 311-320.

[37] Kushida CA, Becker PM, Ellenbogen AL, et al. Randomized, double-blind, placebo-controlled study of XP13512/GSK1838262 in patients with RLS. Neurology, 2009, 72: 439-446.

[38] Lee DO, Ziman RB, Perkins AT, et al. A randomized, double-blind, placebo-controlled study to assess the efficacy and tolerability of gabapentin enacarbil in subjects with restless legs syndrome. J Clin Sleep Med, 2011, 7: 282-292.

[39] Allen R, Chen C, Soaita A, et al. A randomized, doubleblind, 6-week, dose-ranging study of pregabalin in patients with restless legs syndrome. Sleep Med, 2010, 11: 512-519.

[40] Garcia-Borreguero D, Larrosa O, Williams AM, et al. Treatment of restless legs syndrome with pregabalin: a double-blind, placebo-controlled study. Neurology, 2010, 74: 1897-1904.

中英文名词对照

B

表型　phenocopy
丙氧芬　propoxyphene
不安腿综合征　restless legs syndrome，RLS
不安腿综合征症状反弹　RLS rebound
不安腿综合征症状加重　RLS augmentation
不连续过度肌阵挛　excessive fragmentary myoclonus

C

超适应证　off-label
传递不平衡检验　transmission disequilibrium test，TDT

D

单胺氧化酶　monoamine oxidase，MAO
单光子发射计算机断层扫描　single photon emission computed tomography，SPECT
单核苷酸多态性　single nucleotide polymorphism，SNP
定量感觉检测　quantitative sensory testing，QST
定量伤害感受器轴突反射测试　quantitative nociceptor axon reflex test，QNART
多巴胺　dopamine，DA
多巴胺转运体　dopamine transporter，DAT
多导睡眠图　polysomnogram，PSG
多发性硬化　multiple Sclerosis，MS

F

发射型计算机体层摄影　emission computed tomography，ECT
非参数连锁　nonparametric linkage，NPL
非快速眼动睡眠　non rapid eye movement（NREM）sleep
复合分离分析　complex segregation analysis
复合肌肉动作电位　compound muscle action potential，CMAP

G

高香草酸　homovanillic acid，HVA
功能磁共振成像　functional MRI，fMRI
共济失调　ataxia
关联分析　association study
国际不安腿综合征研究小组　International RLS Study Group，IRLSSG

H

红斑性肢痛症　erythromelalgia

J

肌电图　electromyography，EMG
肌阵挛性抽搐　myoclonic jerks
基因型　genotyping
激光诱发电位　laser-evoked potentials，LEP
脊髓固有性肌痉挛　propriospinal myoclonus
计算机X线断层扫描　computed tomography，CT
剑桥-霍普金斯不安腿综合征调查问卷　Cambridge-Hopkins RLS questionnaire，CH-RLSq
交感神经节前神经元　sympathetic preganglionic neuron，SPN
交替性下肢肌肉激活　alternating leg muscle activation，ALMA
觉醒状态下的周期性肢体运动　periodic limb movement during wakefulness，PLMW
金属转运蛋白　metal transport protein
经颅磁刺激　transcranial magnetic stimulation，TMS
静息期比率　silent period ratio，SPR
静坐不能　akathisia

K

可乐定　clonidine
快速眼动睡眠　rapid eye movement（REM）sleep
快速眼动睡眠行为障碍　REM sleep behavior disorder，RBD

L

酪氨酸羟化酶　tyrosine hydroxylase，TH
罗匹尼罗　ropinirole
罗替戈汀　rotigotine

M

慢波睡眠　slow wave sleep，SWS
慢性阻塞性肺疾病　chronic obstructive pulmonary disease，COPD
美国睡眠障碍协会　American Sleep Disorders Association，ASDA
莫达菲尼　modafinil

N

囊泡转运体-2　vesicular monoamine transporter-2，VMAT-2

脑电觉醒　electroencephalographic arousal

脑电图　electroencephalogram，EEG

脑干听觉诱发电位　brainstem auditory evoked potential，BAEP

脑干诱发电位　brainstem evoked potential，BAEP

脑深部电刺激　deep brain stimulation，DBS

内侧疼痛系统　medial pain system

内在化　internalization

P

帕金森病　parkinson disease，PD

培高利特　pergolide

皮肤交感反应　sympathetic skin response，SSR

皮质静息期　cortical silent period，CSP

皮质下脑区　subcortical cerebral generators

普拉克索　pramipexole

Q

前脑内侧束　medial forebrain bundle，MFB

羟考酮　oxycodone

全基因组关联分析　genome-wide association study，GWAS

R

入睡抽动　hypnic jerks

入睡前足震颤　hypnagogic foot tremor，HFT

S

神经镇静剂诱导的静坐不能　neuroleptic induced akathisia，NIA

双胞胎研究　twin study

睡眠呼吸暂停　obstructive sleep apnea syndrome，OSAS

睡眠惊跳症　sleep starts

睡眠周期性肢体运动　periodic limb movements in sleep，PLMS

睡眠周期性肢体运动觉醒指数　PLM arousal index

T

他利克索　talipexole

特发性震颤　essential tremor，ET

疼痛腿和趾动综合征　painful legs and moving toes syndrome

体感诱发电位　somatosensory evoked potential，SEP

替马西泮　temazepam

铁蛋白　ferritin

同卵　monozygotic，MZ

W

微卫星标记　microsatellite marker

X

下丘脑视上核　suprachiasmatic nucleus，SCN

像素形态分析　voxel-based morphometry，VBM

新生儿良性肌阵挛　benign neonatal sleep myoclonus

溴隐停　bromocriptine

选择性 5-羟色胺酸再摄取抑制剂　selective serotonin reuptake inhibitor，SSRI

血色病　hemochromatosis

循环交替模式　cyclic alternating pattern，CAP

Y

夜间发作性肌张力障碍　nocturnal paroxysmal dystonia

夜间烦躁不安　nocturnal motor agitation，NMA

夜间腿部痛性痉挛　nocturnal leg cramps

异卵　dizygotic，DZ

运动诱发电位　motor evoked potentials，MEP

Z

正电子发射断层扫描　positron emission computed tomography，PET

终末期肾病　end stage renal disease，ESRD

周期性肢体运动　periodic limb movement，PLM

周期性肢体运动指数　periodic limb movements index

注意力缺陷多动障碍　attention deficit hyperactivity disorder，ADHD

转铁蛋白饱和度　transferrin saturation，TS

总铁结合力　total iron binding capacity，TIBC

左旋多巴　levodopa，L-dopa

其他

^{18}F-脱氧葡萄糖　^{18}F-deoxyglucose，^{18}F-DG

F 波时限　F-wave duration，FWD